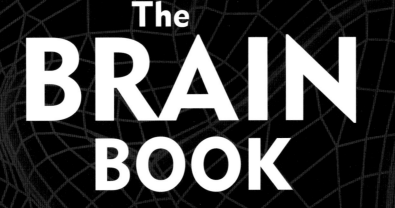

The BRAIN BOOK

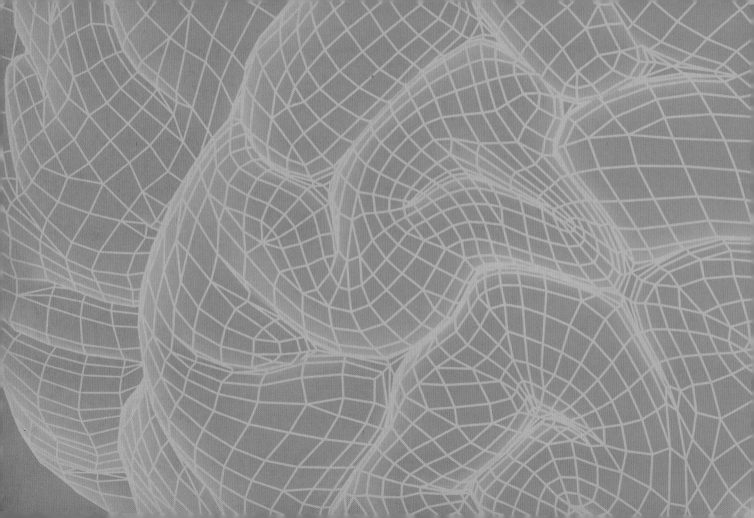

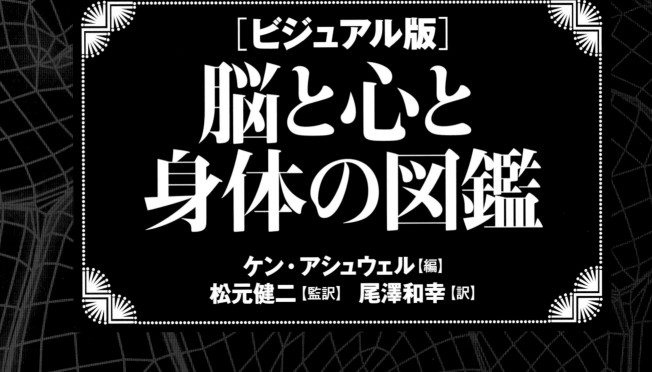

［ビジュアル版］
脳と心と身体の図鑑

ケン・アシュウェル【編】
松元健二【監訳】　尾澤和幸【訳】

柊風舎

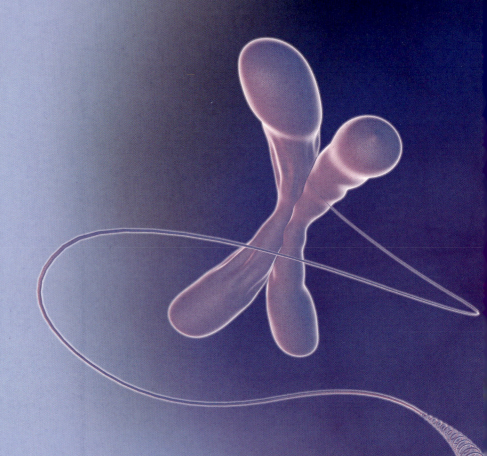

THE BRAIN BOOK by Ken Ashwell
Text © Global Book Publishing Pty Ltd 2012
Illustrations © Global Book Publishing Pty Ltd 2012

Japanese translation published by arrangement with
Global Book Publishing Pty Ltd through The English
Agency (Japan) Ltd.

Printed in China

Contributors Dr. Ken Ashwell B.Med.Sc., M.B. B.S., Ph.D.
Dr. Matthew Kirkcaldie B.Sc., Ph.D.
Dr. Margaret Morris B.Sc., Ph.D.
Dr. Richard Restak M.D.

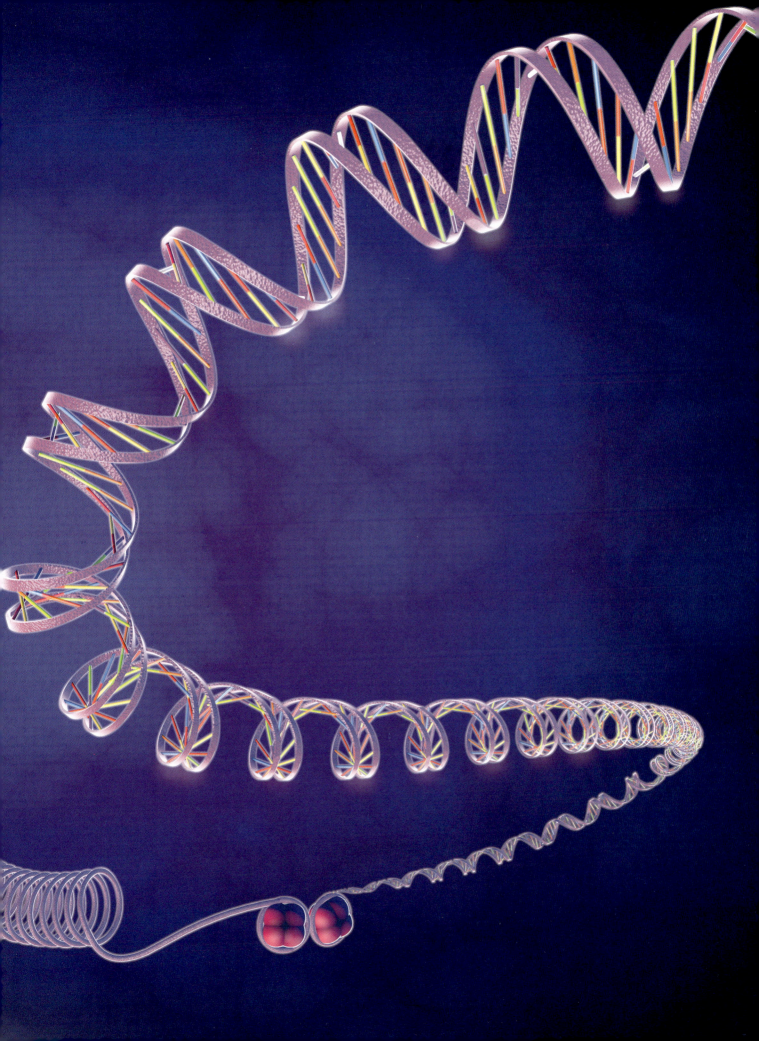

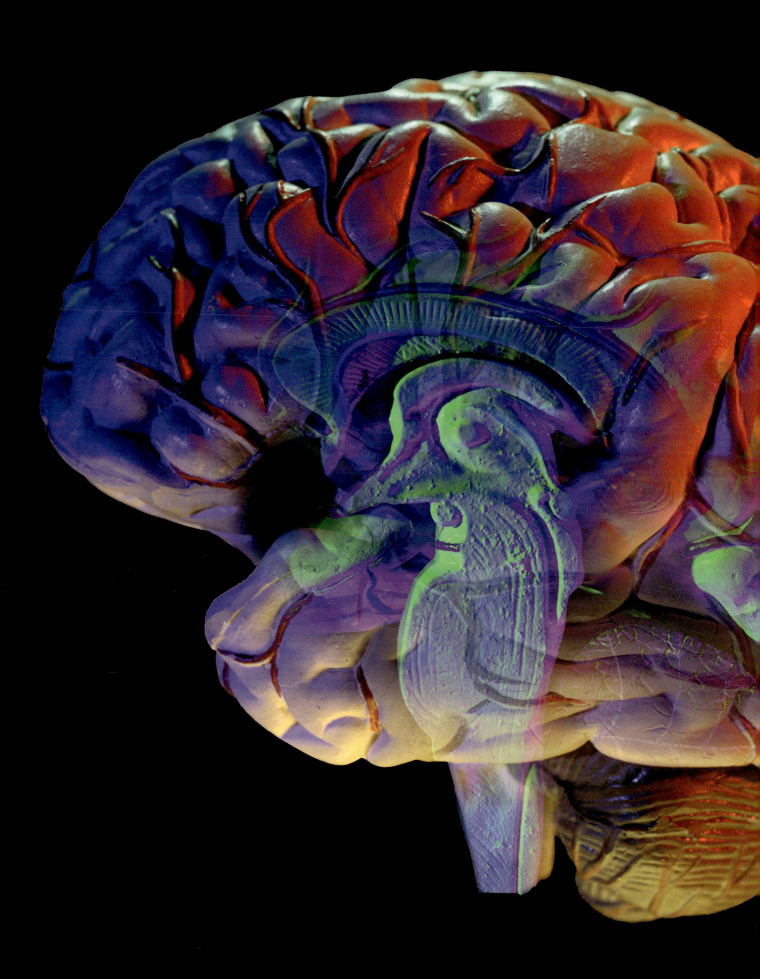

目 次

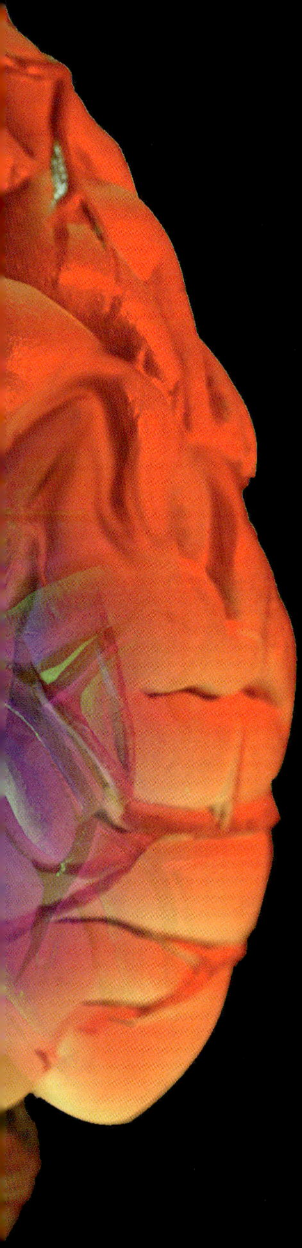

まえがき　9

■ 第1章　脳と脊髄の機能　10

■ 第2章　神経、神経細胞、および脳の化学　70

■ 第3章　脳と脊髄の発達　88

■ 第4章　感覚　122

■ 第5章　運動と活動　160

■ 第6章　社会と関わり、考える脳　184

■ 第7章　精神、意識、気分および精神の病　220

■ 第8章　脳の可塑性、損傷、修復　260

■ 第9章　薬物と脳　280

■ 第10章　病気と障害　304

参考資料　334

用語解説　336

索引　342

監訳者あとがき　351

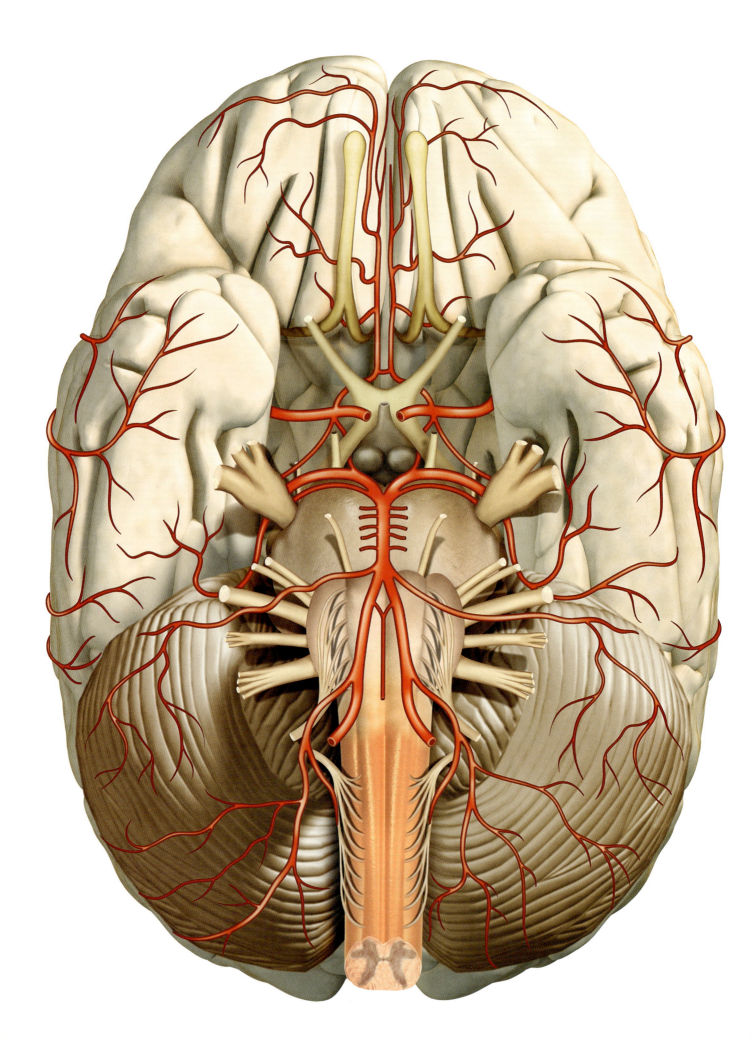

まえがき

　人間の脳は宇宙でもっとも複雑な構造物だ。いかなるものも——最先端のコンピューターですら——膨大な情報を処理する能力において、脳には及ばない。また、どんなコンピューターも「自己」を意識することはできないのに、私たち人間はみな、ひとりの人間として、さまざまな側面をもつ自分自身を意識している。私たちは脳のしくみについてまだ知り尽くしているわけではないが、脳に関する知識から得るものはたくさんある。脳について多くを知れば知るほど、私たちは自分自身を知るようになる。本書『ビジュアル版　脳と心と身体の図鑑』はこの目標めざして進むうえできわめて有益な情報源だ。

　本書は、さまざまな側面をもつ脳を理解するうえで必要な知識を、段階を踏んで提供してくれるガイドブックである。とりわけ本書の特色は、私たち人間が周囲の世界とどう交感し、どう反応するかを解き明かしてくれる。具体的には、脳の基本的な機能をつかさどる神経細胞（ニューロン）のしくみ、消化や呼吸など人間が無意識におこなっている運動の制御、睡眠の意義、アルコールや薬物が脳の機能に及ぼす影響、記憶を蓄え呼びさます脳の能力などが挙げられる。

　本書の各章がくわしく解き明かしているように、脳の構造と機能は、文章を読んだり書いたりすることや音楽を味わうこと、計画を立てること、人と交渉すること、他人と協力することなど、さまざまな活動をその根底でつかさどっている。この驚くほど多様な機能を支えているのは、経験にもとづいて自らをつくり変えることができる脳の可塑性だ。脳に可塑性があるからこそ、私たちは生涯にわたって思考や体験、行動を臨機応変に変化させることができるのである。

　そのいっぽうで、脳は複雑な構造をもつゆえに機能障害を起こすこともある。脳が損傷を受けたり病気になると、私たちは言葉を話す、身体を動かす、さらには気分を抑制するなど、ふだん当たり前にできていることができなくなる。本書は、軽度の脳震盪（のうしんとう）や行動障害から、昏睡をひき起こす脳外傷や身体障害をともなう脳卒中にいたるまで、さまざまな脳の機能障害を明確に記述し、説明している。

　ふつう、これだけ多種多様なトピックについて学ぶためには、教科書や専門誌をはじめ、いくつもの専門的な資料に目を通さなければならない。だが本書を読めば、いっさいの予備知識なしに、脳についての明晰な知識をひととおり学ぶことができる。入念な調査のおかげで、本書には最新の科学的研究と画期的な学説がわかりやすく紹介されている。解説は明解だが、いたずらに省略せずに勘どころもきっちりと述べられている。250点近いフルカラーの図版によって脳の機能のダイナミックな動きがすんなりと把握でき、あらゆるレベルの脳の働きを理解できる。こうした図版を眺めることによって、あたかも解像度のすぐれたレンズをいくつも駆使して脳をスキャンし、精査するように、脳を解剖してその内部構造を明らかにし、くわしく調べることができるのだ。

　最後に、本書は人間を理解するうえで欠かせない重要な知識を補ってくれる。私は近い将来、神経科学（ニューロサイエンス）があらゆる人間の教育に不可欠の分野になると信じている。すべての人間を人間たらしめているこの臓器に関する知識は、神経科学の地道な研究によってはじめてもたらされる。本書は、この知的興味をそそる探究の旅に欠かせない、頼りになる相談相手なのである。

医学博士リチャード・レスタク
ジョージ・ワシントン医科学大学（ワシントン D.C.）、神経内科臨床教授
シカゴ神経外科センターの"脳の10年"賞受賞者および『ニューヨーク・タイムズ』公表のベストセラーの著者。

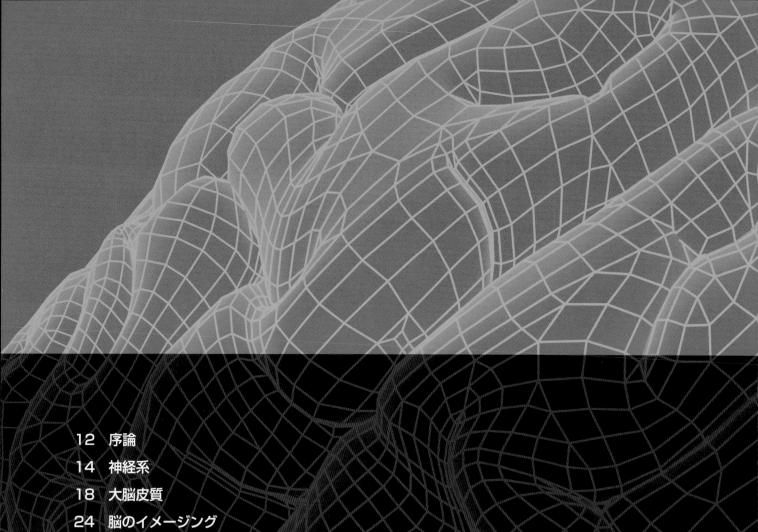

12　序論
14　神経系
18　大脳皮質
24　脳のイメージング

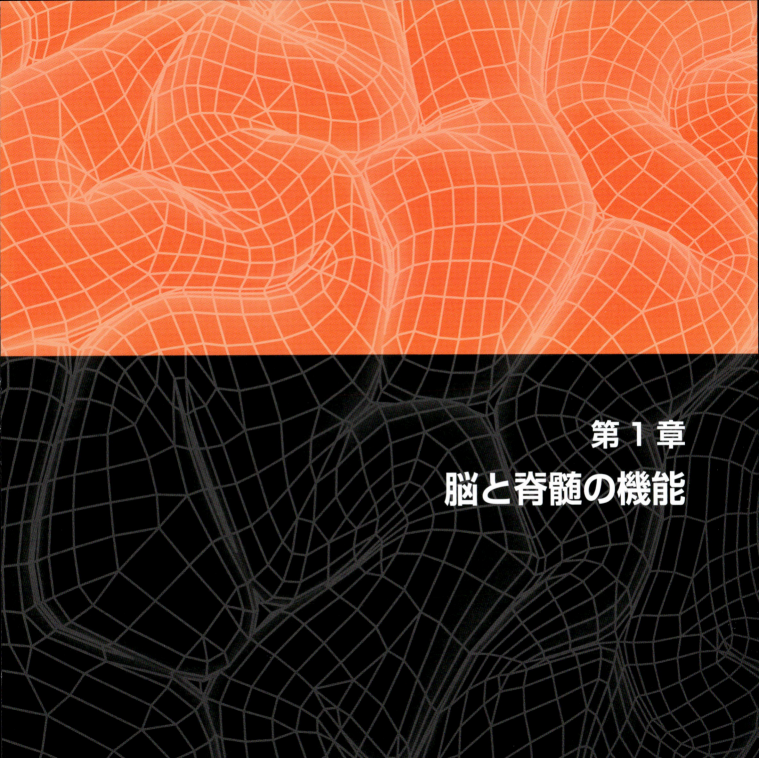

第1章
脳と脊髄の機能

脳と脊髄の機能

序論

脳と脊髄は、食物の消化から小説の執筆にいたる、人間の活動のすべての側面を調整する、大規模で複雑なネットワークの主要構成要素である。

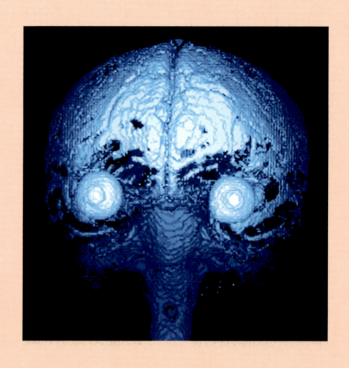

↑ このMRI画像（磁気共鳴画像）を見ると、脳と眼が密接に結びついていることが明瞭に分かる。脳はつねに眼が収集する視覚情報を解釈し、私たちを取り巻く外界について詳細で正確なイメージをつくりだしている。

　脳を中心に広がる神経系は、私たちを取り巻く外界と、私たちの体内の臓器がもたらす感覚情報を処理し、この感覚情報に対する対応を決定し、筋肉や腺に指示を与えて変化させ、私たちの身体を安定した健康な状態に保つ。内界と外界の動きを感知するには、触覚、嗅覚、視覚などの感覚刺激を電気信号に変換する必要がある。

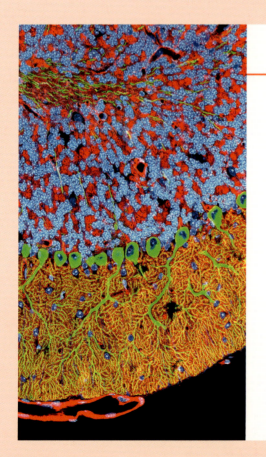

神経細胞

神経系を構成する基本ユニットである神経細胞はニューロンとも呼ばれる。通常の神経細胞は、1つの細胞体と、入力される情報を受け取るいくつもの枝状の突起（樹状突起）、受け取った情報を細胞体の外へ運び出す軸索（アクソン）からなる。神経インパルス（活動電位）は、ある細胞体の軸索と、樹状突起や別の細胞体の軸索との接合部（シナプス）を通って、1つの神経細胞から別の神経細胞へ受けわたされる。たがいに結ばれた神経細胞の集団は神経回路と呼ばれる。神経細胞のなかには、皮膚や筋肉、腺につながっているものがあり、これらの構造に神経分布しているといわれる。多くの軸索が束となって、神経系の部位間でひとまとまりの情報をやりとりする経路となる。軸索が遠い場所にある部位へ情報をプロジェクト（＝投射する）ことから、神経科学の分野では、軸索がたどるこの経路を「プロジェクション」と呼んでいる。

← 小脳の一部を写したこの顕微鏡写真中に緑で示してあるのが、何種類もある神経細胞の1つ、プルキンエ細胞だ。

感覚の世界

　私たちはおもに視覚と聴覚を通じて外界を感知している。ものを見たり、音を聞いたりするためには、私たちの感覚器官は、眼が感知する光子や耳が感知する音波に含まれる情報を電気信号に変換する必要がある。この電気信号は神経系を通じて伝達されて処理、知覚される。外界の感覚カテゴリーには、このほか化学感覚（味覚と嗅覚）がある。皮膚の表面がもたらす感覚（触覚、痛み、温度、震動）と、関節や筋肉がもたらす感覚は、ひとまとめにして体性感覚と呼ばれる。

　こうした外界の感覚と同様に重要なのが、内臓がもたらす感覚情報を感知し処理する「内臓感覚」である。この内臓感覚は意識に上らないかもしれないが、血圧や体温の調節など、無意識に行われる生命維持機能を制御するうえできわめて重要な働きをする。

反射、意思決定、高次機能

　感覚情報に対する反応には、つねに一定で変化しない「型にはまった」反応や、神経系に「固定配線された」反応（脊髄反射）などの、意思決定を必要としないものがある。感覚情報に対するこうした固定化した反応は、脊髄や脳幹などの局所で処理される。いっぽう、感覚情報に対してより複雑な反応が求められる場合、情報は神経系を通して脳に伝達されなければならない。脳は、食物や飲み物を摂取する、捕食者から身を守る、子供をつくる、などの基本的欲求にもとづいて決定を下す。

　神経系の機能には、外界への単純な反応や基本的欲求の満足に留まらない、複雑な機能もある。人間の大脳皮質には、大きな企図にもとづいて感覚情報をきわめて緻密に処理する高次な機能が備わっている。こうした高次な機能としては、計画の立案、言語の使用、音楽の享受、作業記憶、長期記憶、複雑な空間の知覚などが挙げられる。数年先の計画を立てたり、複雑な内容の話を他者に伝えたり、新しいツールのかたちやデザインを考案することは、いずれも人類ならではの高度な機能であり、私たちはこうした機能を人類特有の能力と考えている。私たち人間の社会は、他人と交渉したり協力するなど、おもに前頭前野がつかさどる能力の上に成り立っている。

　大脳皮質の機能は意識を保つ中脳内の神経細胞群に深く依存している。さらに大脳皮質のほとんどの機能は、たんに皮質の部位間だけでなく、前脳の内部に深くはりめぐらされた複雑なループをなす経路や、脳幹や小脳に下行してふたたび大脳皮質に戻ってくる経路も含んで、実現されている。

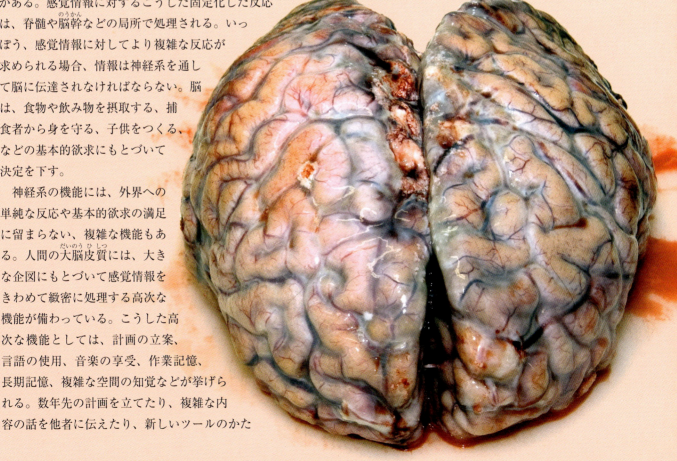

↓ 脳は重さが約1.4キロあり、生きた状態ではきわめて柔らかいため、頭部に強い衝撃が加わると損傷を受けやすい。

脳と脊髄の機能

神経系

神経系は、外界と身体内部の情報を処理し、手足を動かし、身体の変化を引き起こす。

　神経系は中枢神経系（CNS）と末梢神経系（PNS）で構成されている。脳と脊髄とを合わせて中枢神経系がつくられる。この中枢神経系の外側には、末梢神経系広がっている。末梢神経系はおもに感覚受容器と神経線維からなるが、神経節と呼ばれる神経細胞の集まりも含んでいる。

末梢神経系

　末梢神経系は脳や脊髄とのあいだで、神経インパルス（活動電位）をやりとりする。末梢神経系は、中枢神経系を、皮膚や関節、筋肉、内臓内の感覚受容器と（感覚神経系）、身体内と身体外に変化をもたらす体器官（腺、随意筋および不随意筋）に（運動神経系）、結びつけている。

　末梢神経系はさらに随意機能（体性神経系）と自律機能（自律神経系）の制御をつかさどる部分とに分化するが、この2つの部分の境界はあいまいな場合がある。たとえば呼吸は私たちがふだん意識せずに行っているが、意図的に制御することもできる。

　末梢神経節のなかには、感覚機能を備え、脊髄や脳幹の周辺に位置しているものがある。それ以外に、自律神経系に組み込まれ、体腔内に位置する神経節もある。

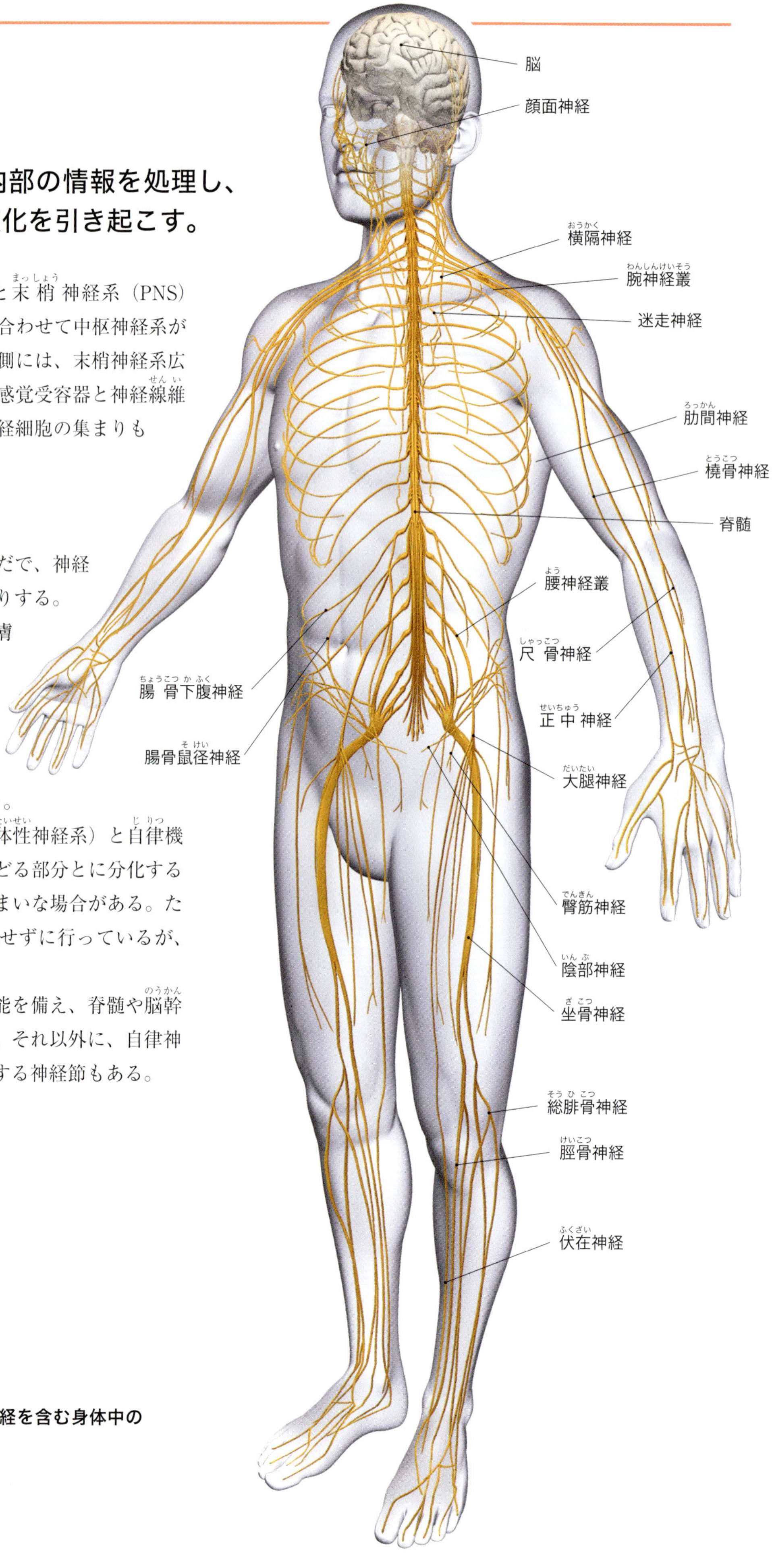

→ 神経系は、脳、脊髄そして末梢神経を含む身体中のすべての神経組織で構成されている。

- 脳
- 顔面神経
- 横隔神経
- 腕神経叢
- 迷走神経
- 肋間神経
- 橈骨神経
- 脊髄
- 腰神経叢
- 尺骨神経
- 腸骨下腹神経
- 正中神経
- 腸骨鼠径神経
- 大腿神経
- 臀筋神経
- 陰部神経
- 坐骨神経
- 総腓骨神経
- 脛骨神経
- 伏在神経

中枢神経系の構成要素

通常は、中枢神経系のうち頭骨内に収まっている部分を脳と呼び、頭骨の基底部から下に広がっている部分を脊髄と呼んでいる。この分け方は解剖学的には便利な分け方だが、頭部や首に対する触覚の感知など、特定の機能に関わる神経細胞群は、頭部と首の境界で途切れることはないという事実を無視している。いうまでもなく、脊髄とは、中枢神系のうち体幹や手足から伝達される感覚情報を受け取り、こうした体幹や手足の筋肉や腺を制御する部分を指す。「脊柱」という骨格が脊髄を守ってはいるが、体幹部分は柔軟性が必要なため、脊柱は頭骨が脳を守るほど完璧に脊髄を守ってはいない。そのため脊柱は脊椎を構成する骨が砕けたり、骨の位置がずれたりすると損傷を受けやすい。

大脳皮質

脳のなかでもっとも大きな部分である前脳は、大脳皮質で覆われている。神経細胞が集まってしわのあるシートとなった大脳皮質は、脳の体積のほぼ半分を占める。ヒトの脳の表面の形態は人によって多少異なるが、皮質表面には決まった溝が走っており、その溝によって区別される機能領域はどの人でも変わらない。

ふつう大脳皮質は、たくさんの神経細胞体が集まって灰色をしていることから「灰白質」と呼ばれている。大脳皮質の下の、白質と呼ばれる広い領域には、神経細胞（ニューロン）から伸びる軸索が広がり、大脳皮質の各部や、大脳皮質とそのさらに奥にある脳の構造とを結んでいる。大脳皮質の下の部分は、この軸索が脂質でできた髄鞘に包まれて——神経線維は髄鞘に含まれることで、神経インパルスをすばやく、確実に伝えられる——数多く集まっているため、白っぽい色をしている。

ヒトの脳はどれほど特殊なのか？

私たちはえてして、ヒトの脳がほかの生物の脳よりも特殊だと考えがちだ。たしかにヒトの脳には、言語を駆使したり、長期的な計画を立てたりする特別な機能が備わってはいるが、その内部構造は、霊長類の脳だけでなく、ほかの多くの哺乳類の脳ともよく似ている。「絶対的な」大きさという点では、ヒトの脳はことさら大きいわけではない。クジラやイルカ、ゾウの脳はヒトの脳よりはるかに大きい。ただし、「相対的な」大きさという点では（つまり、人間と同程度の体重の霊長類の脳と比較すると）、ヒトの脳はこうした霊長類の3.5倍もある。この巨大な脳は、胎児の段階から生後数年に至るまで脳の発達が延長されたことによってできあがる。巨大な脳には利点もあるが、欠点もある。ヒトの脳は、人間が摂取する栄養分の約4分の1を消費してしまうのである。また、胎児の段階から乳幼児の時期にかけて、ヒトの脳は大量の栄養分を必要とする。

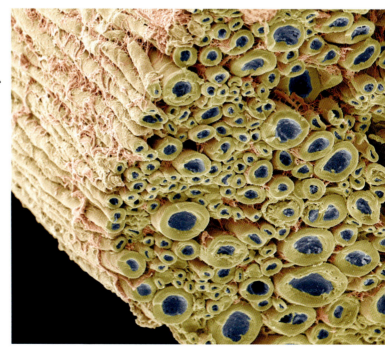

→ 写真の末梢神経を構成しているものに代表される、神経細胞の大半は、その軸索（青い部分）が髄鞘（金色の部分）に包まれている。髄鞘が厚いほど、神経インパルスがすばやく伝えられる。

脳と脊髄の機能

前脳内部の構造

ヒトの脳を輪切りにしてみると、灰色をした大脳皮質が確認できるが、脳の奥深い場所にもやはり灰色をした部分がある。この脳の奥深くにある灰色の部分が大脳基底核で、たんに身体の動きを制御するだけでなく、意思決定や感情をつかさどるうえで重要な働きを果たしている。灰白質を構成するほかの部分として間脳がある。間脳には、脳のさらに下位の部分や大脳皮質の各部位からもたらされる情報を伝達する視床と呼ばれる一対の大きな卵型の構造も含まれる。視床の下には、食物の摂取や性交などの動物的欲求を満たしたり、身体の内部環境を制御する視床下部がある。間脳と大脳基底核は、脳脊髄液に満たされている3つの脳室（左右2つの脳側室と真ん中の第3脳室）を囲むように並んでいる。

中枢神経系と末梢神経系

神経系を構成する中枢神経系と末梢神経系では、神経細胞の性質が異なり、その違いは外傷を受けたときの反応に現れる。中枢神経系を構成する神経細胞は、傷を受けた場合、みずからを修復する能力が弱い。自動車事故などで脳が外傷を被って中枢神経系が傷つくと、その機能はたいてい永続的に失われる。これに対し、末梢神経系には外傷を受けたあとも神経線維を再生する能力がある。たとえば、指を切って神経細胞が切断されても、その細胞は治癒していずれ通常の機能を果たすようになる。

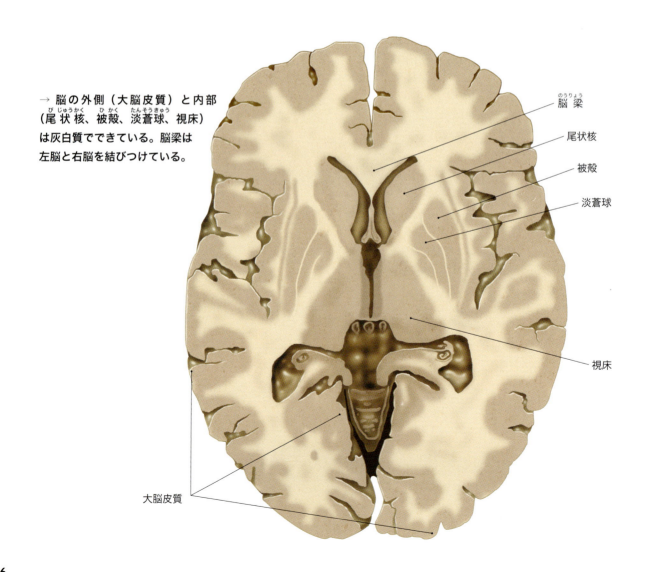

→ 脳の外側（大脳皮質）と内部（尾状核、被殻、淡蒼球、視床）は灰白質でできている。脳梁は左脳と右脳を結びつけている。

脳梁
尾状核
被殻
淡蒼球
視床
大脳皮質

神経系

→ 脳の大半は、大脳皮質を含む大脳が占めている。脳を構成するその他の部位としては、小脳や脳幹などがある。

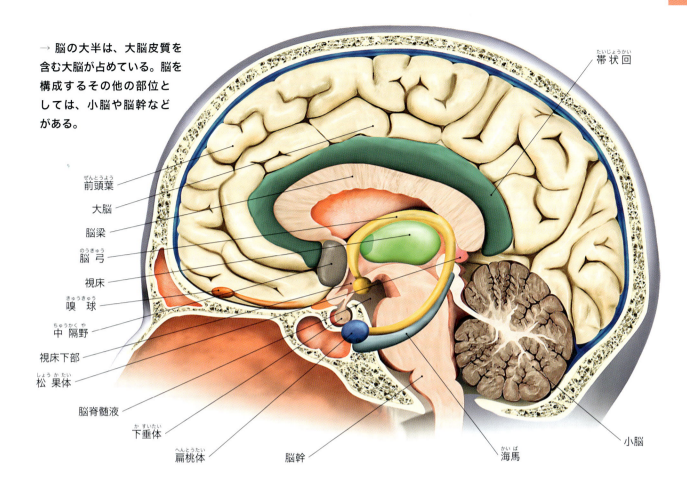

前頭葉
大脳
脳梁
脳弓
視床
嗅球
中隔野
視床下部
松果体
脳脊髄液
下垂体
扁桃体
脳幹
帯状回
海馬
小脳

脳幹と小脳

　間脳および脊髄のあいだの部位は脳幹と呼ばれ、進化の過程でほとんど変化してこなかった。現に、ヒトの脳幹の構造は、ほかの哺乳類の脳幹の構造とまったく変わらない。脳幹には、脊髄からもたらされる情報を脳の上位に届け、脳の上位が脳幹や脊髄を制御するための、たくさんの神経経路が納められている。また脳幹には心臓の拍動や呼吸、血圧など、身体の自動機能を制御する神経細胞が集まっている。

　脳幹には、脳を構成する最後の部分で、表面が大脳皮質のように無数のしわに覆われた小脳が付随している。小脳と脳幹は、小脳の内部に情報を出し入れする太い線維の束で結ばれている。小脳のおもな機能は、身体の動きを調整し、運動を企図することにある。

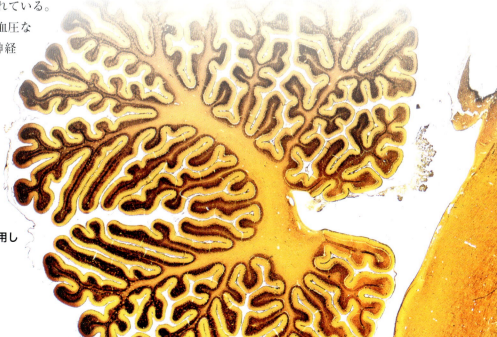

→ 小脳はしわをつくることによって広大な面積を確保し、高度な情報処理能力を備えている。この脳の一部は、身体のバランスや筋肉の緊張度、関節の位置などの情報を利用して、身体の動きを調整している。

脳と脊髄の機能

大脳皮質

大脳皮質は厚さがわずか数ミリしかないが、ヒトの脳の神経細胞の3分の1がここに集まっている。言語の使用や記憶、認知など、高次の神経処理過程はこの領域で行われる。

大脳皮質は前脳の外表面を覆い、前頭葉、頭頂葉、側頭葉、後頭葉に分かれている。これらの葉はそれぞれが、対応する頭骨の各部に覆われている。前頭葉と側頭葉は、外側溝と呼ばれる深い溝で隔てられている。この溝を広げてみると、さらにその奥にも大脳皮質部位がある。島と呼ばれる。

大脳皮質の層構造、コラム構造、神経細胞

大脳皮質の約90パーセントは等皮質と呼ばれている。成人の脳や特定の発達期の脳の等皮質は6層からなるが、この層構造は一定ではなく、層の数を減らして大脳皮質の各部位固有の機能を果たすこともある。海馬や嗅覚野などの皮質部位は6層に満たない。

皮質表面と垂直方向の構造もある。神経細胞同士が積み重なって多くのコラム（柱）をつくっているのだ。皮質機能がどのように組織化されているか分析してみると、その機能を果たす基本単位は、約100個の神経細胞からなる幅約0.05ミリのミニコラムであると考えられる。こうしたミニコラムは互いにつながり合って幅約0.5ミリの機能コラムを形作る。1個の同じ機能コラムに含まれる神経細胞は特定の類似した情報の処理にかかわっている。たとえば視覚野の1個のコラムに含まれる神経細胞は、視覚が捉える、特定の同じ角度に傾いた線や縁に対して一斉に反応をする。このコラム構造があることから、大脳皮質の情報処理能力を高めるために、できるだけ多くのコラムをつめ込めばよいことになる。各コラムはかならず横並びに並んで数を増やすので、大脳皮質の表面積も広がっていく。この広い面積をもつ領域を頭骨内に収めるためには、大脳皮質に山（回）と谷（溝）をつけて折りたたまなければならない。このためヒトの脳にはしわができている。

大脳皮質は推計で約300億個の神経細胞でできている。そのうちもっとも数が多い錐体細胞は、細胞体の形状がピラミッド型をしていることからこの名前がついた。錐体細

前頭葉
回
溝
外側溝

頭頂葉
中心溝
後頭葉
側頭葉

← 脳の表面は多くのしわで覆われ、山のようにふくらんだ「回」が谷のようにへこんだ「溝」によって分けられている。大脳皮質は「葉」と呼ばれる4つの部位に分かれている。前頭葉と頭頂葉は中心溝によって隔てられている。

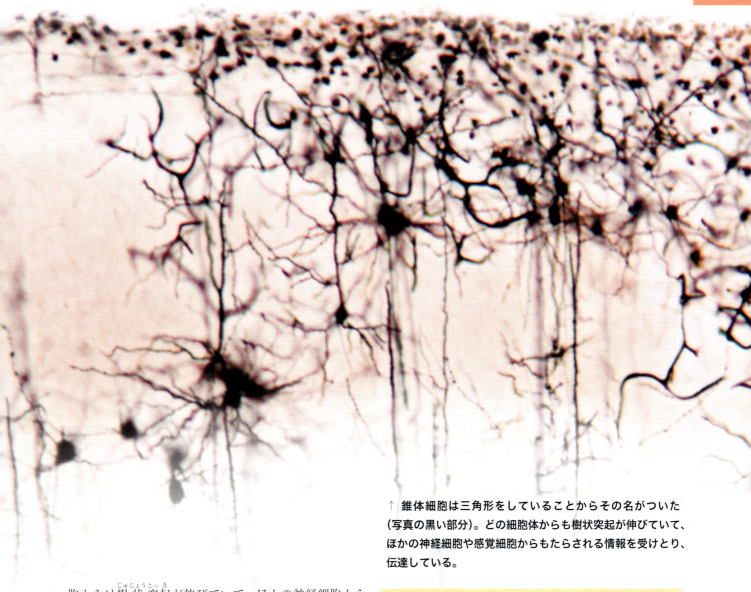

↑ 錐体細胞は三角形をしていることからその名がついた（写真の黒い部分）。どの細胞体からも樹状突起が伸びていて、ほかの神経細胞や感覚細胞からもたらされる情報を受けとり、伝達している。

胞からは樹状突起が伸びていて、ほかの神経細胞から大量の入力を受け取っている。また錐体細胞からは軸索が伸びていて、皮質コラムからの出力を伝達している。大脳皮質には、大脳皮質の各部位で情報の大半を受けとる星型の星状細胞もある。大脳皮質の感覚野にはとくに多くの星状細胞が集まっている。

大脳皮質が受ける損傷

右側の頭頂葉が損傷を受けると、半側空間無視が起きることがあり、患者は身体の左側の感覚や左側にある事物を認識できなくなる。頭頂連合野や側頭連合野、後頭連合野が損傷を受けると失認が起きる。失認が起きると、たとえ触覚などの基本的感覚は障害されていなくても、そうした感覚で日頃見慣れたものが認識できなくなる。左側の頭頂葉が損傷を受けると、失行が起きることがあり、運動に必要な筋肉が正常に機能していても、複雑な行為を行えなくなる。

脳と脊髄の機能

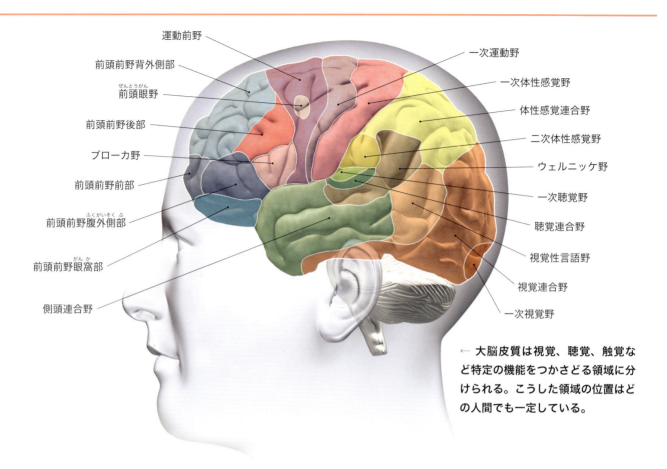

← 大脳皮質は視覚、聴覚、触覚など特定の機能をつかさどる領域に分けられる。こうした領域の位置はどの人間でも一定している。

各機能のありか

大脳皮質の各領域は、それぞれ異なる機能を果たしている。19世紀初頭、脳のさまざまな部位に損傷を負った患者について研究が進み、大脳皮質の各領域の機能が解明されるようになった。こうした脳の障害についての研究は、fMRI（機能的磁気共鳴画像法）やPET（陽電子放射断層撮影法）など、被験者にいろいろな課題をさせ、その際に活動上昇する大脳皮質領域を検知できるスキャニング技術を活用することで、さらに飛躍的に進歩した。

現在では、大脳皮質は領域ごとに担当する機能が、運動制御（一次運動野、運動前野）、触覚（一次体性感覚野）、聴覚（一次聴覚野）、嗅覚（一次嗅覚野）および視覚（一次視覚野）などに分化していることが分かっている。そのほか、頭頂葉には身体のバランス感覚に関わる前庭領域が、一次体性感覚野には味覚野がある。また神経科学者たちは、言語野がおもに左半球にあることも突きとめている。

哺乳類の脳を比較する

大脳皮質は進化の過程でいちじるしく巨大化した。霊長目とクジラ目（クジラとイルカ）の大脳皮質はとりわけ大きく、多くのしわが刻まれている。ヒトの大脳皮質はきわめて大きく発達していて、その大きさはヒトに最も近い霊長類、チンパンジーの少なくとも3倍はある。進化の過程でもっとも大きく発達した哺乳類の脳の領域は、計画を立てたり、複雑な空間を把握する高次機能（つまり単純な感覚機能や運動機能ではない）を担う大脳皮質である。

大脳皮質

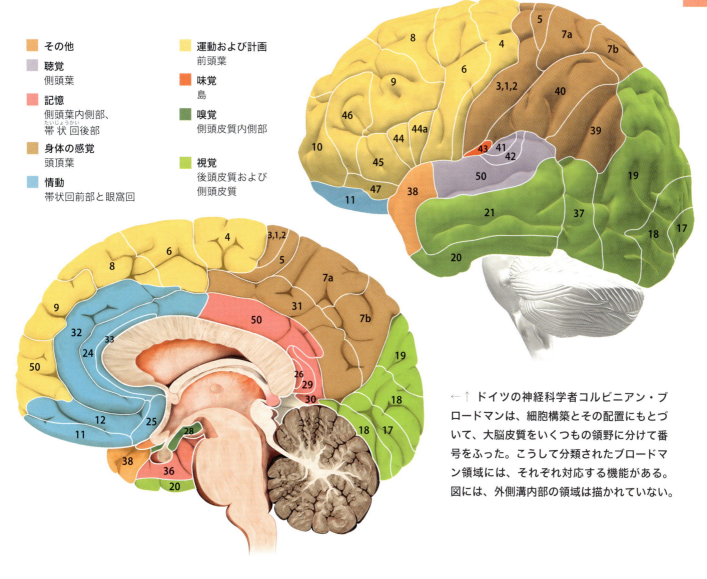

← ↑ ドイツの神経科学者コルビニアン・ブロードマンは、細胞構築とその配置にもとづいて、大脳皮質をいくつもの領野に分けて番号をふった。こうして分類されたブロードマン領域には、それぞれ対応する機能がある。図には、外側溝内部の領域は描かれていない。

凡例:
- その他
- 聴覚　側頭葉
- 記憶　側頭葉内側部、帯状回後部
- 身体の感覚　頭頂葉
- 情動　帯状回前部と眼窩回
- 運動および計画　前頭葉
- 味覚　島
- 嗅覚　側頭皮質内側部
- 視覚　後頭皮質および側頭皮質

機能領野どうしの結びつき

大脳皮質の各領域間、そして左右の半球間は、つねに情報をやりとりしていなければならない。大脳皮質の灰白質の下に大きく広がった白質は、大脳皮質の各機能領野を縦横に結ぶデータ転送ケーブルのようなものだ。軸索からなるこのケーブルには、長さが数センチしかないものもあれば、脳の半球の全長にわたって走るものもある。こうした神経経路のうちとりわけ重要なのが、大脳皮質の言語野を結ぶ弓状束である。弓状束が損傷を受けると、言語障害が起こり、患者は自分が話す言葉が正しいかどうか判断できなくなる。

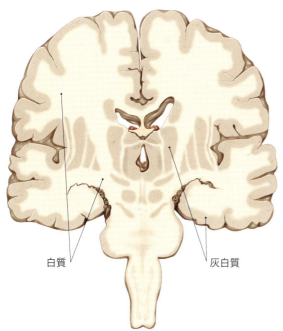

白質　　灰白質

← 大脳皮質は、大きく広がる白質を覆う、灰白質の薄い層である。

脳と脊髄の機能

　左右の半球はそれぞれ、反対側の視覚世界と身体からの感覚情報を受けとっている。たとえば、左半球の視覚野は、右側の視野がもたらす情報を受けとっている。左右の半球は、2億5000万～3億もの軸索（神経線維）の束である脳梁を通じてつねに情報をやりとりしている。この脳梁のおかげで左右の大脳半球はこうした情報を共有し、身体の反対側を知ることができる。病気の治療方法として脳梁を切断すると（20世紀前半には重度のてんかんを抑制するためにこうした手術が行われた）、1つの頭骨内の2つの半球がまったく別々のものになってしまう。

感覚野と運動野

　一瞬のいとまもなく次々と伝達されてくる膨大な量の情報を処理するために、それらの情報は、地図のように区画された脳の表面上に分配される。この地図は、人間が行動するうえできわめて重要な情報の質を反映したものになっている。

　一次運動野と一次体性感覚野は、体部位を再現するように配列され、大脳皮質上に身体の隣りあう各部位に対応する領域が隣り合って並んでいる。これに対し、一次視覚野は視野を再現するように配列されている。つまり、視覚世界の隣りあう空間位置に対応する領域が視覚野上に隣りあって並んでいる。ただし、視野の中心部分に対応する領域は視覚野のなかでも抜きんでて大きな範囲を占めている。音の皮質上の配列はそれらとはかなり異なっている。一次聴覚野は側頭葉にあり、音の周波数（ピッチ）に応じて配列されている。

前頭皮質

　前頭葉には身体の動きを制御する領域が集まっており、階層的に配列されているように見える。一次運動野は反対側の身体の筋肉の動きを直接制御している。一次運動野の前にあって上位にあたる運動前野は、多くの筋肉群を動員して身体の動きを立案し、一次運動野の働きに影響を与える。一次運動野前、正中線近くには補足運動野があり、身体の両側の筋肉を使って姿勢をつかさどっている。

体性感覚野

　神経科学の分野では、体性感覚野に身体各部位の再現領域の相対的な広さをよく「ホムンクルス（ラテン語で「こびと」の意味）」と呼ばれる地図で表す。一次体性感覚野は顔、とりわけ唇の再現に広い領域が割りあてられている。これは、言葉を使わないノン・ヴァーバル・コミュニケーションにおいて、顔の表情がきわめて重要な役割を果たしていることを物語っている。顔の感覚が豊かなおかげで、私たちは表情をさまざまに変化させ、情動を伝えることができる。

　また一次体性感覚野は、手、とりわけ指先と親指の再現領域が広く、指を巧みに動かす場合、手の皮膚や関節からの感覚フィードバックを緻密に感知できる必要のあることが分かる。

数でみた大脳皮質

ヒトの大脳皮質のしわを伸ばすと、その面積は約0.18平方メートル、厚さは数ミリ程度だが、そこに含まれる神経細胞の数は約300億個で、ヒトの脳内のすべての神経細胞の約3分の1にも達する。この神経細胞は延べ総延長が10万キロ以上におよぶ軸索と樹状突起で結ばれており、どの神経細胞も数万個もの接点をほかの神経細胞と持っている。神経科学者の推計によると、大脳皮質の神経細胞は100兆個ものシナプスでたがいに結ばれているという。

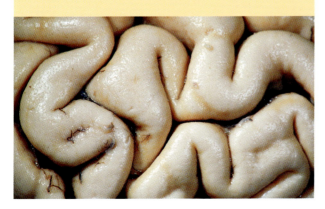

大脳皮質

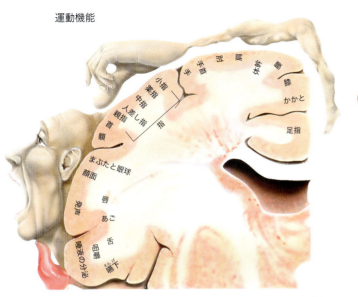

運動機能

↑ 運動機能を示すこのホムンクルスの身体の各領域の大きさは、中心前回（一次運動野に属する脳回）がそれぞれの身体領域の運動機能にどの程度関わるかについての割合と一致している。

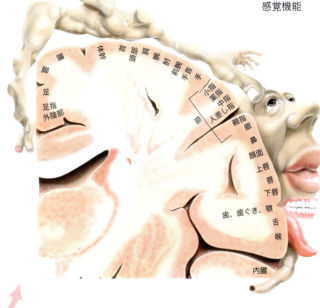

感覚機能

↑ 感覚機能を示すこのホムンクルスの身体の各領域の大きさは、中心後回（体性感覚野に属する脳回）がそれぞれの身体領域の感覚機能にどの程度関わるかについての割合と一致している。

視覚野と嗅覚野

後頭葉にある一次視覚野は視覚情報の最初の分析を行う。一次視覚野のすぐ外側を取り囲んでいるのが、目に見えるものの色彩とパターンについての情報を処理する領域だ。視覚情報はこの領域から後頭頂葉（背側経路）へ伝えられて目に見える特徴の位置を分析したり、下側頭葉（腹側経路）に送られて対象物のかたちやパターン（顔立ちなど）を認識する。

ヒトの嗅覚は鋭くはないが、ヒトの大脳皮質には嗅覚情報を処理する領域もある。この嗅覚を感知する領域（一次嗅覚野）は、辺縁系または情動系（扁桃体と海馬）の各部位に近い下側頭葉のなかにあり、においで記憶に感情を刻むことができる。特定のにおいをかぐと子供の頃の記憶がまざまざとよみがえるのはこのためである。

連合野

大脳皮質には、感覚機能も運動機能も持たない広い領域がある。これが連合野で、感覚情報を複雑に分析したり、行動を計画するうえで重要な役割を果たす。

連合野の一種である前頭前野は、ヒトの脳ではとりわけ大きい。前頭前野は社会的行動や計画の立案、未来予測をつかさどる。前頭前野に損傷を負った人は機転が利かず、衝動的な行動をとることが多く、自分の行動がどんな結果を招くか無頓着になる傾向がある。

頭頂葉は体性感覚野と聴覚野、視覚野のあいだにある。この領域には、こうしたおもな感覚がとらえた情報を統合し、私たちを取り巻く世界についてのモデルを心のなかに構築する連合野が含まれている。もう1つの領域である頭頂／側頭／後頭（PTO）連合野は、おもにその部位の反対側の身体と外界の空間位置を定めたり知覚したりするが、ヒトの場合、もっとも重要な役割を果たすのは右側のPTO連合野のようだ。

脳のイメージング

現代の神経科学は、驚くほど多様な技術で生きた脳を調べることができるようになった。こうした技術は、物理学の進歩と、膨大な量のデータをコンピューターで高速に処理できるようになったことでもたらされた。

イメージング技術は病気の診断や治療の確認、先進医療に欠かせない存在だ。1895年にX線が発見されてから、イメージング技術は徐々に進歩し、神経系のしくみを精細に調べられるようになった。

コンピューター断層撮影（CTスキャン）

このイメージング技術を使うと、組織の種類によるX線吸収度の違いに基づいて、脳組織の画像を撮影できる。コンピューターがX線を分析し、スキャンした身体部位の「断層画像」を生成する。CTスキャンは、骨や出血個所、空洞の形状を探知するうえで威力を発揮する。CTスキャンで撮影したデータを使えば立体画像を作成し、それを仮想空間上で自在に回転させることもできる。血管内にX線を通さない化学物質を注入して血管を浮かび上がらせることもできる。残念ながら、CTスキャンでは脳内部の構造を詳細に調べることはできない。脳組織の種類（たとえば灰白質と白質）によるX線吸収度の違いは、ほんの微かなものだからだ。

磁気共鳴画像法（MRI）

MRIは磁場を使って、脳組織内の原子を共鳴させる。磁場ができると、奇数の陽子をもつ原子核（たとえば水に含まれる水素など）は微小な磁石のようにふるまう。頭部に磁場をあてると、水素原子核は磁場に沿って再配列する。こうして再配列された水素原子の原子核は、特定の周波数の電磁エネルギーを吸収し、放出する。MRIを使って脳の画像をコンピューターで解析すると、組織内の水分含量を反映した画像が得られ、「水っぽい」灰白質と「脂っぽい」白質との差が明瞭に識別できる。この技術を応用すれば、活動中の脳内の血流の変化を画像化できる（fMRI）。

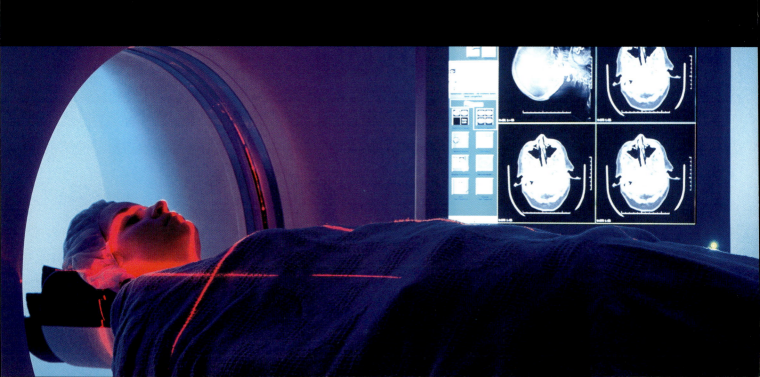

↓ CTスキャンを受ける患者。頭部を透過した多くのX線をコンピューターで解析すると1枚の画像が得られる。X線の吸収度の情報が、頭部を「輪切り」にした画像となる。

脳のイメージング

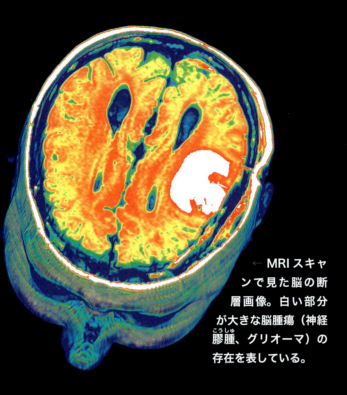

← MRIスキャンで見た脳の断層画像。白い部分が大きな脳腫瘍（神経膠腫、グリオーマ）の存在を表している。

脳のスキャン検査はどこまで安全か？

1度か2度のCTスキャン検査はきわめて安全だが、頻繁にCTスキャン検査を受けると大量の放射線を浴びることになる。PETスキャン検査でも被曝することになるが、1度だけの検査であれば、被曝量が安全レベルを超えることはない。MRIスキャン検査はほとんどの人にとって安全だが、きわめて強い磁場をあてることになるので、なかには重い障害を負う人もいる。患者の体内に金属製の手術器具が残っていると、磁場をあてたときに深刻な障害を引き起こす可能性がある。

陽電子放射断層撮影法（PET）

　この画像撮影技術は、陽電子と呼ばれる亜原子粒子の放射を検知して画像化する。患者は、陽子を放出する放射性のフッ素をつけて標識した「デオキシグルコース」というブドウ糖を注射される。このブドウ糖は脳内の代謝経路に入りこむので、もっとも活動のさかんな脳部位がこのブドウ糖をより多く取りこみ、陽電子を強く放射してその位置を明示する。あるいは、陽電子放射性の酸素の同位体を水に取りこませてやると、血流の変化を追うことができる。この診断方法はきわめて高額だが、MRIと組みあわせて脳構造と結びつけると、各種の課題に取りくんでいるときの患者の脳活動を、鮮明に画像化できる。

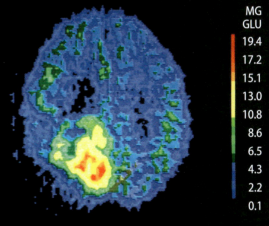

↑ PETスキャンで探知された、さまざまなレベルの放射性ブドウ糖（MG GLU）。黄色と赤の部分が脳腫瘍であることを示している。

脳脊髄液の内視鏡検査

　脳の内部と周囲の、脳脊髄液に満たされた空間を内視鏡で検査することで、脳の深部にある病巣に到達する経路を脳外科医は知ることができる。自在に曲がる内視鏡は複雑な脳脊髄液の経路のなかを通って、驚くほど明瞭に脳の内側と外側の表面を観察できる。内視鏡の先端に微細な手術器具を取りつければ、腫瘍を切除したり、血管の障害を修復することができる。

脳波検査法（EEG）

　この検査技術では、頭部に装着した電極で、脳の各領域で生じる電気活動の変化を検知する。この検査法の利点は、1000分の1秒単位で電気活動の変化をたどれることにある。逆にこの検査法の欠点は、脳のどの解剖学的部位から得られた信号変化なのか明瞭に把握できないことにある。多発性硬化症などで起きる、視覚情報の伝達速度の変化（視覚誘発電位）を検知するEEG検査法もある。この検査法はてんかんの診断でも効果を発揮する。

脳と脊髄の機能

左半球と右半球

脳の機能の多くは、分担量は均等ではないが、右半球と左半球とが分担している。だが2つの重要な機能だけは、脳の片半球だけに局在している。

大脳皮質の一部は、左半球と右半球の両方に同じようにある。左右の半球の反対側にあたる身体の運動機能を制御したり、左右の半球の反対側にある感覚器官からもたらされる感覚情報を処理する領域は、左半球右半球の両方にある。一方こうした機能とは異なり、言語をあやつったり空間を認識する機能は、一方の脳だけに局在している。

言語：ブローカ野とウェルニッケ野

脳に損傷を受けた人びとを研究することで、脳の機能に対する多くの洞察がもたらされた。19世紀後半、ポール・ブローカやカール・ウェルニッケといった神経学

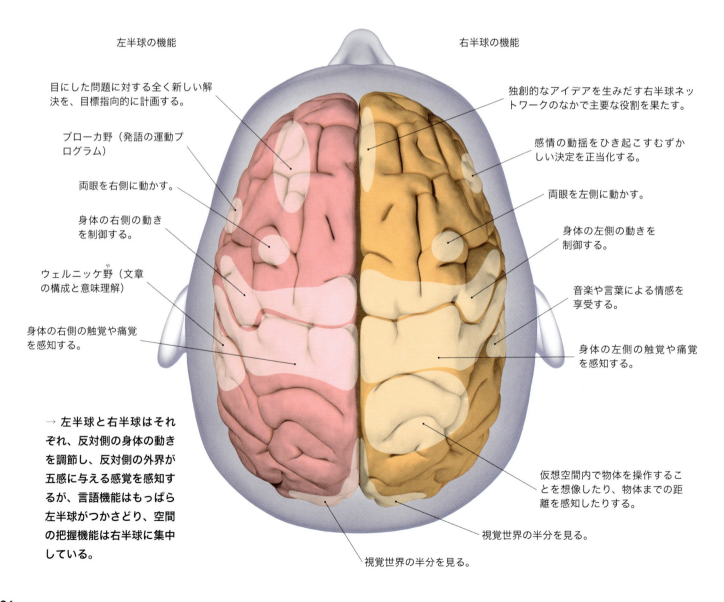

左半球の機能
- 目にした問題に対する全く新しい解決を、目標指向的に計画する。
- ブローカ野（発語の運動プログラム）
- 両眼を右側に動かす。
- 身体の右側の動きを制御する。
- ウェルニッケ野（文章の構成と意味理解）
- 身体の右側の触覚や痛覚を感知する。

右半球の機能
- 独創的なアイデアを生みだす右半球ネットワークのなかで主要な役割を果たす。
- 感情の動揺をひき起こすむずかしい決定を正当化する。
- 両眼を左側に動かす。
- 身体の左側の動きを制御する。
- 音楽や言葉による情感を享受する。
- 身体の左側の触覚や痛覚を感知する。
- 仮想空間内で物体を操作することを想像したり、物体までの距離を感知したりする。
- 視覚世界の半分を見る。

視覚世界の半分を見る。

→ 左半球と右半球はそれぞれ、反対側の身体の動きを調節し、反対側の外界が五感に与える感覚を感知するが、言語機能はもっぱら左半球がつかさどり、空間の把握機能は右半球に集中している。

左半球と右半球

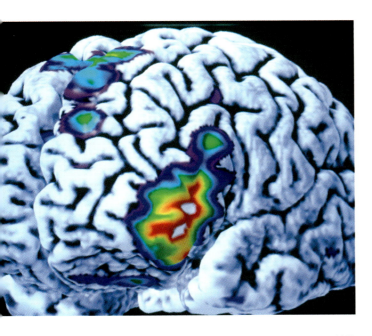

↑ 人が話しているときにMRIでスキャンしたこの脳機能画像では、発話に関わる領域がハイライトされている。

者は、脳の一部に損傷を受けた人びとの脳を入念に分析することで、言語機能に特化した脳領域（言語野）があることを決定づけることができた。言語野はふつう、その人間が左利きでも右利きでも、左半球にあるが、左利きの人間の約15パーセントは、言語野が右半球にある。言語を読み、書き、話す上でより重要な役割を果たす片側の脳は、優位半球と呼ばれる。

ブローカ野は、前頭葉の一次運動野の顔の運動をつかさどる領域の近くにある。ブローカ野が損傷を受けると、「ブローカ失語」と呼ばれる言語障害が起きる。ブローカ失語の患者は自分で文章を書いたり、発話することが困難になり、何かを訊ねられても「おやまぁ」「なるほど」「もういい！」など、強い感情を表す常套句ばかりを使うようになる。多少は話せる患者は、一番重要な意味を持つ単語だけは話せても、きちんと完結したセンテンスを話せなくなる。だがブローカ失語の患者は人の話はよく理解できる。

ウェルニッケ野は側頭葉の上側にあり、頭頂葉の下部まで広がっている。ウェルニッケ野に損傷を負った「ウェルニッケ失語」患者は、文章を書いたり発話することはできるが、その内容はきちんとした情報を含まない。この失語症の患者は単語を別の単語に置きかえたり、聞いたことのない意味のない単語を挿入したり、単語やフレーズを意味の通らないようなしかたで並べたりする。このことから、ウェルニッケ失語症の患者は、意味のある言語を話せなくなり、自分の言っていることが分からなくなって、誤りを訂正できなくなるのだと考えられる。

ブローカ野とウェルニッケ野は弓状束という神経線維の束で結ばれており、自分が正しく話しているかどうかについて、つねにウェルニッケ野からブローカ野に伝えられるようになっている。弓状束の損傷は伝導性失語と呼ばれ、この失語症にかかった患者は話しかけられた言葉を理解できてもくり返すことができず、流暢に話すことはできるが、きちんとした意味のある話ができない。

空間の認識：右頭頂葉

頭頂皮質後部は、家具や道具、陶器のような硬い物体のデザインや、そうしたものが別の視点からだとどう見えるかを考えるなど、空間内で物体にどのように手を加えるかを考えるうえで重要な役割を果たす。また頭頂皮質後部は、空間内に置かれた物体までの距離を把握する時にも重要な役割を果たす。こうした機能は左半球よりも右半球でよく発達していると見られる。右側の頭頂葉に損傷を負うと、半側空間無視という障害が起こり、患者は自身の左半身とその周囲のものを無視してしまうようになる。

情感を加える：発話における右半球の役割

言語機能は、すべてが左半球に集中しているわけではない。発話のリズムや声の抑揚などを通じて話し手が伝える感情は、右半球がつかさどっているらしい。言語のこうした側面は「プロソディ」と呼ばれ、言葉の選択や文章の構成に劣らず、意味を伝えるうえで重要な働きをする。たとえば「もう済んだよ」という言葉はさまざまな言い方ができるが、言い方によって、喜びや諦め、怒りを表す場合もあるし、たんに「終わった」という事実のみを述べる場合もある。

脳と脊髄の機能

大脳基底核

脳の奥深くには、大脳基底核と呼ばれる、相互に結びつけられている神経核の大部分の集まりがある。大脳基底核の大部分はおもに運動の制御にかかわっているが、一部は言語や思考、情動、動機づけにもかかわっている。

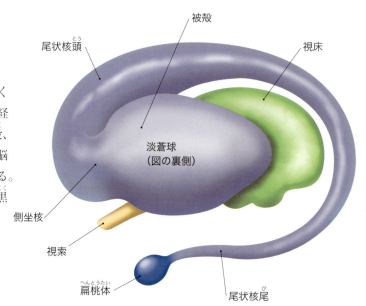

大脳基底核は、神経細胞のかたまり（神経核）がいくつか集ってできており、前脳と中脳にある。大きな神経核としては、左右の大脳半球のなかに収められた被殻、尾状核、側坐核、淡蒼球などが挙げられる。また大脳半球の外にある、2つの神経核も大脳基底核に含まれる。1つが間脳にある視床下核、もう1つが中脳にある黒質だ。

→ 大脳基底核とその周辺の構造（視床と視索）は、この図では背後に描かれている。図の左側が脳の前部。

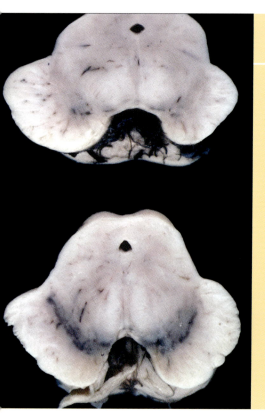

運動障害と大脳基底核

大脳基底核やその神経核同士のつながりが損傷を受けると、2種類の運動障害が起きる。不随意運動が多くなる運動亢進症候群と、すべての運動が減退する運動低減症候群だ。

運動亢進症候群には、線条体の損傷によって起こる、本人の意思とは無関係に身体の部位がゆっくりとねじれる「アテトーシス（無定位運動症）」、尾状核の損傷によって起こる、無目的で慌ただしいダンスのような動きを見せる「舞踏病」、視床下核の損傷によって起こる、損傷部位とは反対側の身体が激しく暴れる「片側バリスム」が含まれる。

パーキンソン病は、任意の動作が緩慢になったり、できなくなる運動低減症の典型だ。パーキンソン病にかかると、黒質中の、神経伝達物質のドーパミンを産出する神経細胞が死滅していき、その結果、無表情になる、四肢が動かなくなる、ゆっくり足をひきずって歩く、運動を起こせない、安静時に手足がふるえる（振戦）などの症状が出る。

← 正常な中脳の断面（下）には、ドーパミンを分泌する黒質内の青黒い神経細胞が見える。これに対し、パーキンソン病の患者の中脳（上）からは、こうした神経細胞が失われている。

大脳基底核

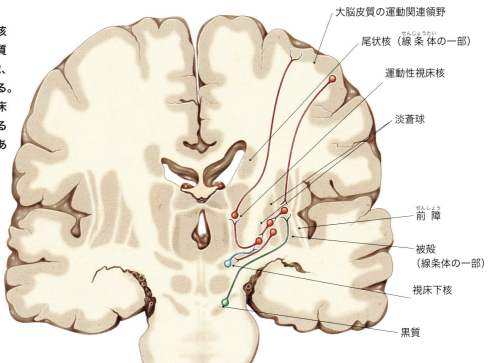

→ 赤い線で示された大脳基底核のメインの神経回路は、大脳皮質を起点にして、線条体、淡蒼球、視床を通ったのち大脳皮質に戻る。このループ回路の外側にある視床下核と黒質からの入力を提供する回路（青と緑色の線で表示）もある。

大脳皮質の運動関連領野
尾状核（線条体の一部）
運動性視床核
淡蒼球
前障
被殻（線条体の一部）
視床下核
黒質

こうした神経核はいずれもつながって神経回路を構成しており、身体の運動をよどみなく行う働きをしている。尾状核と被殻、側坐核は、まとめて線条体と呼ばれている。

大脳基底核の役割

大脳基底核は身体の運動をよどみなく行ううえできわめて重要な役割を果たしている。大脳基底核が損傷を受けると、運動機能が低下したり過多になる、特徴的な運動障害が起きる（左ページの「運動障害と大脳基底核」を参照）。

また大脳基底核は言語、思考、感情的行動、動機づけを制御するうえでも重要な役割を果たしていると考えられている。大脳基底核は好ましい行為や行動を選んで強化し、不適切な行為や行動を抑制または制止する働きがあるとする説がある。

大脳基底核の回路

大脳基底核はいくつも神経回路の構成にかかわっている。そのうちもっとも目立つ回路は、大脳皮質を起点に、線条体、そして視床下核につながる。線条体の神経細胞は淡蒼球や黒質に投射している。淡蒼球は視床のうちの運動機能にかかわる核に投射し、そこから大脳皮質に戻るように投射している。

こう書いてしまうと単純そうだが、大脳基底核の実際の神経経路はきわめて複雑だ。少なくとも3つの回路が平行に走っている。たとえば、運動を制御する大脳皮質の一部は、線条体のうちのやはり運動機能にかかわる部分である被殻に投射している。いっぽう、思考にかかわる大脳皮質の連合野は尾状核に情動や動機づけにかかわる大脳皮質部分は側坐核に投射している。線条体に属するこの3つの領域（被殻と尾状核、側坐核）は、それぞれに対応する大脳皮質の領域に投射をフィードバックしている。被殻は運動関連領野に、尾状核は思考や計画に関与する前頭前野に、側坐核は情動に関与する辺縁系に、それぞれ投射をフィードバックしている。こうした事実から、大脳基底核の回路は3つのループ回路（運動ループ、思考ループ、情動ループ）に分けられると考えられる。

視床下核と黒質は、大脳基底核回路の活動を調節するうえで重要な役割を果たしている。視床下核は、大脳皮質の神経細胞から軸索投射を受け、神経情報を淡蒼球に軸索投射を送るが、この核も運動、思考、情動のそれぞれの機能に関与する領域に分けられる。黒質は被殻と淡蒼球から軸索投射を受け、線条体に送りかえしている。黒質内のある重要な部分は、線条体に投射した先で、神経伝達物質ドーパミンを分泌する。

脳と脊髄の機能

大脳皮質への入口

間脳は脳の中核部にある、さまざまな構造の集合体である。間脳を構成する主要部位の視床と視床下部は、感覚や内分泌、認知、運動など重要な機能の維持にかかわっている。

間脳は、視床、視床下部、視床腹部、視床上部（松果体も含む）の4つの部分で構成されている。この4つの部分は、感覚情報の処理（視床）、自律機能と内分泌系の制御（視床下部と視床上部）、運動系（視床腹部）と、さまざまな機能をつかさどっている。

視床

間脳のなかで最大の構造である視床は、第三脳室の左右両側にある卵型の領域である。大脳皮質への入口と呼ばれることの多い視床はもっぱら中継地点として機能し、嗅覚以外のさまざまな感覚情報を受けとり、その情報を処理して大脳皮質に送っている。また視床は、小脳と大脳基底核をはじめとする、脳の深部にあって運動機能にかかわる部分と大脳皮質とを結ぶ多くのループ回路のなかで鍵となる働きをする構成要素でもある。これらのループ回路が神経情報のフィードバック回路として機能することで、大脳皮質は大脳基底核および小脳とのあいだで運動プログラム（ある運動を行う際、筋肉をどう動かすかの指示）をやりとりすることができる。神経科学では、受けとる情報の種類に応じて、視床をさまざまな部位に分けている。

中継システムとしての視床

視床はいくつかの神経細胞の集まり（神経核）で構成されている。このうち視床中継核と呼ばれるいくつかの神経核は、特定の情報だけを受けとり、その情報を大脳皮質の特定の部位に送っている。これらの神経核の役割は、特定の機能システムから送られてくる情報を大脳皮質に流すことにある。こうした情報には、感覚についての情報のほか、運動についての情報や（辺縁系から中継される）情動にかかわる情報もある。

感覚情報を中継する神経核のうち、視床後腹側核は触覚情報を受けとり、痛みを生じている身体部位や、関節の位置（固有覚）などの情報を正確に特定する。この種の感覚情報は、身体外部の環境ではなく、身体自体（soma）についての感覚情報なので、体性感覚（somasensory）と呼ばれている。視床後腹側核は、受けとったこの情報を処理し、体性感覚にかかわる特定の大脳皮質領域に送る。同様に、目の網膜から送られてくる視覚情報は、外側膝状体が受けとって処理し、一次視覚野に送る。

↑ 間脳はおもに視床と視床下部で構成される。別の部位、視床上部には松果体が含まれる。

大脳皮質への入口

視床前腹側核と視床外側腹側核からなる運動中継核は、大脳基底核や小脳から送られてくる運動情報を中継し、大脳皮質の運動関連領野に送っている。これらの神経核は運動をよどみなく行うためのループ回路のなかで鍵となる部位である。

視床前腹側核は、情動表出にかかわる脳構造システムである辺縁系に情報を伝達するための主要な中継路である（34-5ページを参照）。帯状回と呼ばれる辺縁皮質の一部とつながっている視床背外側核も、同様の機能を担っていると考えられる。

視床の神経核のなかには、大脳皮質から投射を受けるとともに、大脳皮質に投射し返しているものがある。こうした情報をやりとりする大脳皮質の領域は、特定の感覚の処理にかかわるのではなく、計画や予想を立てたり（前頭前野）、私たちをとり囲む外界を把握する感覚モデルを形成したり（PTO連合野）する領域である。視床連合核は大脳皮質の各領域を行き交う情報の動きを制御していると考えられている。

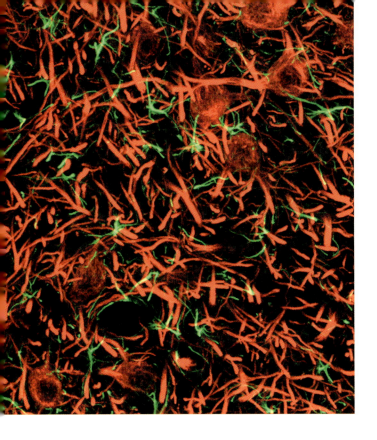

↑ 視床内にある神経細胞とそれらの突起。視床内の神経細胞の多くは大脳皮質に情報を送っている。

視床核

神経核は特定の機能を担った神経細胞の集まりである。視床には大きく分けて、中継核、連合核、髄板内核および正中核の3種類の神経核がある。下の表は各種の視床核と、これらの神経核に情報を提供する部位、およびこれらの神経核がその情報を送る部位とを示している。

神経核の種類	名称	神経核に情報を提供する部位	神経核が情報を送る部位
中継核	前核	海馬	辺縁皮質
	背外側核	海馬	辺縁皮質
	外側膝状体	視覚受容器	視覚野
	内側膝状体	聴覚受容器	聴覚野
	後腹側核	触覚／痛覚／固有感覚受容器	体性感覚野
	前腹側核	大脳基底核と小脳	運動野
	外側腹側核		
連合核	背内側核	前頭前野	前頭前野
	後外側核	頭頂葉	頭頂葉
	視床枕	頭頂葉	頭頂葉
髄板内核および正中核	正中心核、束傍核	感覚野、辺縁系および大脳基底核	辺縁系および大脳基底核

脳と脊髄の機能

視床腹部と視床上部

　視床腹部（視床下核）の働きは、医学的に見て、まだとても全容が解明されたとはいえないが、その役割は身体の運動を制御する大脳基底核の活動レベルを調節することにあるといえるようだ。視床腹部に損傷を受けた患者は、損傷部位とは反対側の身体が激しく暴れる「片側バリスム」という障害を発症する。
　視床上部は手綱核と呼ばれる神経核群と松果体からなる。手綱核は、辺縁系の情動中枢が脳幹の活動を調節する回路の一部を構成している。いっぽう松果体は、メラトニンというホルモンを分泌し、睡眠と覚醒の周期を制御する回路の一部を構成している。

視床下部

　視床下部は視床のすぐ下にあり、間脳のなかでも小さな部位だが、その働きはきわめて重要で、神経系や内分泌系に属する各分泌腺の自律機能、情動反応にともなう血圧や心拍数の変化、そして食事や飲み物の摂取、性交など、身体や種を維持するためのさまざまな行動を制御

体内時計

　視交叉上核は、視床下部の内部、視覚情報を伝える神経経路が正中線で交差する視交叉のすぐ上にある小さな神経核なので、その名がある。この視交叉上核は私たちの日々の生活のリズム（概日リズム）を刻むマスタークロックで、光の強さに関する情報を網膜から直接、受けとっている。視交叉上核は、松果体が分泌するメラトニンの量を調節する複雑な神経回路の一部だ。視交叉上核内の神経細胞は、約25時間間隔でくり返すリズムを維持しているが、このリズムは網膜が受けとる光の強度によってその都度リセットされている。ただし国際線の飛行機でタイムゾーンを越えた場合、このリズムが乱され、いわゆる「時差ぼけ（ジェットラグ）」が起きる。時差ぼけは、目的地に到着したらすぐに強い自然光を浴びることで解消できる。

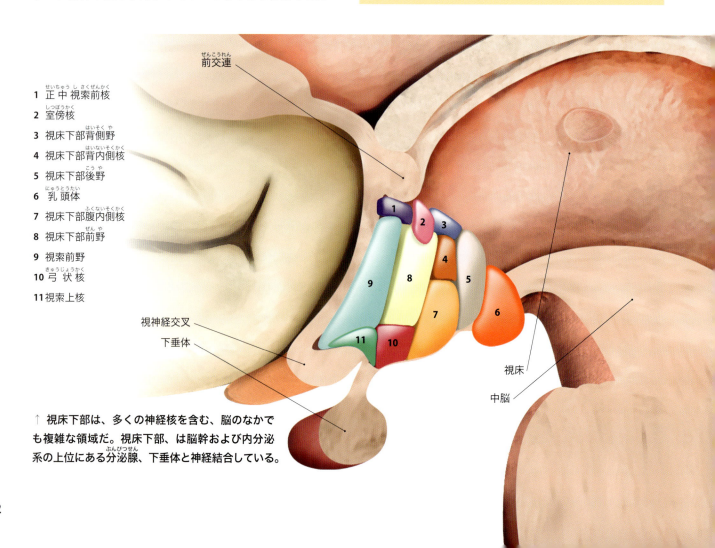

1 正中視索前核
2 室傍核
3 視床下部背側野
4 視床下部背内側核
5 視床下部後野
6 乳頭体
7 視床下部腹内側核
8 視床下部前野
9 視索前野
10 弓状核
11 視索上核

↑ 視床下部は、多くの神経核を含む、脳のなかでも複雑な領域だ。視床下部、は脳幹および内分泌系の上位にある分泌腺、下垂体と神経結合している。

大脳皮質への入口

→ 食欲は実に多くの要素に左右されるが、なかでももっとも重要な役割を果たしているのが視床下部だ。体脂肪は、レプチンとインスリンというホルモンを通じて視床下部に影響をおよぼしている。レプチンとインスリンは弓状核、視床下外側野および内側野に働きかけて、食事の中断や継続を脳幹に命令する。この情報が、孤束核（こそく）を通じて、肝臓や腸からもたらされるシグナルとあいまって、空腹感を調節する。

視床下部外側野
視床下部内側野（室傍核）
視床下部弓状核
体脂肪
レプチン
インスリン
肝臓
胃
小腸
孤束核
感覚神経（満腹感と化学的シグナルを伝達）
食事を中断
食事を継続

している。

視床下部は辺縁系や内分泌系との結びつきが強く、情動の変化に応じて身体内部に大きな影響をおよぼす。

身体内システムの安定を維持

視床下部を理解するうえで大切なのは、この部位が身体内部の状態を安定させるうえで重要な役割を果たしているという点だ。この働きは「ホメオスタシス」として知られている。視床下部は、血圧など身体の状態を伝える情報をつねに監視し、変化が生じると適切に対処して身体を本来の状態（体温であれば37℃）に戻すことで、この調節を行っている。この調節作用は、行動上の、もしくは生理学的な変化（寒ければ身体が震え、皮膚の血管が収縮し、鳥肌が立ち、暑ければ汗をかき、皮膚の血管が拡張し、鳥肌が収まる）の開始も含む。

視床下部は、脳幹と連携して体温、血圧、心拍数、呼吸などを調節し、身体の状態を安定させている。こう考えると、視床下部は神経細胞の活動を脳より下位の方に向けているといえる。これ以外にも、食物や飲み物を摂取して体内の栄養と水分を維持するなど、身体内部の状態を一定に保つためのより複雑なやり方もある。先進国では肥満に苦しむ人が多いため、食物の摂取を制御する神経経路は臨床医学上、重要な意味をもっている。

性差は視床下部に現れる

性交中の動物の雄と雌は異なる行動をとり、それぞれの行動は視床下部内の神経細胞群が制御している。したがって、当然のことながら、視床下部内部の構造は雄と雌とで少し異なる。この視床下部の形態の性差は、齧歯（げっし）類（るい）でもっとも研究が進んでいるが、人間の視床下部にも男女で違いがあることが報告されている。

33

脳と脊髄の機能

辺縁系

辺縁系とは、密接に結びついた2つの機能、情動と記憶に広くかかわり、相互につながっている構造群の総称である。

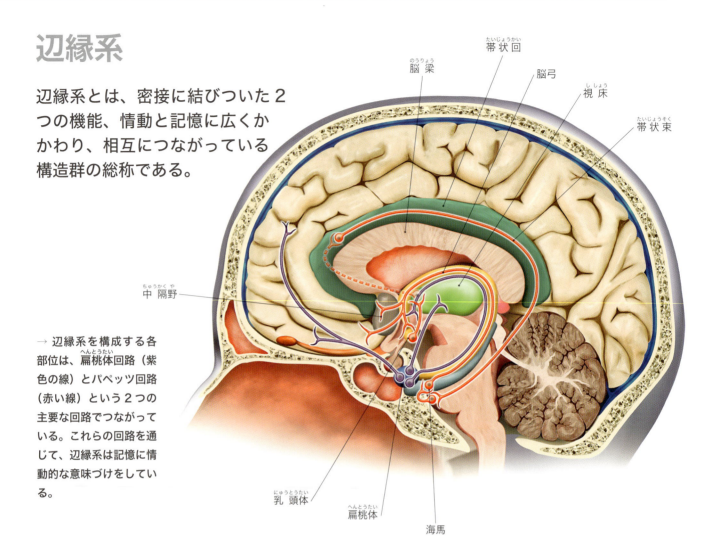

→ 辺縁系を構成する各部位は、扁桃体回路（紫色の線）とパペッツ回路（赤い線）という2つの主要な回路でつながっている。これらの回路を通じて、辺縁系は記憶に情動的な意味づけをしている。

　辺縁系は、その構成部位が前脳の辺縁（ラテン語で"limbus"）に沿って連なっていることからその名がついた。この領域に関する考えを提出した米国の神経解剖学者ジェームズ・パペッツは、1930年代、辺縁系を構成する部位が1つの神経回路（のちにパペッツ回路と呼ばれるようになる）でつながっている点に注目し、このシステムが欲求に関連した情動行動を制御していると主張した。現在、辺縁系は2つの下位システムに分けられることが明らかになっている。1つが側頭葉内部にある「扁桃体」と呼ばれる神経細胞の集まりを中心としたシステム、もう1つが、やはり側頭葉内部にある「海馬」と呼ばれる皮質領域を中心としたシステムだ。

情動と扁桃体

　扁桃体（その形状から、「アーモンド」を意味するラテン語"almond"に由来）は情動反応にかかわる部位で、嗅覚、視覚、聴覚、触覚、味覚の意識に上るあらゆる感覚情報や、内臓に由来し意識に上らない情報を処理するだけでなく、大脳皮質から伝えられる身体的および情動的な快適さに関する情報も処理している。扁桃体はさまざまな神経系に影響を及ぼすため、大脳皮質と視床下部につながる神経経路を通じて行動にも影響を及ぼすことになる。扁桃体は、大脳皮質につながる神経経路を通じて、基本的欲求を満たすためにどうしたらよいかの意思決定に影響を与えていると考えられる。また、感覚がとらえた物と、それに対応した情動反応を結びつける（たとえばヘビを見て恐怖を覚えるなど）。つまり扁桃体は、特定の情動をひき起こす学習に重要な役割を担っているのだ。また扁桃体は、視床下部につながる神経経路を通じて、生起する情動に対応した身体の変化をひき起こす。たとえば、怒りや恐怖を覚えたとき、血圧が高くなり心拍数も上がる。

辺縁系

辺縁系が損傷を受けた場合

左右の側頭葉が損傷を受けると、情動と記憶に重要な役割を果たしている辺縁系の機能が損なわれた結果、さまざまな障害が生じる。側頭葉を除去した動物は恐怖を覚えなくなり、別の動物から危害を加えられそうになっても情動反応をまったく示さなくなる。こうした動物たちは、ずっと以前から身近にある物に対しても興味を示すようになり、絶え間なくその物を見つめたり触ったりする。てんかんの発作を止めるために側頭葉の外科手術を受けた人間は、重度の前向性健忘症にかかり、紙など食べられないものを口に入れたりするようになる。海馬の萎縮はアルツハイマー型認知症で見られる特徴で、この疾患による記憶障害の多くを説明する。

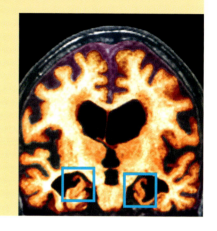

→ アルツハイマー型認知症にかかった男性の脳のMRI画像。中央下の左右の海馬が極端に萎縮しているのが、この疾患の典型的な特徴だ。

記憶と海馬

海馬は側頭葉内部にあり、いくつもの細胞層が重なった複雑な構造をしている。海馬は、細胞層の渦巻のような形状がタツノオトシゴ（ラテン語で"hippocampus"）に似ていることからその名がついた。

海馬と、それに隣接する嗅内皮質は、記憶の形成に欠かせない。左右の海馬と嗅内皮質を除去された患者は、重度の前向性健忘症にかかり、新たに体験したできごとを記憶できず、新しい単語の意味も覚えられなくなる。ただし、新しい動作や作業は習得できる。逆行健忘症にもかかって、過去に体験したできごとをきちんと覚えていられなくなる場合もあるが、幼少期の記憶は忘れない。海馬は、パペッツ回路の中心部である、脳弓と呼ばれる太い線維束を通じて脳内のほかの部位に情報を送っている。

↓ 新たに獲得した長期記憶を定着させる役割を果たす海馬の神経細胞。こうした神経細胞は大脳皮質のほかの領域とつながっており、そうした領域に記憶を蓄える。

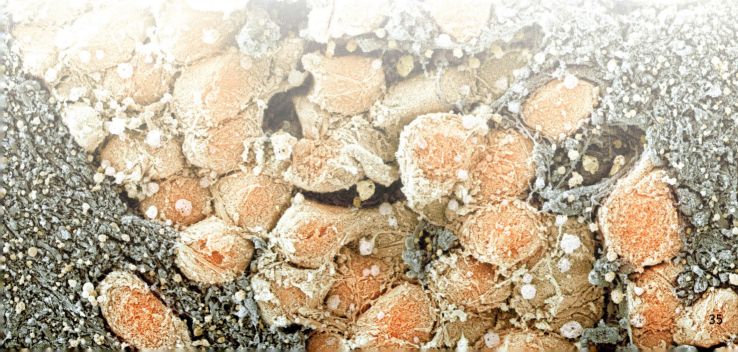

脳と脊髄の機能

下垂体

下垂体は大豆ほどの大きさしかないが、内分泌系において上位の腺としてホルモンを分泌し、生殖や発育の調節や、身体内部環境の安定維持に強力な役割を果たす。

　下垂体は視床下部の真下の、骨のくぼみの中に鎮座している。下垂体と視床下部は連携して機能している。視床下部は、水や食物の摂取など身体内部環境を安定した状態に維持するための行動や、種の保存のための生殖行動にかかわっている。下垂体は、やはり身体内部環境を安定させるために腎臓から水分を再吸収して体内の水分を保つなどの化学的変化を起こしたり、種の保存のために生殖のサイクルや生殖細胞の産生を調節することにかかわっている。したがって、当然のことながら、この2つの器官は脳の基底部で隣接しており、視床下部は「ホルモン」と呼ばれる化学伝達物質を両者を結ぶ下垂体茎に流し、下垂体の活動を制御している。視床下部と下垂体はこのように密接に連携して、視床下部下垂体軸と呼ばれる神経内分泌系の主要構成要素を形成している。なお、もう1つの構成要素は松果体である。

下垂体前葉

　下垂体は、前葉と後葉の2つの部分に分かれている。視床下部から毛細血管と静脈（視床下部－下垂体門脈系）を通し下垂体前葉に放出因子と呼ばれる化学物質が送られると、下垂体前葉内の細胞が刺激され、血流内にホルモンを放出する。視床下部内にある2つの神経核の神経細胞からは下垂体茎に軸索が伸び、下垂体後葉まで到達している。

　下垂体前葉には、ホルモンを分泌する特殊な細胞が含まれている。そうした細胞の1つ、アシドフィル（好酸性細胞）は、骨や筋肉の成長を間接的にうながす成長ホルモン、出産後の乳汁の分泌の開始と維持（授乳）

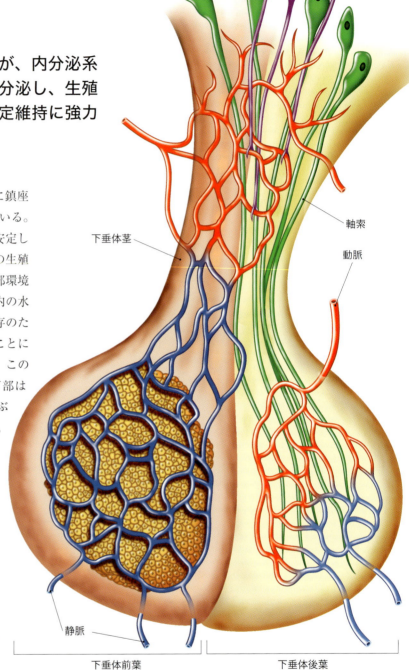

←↑ 下垂体は脳の基底部に位置し、下垂体茎で視床下部と結ばれている。下垂体前葉は、視床下部内の神経分泌細胞（図の紫色の部分）が下垂体茎内の管に流す化学物質で機能を制御されている。もう1つの神経分泌細胞（図の緑色の部分）は、下垂体後葉まで伸びている。

をうながすプロラクチンを産生する。別の細胞バソフィル（好塩基性細胞）は、卵胞を成熟させる卵胞刺激ホルモン、卵巣や精巣（睾丸）内のステロイド・ホルモンの産生をうながす黄体形成ホルモン、甲状腺ホルモンの産生をうながす甲状腺刺激ホルモン、そして副腎を刺激して副腎皮質ホルモンの産生をうながす副腎皮質刺激ホルモン（ACTH）を産生する。

下垂体後葉

下垂体後葉は2つのホルモンを産生するが、そのメカニズムは下垂体前葉とは大きく異なる。視床下部の視索上核と室傍核から伸びる軸索が下垂体茎を下行して下垂体後葉組織まで伸びており、そこで2つのホルモンを血流内に放出している。つまり下垂体後葉には、下垂体前葉とは異なり、ホルモンを分泌する細胞がないのだ。

視索上核の神経細胞は主に抗利尿ホルモン（ADH）を産生する。ADHは、腎臓が排出する水分の量を調節する。ADHが高濃度になると、血管を強く収縮させ、腎臓は尿からたくさんの水分を再吸収するようになり、尿が濃くなる。

室傍核の神経細胞は主にオキシトンを産生する。オキシトンは、出産中には子宮の平滑筋を収縮させ、授乳中は乳腺をとり囲む筋上皮細胞を収縮させて母乳を分泌させる。

下垂体の疾患

下垂体前葉に良性腫瘍ができると、ホルモンの産生過剰をひき起こす場合がある。成長ホルモンが過剰になると、身体の骨や筋肉、その他の組織が異常に肥大する（子供の場合は巨人症、成人の場合は末端肥大症）。副腎皮質ホルモンが過剰になると、副腎皮質がコルチコステロイドを過剰に産生するクッシング症を発症し、顔や胴体が肥大し、体力が減退する。また、下垂体後葉が損傷を受けると、体内の水分が尿として大量に排出されてしまう尿崩症を発症する。

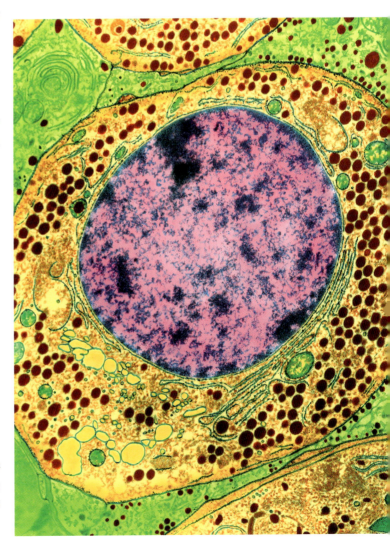

→ 下垂体前葉で成長ホルモンを産生するアシドフィル（好酸性細胞）の顕微鏡写真。黄色い細胞質の内部に散らばった茶色の顆粒のなかに成長ホルモンが収められている。中央の紫色の部分が細胞核。

脳幹

脳幹には、呼吸や心拍などの生命そのものにとって重要な機能を制御する神経細胞群が収められている。また脳幹は、私たちが食べ物や飲み物を摂取したり、他者とのコミュニケーションを図るための筋肉や分泌腺も制御している。

初期の解剖学者たちは、脳幹をその外見にもとづいて、中脳、橋、延髄の3つの部位に分けた。だがこの区分は、この領域内部の構造を正確に反映していない。脳の発達を研究している神経科学者たちは、脳幹がムカデの体節のように分節された、10もの連結部位から発達してできあがることをつきとめている。各分節は運動神経細胞群や感覚神経細胞群を形成し、それぞれ個別の脳神経につながっている。各分節は、パイをくさび形に切り分けたように配列された機能的な小区分にさらに分けられる。運動機能をもつ（筋肉や分泌腺の働きを調節する）神経細胞は正中線近くで産生され、知覚機能をもつ神経細胞は脳幹の側方で産生される。

脳幹の機能

脳幹にはおもに3つの機能がある。第1に、脳幹は中枢神経系を上下に行き来する神経経路のハイウェーの役割を果たしている（脳幹の伝導路機能）。脳幹は、実に多様な情報源からの感覚情報を伝える神経経路を受けいれたり、そのまま通したりしている。行き来する情報には、脊髄から送られてくる、触覚や痛み、温度、震動に関する情報や、下半身の関節位置の情報などがある。また脳幹は、内耳から送られてくる音や重力、空間内での身体の加速や減速に関する情報も受けとっている。こうした感覚情報を私たちが意識できるためには、それらは前脳にまで伝えられなければならず脳幹には、そのための太い軸索束が収められている。逆に、前脳からも脳幹と脊髄に向かってたいへん太い軸索束が伸びており、身体の動きを制御している。こうした軸索束のうち、脳幹に達して終止しているものは、頭部や首の筋肉のリズミカルな動きや姿勢の維持に必要な筋肉を制御する神経細胞群を活性化している。そのほかの軸索束は脳幹で終止することなく通りぬけ、脊髄まで到達する。

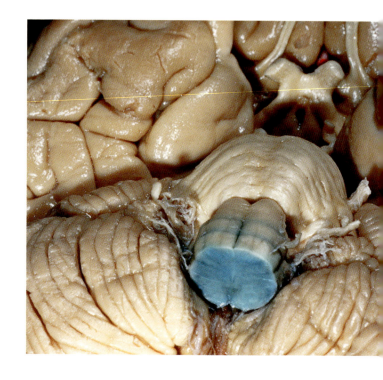

↑ 脳幹は延髄（青みがかった部位）と橋（延髄のすぐ上）、中脳（橋の後ろに隠れている）で構成される。

第2に、脳幹は感覚情報を処理し、内臓に指示を送って、生命の維持に欠かせない身体機能を制御する司令塔としての役割を果たしてもいる（たいてい、私たちはこの脳幹の働きを意識していない）。脳幹の中心部には「網様体」と呼ばれる神経細胞群の集まりがあり、内臓の感覚情報や血中ガスに関する情報をもとに、心臓や血管、肺、腸、膀胱などの内臓の機能を調節している。

脳幹

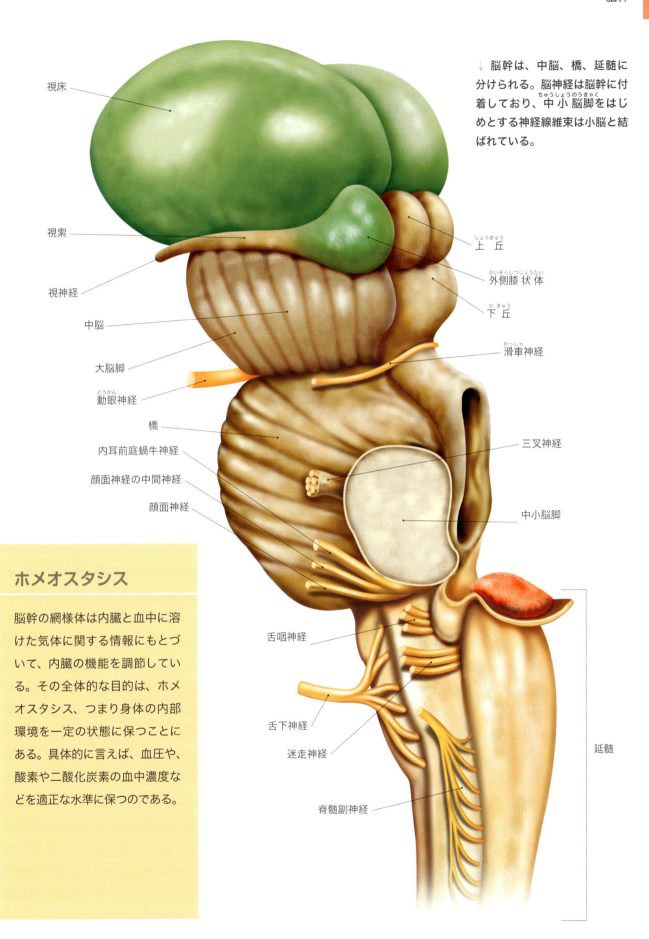

↓ 脳幹は、中脳、橋、延髄に分けられる。脳神経は脳幹に付着しており、中小脳脚をはじめとする神経線維束は小脳と結ばれている。

ホメオスタシス

脳幹の網様体は内臓と血中に溶けた気体に関する情報にもとづいて、内臓の機能を調節している。その全体的な目的は、ホメオスタシス、つまり身体の内部環境を一定の状態に保つことにある。具体的に言えば、血圧や、酸素や二酸化炭素の血中濃度などを適正な水準に保つのである。

脳と脊髄の機能

→ 脳幹の各部位を上から下に向かって順に水平に切断した断面図。下行する運動神経経路や、上行する感覚神経経路のほか、黒質、赤核、青斑核、疑核をはじめとする神経核が確認できる。

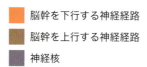
　脳幹を下行する神経経路
　脳幹を上行する神経経路
　神経核

原始的な脳

大脳皮質など、脳のほかの部位とは異なり、脳幹は、脊椎動物の進化の過程でほとんど変化してこなかった。現に、肺魚の脳幹内にある神経核の多くはヒトの脳幹にもあるし、ヒトとチンパンジーの脳幹にはほとんど差がない。

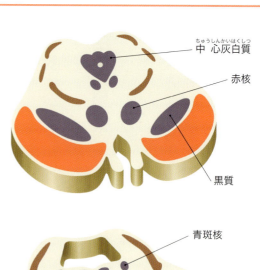

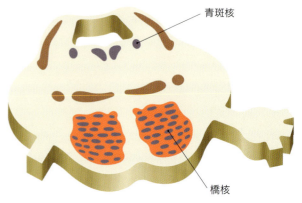

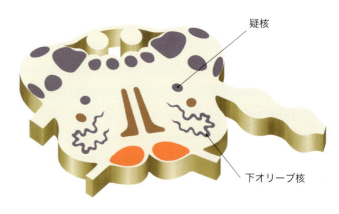

この網様体には、下顎を急激に下げられると口を閉じる下顎反射、目やその周辺に刺激が加わるとまばたきをする瞬目反射、異物を喉に無理矢理入れられたときの咽頭反射、頭の回転に合わせて目を動かす前庭動眼反射など、頭頸部の反射や自動運動を調節する神経細胞群もある。

第3に、脳幹の働きのおかげで、私たちは脳神経から送られてくる感覚情報を処理し、頭頸部の筋肉や分泌腺を制御して食物を食べて消化し、言葉や表情によって他人に意思を伝えることができる。脳神経のほとんどが脳幹につながっている。こうした脳神経は頭頸部から送られてくる感覚情報を受けとったり、これらの部位にある筋肉や分泌腺を制御している。脳幹には多くの感覚神経核が含まれていて、一部の脳神経から伝達される情報を処理している。また脳幹内の運動神経核は、その他の脳神経を通じて頭頸部の筋肉と分泌腺を制御している。

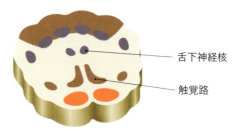

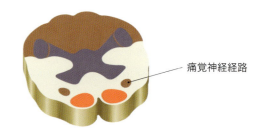

脳幹の感覚神経核

　感覚神経核のなかには、太い三叉神経を介して顔の表面や口、口蓋、舌などから脳幹に伝えられる触覚や痛み、温度などの情報を処理しているグループがある。こうした感覚情報は、大脳皮質に伝えられて意識に上ったり、脳幹内で処理されて反射運動（たとえば、角膜に異物が混入して思わずまばたきをするなど）をひき起こしたりする。

　感覚神経核の第2グループは、内耳前庭蝸牛神経と結びついて、内耳からもたらされる音（蝸牛神経核において）や頭部のバランスや加速感（前庭神経核において）の情報を処理する。三叉神経が伝える感覚情報と同様、こうした感覚データは、脳幹内で局所的に処理されて重要な音にのみ反応したり姿勢を維持する筋肉を協調させる場合もあれば、脳の上位に伝えられてその感覚の意識や解釈に使われる場合もある。

　感覚神経核の第3グループは、化学物質を感知して舌や口蓋で味覚を生じたり、血中の酸素濃度を検知する場合もあれば、内臓感覚によって血圧や胃の膨張を感知する場合もある。こうした感覚情報は、顔面神経や舌咽神経、迷走神経を介して脳幹に伝えられる。こうした感覚のなかには、味覚などのように神経経路を介して脳の上位に伝えられ、意識に上るものもあるが、大半は網様体内で処理されて、身体の内部環境を安定させる機能の調節に使われている。

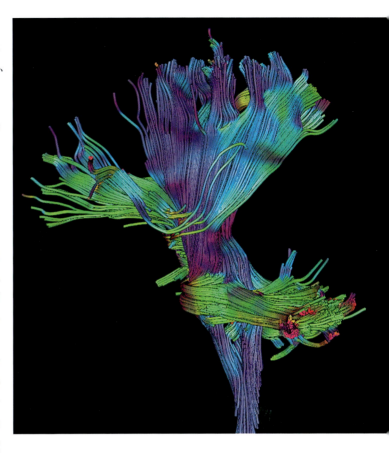

↑ 3Dスキャン画像で明瞭にとらえた、脳幹内の白質を構成する神経線維束。紫色の線維束は上行ないし下行する神経経路。緑色の線維束は脳幹を小脳（右下）と結んでいる。

脳幹の運動神経核

　脳幹内の神経核のなかには、筋肉や分泌腺の機能を制御しているものがある。こうした神経核の一部は、脊髄内の運動神経細胞と同じように、本人の意思にしたがって横紋筋（骨格筋）の動きを調節している。こうした神経細胞群には、眼筋や咀嚼筋、表情筋、頸部の2つの筋肉（胸鎖乳突筋と僧帽筋上部）を制御する神経細胞が含まれる。その他の神経細胞群は、意図的に動かすこともできるが通常は不随意運動に使われる筋肉の動きを制御している。こうした神経細胞は、喉や軟口蓋の筋肉など、通常は物をのみ込んだり異物をもどしたりする決まった運動や反射の際に働く筋肉の動きを制御している。ふだんは随意運動を行う際に機能する神経細胞でも、まばたきなどの不随意な反射を担う場合もある。

　脳幹内のその他の神経細胞は、副交感神経系に属し、頭部、頸部、体幹部の平滑筋と分泌腺の働きを制御している。こうした神経細胞は、眼球内の平滑筋を制御して、瞳孔を閉じたり水晶体の形を変化させたりする。また中脳と橋にある別の神経核は、涙腺や唾液腺を刺激して涙や唾液を分泌させる。

脳と脊髄の機能

脳神経

脳には12対の脳神経が直接つながっていて、頭部や身体のさまざまな部位を機能させている。脳神経は顔や舌、眼、のどの動きを制御し、聴覚や視覚、嗅覚、味覚の感覚器から感覚情報を受けとっている。

　12対の神経は脊髄を介さずに脳に直接つながっているので、脳神経と呼ばれている。脳神経には、感覚器から送られてくる情報を脳に伝えるものや、筋肉の動きを制御するもの、感覚機能と運動機能の両方を担っているものがある。このうち前脳とつながっている2対の脳神経は、前脳固有の感覚である嗅覚と視覚にかかわっているが、残りの10対は脳幹とつながっている。

頭部と頸部の機能を調節

　前脳とつながっている2対の脳神経はほかの10対の脳神経とは性質が大きく異なる。この2対の脳神経、嗅神経と視神経は、実は中枢神経系に属している。実をいえば、眼の感覚部分は全体が、胎児の脳が外側に拡張してできたものである。これに対し、その他の10対の脳神経は末梢神経系に属している。

　脳神経の多くは、頭部と頸部の何種類かの反射にきわめて重要な役割を果たしている。たとえば瞬目反射は、三叉神経を介して脳幹に伝えられる、眼の角膜に対する接触と、脳幹から顔面神経を通じてまばたき用の筋肉を活性化する信号の両方によってひき起こされる。

広く張りめぐらされた迷走神経

　脳神経はいずれも脳とつながっているが、そのうちの1対だけ、きわめて長いものがある。この神経は、首から胸、腹部上部にまで広がって、これらの領域の器官に属する多くの筋肉や分泌腺の動きを制御し、これらの器官から情報を受けとっていることから、迷走神経（「放浪」を意味するラテン語"vagor"に由来）と呼ばれている。迷走神経は副交感神経系の中心的役割を果たしている。

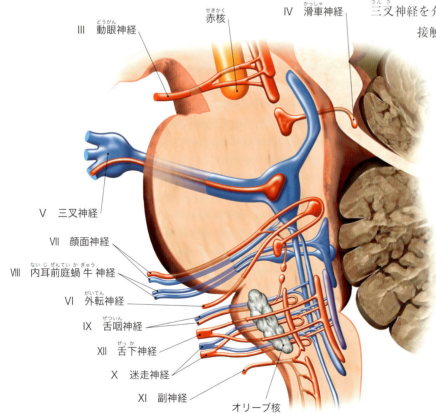

↑ 脳神経は、感覚神経（青で表示された部分）、運動神経（赤で表示された部分）、もしくはその両方からなる。脳神経はいずれも、関係する身体の部位にちなんで命名されており、ローマ数字があてられている。

↑ 12対の脳神経は脳と直接つながっており、多くの小さな穴を通って頭蓋腔から抜けて、それぞれが担当する器官に達している。

脳神経

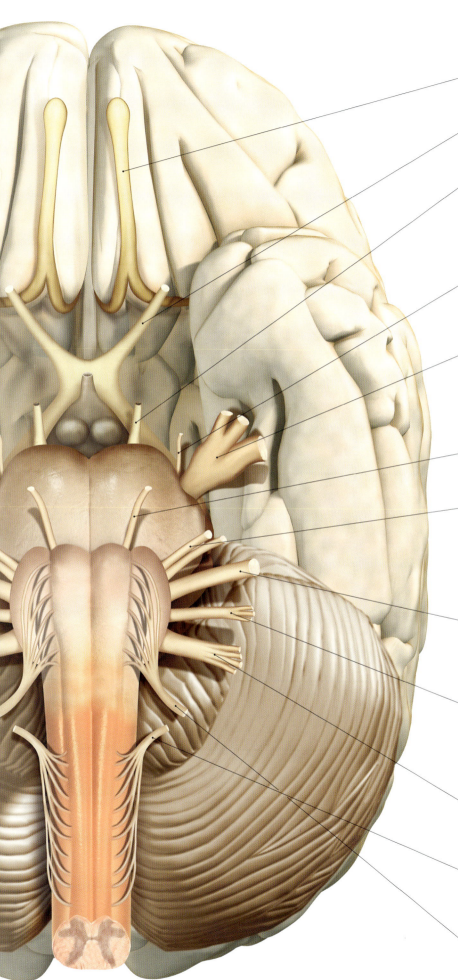

I　嗅神経（感覚性）
嗅覚のための神経インパルスを伝える。

II　視神経（感覚性）
視覚のための神経インパルスを伝える。

III　動眼神経（運動性）
眼球を動かし、まぶたを上げる筋肉の大半を制御する。また、水晶体のかたちと瞳孔の大きさを調整する平滑筋も制御する。

IV　滑車神経（運動性）
眼球を下や内側に向ける筋肉を動かす。

V　三叉神経（感覚性および運動性）
顔面および頭骨の一部から送られてくる感覚情報を伝える。咀嚼筋や口腔底の筋肉、そして大きな音から耳を守る中耳の筋肉を制御する。

VI　外転神経（運動性）
眼球を外側に向ける筋肉を動かす。

VII　顔面神経（感覚性および運動性）
感覚性：舌の前方3分の2からの味覚情報を伝える。
運動性：表情をつくる筋肉や大きな音から耳を守る中耳の筋肉、涙腺や2種類の唾液腺からの涙や唾液の分泌を制御する。

VIII　内耳前庭蝸牛神経（感覚性）
前庭神経：内耳から送られてくる重力や加速に関する情報を伝える。
蝸牛神経：聴覚のための神経インパルスを伝える。

IX　舌咽神経（感覚性および運動性）
感覚性：咽頭からの感覚情報と舌の後方3分の1にある味蕾から送られてくる味覚情報を伝える。
運動性：耳下腺の唾液分泌と咽喉部の筋肉を制御する。

X　迷走神経（感覚性および運動性）
咽喉部からの感覚情報を伝えるとともに、動きも制御する。胸部と腹部の内臓の機能を調節する。

XI　副神経（運動性）
頸部と肩上部の筋肉の動きを制御する。

XII　舌下神経（運動性）
舌の筋肉を制御する。

脳と脊髄の機能

小脳

脳幹のうしろにある小脳は、各筋肉の動きを協調させ、身体のバランスと平衡を維持している。また小脳は思考や情動にもかかわっていると考えられている。

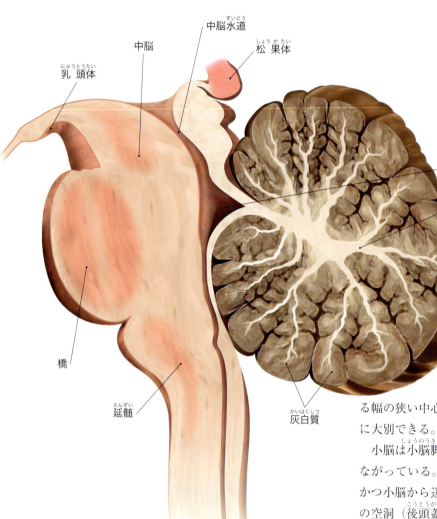

↑ 小脳は脳幹のうしろに密着している。小脳は、白質が中心部を占め、その周りを小脳回と呼ばれる幾重にも折りたたまれた灰白質からなる皮質が覆っている。

小脳は文字通り「小さな脳」を意味する。これは初期の解剖学者たちがこの器官が大脳半球に似ていることに気づいたためである。この見かけ上の類似は、小脳の外表面、小脳皮質がしわに覆われていることに由来する。小脳の表面はしわに覆われているために表面積が大きく、情報処理能力が高い。小脳を解剖してみると、「虫部（虫を意味するラテン語"vermis"に由来）」と呼ばれる幅の狭い中心部と、そこから左右に分かれた小脳半球に大別できる。

小脳は小脳脚と呼ばれる3本の太い軸索束で脳幹とつながっている。小脳脚は膨大な量の情報を小脳に伝え、かつ小脳から送りだしている。小脳は頭骨内部の最後部の空洞（後頭蓋窩）に収まっていて、椎骨脳底動脈から血液を受けとっている。

小脳の内部

顕微鏡で精査してみると、小脳皮質は3つの層に分かれている。一番外側が神経細胞から伸びた軸索と樹状突起からなる分子層で、ここには神経細胞はあまり含まれていない。その下にはプルキンエ細胞と呼ばれる大きな神経細胞の細胞体が集まった1枚の層（プルキンエ細

小脳

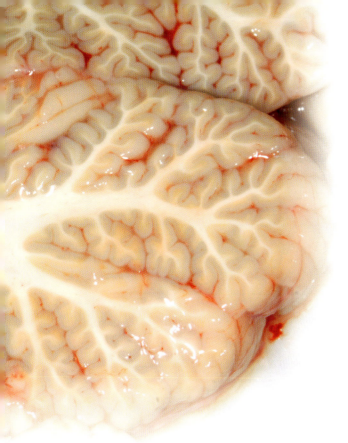

↑ この切り取られた小脳を見ると、この「小さな脳」が大脳半球に似ていることがよく分かる。

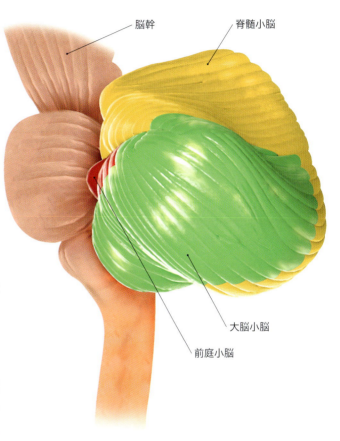

↓ 神経科学の分野では、小脳を、前庭小脳、脊髄小脳、大脳小脳の3つの部位に分けている。各部位は独自の機能をもっている。

脳幹　脊髄小脳　大脳小脳　前庭小脳

胞層）がある。そして一番内側には、顆粒細胞と呼ばれる微細な神経細胞が密集した顆粒層がある。顆粒層の下には白質があり、皮質内を行き交う軸索がすべて含まれている。小脳皮質に入力される情報は、感覚線維と、小脳と連携して機能する小脳前核と呼ばれる神経核からもたらされる。

　小脳の白質の深部には、小脳（深部）核と呼ばれる神経核がある。小脳核はさらに3つの核に分かれる。1つめが正中線近くにある室頂核。2つめがその外側にある球状核と栓状核。そして3つめが外縁にある大きな歯状核だ。小脳核の働きは小脳皮質によって制御されており、小脳からの情報を小脳の外に出力する神経細胞は、この小脳核のなかにしかない。

小脳の機能区分

　小脳が、運動協調機能や身体のバランスの維持などの役割を発揮するためには、いくつかの情報を必要とする。具体的には、空間内における頭部と身体のバランスと加速に関する情報、腕や脚の関節の位置に関する情報、筋肉の緊張度の情報などが挙げられる。また小脳は協調さ

小脳のその他の役割

神経科学の分野では、小脳は単に運動機能だけでなく、思考や情動の処理過程、言語など、運動以外の機能も担っているのではないかと考えられている。PETやfMRIなどの画像撮影技術を使って人の脳を調べたところ、純粋に認知的な課題を遂行している最中、小脳における血流が増えることが明らかになっている。また小脳は間接的にではあるが、情動や計画の立案にかかわる大脳皮質領域である辺縁系や前頭前野からも情報も受けとっている。ただし、この説にはいまも異論があり、小脳が認知機能や情動機能を担っているという説をすべての神経科学者が支持しているわけではない。

脳と脊髄の機能

せるべき運動の種類について、大脳の運動野からの情報も受けとる必要がある。

神経科学の分野では小脳を、その多様な機能と情報の提供源にもとづいて、前庭小脳、脊髄小脳、大脳小脳の3つに大別している（大脳小脳は橋小脳もしくは新小脳とも呼ばれる）。

前庭小脳は、空間内での頭部の傾きと回転に関する情報を内耳から受けとり、その情報をもとに眼球を動かす筋肉を調節している。

脊髄小脳は、腕や脚の位置と、筋肉の緊張度ないし活動状態に関する情報を脊髄から受けとっている。脊髄小脳はこれらの情報をもとに、まず脳幹の前庭神経核と網様体、そしてそこから脊髄にまで到達する長い神経経路を介して、身体の姿勢を調整している。これらの神経経路は身体の姿勢を維持して身体が傾かないように保つ筋肉を調節しているが、そのいっぽうで、私たちが意識せずに行っている、歩行などの定型的な運動の制御も行っていると考えられている。

脊髄小脳の一部は脊髄だけでなく、大脳皮質からも情報を受けとっており、両方の情報が重なっている。小脳のこの中間領域は、大脳皮質から受けとった運動指令を指示と、動かすべき身体部位の実際の位置と比較することができる。これにより脊髄小脳は動作がすでに起きている最中であっても、指令を出してその身体部位の位置を補正することができる。

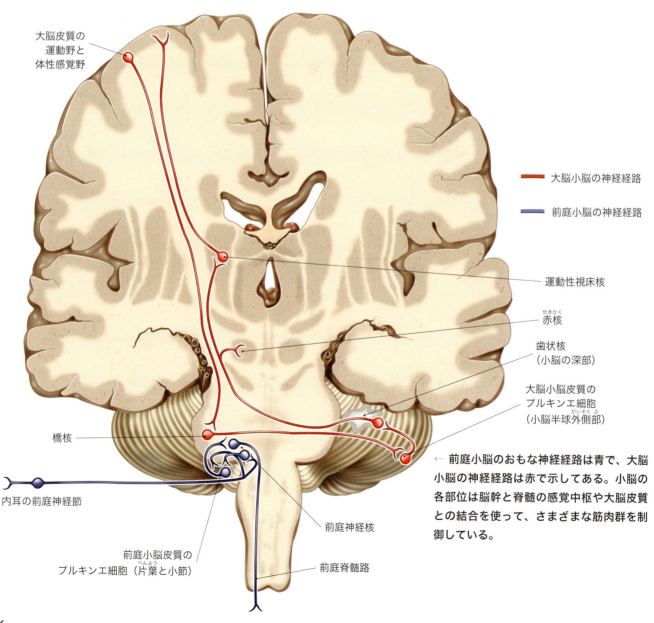

← 前庭小脳のおもな神経経路は青で、大脳小脳の神経経路は赤で示してある。小脳の各部位は脳幹と脊髄の感覚中枢や大脳皮質との結合を使って、さまざまな筋肉群を制御している。

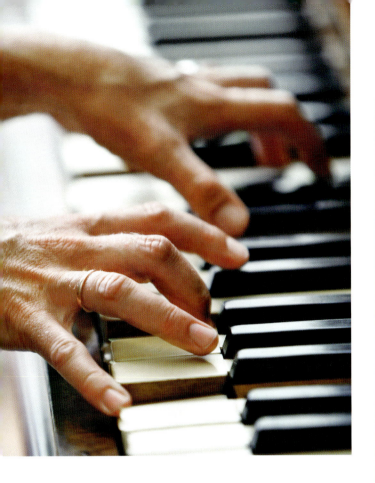

↑ 小脳の一部である大脳小脳は、ピアノの演奏などの繊細で巧みな運動を計画するうえで不可欠の役割を果たしている。

小脳の損傷

小脳は腫瘍や脳卒中、アルツハイマー病などの変性疾患によって損傷を受ける場合がある。小脳の片側が損傷を受けると、損傷と同じ側の身体のバランスや協調機能に障害が生じる。先進国ではアルコール中毒が小脳の変性のおもな原因となっている。小脳の中心部が慢性アルコール中毒で損傷を受けると、腕や脚の協調運動ができなくなり、酔っぱらったような千鳥足でしか歩けなくなる。第四脳室の上部に腫瘍ができると、眼球の動きを制御する小脳の部位が影響を受け、動く物を眼で追えなくなる。小脳の外側に損傷を受けると、手の繊細な協調運動が困難になり、動かそうとすると震えが激しくなる企図振戦（きとしんせん）や、話す際に単語が個々の音節にとぎれとぎれになってしまう断綴性言語（だんてつ）などの障害を発症する。

身体の巧みな動きの学習と協調

　小脳の外側に位置する大脳小脳は、ヒトの場合、きわめて大きく、編み物や外科手術など、ヒトが手を使って行う繊細で巧みな動作を計画するうえで本質的な働きをしている。とりわけ、練習によってすばやく、正確で、自動的になった動作には大脳小脳の働きが欠かせない。こうした計画された動作が正確に実行される過程はまだ解明されていないが、長大なループ回路によって生みだされているのはまちがいない。このループ回路はまず大脳皮質から橋まで伸び、そこから小脳皮質に上行して、今度は小脳内の白質を通って歯状核に下行し、そのあと小脳を出ると視床（ししょう）に達し、そこからふたたび大脳皮質の運動野と運動前野に戻ってくる。この回路は、動作の開始前から実際に活動しており、動作の計画案のようなものが小脳からとり出されているものと考えられる。当然のことながら、このループ回路が一部でも損傷を受けると、学習された巧みな動作は失われてしまい、回復することはない。

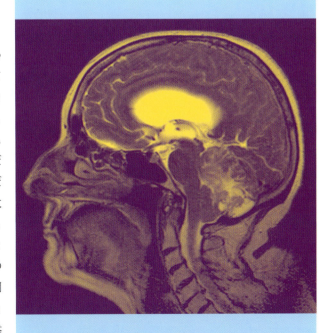

↑ 小脳の左側の小葉にできた腫瘍を示す脳画像。この腫瘍ができると身体の左側の腕や脚を協調させて動かせなくなる。

網様体

脳幹の中核部に埋まっている網様体は、運動、睡眠―覚醒サイクル、情動、呼吸、心拍、血圧など、実にさまざまな身体機能において重要な役割を果たしている。

脳幹の中核部にある網様体は、一見すると神経細胞が網の目のように拡散しているように見える（「小さな網」を意味するラテン語"reticulum"に由来）ことからその名がついた。この神経細胞の集まりは境界がはっきりせず、研究するのがむずかしかったが、使われている神経伝達物質によって、網様体の一部には特徴的な化学的標識が認められる。

網様体は3つの領域に分けられ、脳幹の正中線から外側に向かって並んでいる。正中線に一番近い網様体は縫線核群（「縫い目」を意味するギリシャ語"rhaphe"に由来）を含んでいる。縫線核群の両脇には、大小さまざまな神経細胞が混在する内側領域（大細胞性領域）がある。この領域に含まれる大型の神経細胞は、上行性および下行性の長大な神経経路を構成し、中枢神経系のほかの領域に影響を与えている。この内側領域のさらに外側には、小さな神経細胞からなる外側領域（小細胞性領域）があり、脳神経を介した脳神経反射や内臓諸器官の制御にかかわっている。

青斑核とアルツハイマー病

網様体の一部を構成する青斑核の神経細胞は老化によって大きな影響を受け、その30〜50パーセントは成人初期から老齢期にかけて失われる。アルツハイマー病の患者は、ノルアドレナリン（ノルエピネフリン）を含む青斑核内の細胞がとくにいちじるしく失われている。アルツハイマー病特有の機能喪失の大半がこの細胞の減少に由来すると考えられる。

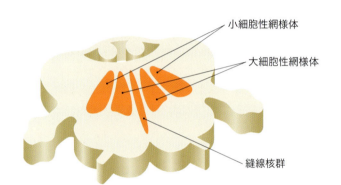

↓ 脳幹内部の網様体を構成する3つの領域、小細胞性網様体、大細胞性網様体、縫線核群を示す断面図。

化学的標識

神経細胞から別の神経細胞へシナプスを通じて受けわたされる化学物質は神経伝達物質と呼ばれる。網様体内部の神経核には、その神経伝達物質に由来する、特徴的な化学的標識がある。

縫線核群に含まれる神経細胞の多くは神経伝達物質としてセロトニンを使っており、神経系の上位に位置するする大脳皮質や視床、下位に位置する小脳や脊髄などに軸索投射している。セロトニン作動性経路は睡眠―覚醒サイクルの調整に重要な役割を果たしている（234-7ページを参照）。背側縫線核の神経細胞の活動は覚醒時にもっとも活発になり、徐波睡眠（ノンレム睡眠）中に低下し、レム睡眠（急速眼球運動をともなう睡眠）中にはほぼ完全に活動を停止する。セロトニンの分解や再とり込みに影響を与え、皮質シナプス内のセロトニンを増加させる薬剤は気分障害の治療に用いられる。

青斑核に含まれる神経細胞（網様体を構成する微小な

網様体

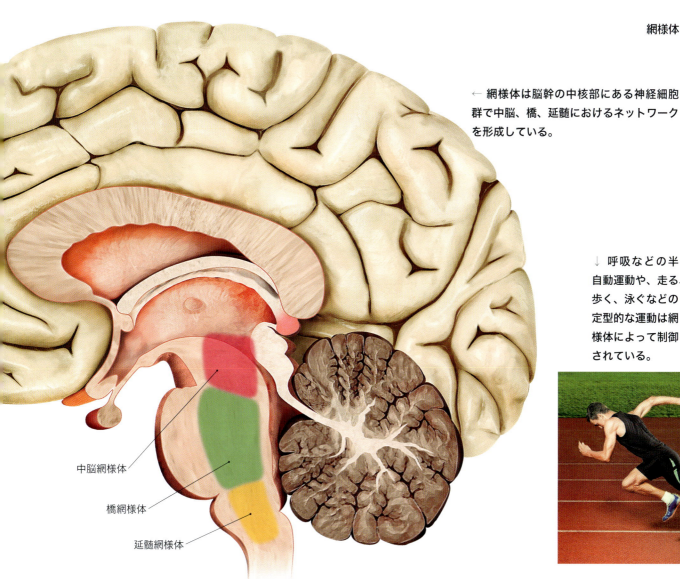

← 網様体は脳幹の中核部にある神経細胞群で中脳、橋、延髄におけるネットワークを形成している。

中脳網様体
橋網様体
延髄網様体

↓ 呼吸などの半自動運動や、走る、歩く、泳ぐなどの定型的な運動は網様体によって制御されている。

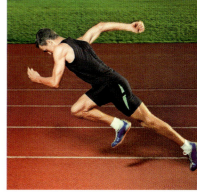

部分）には、脳内のノルアドレナリン作動性（ノルアドレナリン含有）神経細胞の大半が集まっている。新鮮な脳内の青斑核は、ノルアドレナリンが産生される際の副産物、神経メラニンと呼ばれる濃い青の色素のせいで青色をしている。青斑核内のノルアドレナリン作動性神経細胞は脳のほぼ全域に軸索を伸ばしており、覚醒や注意、記憶機能に重要な役割を果たしている。この神経経路は、驚いたり用心したりする状況で、活動がもっとも活発になる。

中脳の腹側被蓋野と呼ばれる領域に含まれる神経細胞の多くはドーパミンを含んでおり、この神経伝達物質を投射先で分泌する。このドーパミン作動性神経経路は辺縁系と大脳皮質内側面に到達し、動機づけと認知機能にかかわっている。こうした神経経路の1つ、中脳辺縁系ドーパミン経路は報酬獲得行動に不可欠であり、依存症に中心的な役割を果たす。

運動の制御

網様体の内側領域は、身体運動の制御に重要な働きをする。そのうちの網様体脊髄路は、延髄上部ないし橋の内側領域にある大型の神経細胞を起点とする2本の神経経路だ。この神経経路は脊髄腹角にある運動神経細胞に直接働きかけ、脊髄反射の活性を調整している。網様体には複雑なパターンの運動を起こす神経機械が備わっているので、網様体の神経細胞ネットワークは、走る、歩く、泳ぐなどの行動を制御していると考えられる。

また網様体は小脳による運動機能制御にも密接にかかわっている。網様体のなかでも最大級の細胞核、外側網様核は、小脳が筋肉の動きを協調させるために使う触覚に関する情報を小脳に伝えている。延髄と橋にある網様体のその他の核は、大脳皮質から送られてくる情報を小脳へ伝えている。

脳と脊髄の機能

痛みの調整

痛みの経験は、得てしてその人間が置かれた状況によって大きく変化する。本人がうつ状態であれば、痛みはさらにつらいものになる可能性があるが、戦闘や自然災害のさなかに命がけで戦っているとき、人間は一時的に痛みを感じないこともある。網様体の縫線核群を起点とする神経経路は、痛みの経験を変化させるうえで決定的な役割を果たす。延髄上部（脳幹の一部）の大縫線核内の神経細胞からは脊髄まで軸索が下行しており（縫線脊髄路）、そこで背角の神経細胞に終止している。脊髄背角は、痛みに関する脊髄神経からの情報を受けとり、視床に上行する神経経路に伝えている。このためこうした下行性の縫線脊髄路は、上行してくる痛みの感覚を阻止したり調整したりすることができる。縫線脊髄路は神経伝達物質としてセロトニンを使っている。

痛みを調整する神経経路のいくつかの部分を構成する

ゴシップ好きな神経細胞

網様体を構成する神経細胞は実にさまざまな情報源から情報を受けとっている。しかもその情報の種類は、聴覚と触覚など、異なったタイプの感覚を含み、得てして身体のさまざまな部位への刺激に影響される。網様体内部の神経核はそれぞれ別の機能をもっているが、各神経核は解剖学的に重なる部分が多い。網様体を構成する神経細胞の多くは、長い軸索を脊髄のさまざまなレベルに伸ばしており、脳幹と間脳の多くの部位に分枝を送っている。網様体の神経細胞はゴシップ好きで、ゴシップを広めるのが得意だともいえる。

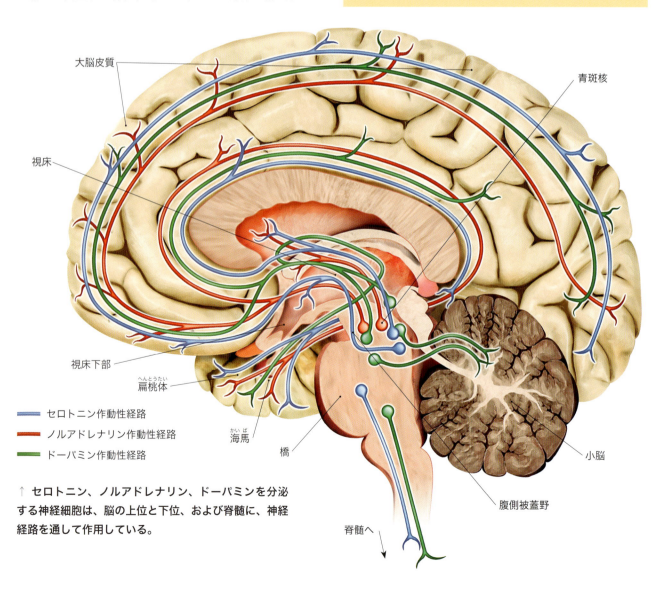

↑ セロトニン、ノルアドレナリン、ドーパミンを分泌する神経細胞は、脳の上位と下位、および脊髄に、神経経路を通して作用している。

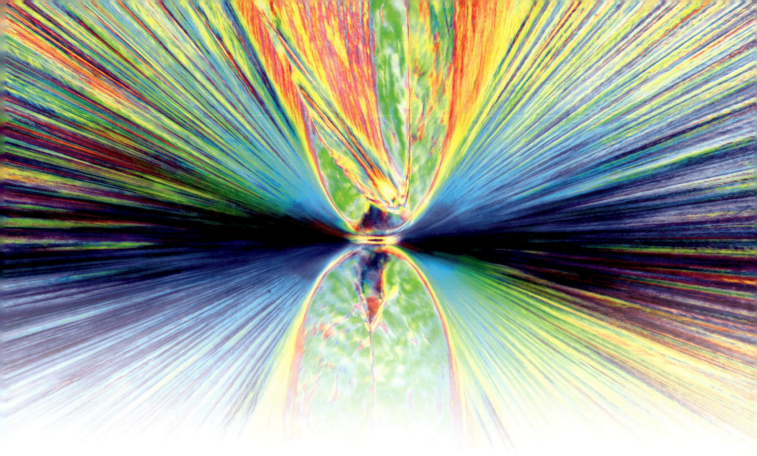

↑ 偏光顕微鏡でとらえたペプチド、エンケファリンは身体にもともと存在するオピオイド（麻薬様）神経伝達物質だ。エンケファリンには、モルヒネやコデインなどの薬物に似た鎮痛作用がある。

神経細胞の膜上には、麻薬（モルヒネなどのように、アヘンからつくられたもしくはアヘンに関連した薬物）を受けとる受容体が備わっている。身体は、エンケファリンやダイノルフィンなど体内にもともと存在しモルヒネと似た分子構造をもつ、オピオイド・ペプチドと呼ばれる化学物質を使って痛みを伝える神経経路の活動に影響を及ぼしている。モルヒネなど植物性の麻薬を治療薬として投与すると、体内にもともと存在するオピオイド受容体に結合し、痛みが軽減される。

自動機能の調節

網様体はさまざまな内臓諸器官から情報を受けとり、その情報をもとに内臓の自律反射を介して内臓諸器官を制御している。延髄と橋の網様体には、吸気と呼気、および両者のリズムなど、呼吸の諸側面の制御にかかわる神経細胞群がある。網様体のその他の領域は、心拍や血圧の制御にかかわっている。また交感神経系を制御する下行性の神経経路も、脳幹の側面にある網様体のなかを通っている。

覚醒と意識

網様体は多くの異なる感覚入力を受けとっているため、当然、感覚に注意を向ける役割も果たしている。私たちの中枢神経系は、いつなんどきも膨大な量の感覚情報にさらされているが、そうした感覚情報のすべてがどの瞬間においても、私たちがとるべき行動にとって意味をもつわけではない。網様体から視床と大脳皮質に伸びている神経経路は、大脳皮質の活動を制御し、そのときの特定の行動に重要な意味をもつ感覚に注意を向けるうえで大切な役目を担っている。たとえば、くつろいで読書をしているときに子供の叫び声が外から聞こえて気をとられると、私たちは読んでいた本のことはすっかり忘れて、何が起きたのか確かめようと立ちあがるだろう。

こうした神経経路は意識の維持にもかかわっている。脳幹の左右両側の網様体と、その内部を通っている神経経路が損傷を受けると、患者は昏睡状態に陥る。脳幹の橋の内部でわずかな出血が起きただけで大脳皮質は無事であっても、その人は意識を失ってしまう。網様体のなかで大脳皮質の活動を維持し、意識を保つ役割を担っている部位は、上行性網様体賦活系である。

脊髄

脊髄は、随意筋や不随意筋、分泌腺の調節のほか、身体の表面や内部から送られてくる触覚や痛み、温度、震動、関節の位置などの感覚情報の一次処理など、実に多くの機能を担っている。また脊髄は感覚情報を脳に送るとともに、脳が脊髄の機能を制御するための下行神経経路の通路ともなっている。

　脊髄は、男女を問わずどの成人でも長さは脊柱よりやや短い42〜43センチほどしかなく、頭骨の基底部から背中の真ん中あたり、胸郭のすぐ下あたりにまで達している。脊髄は頭骨の基底部にある大後頭孔（ラテン語名"foramen magnum"は「大きな孔」を意味する）で脳とつながっている。脊髄は腰椎の第2椎骨の位置がその末端になっているため、腰椎穿刺（神経根周辺の脳脊髄液のサンプルを採取すること。別名脊髄タップ）は、この末端より下の位置であれば脊髄を傷つけることなく行える。

外見

　脊髄からは、背側および腹側の神経根が伸びている。背根は感覚情報を脊髄に取りこむ役目を担い、腹根はおもに運動制御に関する情報を骨格筋や分泌腺や不随意筋に送っている。各背根には背根神経節と呼ばれる神経節があり、その内部には感覚神経細胞の細胞体が集まっている。背根と腹根は一緒になって脊髄神経を形成し、椎骨と椎骨のあいだ（椎間孔）から外に伸びている。脊髄は頸部の下の方と背中の下の方の領域で太くなっている。頸部の下の方から伸びている脊髄神経は腕に、背中の下の方から伸びている脊髄神経は脚に神経線維を伸ばしている。

　脊髄は分節の連なりがいくつかつながってできており、各分節から伸びている脊髄神経の起点となる椎骨が属する領域に応じて名前がつけられている。具体的には、8個の分節からなる頸髄（首）と、12個の分節からなる胸髄（胸）、5個の分節からなる腰髄（腰）、5個の分節からなる仙髄（骨盤の後ろ）、3〜5個の分節からなる尾髄（尾椎）に分けられる。脊髄は脊柱よりずっと短いため、脊髄下部の分節は、対応する脊髄神経とつながった椎骨より高い位置にある。

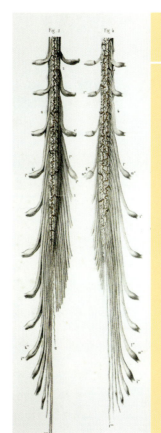

馬の尻尾

脊髄は脊柱の末端より手前で途切れているため、脊髄の末端から伸びた神経の束が脊柱管の中を下方にいくらか走ってのち、それぞれ適切な位置から外に出ている。この神経根の束は馬尾と呼ばれている（ラテン語名"cauda equina"は「馬の尻尾」を意味する）。

←「馬の尻尾」：1844年出版の解剖学書の図版より。

脊髄

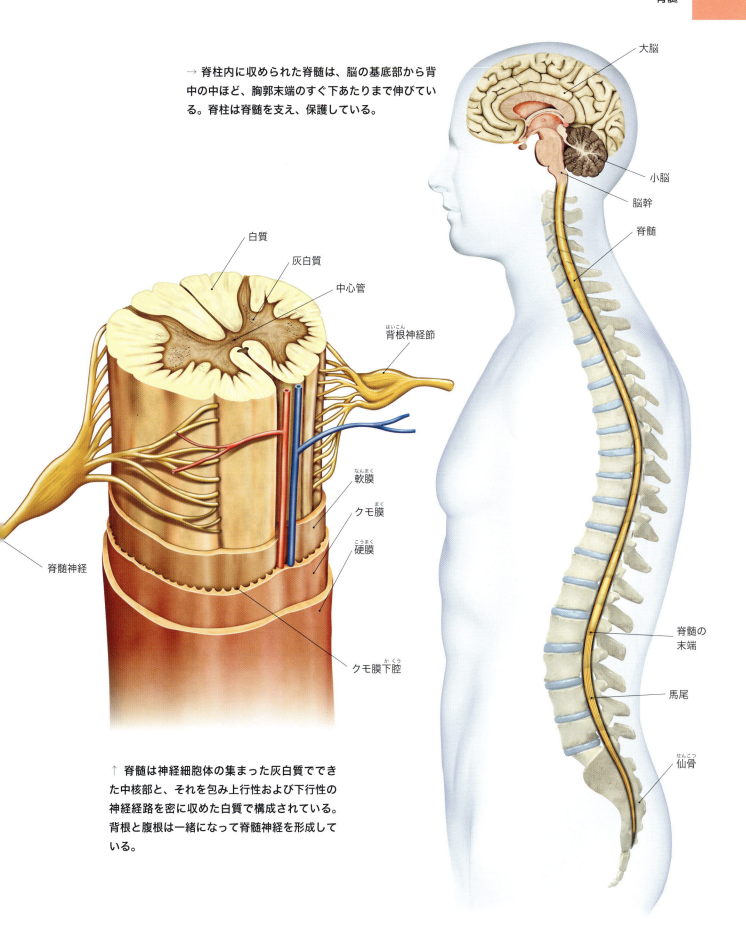

→ 脊柱内に収められた脊髄は、脳の基底部から背中の中ほど、胸郭末端のすぐ下あたりまで伸びている。脊柱は脊髄を支え、保護している。

↑ 脊髄は神経細胞体の集まった灰白質でできた中核部と、それを包み上行性および下行性の神経経路を密に収めた白質で構成されている。背根と腹根は一緒になって脊髄神経を形成している。

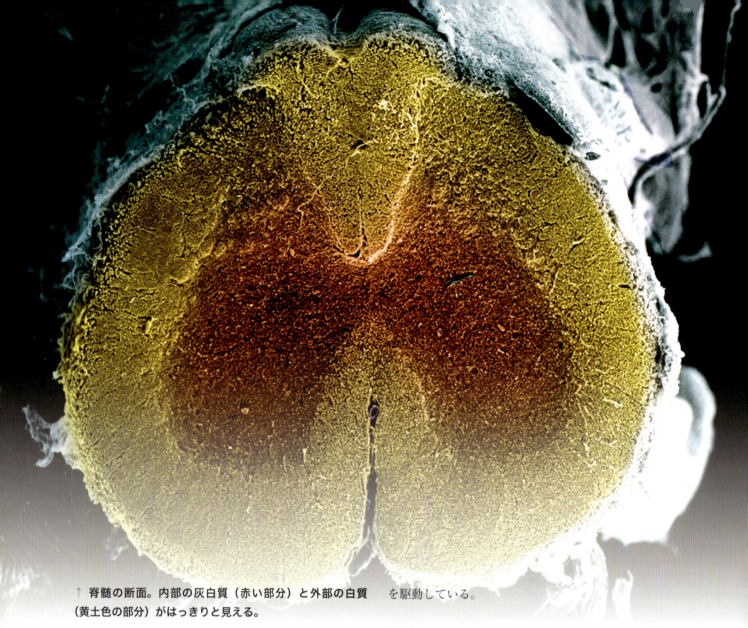

↑ 脊髄の断面。内部の灰白質（赤い部分）と外部の白質（黄土色の部分）がはっきりと見える。

灰白質と白質

　脊髄の中核部は、「H」字型をした灰白質が占めており、たくさんの神経細胞体とそれから伸びた短い突起が集まっている。この中心部を白質からなる外殻が包んでおり、脊髄内を上下に行き来して神経情報を伝えているすべての軸索束がそこには収まっている。

　脊髄の全長にわたって灰白質には、背角と腹角と呼ばれる部位（後角、前角とも呼ばれる）が存在する。背角内の神経細胞は入力される感覚情報を処理し、局所の反射を起こしたり、脳に向かう適切な上行性神経路にその情報を伝えたりしている。腹角内の神経細胞は随意筋を制御している。胸髄と上位の腰髄には側角があり、そこに含まれる神経細胞は自律神経系を構成する交感神経系を駆動している。

反射

　反射は、刺激を加えられた身体が瞬時に起こす不随意反応である。脊髄は反射を起こすうえで重要な部位だ。身体の末梢部分に近い位置にあるため、身を守る行動をすばやく起こせるからである。反射回路には、かならず少なくとも1つの感覚神経細胞と運動神経細胞が含まれるが、なかには、感覚神経細胞と運動神経細胞のあいだを仲介する介在ニューロンを必要とする反射回路もある。

　もっとも単純な反射は、伸張反射もしくは筋伸展反射と呼ばれている。この反射は、運動中でも静止中でも起こり、筋緊張と姿勢を補正しようとする。この反射をひき起こすのは、髄鞘化された太い軸索を持つたった1個の感覚神経細胞だ。この神経細胞が、筋腹内にある伸長受容器から受けとった情報を脊髄に伝えるのである。この神経線維は脊髄の灰白質内を通って、もとと同じ筋肉を駆動する大型の運動神経細胞に終末している。この

反射は、膝の前の膝蓋靭帯などの筋肉の腱をゴム製のハンマーで叩くと起きる。こうして膝を叩くと、太ももの前面の大腿四頭筋とその筋肉の内部にある伸長受容器が急に伸ばされる。神経インパルスが感覚神経を経て脊髄に戻っていき運動神経細胞を刺激し、そこで生じた神経インパルスが腹根を通って大腿四頭筋を収縮させ、膝が伸びる。これが「膝蓋腱反射」である。医師はこの反射を利用して、筋肉と脊髄の神経結合の状態を調べる。脳からの下行性運動伝導路が損傷を受けると、伸張反射回路の活動が活発化する。

上行性伝導路と下行性伝導路

脊髄には、身体に関する情報を脳に伝える感覚伝導路が含まれている。脊髄の後側の白質内には、繊細で正確な触覚や振動、関節の位置に関する情報を脳幹の延髄に伝える脊髄背索がある。また脊髄の前面と側面の白質内には、単純な触覚や痛み、温度に関する情報を脊髄から視床に伝える脊髄視床路がある。これらの伝導路を通過する情報は、最終的には大脳皮質に到達し意識に上る。脊髄小脳路と呼ばれる別の上行性伝導路は、関節の位置と筋肉の緊張度に関する情報を小脳に伝えている。小脳はこの情報をもとに筋肉の活動を協調させる。

大脳皮質と脳幹を起点とする伝導路は脊髄内の運動性活動を制御している。皮質脊髄路と呼ばれるこの伝導路を通じて、大脳皮質は末端のすみずみに至る各部の筋肉の活動をつかさどる神経細胞を脊髄のレベルで直接に制御しているが、この大脳皮質の制御機能はとりわけ腕や手の微細な動きに欠かせない。脳幹を起点とする別の伝導路、網様体脊髄路は、歩く、走る、泳ぐなどの運動を制御し、自律神経系の活動も調節している。

脳幹を起点とするその他の下行性伝導路は知覚に影響を及ぼし、痛みを感じる経験に深くかかわっていると考えられている。

屈曲逃避反射

屈曲逃避反射は、釘などの尖った物を裸足で踏んだりしたときに起きる身体の反応だ。この脊髄反射は、皮膚の受容器が痛みや熱さで刺激を受けることから始まる。受容器が受けとった感覚情報は脊髄背角に伝えられ、そこから1個ないしそれ以上の介在ニューロンがその情報を脊髄の各部位に伝え、痛みを感じた足の周辺の筋肉だけでなく、身体の反対側も含めた筋肉まで収縮させる。こうしたプロセスを経て、痛覚は釘を踏んだ方の脚のいくつもの関節に関わる多くの筋肉を収縮させて、脚全体を屈曲させる。いっぽう、反対側の脚は踏んばって体重を支えようとする。

↓ 医師は膝がしらのすぐ下の靭帯を軽く叩いて、膝蓋腱反射をテストする。異常な反応が起きた場合は、神経伝導に問題が生じている可能性がある。

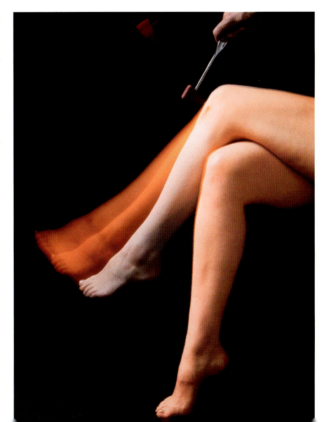

脳と脊髄の機能

脊髄神経

脊髄神経は触覚、痛み、温度、筋肉の緊張度、関節の位置に関する感覚情報を脊髄に伝え、身体内の筋肉と分泌腺に運動指令を出している。

脊髄神経は、脊髄の左右両側に伸びている（感覚情報を伝える）背根と（運動情報を伝える）腹根が、脊柱を構成する各椎骨のあいだで結びついてできている。脊髄の各分節からは一対の脊髄神経が左右に出て枝分かれし、身体の特定の領域に伸びている。各脊髄神経には、感覚情報を伝える感覚性軸索と、運動情報を伝える運動性軸索の両方が含まれている。

末梢神経の機能

胸部から伸びる脊髄神経はまっすぐ肋骨のあいだを抜け、肋間神経となっている。いっぽう脊髄の大半のレベルから伸びる脊髄神経は、互いに結びついて神経叢を形成している。こうした神経叢から伸びる末梢神経のうち、感覚情報を伝える軸索は皮膚や関節、筋肉、腱内の感覚器へと伸びており、運動機能を担う軸索は筋線維へと伸びている。

末梢神経は幾層もの結合組織の層で保護されており、併走する血管からは栄養分を補給されている。末梢神経の内部には何種類かの軸索が含まれており、それぞれ機能が異なる。髄鞘化されて軸索が太くなるほど、神経インパルスの伝導速度は速くなる。軸索には、厚い髄鞘に包まれているもの（筋肉の協調に欠かせない感覚情報や、運動指令を高速で伝える）もあれば、薄い髄鞘に包まれているもの（単に触れられたり、つつかれたりした感覚を伝える）もあるが、まったく髄鞘を持たないもの（分泌腺を制御したり、熱やかゆみ、痛み）もある。髄鞘はシュワン細胞と呼ばれる、個々の軸索の周囲でみずからを包む特殊な細胞によって形成されている。

← 脊髄神経には番号が振られ、頸神経、胸神経、腰神経、仙骨神経、尾骨神経に分けられている。

↓ 脊髄神経は、（感覚情報を伝える）背根と（運動情報を伝える）腹根が一緒になってできている。背根のうち、感覚神経の細胞体が集まった背根神経節がある部分は太くなっている。

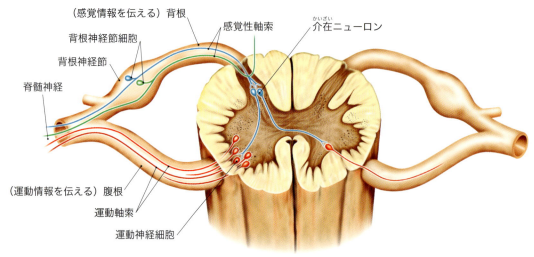

脊髄神経

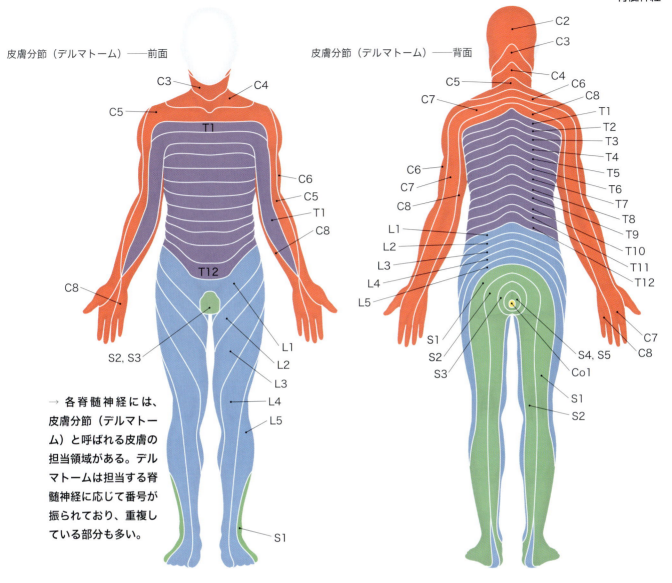

皮膚分節（デルマトーム）——前面
皮膚分節（デルマトーム）——背面

→ 各脊髄神経には、皮膚分節（デルマトーム）と呼ばれる皮膚の担当領域がある。デルマトームは担当する脊髄神経に応じて番号が振られており、重複している部分も多い。

皮膚分節と筋分節

　脊髄はいくつもの分節に分かれており、各分節から脊髄神経が伸びている。頸髄は8分節、胸髄は12分節、腰髄は5分節、仙髄は5分節、尾髄は数個の分節からなる。これらの分節から伸びる各脊髄神経は、皮膚分節（デルマトーム）と呼ばれる皮膚の担当領域が決まっているが、隣り合うデルマトームにはかなりの重複部分がある。

　このデルマトームの配列は体幹部でとりわけ明瞭に分かれていて、各肋間神経が肋骨で区切られた皮膚領域を担当している。デルマトームは、胎児の成長中に四肢にまで広がるが、成人のデルマトームの配列は四肢の発達によってきわめて複雑になっている。

　また脊髄を構成する各分節には、四肢と体幹の筋肉を制御する運動神経細胞も含まれている。「ミオトーム」と呼ばれる、この分節に分かれて筋肉を制御する構造は、体幹部では比較的単純で、胸部の肋間神経は肋骨で区切られた各肋間筋を担当している。この肋間神経のなかには、胸腹神経となって腹壁まで達し、腹部を保護する筋肉シートを担当しているものもある。デルマトーム同様、四肢の動きを調節するミオトームの構造は、体幹部よりも複雑だ。これは胎児の成長中に胚筋芽細胞が移動するため、四肢の伸びる脊髄神経の担当領域がひき伸ばされたり歪められたりするからだ。さらに四肢を担当する脊髄神経は、四肢の付け根で結合したり分かれたりして複雑な神経叢を形成している（上半身では腕神経叢、下半身では腰仙骨神経叢）。

自律神経系

神経系のなかには、身体の内部環境を維持し、蓄えておいたエネルギーを緊急事態の際に利用することにかかわる部分がある。この神経系は自動的に機能し、意識によって直接に制御されないことから、自律神経系と呼ばれている。

自律神経系（ANS）は胸部や腹部の内臓諸器官や骨盤内臓器の自律機能を制御し、汗腺や血管壁の平滑筋の働きを調節している。自律神経系は、交感神経系、副交感神経系、腸神経系の3つに区分される。これから論じる交感神経系と副交感神経系は、従来、内臓諸器官におよぼす効果をもとに記載されてきたが、現在では、この2つの神経系を単純に2つに区分しただけではその機能を正確に把握できないことが分かっている。腸神経系については62〜63ページで述べる。

自律神経系は、神経節と呼ばれる神経細胞の集まりが、体腔内で鎖状に連なったり、あちこちに塊を作っていたりする。交感神経系と副交感神経系のいずれも、鎖状につながった神経細胞群が臓器までの経路を形成している。このうち、中枢神経系内に細胞体をもつ神経細胞は節前神経細胞と呼ばれている。節前神経細胞の軸索は末梢神経系を通って、交感神経系と副交感神経系を構成する多くの神経節の内部にある節後神経細胞につながっている。

→ 胸部、腹部、骨盤内の臓器は、自律神経系を構成する交感神経系と副交感神経系によって、その働きを調節されている。自律神経はこうした臓器だけでなく、眼球を動かす筋肉、血管、涙腺や唾液腺、皮膚を動かす筋肉（皮筋）にまで張りめぐらされている。

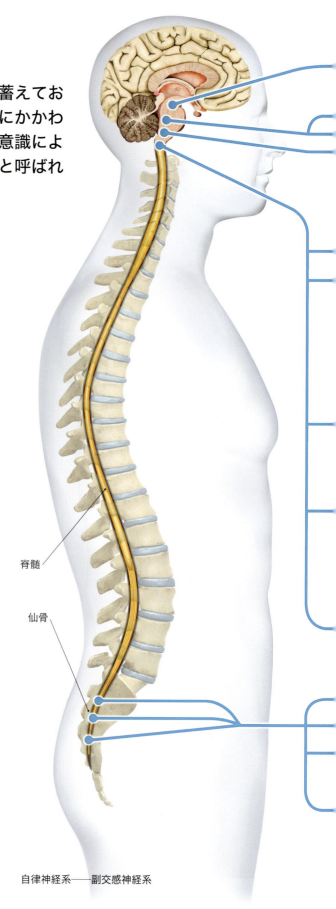

自律神経系——副交感神経系

自律神経系

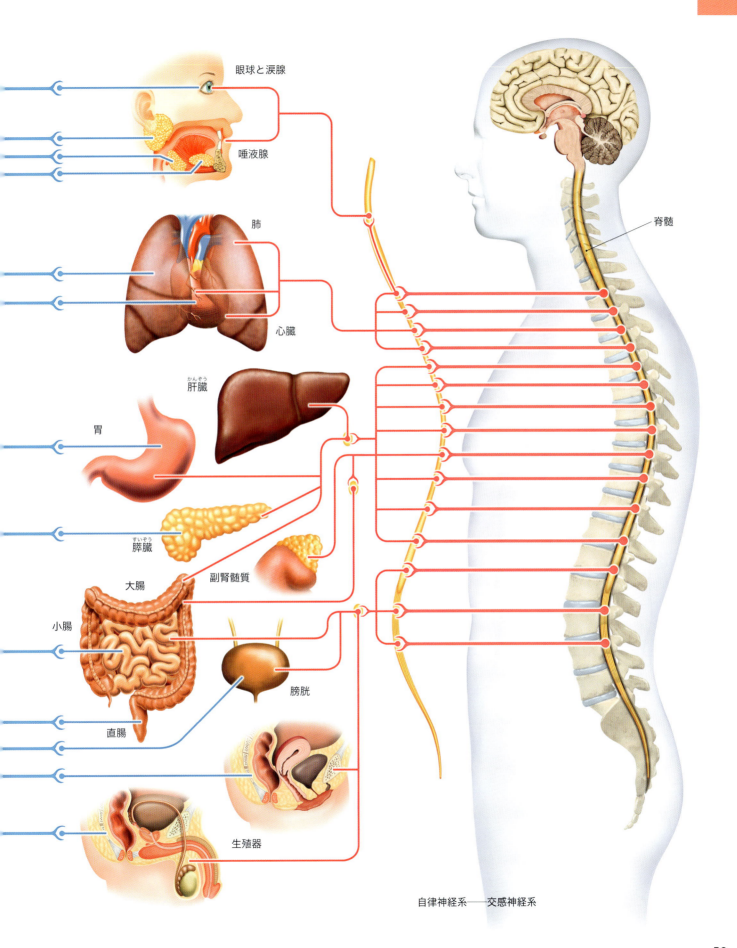

自律神経系──交感神経系

体温の調節

交感神経系は、体温の調節に欠かせない役割を果たしている。交感神経系は皮膚に向かって流れる血流を調節しているのだ。暑くて身体から熱を逃がす必要があるときは、皮膚に向かって流れる血流を増やし、寒くて身体から熱を逃がさない必要があるときは、血流を減らす。また交感神経系は、寒くなると細い体毛を逆立てることにより（鳥肌）、体表面における風の流れを抑え、熱伝導で奪われる熱の量を最小限に抑える。暑くなると、交感神経系は汗腺の活動を活性化し、蒸発による体温低下をうながす。

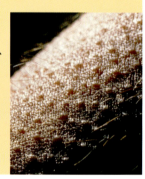

交感神経系

　交感神経系のおもな機能は、エネルギーを使う必要のある非常事態に起こすべきアクションのために、身体の状態を整えることにある。交感神経系が賦活されると心拍数が上がり、腸の活動が低下し、気道が広がり、血液の行き先は腸から筋肉へと変更される。

　交感神経系の節前神経細胞は、脊髄の胸髄から腰髄上部に至る分節の脊髄側角の内部にある（胸腰髄出力）。この節前神経細胞から伸びる軸索は、脊髄神経を通って脊柱の脇に並んで連なっている神経節群に伸びている。この神経節の連なりは交感神経幹と呼ばれ、頭骨の基底部から尾骨の末端まで伸びている。交感神経幹神経節には節後神経細胞の細胞体が含まれていて、この神経細胞から伸びる軸索は、皮膚の中にある汗腺や血管などの標的器官とつながっている。一部の節前軸索は、交感神経幹のなかで神経終末を形成せずに通過して、脊柱の前に並ぶ神経節（脊椎前神経節）のなかの節後神経細胞につながっている。こうした神経節内の節後神経細胞から伸びる軸索は、心臓、肺、消化管など体腔内の標的器官とつながっている。交感神経系のその他の節後神経細胞は、胎児期のうちに変化して、副腎髄質のアドレナリン産生細胞など、内分泌腺としての役目を果たすようになっている。

副交感神経系

　副交感神経系の一般的な役割は、エネルギー備蓄を進めることだ。副交感神経系が賦活されると、心拍数が下がり、心臓から送りだされる血液の量が減り、腸の動きが活発になって食物からより多くの栄養分を吸収するようになる。

　副交感神経系の節前神経細胞は、脳幹と脊髄の仙髄の内部でいくつもの塊りをつくっている。この神経細胞の軸索は、中枢神経系から、脳神経（顔面神経、動眼神経、舌咽神経、迷走神経）や骨盤内臓神経（仙髄の第2分節から第4分節）を通って伸びている。動眼神経は、瞳孔を縮小させる筋肉を制御し、近くの物に焦点をあわせて見るときには水晶体の形を変化させる。顔面神経と舌咽神経には、涙腺や唾液腺を制御する軸索が通っている。迷走神経は、副交感神経系の脳神経のなかでもっとも重要な働きをする神経で、胸郭内にあるすべての臓器と、腹部内の臓器の大半の機能を制御している。脊髄から伸びる骨盤内臓神経は、膀胱や直腸、生殖器の機能を制御している。副交感神経系の節前線維は比較的長く、心臓や膀胱などの標的器官のすぐ近くにある節後神経節内の細胞体とつながっている。

相反する役割と補完する役割

　自律神経系を構成する交感神経系と副交感神経系は、同じ臓器に対して相反する働きをしている（たとえば交感神経系は心拍数を上げるが、副交感神経系は心拍数を下げるなど）が、身体の部位によっては、この2つの神経系のどちらか一方に、より強くに制御されているものもある。たとえば汗腺と四肢の血管は、交感神経系のみによって制御されている。対照的に瞳孔と膀胱は、おもに副交感神経系によって制御されている。

　従来、交感神経系と副交感神経系は別々の神経系と考えられてきたが、この2つの神経系は、しばしば、連携して複雑な活動を行っていることは覚えておいたほうがいい。たとえば、男性の生殖行動は、まず副交感神経系がペニスの勃起を起こし、ついで交感神経系が射精をひき起こすことで成り立っている。

　しかもこの2つのいわゆる「自律神経系の区分」はい

自律神経系

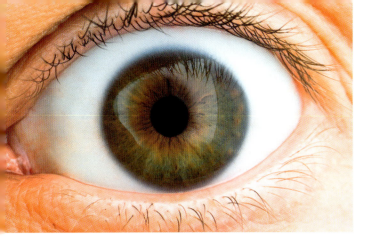

↑ 眼の瞳孔は、交感神経系によって散大し、副交感神経系によって縮小する。

能は、副交感神経系を通っているか、交感神経系を通っているかで異なる。副交感神経系を通る感覚神経は、血圧や血中の酸素濃度、膀胱や消化管の膨張感に関する情報を脳や脊髄に伝えている。

いっぽう、交感神経系を通る感覚神経細胞は、本人には痛みとして認識される、内臓のゆがみや炎症に関する情報を脊髄に伝えている。こうした情報は脊髄神経を通って脊髄の特定の分節に伝えられるため、痛みは身体の表面もしくは特定のデルマトームから生じているように感じられる。こうした、内臓を身体表面と混同した痛みは関連痛と呼ばれ、内臓疾患の診断に使われる重要な症状である。

ずれも、同時に総力をあげて活動することはまずない。したがってこの2つの区分は、2つの機能的なまとまりと考えるべきではない。むしろ交感神経系も副交感神経系も、それぞれが、独立に機能を果たす神経経路の集まりによって構成されている、と見なすほうがより正確だと考えられる。

内臓感覚

自律神経系を構成する重要な部分に臓性感覚系がある。この感覚系は、内臓の運動をつかさどる交感神経系と副交感神経系の神経路に軸索を並走させている感覚神経細胞から構成される。臓性感覚系のこうした神経細胞の機

自律神経系の神経伝達物質

交感神経系と副交感神経系を構成する節前神経細胞は、アセチルコリンを神経伝達物質として使用し、節後神経細胞を活性化する。節後神経線維はずっと複雑で、軸索の多くが複数の化学物質を含み、その一部が主要な神経伝達物質の働きを修飾すると考えられる。

たとえば、交感神経系の節後神経細胞は、到達して終末をつくる部位に応じて、さまざまな神経伝達物質を使い分ける。血管に到達する軸索は、アデノシン三リン酸（ATP）、ノルアドレナリン（NA）、神経ペプチドY（NPY）を、汗腺に到達する軸索は、アセチルコリン（ACh）、血管作動性腸管ペプチド（VIP）、ペプチドヒスチジンメチオニン（PHM）、カルトシニン遺伝子関連ペプチド（CGRP）を使用しており、皮膚の毛を逆立てて鳥肌を立てる平滑筋に到達する軸索はノルアドレナリン（NA）を神経伝達物質として使用している。

副交感神経系の節後神経細胞も、標的器官に応じて異なった神経伝達物質を使い分けている。心筋に到達する軸索はアセチルコリン（ACh）を、内臓の平滑筋に到達する軸索はアセチルコリン、アデノシン三リン酸、一酸化窒素（NO）、ないしは血管作動性腸管ペプチドを使っているが、消化管の分泌腺に到達する軸索はアセチルコリン、一酸化窒素、ないしは血管動作性腸管ペプチドを使用している。

消化管のなかの小さな脳

腸神経系は、消化管内において食物を移動させ消化する身体過程を制御している。口から肛門に至るまで、消化管はまるでそれ自身が心をもっているかのようだ。

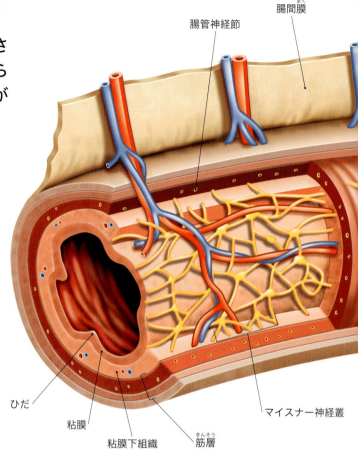

腸間膜／腸管神経節／ひだ／粘膜／粘膜下組織／筋層／マイスナー神経叢

腸神経系が消化管内で食物を移動させるしくみ

消化管の一部が拡張すると、内在性一次求心性神経細胞（IPANS）と呼ばれる感覚神経細胞が活性化される。この神経細胞から口側に伸びている軸索が興奮性運動神経細胞の活動をひき起こし、肛門側に伸びている軸索が弛緩をひき起こす。興奮性運動神経細胞は口側に11ミリほどまで軸索を伸ばしており、いっぽう抑制性運動神経細胞は肛門側にその2倍ほどの距離まで軸索を伸ばしていると考えられている。したがって消化管が食物の塊で拡張すると、食物の上部の腸管筋は収縮して食物を下に押しやり、食物の下部の腸管筋は弛緩して食物を受け入れる。この過程が消化管の全長にわたって連続して起こると、食物は徐々に、しかし確実に下へ降りていく。

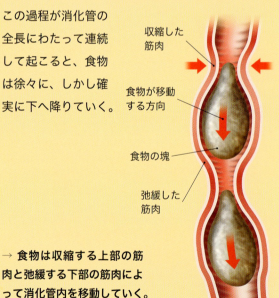

→ 食物は収縮する上部の筋肉と弛緩する下部の筋肉によって消化管内を移動していく。

口を起点とし肛門を終点とする消化管の壁には、たくさんの神経細胞とそれらの突起から構成されるネットワークが備わっており、その全体を腸神経系と呼ぶ。神経科学者の多くは腸神経系を自律神経系（ANS）の一部とみなしている。その理由は、腸神経系が自律調節機能をもつ神経系であり、消化管の平滑筋や分泌腺の活動だけでなく、消化管全体の栄養吸収機能や消化管における局所の血流を制御しているからだ。腸神経系はきわめて規模が大きく、脊髄同様、1億個もの神経細胞を含んでいる。

腸神経系は消化管壁の神経細胞群とその軸索によって形作られる2つの神経ネットワーク（神経叢）から構成されている。第1の神経叢、マイスナーの粘膜下神経叢は、小腸の粘膜表面のすぐ下にある。第2の神経叢、アウエルバッハの筋層間神経叢は、消化管内壁の奥深くにある2層の平滑筋層（内側の輪走筋と外側の縦走筋）にはさまれている。マイスナー神経叢はおもに消化腺の分

新しい視点で描く世界の歴史

民族・国家の盛衰がわかる見る「歴史地図」と、テーマ別に出来事を示した読む「歴史年表」で、人類の歴史を俯瞰！

世界の民族・国家興亡 歴史地図年表

THE NEW ATLAS OF WORLD HISTORY
Global Events at a Glance

ジョン・ヘイウッド
【日本語版監修】
蔵持不三也

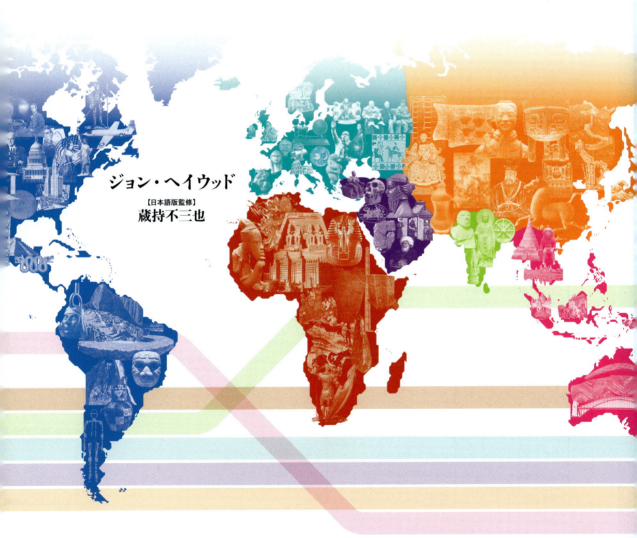

〒161-0034
東京都新宿区上落合1-29-7 ムサシヤビル5F
Tel: 03-5337-3299　Fax: 03-5337-3290

A3変型判／定価：本体18,000円＋税
252ページ／フルカラー
ISBN978-4-86498-004-3

本書の特色

- 民族・国家興亡の地理的な拡がりを分かりやすく色分けした見開き49枚の地図と、それに該当する時代の年表が交互に展開。歴史の流れが多角的に理解できる。
- さらに、世界の宗教、文字表記法、交易網、人々の移動・移住を図示した見開き6枚の地図を掲載。
- 年表は、「政治・経済」、「宗教・哲学」、「科学・技術」、「芸術・建築」とテーマ別に分けて表示。年号と図版は地域別の色で示され、世界のどの地域の出来事かが一目でわかる。
- 各々の地図に〔…〕年表には世界人〔…〕
- 巻末に、本文中〔…〕1000項目の用語〔…〕照できる。

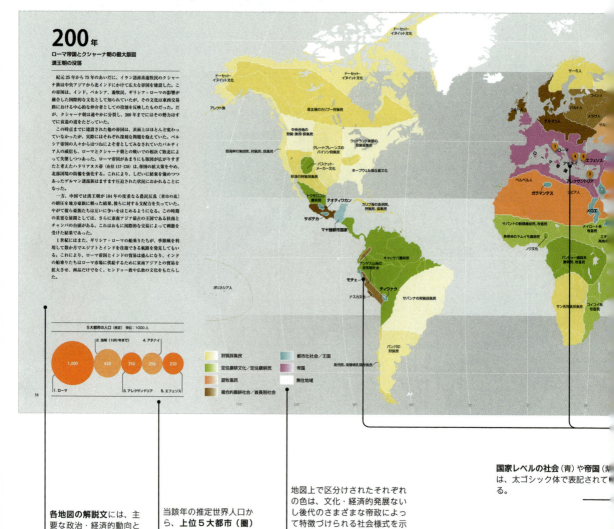

【著者】
ジョン・ヘイウッド（John Haywood）
1956年イングランド北部マンチェスター近郊ウォリントン生。ランカスター大学歴史学科名誉リサーチフェロー。王立歴史学会正会員。著書：The Great Migrations: From the Earliest Humans to the Age of Globalization、The Penguin Historical Atlas of Ancient Civilizations（『ヴィジュアル版世界古代文明誌』）、The Cassell Atlas of World History ほか多数。

【日本語版監修】
蔵持不三也（くらもち ふみや）
1946年栃木県今市市（現日光市）生。早稲田大学第一文学部卒。パリ第4大学（ソルボンヌ大学）修士課程・パリ社会科学高等研究院博士課程修了。早稲田大学人間科学学術院教授。博士（人間科学）。モンペリエ第3大学客員教授。

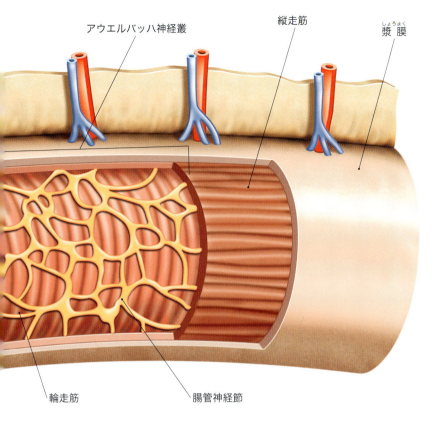

↑ 消化管壁の神経ネットワークは、消化管の筋肉その他の働きを制御している。

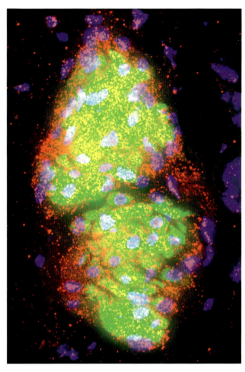

↑ 腸神経系を構成する神経細胞は、腺の分泌や、消化管壁の平滑筋の収縮や弛緩を制御している。

泌機能を制御、アウエルバッハ神経叢はおもに消化管の動きを制御している。

腸神経系の働き

ほかの神経系同様、腸神経系には、消化管内壁の拡張など、内臓の変化を感知する感覚神経細胞、受けとった感覚情報を処理する介在ニューロン、そして平滑筋と分泌腺の動きを変化させる臓性運動神経細胞が備わっている。この効率的なネットワークによって、消化管壁の平滑筋が次々と収縮する協調運動が生まれ、消化管内容物を細かく砕いたり（分節）、肛門に向かって移動させたり（蠕動）することができるのである。こうした動きは、腸神経系がほかの神経系から完全に切り離された状態でもひき起こされる。

腸神経系は、一酸化窒素、アセチルコリン、アデノシン三リン酸や多くの神経ペプチドをはじめ、さまざまな神経伝達物質を使用する。現在、こうした多様な化学物質が消化管を機能させるしくみの解明をめざして、研究が進められている。

他の神経系からの少しばかりの影響

腸神経系はほかの神経系から分離されても機能するが、その活動は交感神経系と副交感神経系からの神経インパルスによって調整される場合もある。副交感神経系には、消化管の平滑筋と分泌腺の活動を活発化させて、栄養分の吸収を促進する傾向がある。いっぽう交感神経系には、マイスナー神経叢を介して消化腺の活動を抑制し、アウエルバッハ神経叢内の興奮性運動神経細胞の活動を低下させて、消化管の動きを抑える働きがある。

脳と脊髄の機能

脳の保護

脳は軟らかく、ゼラチン様で、傷つきやすいため、その繊細な構造が損傷を受けないようにするための保護様式が必要となる。

脳は骨と膜、体液によって守られている。外側は硬い骨格（頭蓋骨）で覆われ、その下には何層もの膜（髄膜）があって脳を保持しており、体液の充満したスペース（クモ膜下腔内の脳脊髄液）が脳の動きを緩衝している。

ふつう自然界では、脳は、頭を何かにぶつけたりしたときの、ちょっとした加速にさらされるだけだ。そのため太古に発達した防護用のメカニズムは、めまぐるしいスピードで人や物が動く現代の世界では役に立たないことが少なくない。たとえば、高速で移動する自動車が衝突事故を起こすと、時速約110キロから1メートルも進まずに停止するという急激な減速による衝撃を受ける。重力の30〜40倍にも相当するこの衝撃に、脳の損傷を最小限に抑えるよう進化してきたメカニズムは打ち砕かれてしまうだろう。

頭蓋骨

脳を収容する脳頭蓋の底の部分（頭蓋底）は後頭骨、蝶形骨、側頭骨、前頭骨で構成され、これらの骨が組み合わさって3つのボウル状のくぼみをつくり、そこに脳の下部がぴたりと収まっている。脳の上部は、これらの前頭骨、側頭骨（鱗部）、後頭骨の平たく伸びた部分

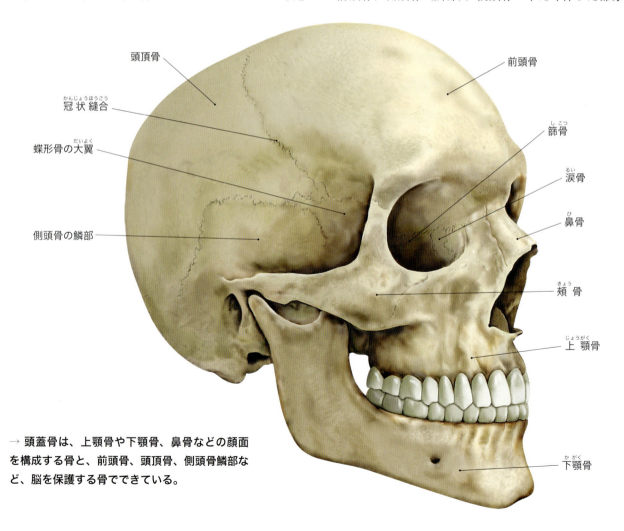

→ 頭蓋骨は、上顎骨や下顎骨、鼻骨などの顔面を構成する骨と、前頭骨、頭頂骨、側頭骨鱗部など、脳を保護する骨でできている。

脳の保護

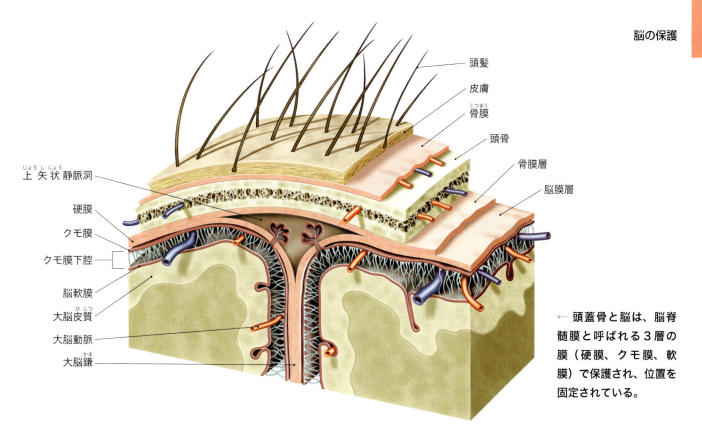

← 頭蓋骨と脳は、脳脊髄膜と呼ばれる3層の膜（硬膜、クモ膜、軟膜）で保護され、位置を固定されている。

および上部だけをカバーする頭頂骨で構成される頭蓋冠によって保護されている。成人の場合、これらの骨はジグソーパズルのようなぎざぎざの縁で噛みあい、固い線維性の関節（縫合）で結ばれているが、胎児や新生児の場合、これらの骨は線維性の組織で簡単につながっているにすぎない。これには、出産の際に、母親の狭い産道のなかで頭蓋骨が圧縮されると、構成する骨と骨の縁が重なりあうことで形を変え、通過することができるという利点がある。

髄膜と脳脊髄液

脳と脊髄は、外からの衝撃をやわらげ防御するために、髄膜と呼ばれる3つの膜（硬膜、クモ膜、軟膜）に包まれている。硬膜は頭蓋骨の内側に貼りついた厚く強靭な膜で、頭蓋骨内部の静脈（硬膜静脈洞）を補強している。また、硬膜のヒダが、左右の大脳半球の間の正中線、そして、大脳と小脳の間で、それらを支える壁をつくっている。腫瘍が拡大するなどして、脳が頭蓋骨内でゆっくりと動くと脳組織はこれらの硬膜に押しつけられ、損傷を受ける場合がある。交通事故などで急激に動いたときも、脳はこれらの硬膜のでっぱりやヒダとぶつかり、繊細な脳組織は裂けてしまうことがある。

クモ膜は網状の繊細な組織で、硬膜の内側に貼りついている。クモ膜と軟膜はクモ膜下腔によって隔てられている。このクモ膜下腔は脳脊髄液（CSF）で満たされているおかげで、動いていた頭部が急に止まって脳が頭蓋骨内で急激に動いても、脳に衝撃が伝わらないようになっている。脳脊髄液については66〜67ページで詳しく述べる。

脳脊髄膜のもっとも内側にある軟膜は、脳のすみずみに張りめぐらされた多くの血管を含んでいて、脳表面を覆うしわのひとつひとつと血管とをつなげている。

頭蓋骨の弱点

硬い頭蓋骨は、自然界で加えられる強い力の大半から脳を守ることができるが、現代社会特有の極端に強い衝撃が急に加えられると、いくつかある弱点で骨折することがある。こうした弱点のうちの1つが、両眼から左右に4〜5センチ離れたこめかみだ。ここには、前頭骨、側頭骨、蝶形骨、頭頂骨の薄い部分が集まっている。この部分に野球やゴルフのボールが当たったり、この部分を蹴られたりすると、骨が折れてその下の動脈が切れ、深刻な脳出血をひき起こす。

脳と脊髄の機能

脳室と脳脊髄液

脳の奥深くには、脳室と呼ばれる脳脊髄液に満たされた空間がある。脳室は、胚子期の管状の脳の名残だが、脳内での組織液の循環に欠かせない役割を果たしており、単に脳の発達過程の残滓として片づけられない重要な部位だ。

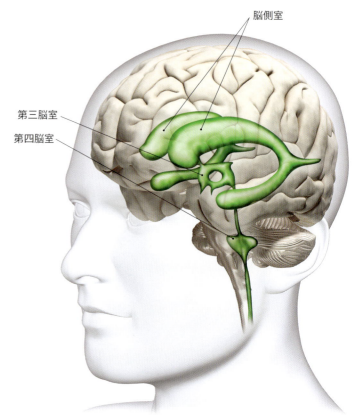

↑ 脳脊髄液で満たされた4つの脳室は、脳の奥深くにある。これらの脳室に含まれる脳脊髄液は中枢神経系の表面を浸している。

　脳には4つの脳室がある。そのうち2つは左半球と右半球にあり（左右一対の側脳室）、1つは間脳の正中線上に（第三脳室）、最後の1つは脳幹にある（第四脳室）。どの脳室も内部に脈絡叢と呼ばれる膜の塊があり、多くの血管が供給されている。脳脊髄液（CFS）の大半は、こうした血管性の膜でつくられ、側脳室から第三脳室へ、さらに中脳水道を通って第四脳室へと、脳室系全体を流れている。第四脳室に達した脳脊髄液はそこから3つの開口部（正中部に1つ、左右に2つある）から、脳幹周辺のクモ膜下腔に流れでている。ここから先、脳脊髄膜は脳の上部へと流れ、硬膜静脈洞と呼ばれる補強された静脈経路で、静脈血に吸収される。

脳脊髄液とは何か

　脳脊髄液は、イオン（電荷を有する原子）が溶存する透明な液体だ。脳脊髄液の大半は脈絡叢でつくられるが、約25〜30パーセントは脳組織自体に由来すると考えられている。脳脊髄液の1日あたりの産出量は約500ミリリットルで、血圧の変化に左右されることなく、比較的一定している。脳脊髄液の総量は約200ミリリットルなので、毎日、2回から3回、新しい脳脊髄液に置きかえられていることになる。脳脊髄液の成分は血漿（赤血球を除いた血液の成分）に似ているが、単純に血液を濾過した血漿よりも多くのマグネシウムと塩素を含み、カリウムとカルシウムの含有量は逆に少ない微生物が髄膜に達して免疫反応（髄膜炎）を起こさないかぎり、脳脊髄液は細胞やタンパク質をほとんど含まない。液体クッションの働きをする脳脊髄液はクモ膜下腔を満たし、中枢神経系を浮かんだ状態にして衝撃や外傷から守っている。また脳脊髄液の循環スペースには脳から流出する組織液がつねに流れ込んでくるため、神経細胞をとり巻く組織の組成を調節する役目も果たしている。脳脊髄液は頭蓋内スペース変化の緩衝材でもあり、脳内に腫瘍ができると、脳脊髄液の量は減少し、肥大した脳が頭蓋内に収まるようにする。また脳内で分泌される神経活性ホルモンは脳脊髄液に運ばれて神経系内を移動する。

脳室と脳脊髄液

脳脊髄液の流れを阻害するもの

　脳脊髄液は1日に2～3回更新されるため、うまく流れなくなると「上流」にあたる脳室系に溜まってしまう。頭蓋骨がきちんと癒合されていない胎児や新生児がこの障害を被ると、脳室が風船のように膨らみ頭部全体が大きくなる水頭症という症状に陥る。ひき伸ばされた若い脳組織内では、軸索がちぎれ、神経細胞は死滅する。きちんと癒合された成人の頭蓋骨内で脳脊髄液が溜まると、頭部は大きくならないが、激しい頭痛や吐き気が起きる。

脳脊髄液の抜き取り

脳脊髄液は腰椎穿刺で採取できる。スパイナル・タップとも呼ばれる手法では、腰部に針を刺し、脊髄末端の下位にまで伸びている、神経線維束を囲むクモ膜下腔に到達させる。採取したサンプルは顕微鏡で検査し、血液（混入している場合はクモ膜下出血が起きていることを示す）や細菌類、酵母、寄生虫の有無を調べたりサンプルを分析して、抗体のような炎症関連分子を探したり（見つかれば炎症が起きていることを示す）、サンプルを培養して微生物群を調べたりする（髄膜炎の指標となる）。

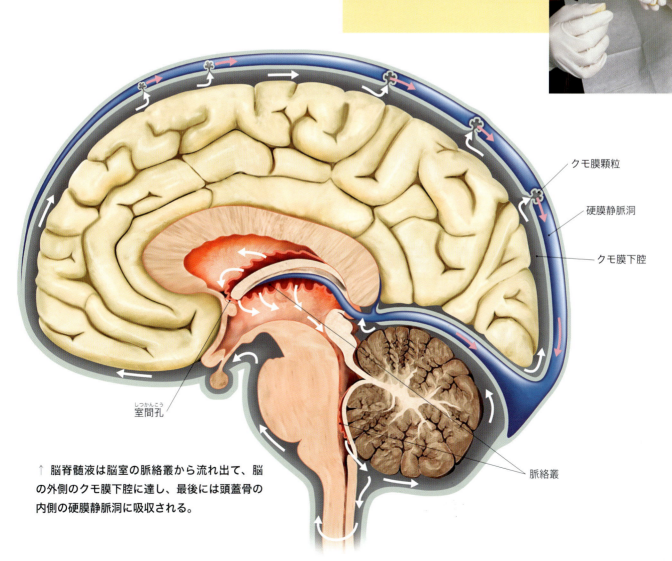

↑ 脳脊髄液は脳室の脈絡叢から流れ出て、脳の外側のクモ膜下腔に達し、最後には頭蓋骨の内側の硬膜静脈洞に吸収される。

脳への血液の供給

ほかの臓器同様、脳は動脈を通じて心臓から栄養分と酸素を供給され、毛細血管床を介して、酸素と栄養分を吸収するとともに老廃物を排出し、血液は静脈を介して心臓に送り返される。しかし、脳の血液供給のしくみには、ほかの臓器とは少し異なる特徴もいくつかある。

脳は大量の酸素と栄養分を必要とし、代謝という観点から見ると、きわめて高くつく臓器だ。脳は、体重のわずか2パーセントの重さしかないが、身体が消費する酸素と栄養分の16～20パーセントを消費している。動脈による血液供給がほんの数秒断たれただけで、広い領域の脳組織が死滅してしまう。しかも、私たち人間が直立歩行をするせいで脳は心臓より45センチほど高い場所にあるため、動脈血は身体のより高い場所まで押しあげられなければならず、脳の静脈内の血圧は大気圧よりも低いと考えられる。頭蓋骨内で最大の静脈は、丈夫な硬膜で補強されて（硬膜静脈洞）、陰圧によってつぶれてしまわないようになっている。

脳内の動脈

心臓の左心室を出た、酸素と栄養分を豊富に含む血液は、4本の動脈のいずれかを通って脳に達している。頸部の前側には左右に1本ずつ内頸動脈が通っていて、巨大な大脳皮質をはじめとする前脳の大部分に血液を供給している。残りの2本の動脈（椎骨動脈）は、頸椎のなかを上行し、大後頭孔と呼ばれる、後頭骨にある大きな孔を通って頭蓋骨の内部に入っている。椎骨動脈は、椎骨脳底動脈系と呼ばれる動脈群を介して、脳幹と小脳、大脳皮質の後部（後頭葉）に血液を供給している。

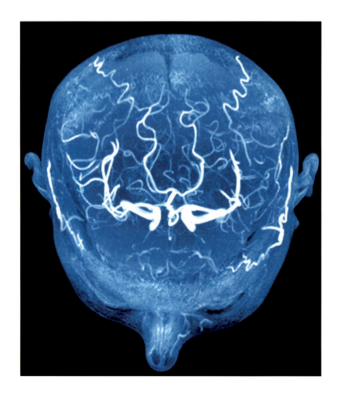

血液―脳関門

脳内の毛細血管を裏打ちする内皮細胞は、互いにしっかりと結合している。この血液―脳関門は、脳の特殊な環境を維持し、血液内に存在し、組織の損傷をひき起こす可能性のあるタンパク質から脳組織を守っているが、医師が脳内に治療薬を投与したいときには、邪魔になることもある。このほか、脳組織とクモ膜下腔のあいだ、脳組織と脳室系のあいだにも、別の関門がある。

← 脳内の動脈のMRI画像。中央に見えるウィリス動脈輪では、頸部から脳に入ってきた椎骨動脈と頸動脈がつながる。

脳への血液の供給

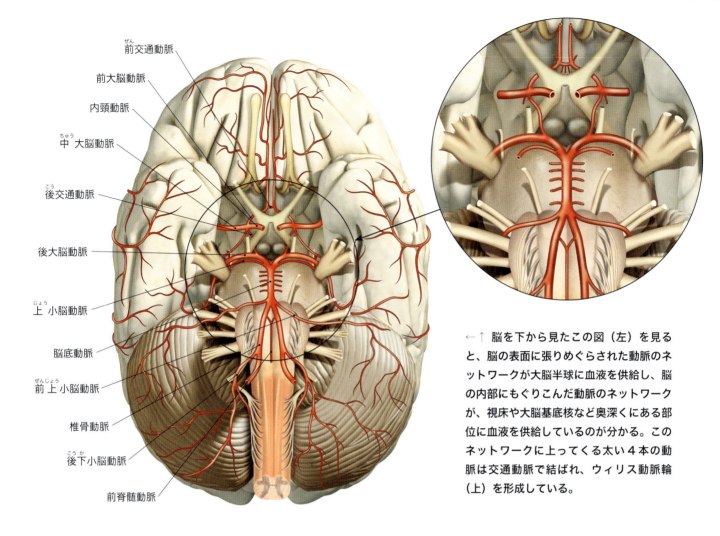

前交通動脈
前大脳動脈
内頸動脈
中大脳動脈
後交通動脈
後大脳動脈
上小脳動脈
脳底動脈
前上小脳動脈
椎骨動脈
後下小脳動脈
前脊髄動脈

←↑ 脳を下から見たこの図（左）を見ると、脳の表面に張りめぐらされた動脈のネットワークが大脳半球に血液を供給し、脳の内部にもぐりこんだ動脈のネットワークが、視床や大脳基底核など奥深くにある部位に血液を供給しているのが分かる。このネットワークに上ってくる太い4本の動脈は交通動脈で結ばれ、ウィリス動脈輪（上）を形成している。

　この4本の動脈から枝分かれした細い動脈は、クモ膜下腔で脳の表面に広がり、軟膜をつたって脳表面を走る大小の脳溝に入りこんでいる。脳の内部を貫いて走る多くの重要な動脈は、深く大脳基底核内にある神経細胞群や、大脳皮質とその下位にある脳部位とをつなぐ太い軸索束に血液を供給している。

ウィリス動脈輪

　脳には継続して血液を供給することが欠かせないため、脳の基底部には4本の動脈すべてをつなぐ動脈の輪がある。この動脈輪のおかげで、1本の血管が遮断されたとしても、脳への動脈供給は維持されるようになっている。この4本の太い動脈がつながる交通動脈は、ふだんはきわめて細いが、血流障害が徐々に進行すると、しだいに太くなる。ヒトの脳にはかならずウィリス動脈輪があるが、この動脈輪を形成する主要な動脈と交通動脈の大きさにはかなりの個人差がある。

脳に向かう動脈の血流調節

　脳の代謝はきわめて活発だが、酸素やグルコース（脳の主要なエネルギー源）を蓄えることが脳にはできない。したがって、血圧の変化に関係なく、脳に向かう血流を一定に保つことは死活問題である。血流の自動調節機能は、脳血管自体も担っている。大脳動脈壁の平滑筋は、血圧が高くなると収縮して血流を抑制し、血圧が低くなると弛緩して血流を増やしている。脳組織そのものにも、血流の局所調節機構が備わっている。神経細胞は、働きが活性化すると神経伝達物質のグルタミン酸を放出し、これにより、脳の血管を拡張させる化学物質の放出がうながされる。

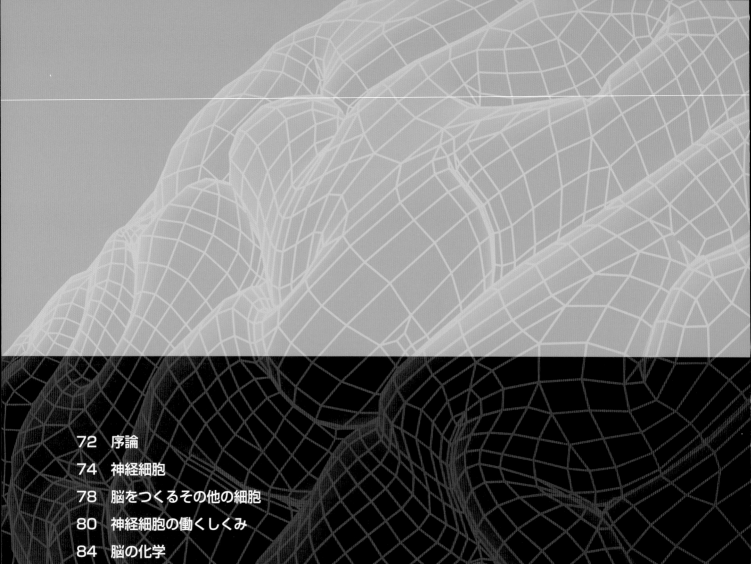

72 　序論
74 　神経細胞
78 　脳をつくるその他の細胞
80 　神経細胞の働くしくみ
84 　脳の化学

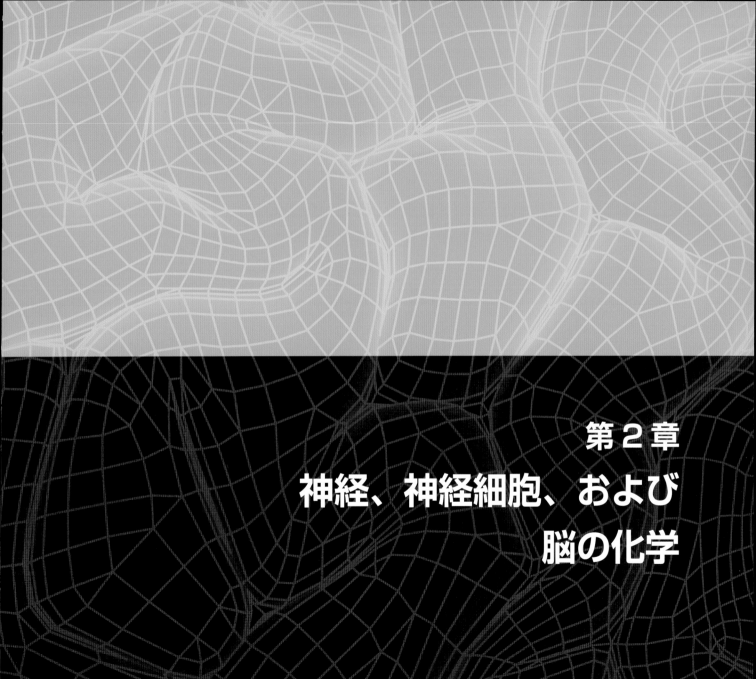

第2章
神経、神経細胞、および脳の化学

序論

脳と脊髄が私たちの感覚や思考、随意行動などを制御する仕組みをよりよく理解するには、神経系を構成する基本ユニットである神経細胞と、その働きを支える支持細胞、そして化学反応や電気信号のネットワークについて知る必要がある。

「ニューロン」とも呼ばれる神経細胞は、脳を構成する複雑なネットワークのなかにあって情報を処理し、その情報を、別の神経細胞に伝達する役目を果たしている。こうした働きをする神経細胞は、一見、電子回路を構成する部品に例えたくなるが、似た点がいくらかあるとはいえ、両者には大きな違いもある。

電気信号と化学信号

神経細胞は、途中で途切れることのない信号を使って、遠く離れた場所（ときには1メートルも離れた場所）まで情報を伝えられなければならない。神経細胞は、活動電位と呼ばれるメカニズムによってこうした情報伝達を実現している。活動電位は、神経細胞から長く伸びた軸索の細胞膜に沿って伝わる、電位変化の波である。活動電位には「全か無か」という重要な特徴がある。つまり、活動電位はひとたび開始されると最後まで進行し、軸索の末端まで到達する。このとき軸索を通過する活動電位の系列が、きわめて高い精度でデータを伝達する。ほとんどの神経細胞は活動電位の頻度（1秒あたりの回数）によって、情報を軸索に沿って伝えている。

活動電位によって軸索終末まで伝わった情報は、ほかの神経細胞に伝達されなければならない。その際、神経細胞は化学的機構か電子的機構のどちらかを用いるが、たいていは化学的な方法を用いる。化学的な情報伝達は、神経伝達物質と呼ばれる情報伝達用の化学分子を別の神経細胞の表面に放出することで行われる。神経伝達物質が次の神経細胞に接触すると、その細胞膜の電位が変化し、それが細胞の電気的な反応をひき起こす。こうして情報はさらに、連鎖する神経細胞に次々と伝わってゆく。

支持細胞

神経細胞は情報処理の仕事にひじょうに専門化しているので、ほかの細胞群が、神経細胞の局所環境を最適な状態に保ってサポートしなければならない。こうした細胞は、軸索を脂質の鞘で包んで電気伝導を円滑化したり、神経細胞の外側にあるイオンや化学物質のバランスを最適なレベルに保って、神経細胞が本来の機能を発揮できるようにしたりする。また衛兵の役割を果たしている細胞もある。こうした細胞は脳組織が侵入者に侵されていないか監視し、外敵から身を守る必要が生じると身体の免疫系に信号を送る。

脳組織にはこのような繊細な機能が数多く詰め込まれているため、特殊な関門を設けて、大きな物質や細菌、さらには自身の赤血球の侵入すら防がなければならない。こうした関門は脳組織とそれをとり巻く体液空間（血液と脳脊髄液）との間に設けられており、脳血管の内皮細胞同士が特別に堅固に接合することによって形成されている。支持細胞の多くも突起を伸ばして血管と接触しており、栄養分を神経細胞に供給するのを仲介している。

→ 中枢神経組織は、神経細胞と支持細胞（星状膠細胞、希突起膠細胞、小膠細胞）、血管、および脳室を裏打ちする上衣細胞で構成されている。

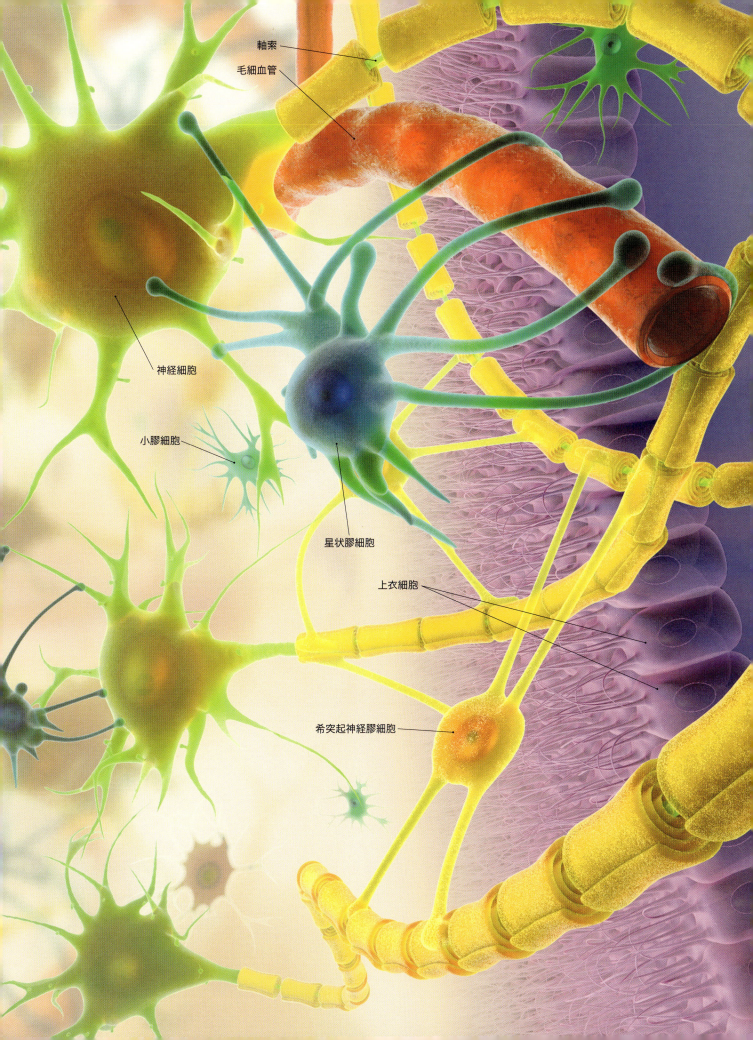

神経、神経細胞、および脳の化学

神経細胞

神経細胞は、神経系のなかにあって、神経インパルスを伝えることだけに機能を特化させた細胞だ。身体内のほかの細胞同様、神経細胞も1個の核と、それをとり巻く細胞質を収めているが、ほかの細胞にはない情報処理機能を果たすための特徴も備えている。

　一般的な神経細胞は、ほかの細胞と同じように、1個の核とそれを細胞質を含む細胞体をもっている。核には、DNAの遺伝暗号のかたちで遺伝子情報が含まれており、神経細胞の化学的な活性を制御している。多くの神経細胞の核の内部には発達した核小体がある。核小体は、メッセンジャーRNAと呼ばれる鎖状につながった核酸の生成をつかさどっており、メッセンジャーRNAが核を出て細胞体のほかの部分に移動し、タンパク質の合成を指示する。

　核を包む細胞質には、神経細胞が利用できるエネルギーを産生するための化学装置がすべてそろっており、タンパク質や情報伝達のための化学物質（神経伝達物質）をつくりだして、こうした物質を小胞にまとめて細胞内の離れた各部位に送りだせるようにしている。エネルギーはミトコンドリアと呼ばれる構造のなかで産生される。具体的には、リボゾームと呼ばれる微細なタンパク質製造所ユニット、タンパク質といくらかの神経伝達物質を産生しており、これらの物質はゴルジ体で小胞に包まれ、送りだされる。

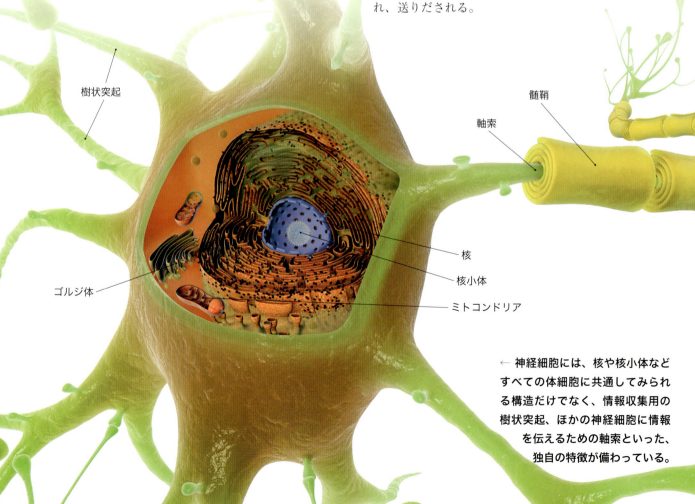

← 神経細胞には、核や核小体などすべての体細胞に共通してみられる構造だけでなく、情報収集用の樹状突起、ほかの神経細胞に情報を伝えるための軸索といった、独自の特徴が備わっている。

神経細胞

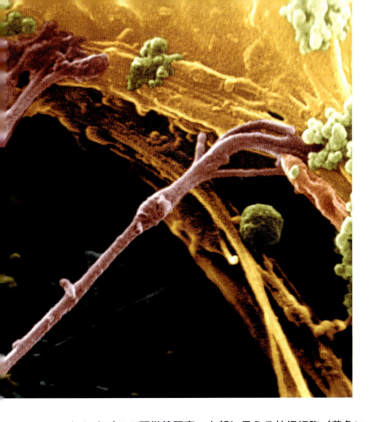

多発性硬化症と髄鞘の消失

髄鞘に含まれるタンパク質は、強力な免疫反応誘発物質である。自身の中枢神経系の髄鞘に対して免疫反応を身体が起こすと、多発性硬化症という疾患を発症する。これは脳や視神経、脊髄の髄鞘がくり返し失われる深刻な疾患である。髄鞘が消失すると、神経インパルスの軸索移動に異常を来す。

↑ シナプスの顕微鏡写真。上部に見える神経細胞（黄色い部分）の表面に、他の神経細胞が伸ばした軸索（ピンク色の部分）が付着、シナプスを形成している。

神経細胞の特色

ここまで述べた細胞の構造は、どの体細胞にも共通しているが、神経細胞にはその情報処理機能に関連した特自の特徴が2つある。樹状突起と呼ばれる細かく枝分かれした突起と、軸索と呼ばれる長く1本伸びた突起である。一般的な神経細胞は広く枝分かれした樹状突起をもっており、ときにはその長さが数ミリにも及ぶ。

樹状突起は、通常、化学的シナプス（樹状突起に1個1個散在して、そこに神経伝達物質が放出される部位）を介して、ほかの神経細胞から情報を受けとっている。樹状突起は神経細胞の細胞体に向かって電気信号を伝える。

軸索の長さは、コンマ数ミリ程度のものから、約1メートルもあるもの（脳から脊髄まで下行する軸索）まである。長い軸索は、運動機能を制御したり、脊髄を上行して感覚情報を伝えたりする主要神経路に見られる。軸索の終末は広く枝分かれしていることもあり、1個の神経細胞がほかの多くの神経細胞とつながることができる。

軸索は、神経細胞の細胞体から神経インパルスを送りだしている。軸索を下行する神経インパルスは、軸索を包むミエリンという特殊な脂質（髄鞘）の働きによって、よりすばやくかつ確実に伝わってゆく。軸索の末端（軸索終末）からは、終末ボタンと呼ばれる微細なボタン様の突起に到達し、樹状突起や神経細胞体、ほかの神経細胞の軸索と直接に接触している。

神経細胞同士は樹状突起と軸索を介して互いに結びついて神経回路を形成しており、多くの電子部品をつないだ電気回路によってコンピューターがつくられているのとほぼ同じである。

神経細胞の骨格と輸送システム

軸索内や神経細胞体のいくらかの部位には、ニューロフィラメントと呼ばれる繊維状のネットワークがあり、これらは神経細胞の骨格としての役割を果たしている。ニューロフィラメントのおかげで神経細胞体は強い構造をもち、形状を維持している。

神経細管は、微細な管状の構造物で、細胞体、樹状突起、軸索の全長にわたる輸送システムとしてはたらいている。軸索に沿った輸送には、速いものと遅いものの2種類がある。速い輸送（1日に10〜40センチ）は、神経伝達物質や、この伝達物質をつくる酵素、そして膜の素材を、軸索終末まで運ぶのに使われる。遅い輸送（1日に0.1〜2ミリ）は細胞骨格成分を軸索終末まで運び、神経細胞の内部構造を作りなおすのに使われる。軸索終末から神経細胞体に送り返す逆行性輸送は、軸索終末の環境を知るサンプルを取得するのに重要な役割を果たす。この「逆行性輸送」は脳の発達期にとりわけ重要な意味をもつ。発達期の脳では、軸索が成長していく領域をサ

ンプルすることによって、正しい経路を選んでいるからだ。逆行性輸送は不要物を除去する際にも使われるが、細胞体に向かって除去された不要物がウイルスなどの病原体であった場合、狂犬病やポリオ（小児麻痺）の病原ウィルスのような感染症のものであった場合、たいへん危険である。

灰白質と白質

　頭蓋骨から取りだされて間もない脳を研究しはじめた初期の神経解剖学者たちは、脳にはうっすらと灰色を帯びた部分と、もっと白っぽく見える部分とがあることに気がついた。現在では、灰白質は神経細胞体と樹状突起、多少の軸索終末でできており、白質には神経細胞体がなく、髄鞘に覆われたたくさんの軸索が密集していることが分かっている。白質が白いのは、軸索を包む髄鞘の脂質含有量がたいへん高いためである。大脳皮質などの脳部位では灰白質が外側に広がり、白質が内側に閉じ込められているが、脊髄など中枢神経系の他の部位では、灰白質が中心を占め、そのまわりを白質が覆っている。脳幹など、その他の脳部位では、灰白質と白質が混在しているが、白質は柱状、リボン状、もしくは束状をしていることが多い。

神経細胞の種類

　神経細胞のかたちと大きさは、その機能に応じて驚くほど多様だ。この多様性はおもに樹状突起の形状によるが、なかにはきわめて複雑な軸索をもつ神経細胞もある。

　もっとも単純なかたちの神経細胞は、1個の細胞体と1本ないし2本の突起だけでできている。こうした神経細胞の代表例が、皮膚や筋肉、関節、消化管壁の感覚器から感覚情報を伝える感覚神経節細胞である。こうした神経細胞の細胞体は中枢神経系の外に出た神経節（脳神経や脊髄神経の感覚神経節）のなかにある。こうした神経から伸びている突起のいっぽうは皮膚や関節とつながり、もういっぽうは脊髄や脳幹に通じている。足先の繊細な触覚や振動に関する情報を伝える感覚神経節の場合、足先から細胞体までの突起の長さは約1メートルにも達し、脊髄に入っていく突起は、脳幹で別の神経細胞につながるまで約60センチも這いのぼっていく。

　神経系の奥深くには異常なほど複雑な形状をした神経細胞もある。もっとも顕著な例が、小脳のなかに見られるプルキンエ細胞だ。プルキンエ細胞からは、1個の細胞体と複雑なかたちの樹状突起をもっているが、この樹状突起は扇形に広がっており、複雑に折りたたまれた小脳表面に対して垂直に立っている。この細胞の樹状突起が扇形をしているのは、ほかの神経細胞から伸びた軸索との接触面をできるだけ広くするためだ。

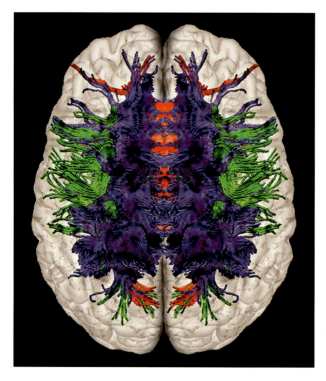

← 白質は大量の軸索からなる。この3D（立体）画像からは、白質を構成する軸索の束が、脳を上から見たときに通常どんな方向に走っているかが分かる。緑色が下行もしくは上行する軸索の束、赤が脳梁、紫色が局所の脳部位間でつながる軸索の束だ。

外界からの刺激を神経信号に変えるしくみ

感覚細胞のなかには、きわめて特化した機能をもつものがある。たとえば、網膜内の光受容体は光のパケット（光子）の衝撃に反応することに特化している。光受容体は感知した光子衝撃を電気信号に変換し（光反応過程と呼ぶ）、信号が脳内に到達すると視覚情報として認識される。また内耳の感覚細胞は、機械刺激受容に特化している。このプロセスは、細胞の先端にある微細な毛の機械的な歪み（内耳に到達した圧力波がこの感覚細胞を通ってゆくことで生じる）を電気信号に変え、それが脳に伝わると音として認識される。

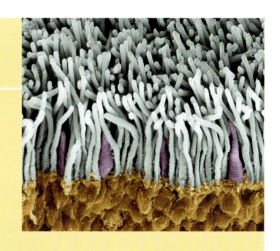

↑ 眼の網膜にある光受容体は、光子に含まれる情報を電子信号に変換する。

↓ ラボで培養中の2個のプルキンエ細胞。細胞体から伸びた樹状突起が培養用のシャーレの表面を覆っている。

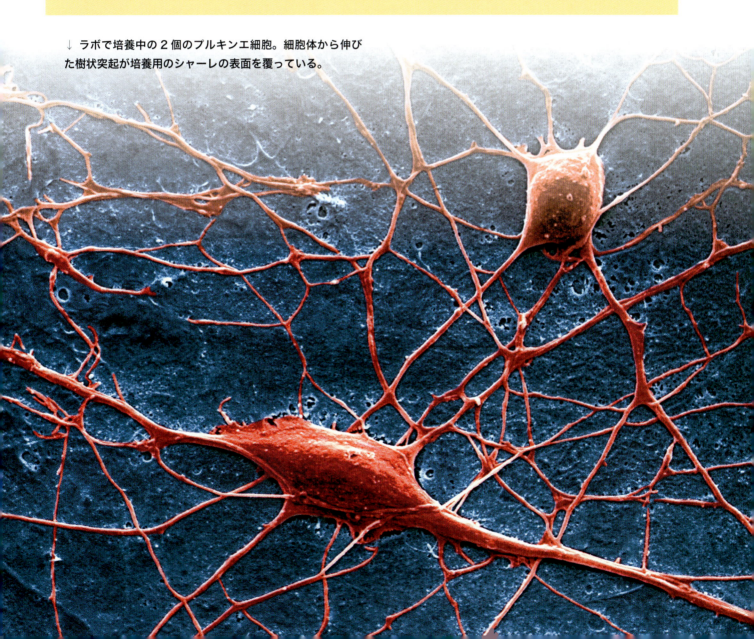

神経、神経細胞、および脳の化学

脳をつくるその他の細胞

神経細胞以外の、脳をつくる細胞のもう１つの大きな集団を構成するのがグリア細胞だ。グリア細胞は脳の結合組織を形成し、脳に栄養を補給する、神経細胞の成長をうながして適切に機能させる、病原体を排除する、損傷を修復するなどの役割を担っている。

グリア細胞は「糊（くっつける物）」を意味するギリシャ語にちなんで名づけられた。初期の神経科学者たちは、このグリア細胞が糊のような働きをして神経細胞を互いに付着させていると考えたからだ。実際、グリア細胞は中枢神経組織をまとめて保持するうえで重要な役割を担っており、身体のほかの部分における結合組織と同じ働きをしているが、その役割はそれだけにとどまらない。

グリア細胞は神経細胞と同じくらい、数が多い。おもなグリア細胞には、星状膠細胞、希突起膠細胞、小膠細胞の３つがある。

星状膠細胞

この星形の細胞は２種類に分かれる。白質のなかにある線維型星状膠細胞と、灰白質のなかにある原形質型星状膠細胞だ。どちらの星状膠細胞からも、「終足」と呼ばれる突起が伸びている。この終足は脳内の毛細血管と髄膜の軟膜をとり巻いて、組織液内のイオン濃度や組織間隙を越える化学物質の移動を制御している。このほか、神経細胞の樹状突起や細胞体、髄鞘に覆われていない軸索を包んでいる終足もあり、これにより星状膠細胞は、神経インパルス（活動電位）を生じる軸索部分周辺のイオン（ナトリウムイオンと塩化物イオン）の濃度を制御している。また星状膠細胞は代謝産物を神経細胞とのあいだでやりとりし、損傷を受けた脳組織を埋め、瘢痕を形成する。

↓ 脳と脊髄の約半分は、こうしたグリア細胞でできている。

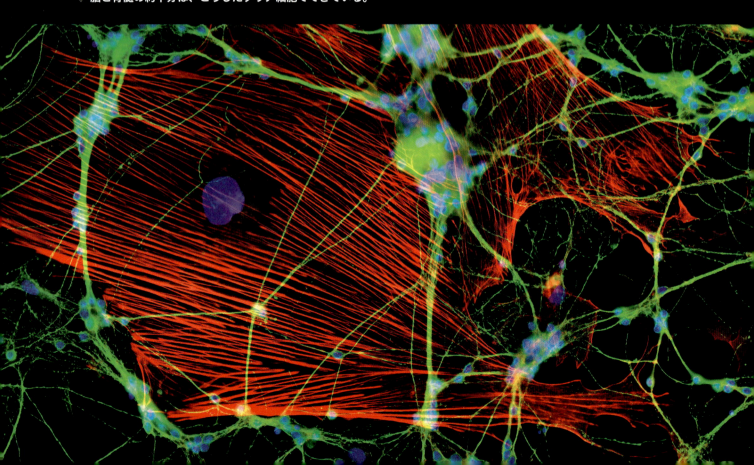

脳をつくるその他の細胞

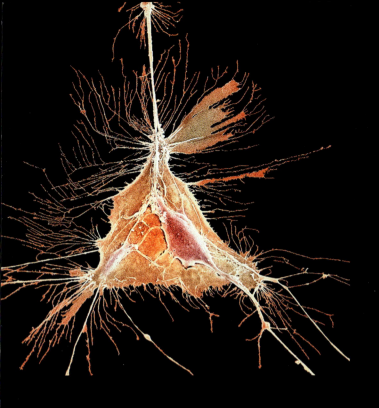

← 中枢神経系の神経束を包む髄鞘は、この写真のような希突起膠細胞によって生成される。

希突起膠細胞

希突起膠細胞（別名のオリゴデンドロサイトは「突起の少ない細胞」を意味するギリシャ語に由来）は、中枢神経系内の軸索を包む髄鞘を形成するうえで不可欠な役割を果たしている（末梢神経系ではシュワン細胞がこの役割を担っている）。髄鞘は軸索を包み、軸索を下行する活動電位（神経インパルス）がより速く、確実に伝導するようにしている。1個の希突起膠細胞がその突起で軸索をくり返し包み、多数の別々の軸索を覆う髄鞘を形成することもある。希突起膠細胞の突起に覆われていない軸索部分には、星状膠細胞の終足が付着している。

小膠細胞

ほかのグリア細胞より小さい小膠細胞は、脳と脊髄における免疫防御機能を担っている。小膠細胞のおもな役割は、死んだ細胞やバクテリアなどをとり込み（食作用と呼ばれる）、こうした微細な異物をほかの免疫系細胞に提示して免疫反応を起こすことにある。脳の発達期や、けがや病気が原因で神経細胞が死滅すると、小膠細胞はこうした細胞の残滓をきれいに処理する。また小膠細胞は、白血球をはじめとするほかの免疫細胞を血中から脳内に呼び込む物質を産生し、免疫反応を開始する。

1型ヒト免疫不全ウイルス（エイズ）に感染した患者の脳内では、小膠細胞の活性が上昇する。このウィルスは神経細胞に直接の影響は与えないが、小膠細胞にサイトカインという毒性をもつ分子を産生させ、このサイトカインが神経細胞に損傷を与える。その結果、神経細胞が死滅し、エイズ認知症を発症する。

グリア細胞の異常

グリア細胞は、神経細胞とは異なり、成人においても分裂して娘細胞をつくる能力を保っている。この能力には危険がともなう。グリア細胞はきわめて進行の速い脳腫瘍をひき起こす可能性があるからだ。グリア細胞がはらむ別の問題は、脳の修復に関するものだ。脳や脊髄が損傷を受けると、グリア細胞は損傷部位へ駆けつけ、破壊された細胞の残滓を処理する。このときグリア性瘢痕を形成することによって損傷部位をふさぐ一方、この瘢痕が軸索の再生を妨げる場合がある。

→ 膠芽腫とも呼ばれる、きわめて悪性度の高いグリア細胞腫（右の脳CT画像のオレンジ色の部分）。

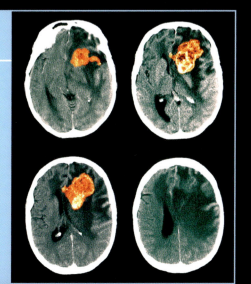

神経、神経細胞、および脳の化学

神経細胞の働くしくみ

神経細胞の役割の本質は、情報を処理し、伝達することだ。この情報処理には、個々の神経細胞内で完了するものもあるが、ほとんどの情報処理が連携して働く神経細胞のネットワークを必要とする。

神経細胞が行う情報処理機能の一部は、樹状突起や軸索の全体にわたって電気（神経）インパルスが広がり伝わることで成り立っている。この神経インパルスの広がりを支えるしくみには二通りある。1つは受動的なしくみで、神経細胞膜にあり、荷電粒子（正に荷電したナトリウムイオンやカリウムイオン）を通過させるチャネルに何ら能動的な変化を起こさないもの、もう1つは能動的なしくみで、「全か無か」の特性をもちいったん開始したら完了するまで進行する膜の電位変化を活性化するものだ。

能動的か、受動的か？

受動的な、つまり電子的に、電気信号を広げる方法は、代表的には神経細胞の樹状突起で見られる。1個の神経細胞の樹状突起には数千ものシナプス（神経接合）が形成されている。おのおののシナプスでは、放出された神経伝達物質が届くと、細胞膜のチャネルが開き、正に荷電したイオンが膜を通過することによって、樹状突起の膜の電気的特性が変化する。シナプス部位がこのように活性化すると電界が樹状突起から細胞体に向かって広がる。数千のシナプス部位におけるこうした電界の広がりの総和が、細胞体における当該神経細胞全体の電気活動に影響を与える。神経細胞全体の活動総和は、樹状突起の形状および異なるタイプのシナプス（活動を高める興奮性シナプスまたは活動を低める抑制性シナプス）の位置関係によって大きく左右される。これが神経ネットワークにおいて意思決定が下されるメカニズムの1つなのだ。

能動的な電気信号の広がりは、活動電位もしくは神経インパルスと呼ばれる。これは軸索をその終末まで広がる電気活動の波である。活動電位は、軸索が神経細胞につながる部分、軸索小丘で発生する。持続的に活動電

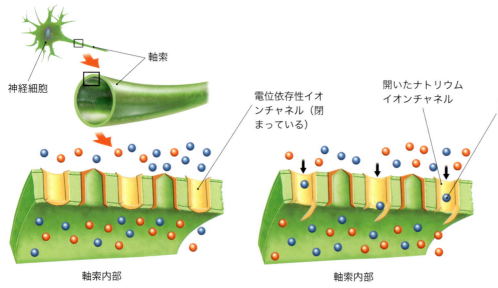

← 神経細胞軸索の膜に並ぶ微細なチャネルが開くと、イオンは膜を通過できる。このイオンの動きが膜内外の電位を変化させ、活動電位をひき起こす。

活動電位発生の前後、ナトリウムイオンチャネルは閉じている。

活動電位の発生中、ナトリウムイオンチャネルは開いている。

神経細胞の働くしくみ

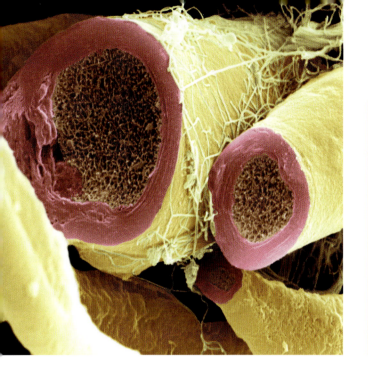

もっとも伝達速度の速い軸索

人体を構成する神経束のうち、もっとも厚く髄鞘で覆われているものとしては、筋肉の伸展に関する情報（固有感覚）を伝達する神経や、随意筋を調節する神経が挙げられる。これは走る、飛ぶ、踊るなどの随意運動を正確に調節するためには、身体のほかのどの神経系よりもすばやい情報伝達が必要だからだ。伝達速度がもっとも遅いのは痛みを伝える神経束である。

↑ 神経細胞の軸索を包むミエリン膜の顕微鏡写真（ピンク色の部分）。この膜で包まれることによって、神経インパルスはすばやく効率的に伝達される。

位を発生させる神経細胞（持続性発火）と、刺激を受けたときだけ活動電位を発生させる神経細胞（一過性発火）とがあるが、いずれのタイプの神経細胞も、活動電位を発生させるかどうかはおもに、ほかの神経細胞からのシナプス入力によって樹状突起にひき起こされる受動的な電界の広がりの強さで決まる。

活動電位の発生のしくみ

活動電位は、神経細胞膜上にあってナトリウムイオンを通す微細なチャネルが開き、ナトリウムイオンが内部に進入することで始まる。これによって膜内外の電位が変化し（脱分極）、その数ミリ秒後、カリウムイオンを通す微細なチャネルが開くと、カリウムイオンが細胞の外に出て、膜内外の電位が通常の極性に戻る（後過分極）。

重要な点は、軸索の一部分（通常は軸索小丘）で生じた脱分極によってその周囲で電流が生じると、軸索の隣接部位のナトリウム・チャネルが活性化されることだ。こうして脱分極の波が軸索に沿って広がるのだ。このプロセスが軸索では毎秒数百回から数千回もの頻度で生じることがあり、通常この活動電位の発生頻度として、情報は伝えられる。だから、かすかな痛みしか起こさない刺激よりも、激しい痛みを起こす刺激のほうが、1本の痛覚線維を伝わる活動電位の発生頻度ははるかに高くなる。

神経インパルスの伝導速度を速める髄鞘

神経インパルスが情報を伝えるのだとすると、神経インパルスの伝導速度が速いほど、神経系はその働きを迅速に果たせることになる。活動電位の伝導速度は、軸索の太さ（軸索が太いほど伝導速度は速くなる）や、ミエリンという脂質に軸索が覆われているかどうかに左右される。髄鞘に覆われていない軸索（例えば痛覚線維の一種）を伝わる神経インパルスの伝導速度は、秒速50センチ程度にすぎない。軸索が髄鞘に覆われていると、軸索の神経インパルスの伝導速度は、秒速100メートルもの高速に達することがある。

髄鞘は電線を覆う絶縁被覆のようなものと考えることもできるが、このアナロジーは正確ではない。軸索は端から端までくまなく髄鞘に覆われているわけではなく、小さな被覆が軸索に沿って連なっており、その継ぎ目にはランヴィエ絞輪と呼ばれる隙間がある。このランヴィエ絞輪のところのみで脱分極を起こすことによって、神経インパルスは、髄鞘に覆われた軸索（有髄軸索）を伝わってゆく。こうした飛び飛びの活動電位は、跳躍伝導（「飛ぶ」を意味するラテン語に由来）と呼ばれており、活動電位を軸索に沿って隙間なく起こすよりはるかに伝

神経、神経細胞、および脳の化学

導速度が大きい。

化学シナプス

　ここまで、個々の神経細胞においてどのように信号が発生し、それが軸索に沿ってどのように伝わっていくかを見てきた。だが神経細胞同士のコミュニケーションはどのように行われているのだろう。神経細胞同士のコミュニケーションのほとんどは、化学シナプスを介して行われている。化学シナプスは、神経伝達物質と呼ばれる特殊な化学物質を用いて情報を伝達している。神経伝達物質は、ボタン状の軸索終末内にあるシナプス小胞に蓄えられていて、必要に応じて放出され、別の神経細胞の細胞膜に働きかける。ふつう神経伝達物質は、シナプス間隙と呼ばれるごく狭い隙間に放出される。シナプス間隙は、神経細胞の軸索終末の膜（シナプス前膜）と、別の神経細胞の樹状突起や細胞体、ときには軸索の細胞膜

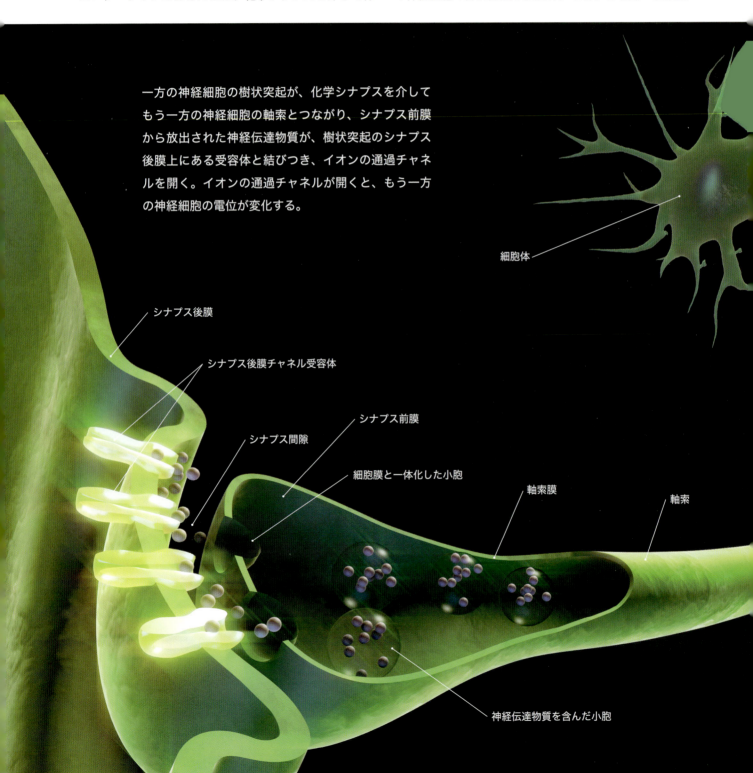

一方の神経細胞の樹状突起が、化学シナプスを介してもう一方の神経細胞の軸索とつながり、シナプス前膜から放出された神経伝達物質が、樹状突起のシナプス後膜上にある受容体と結びつき、イオンの通過チャネルを開く。イオンの通過チャネルが開くと、もう一方の神経細胞の電位が変化する。

- 細胞体
- シナプス後膜
- シナプス後膜チャネル受容体
- シナプス間隙
- シナプス前膜
- 細胞膜と一体化した小胞
- 軸索膜
- 軸索
- 神経伝達物質を含んだ小胞

（シナプス後膜）との間にある。シナプス間隙はきわめて狭く（おそらく人間の頭髪の直径の1000分の1以下）、この間隙に放出された化学物質は、受容体と呼ばれる神経細胞膜上の複雑な構造物と結合する。神経伝達物質が受容体と結合すると、ナトリウムイオン、カリウムイオン、塩素イオンなど、さまざまなイオンの膜透過性を変化させる。この膜透過性の変化が神経細胞の電気的特性の変化をひき起こす。

シナプスの清掃

シナプス間隙に放出された神経伝達物質は、受容体を活性化させつづけるのを防ぐため除去しなければならない。神経伝達物質を除去しないと、受容体に結合しつづけ、イオンチャネルが開いたままになり、興奮しつづけた神経細胞は疲弊してしまうだろう。神経伝達物質は、製造元の軸索に再取り込みするか、シナプス間隙の外に拡散するか、不活性な構成成分に分解することで除去される。このプロセスに働きかける薬物もある。抗うつ薬の一種であるSSRIは、シナプスにおけるセロトニンの再取り込みを遅らせることで、大脳皮質で作用するセロトニン量を増やす。シナプス間隙で効果を及ぼすセロトニンの量が増えると気分が明るくなる。

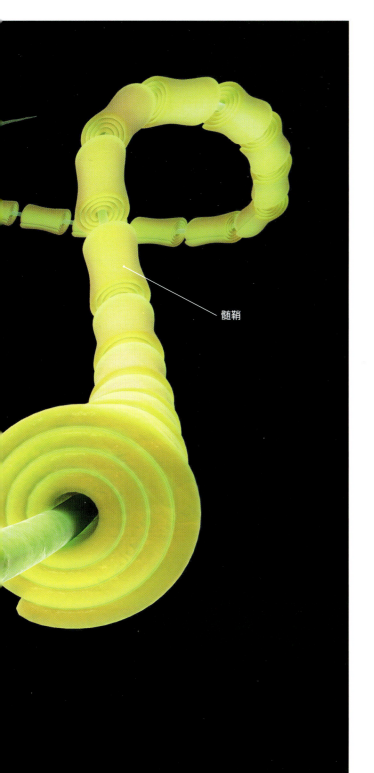

髄鞘

電気シナプス

神経細胞のなかには、電気シナプスを介してほかの神経細胞とコミュニケートしているものもある。電気シナプスでは、1つの細胞の細胞膜と別の細胞の細胞膜が、間隙なしで接している。コネクシンと呼ばれる特殊なタンパク質が両方の細胞膜を結びつけ、一方の細胞の電気活動がもう一方の細胞に伝わる。この種のシナプスは、眼球の網膜にある一群の神経細胞（水平細胞）に見られる。また発生途中において、成長過程を調節するために細胞同士が情報を共有する必要がある場合にも電気シナプスが見つかる。

電気シナプスには、一方の細胞からもう一方の細胞へ瞬時に信号を伝達できる利点があるが、ヒトの神経系で利用されることは、化学シナプスと較べてまれである。これは、電気シナプスを介して連結された神経細胞は、単一の電気的ユニットになってしまうからである。哺乳動物の神経系では、各神経細胞を個別の電気的ユニットとして切り離したまま、化学シナプスを介してコミュニケートする方法が好まれる。化学物質を介して情報をやりとりすれば、各神経細胞は個別のユニットとして機能し、それぞれが固有の課題を遂行できる。

神経、神経細胞、および脳の化学

脳の化学

情報を処理し、行動を制御する神経系の特別な機能は、神経細胞の驚くべき化学的特徴によって実現されている。この化学的特徴はおもに神経細胞膜の特別な構造に関係している。そうした細胞膜の構造のおかげで、電気活動の波が生成され、軸索を伝って広がり、周囲の神経細胞に確実に情報を伝達している。

身体を構成する細胞はどれも、自身の細胞質を周囲の細胞外液から隔てる細胞膜をもっている。この細胞膜の電気的特性は、神経細胞が信号を生成し情報を処理するうえできわめて重要である。

細胞膜は、リン脂質と呼ばれる脂質によって構成される、複雑な二重の層でできている。こうした二重の層(脂質二重層と呼ばれる)そのものは、水分子や、ナトリウムイオン、カリウムイオン、塩素イオンなどの荷電粒子を通さないが、脂質二重層の内部にはタンパク質が浮遊していて、特別な条件が整うと、これが水やイオンを通過させる。こうしたタンパク質のなかには、細胞膜の外表面にだけ、あるいは内表面にだけ露出しているものもあるが、大半は細胞膜を外側から内側まで貫いている。細胞膜を貫いたタンパク質のうちもっとも重要なのが、イオンの動きを制御して細胞内にとり込んだり、細胞外に出す働きをするタンパク質だ。神経細胞膜の電気活動は、こうしたイオンの流れで生じるからである。これらイオンチャネル・タンパクの中央には孔が開いており、必要に応じて開いてイオンを通したり、閉じたりする。

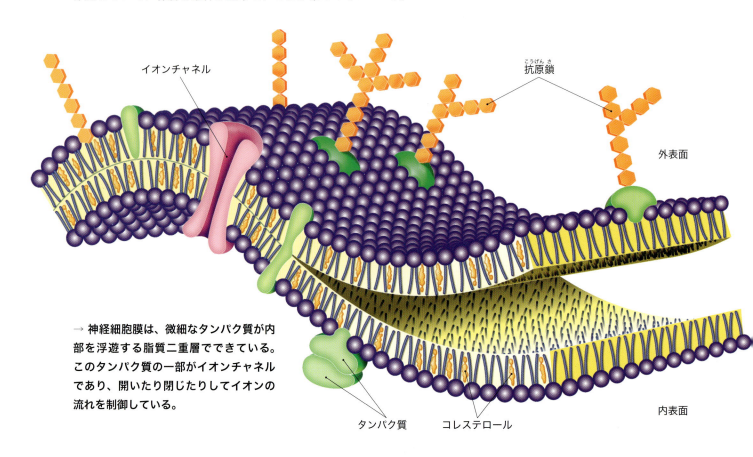

→ 神経細胞膜は、微細なタンパク質が内部を浮遊する脂質二重層でできている。このタンパク質の一部がイオンチャネルであり、開いたり閉じたりしてイオンの流れを制御している。

脳の化学

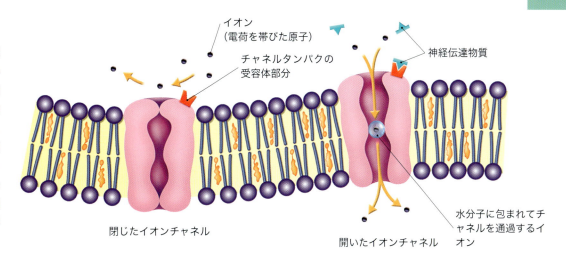

→細胞膜内外の電位変化や、チャネルの結合部位にある受容体への神経伝達物質の結合があると、イオンチャネルが開く。チャネルを通ってイオンが膜内外を移動すると、神経細胞膜の電気的特性が変化する。

神経の関門：イオンチャネル

　イオンチャネルのうち膜内外の電位変化に応じて開くものは、電位依存性チャネルと呼ばれている。電位依存性チャネルは、「全か無か」の反応すなわち活動電位の生成に欠かせない。軸索の一部で細胞膜内外の電位がひとたび変化すると、電位依存性のナトリウムチャネルが開いてこの電位の変化を継続させ、これが軸索の隣接部分に広がる。こうして軸索上に連なる電位依存性ナトリウムチャネルがつぎつぎと開くことで、神経インパルスないし活動電位は確実に軸索の終末まで伝えられる。

　イオンチャネルには、化学物質が結合すると開くものもあり、リガンド依存性チャネル（「結合する」を意味するラテン語に由来）と呼ばれる。こうしたイオンチャネルは、樹状突起やそのほか、別の神経細胞がシナプス接合する部位ならどこにでも見られる。細胞膜に向かって放出された神経伝達物質がリガンド依存性チャネルと結合すると、チャネルが開き、イオンが細胞膜内外を移動した結果、その神経細胞の電気的特性が変化する。

　さらに、機械的な刺激に応じて開くイオンチャネルもある。内耳にあるイオンチャネルはその好例だ。内耳の有毛細胞の先端部に、こうした機械受容イオンチャネルが見られる。音の圧力波が内耳を伝わると、有毛細胞の先端にある毛状の突起が曲げられ、機械受容イオンチャネルが開いて有毛細胞の電位が変化し、この変化が脳に伝えられて音として知覚される。

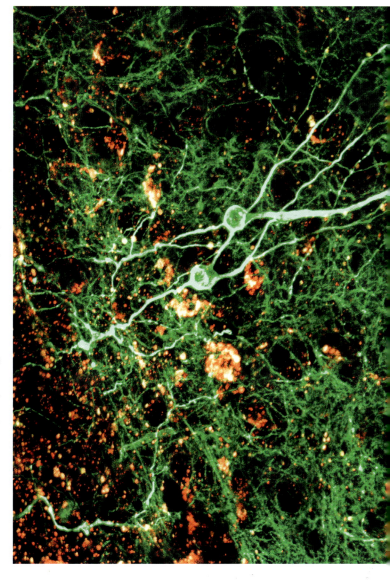

↑この脳組織の顕微鏡写真の金色の部分がイオンチャネル。このチャネルを介して、細胞膜内外のイオンの交換が行われる。緑色の部分は神経細胞。

性が脳に影響を及ぼす

性行動を制御する脳内の神経細胞のなかには、その細胞膜上に性ホルモンと結合する受容体を備えるものがある。受容体に結合した性ホルモンは、細胞質を通って核に到達すると、タンパク質をはじめ、さまざまな化学物質の生成活動を変化させる。実は性ホルモンは、性的機能に直接に関わらないものも含め、さまざまな神経細胞に作用すると考えられている。たとえば、大脳皮質内の多くの神経細胞がエストロゲンの影響を受ける場合があり、閉経後にエストロゲンの分泌量が減少すると気分や認知機能が変化するのは、そのためである。

最後に、温度変化に反応して開くイオンチャネルもあるが、生物学的な温度計の役割を果たす。こうしたチャネルは皮膚の内部に見られ、皮膚の温度が変化すると開いて、感覚神経軸索の電気的特性を変化させる。この変化は神経インパルスに変換され、脳に到達すると熱さや冷たさとして知覚される。

1個の神経細胞の異なる部位の細胞膜には、別のタイプのイオンチャネルがある。シナプス接合の大半が集中する樹状突起では、リガンド依存性チャネルの占める割合が高い。いっぽう活動電位を伝える軸索では、電位依存性のナトリウムチャネルとカリウムチャネルの占める割合が高い。

神経細胞内部の化学メッセンジャーシステム

化学物質や電位の変化を介した神経細胞間の相互作用は、そのほとんどが神経細胞膜で行われるが、化学物質のなかには、神経細胞の内部に進入し、内部の代謝機構を変化させることによって、その神経細胞の働きを変えてしまうものがある。こうした化学物質は、核内のタンパク質に結合し、神経細胞の機能に長期的な影響を及ぼすことがある。神経細胞の機能を調節する性ホルモンはそうした化学物質の代表例だ。

神経伝達物質の生成と運搬

中枢神経系と末梢神経系で使われる神経伝達物質としては、アセチルコリン、ノルアドレナリン（ノルエピネフリン）、セロトニン、ドーパミン、グルタミン酸、ガンマアミノ酪酸（GABA）などが挙げられる。神経伝達物質のなかには、シナプス後膜を刺激してイオンの透過性を高める（特定のイオン・チャネルを開く）ことで、神経細胞を電気的に活性化する、興奮性のものがある。そのいっぽうで、シナプス後膜を電気的に安定化することで、神経細胞を電気的に不活性化する、抑制性の神経伝達物質もある。

神経伝達物質の生成を指示するプログラムは、神経細

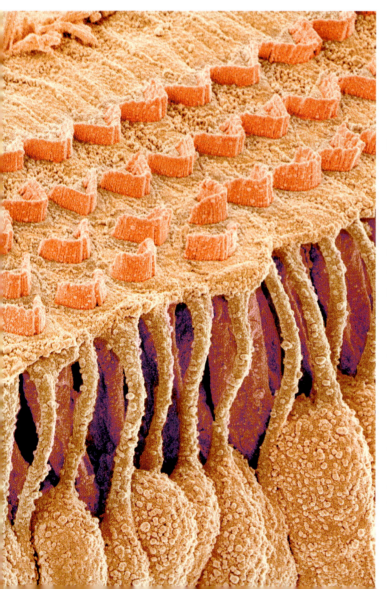

← イオンチャネルのなかには、内耳の有毛細胞（写真で示した）にあるもののように、機械的な力によって活性化されるものがある。この細胞から伸びる毛状の突起が音波によって曲げられると、神経インパルスが発生し脳に伝わる。

脳の化学

神経伝達物質

神経伝達物質は、ほかの神経細胞に働きかけるために神経細胞が生成する化学物質で、ふつうは化学シナプスで作用する。神経細胞は絶えず神経伝達物質を生成し、放出する前に軸索終末まで運んで蓄えておかなければならない。ほとんどの神経伝達物質は、小さな分子で、タンパク質をつくるアミノ酸を修飾したもの、あるいはペプチドと呼ばれるアミノ酸がいくつか鎖状につながったものである。神経伝達物質が小さな分子でできていることは重要である。簡単に生成でき、かつ放出した際、速やかに拡散するからだ。

→ シナプス小胞に包まれた神経伝達物質は軸索終末まで運ばれてから、軸索と隣接する神経細胞との間のシナプス間隙（かんげき）に放出される。

軸索
ニューロフィラメント
神経細管
シナプス小胞
シナプス膜
神経伝達物質
イオンチャネル

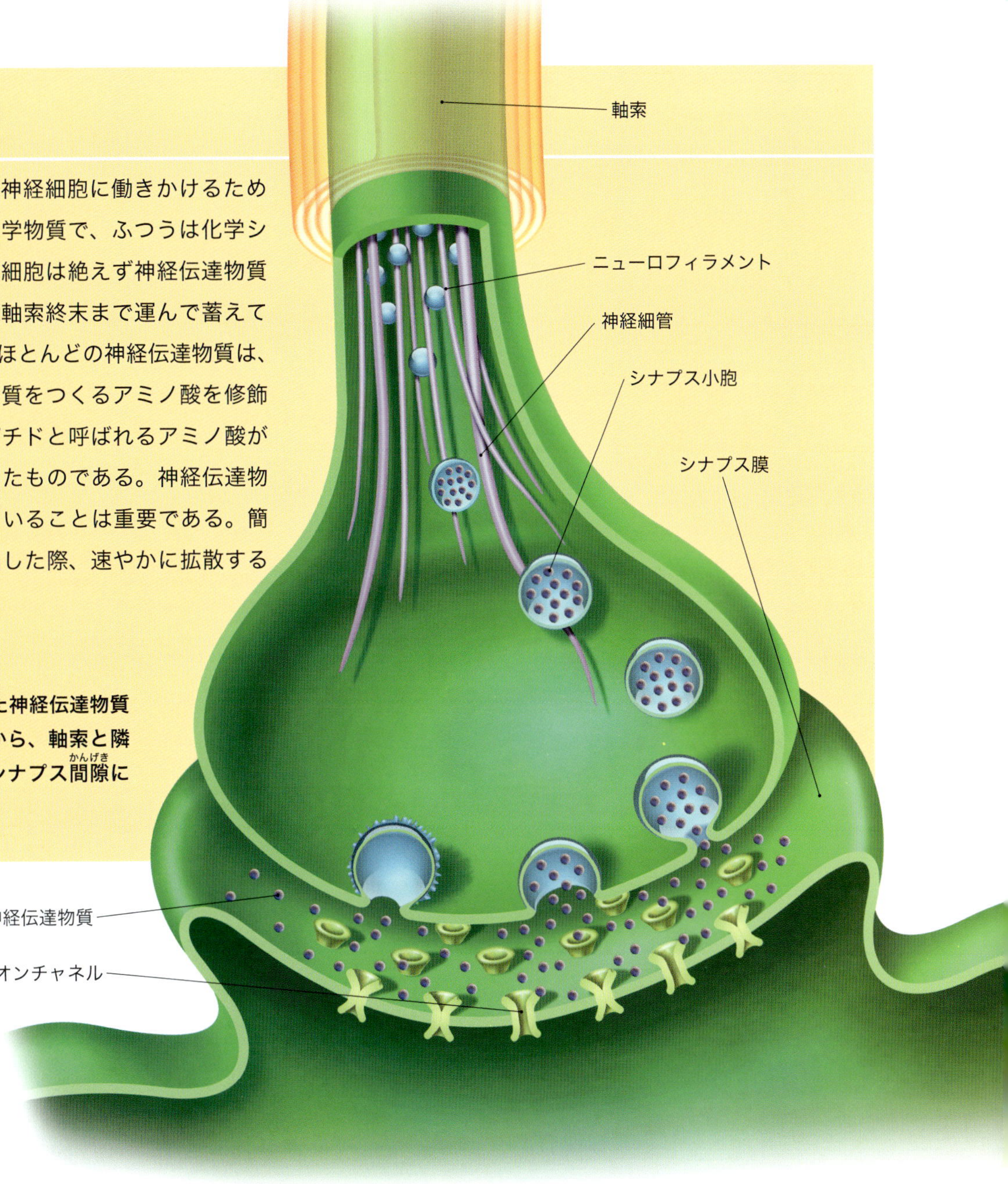

胞のDNA（デオキシリボ核酸（かくさん））に書きこまれている。この情報は、メッセンジャーRNA（リボ核酸）と呼ばれる分子が細胞核から引き出す。神経細胞の細胞質にあるリボゾームが、メッセンジャーRNAにコードされた情報を使って、神経伝達物質を生成する酵素をつくったり、ペプチド性神経伝達物質そのものである短いアミノ酸鎖（さ）をつくる。

神経伝達物質ができると、それをゴルジ体が膜で覆われた容器（輸送小胞（しょうほう）と呼ばれる）のなかに収納する。

ほとんどの神経伝達物質は、細胞体から数ミリから1メートル近くも離れた場所で放出されるので、軸索を伝って長い距離を、運ばなければならない。神経伝達物質の詰まった小胞は、速い軸索輸送システムによって、軸索内の神経細管を伝って、1日に10～40センチの速さで運ばれる。アセチルコリンなど、軸索終末にある分子で生成できるいくらかの神経伝達物質は軸索に沿って輸送する必要はないが、生成に使われる酵素はやはり細胞体からやってくる。

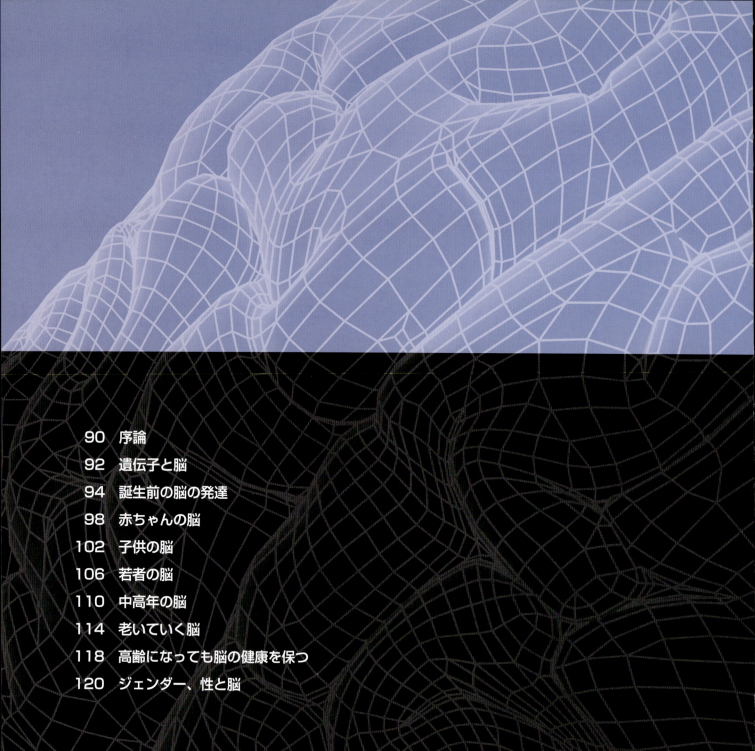

- 90 序論
- 92 遺伝子と脳
- 94 誕生前の脳の発達
- 98 赤ちゃんの脳
- 102 子供の脳
- 106 若者の脳
- 110 中高年の脳
- 114 老いていく脳
- 118 高齢になっても脳の健康を保つ
- 120 ジェンダー、性と脳

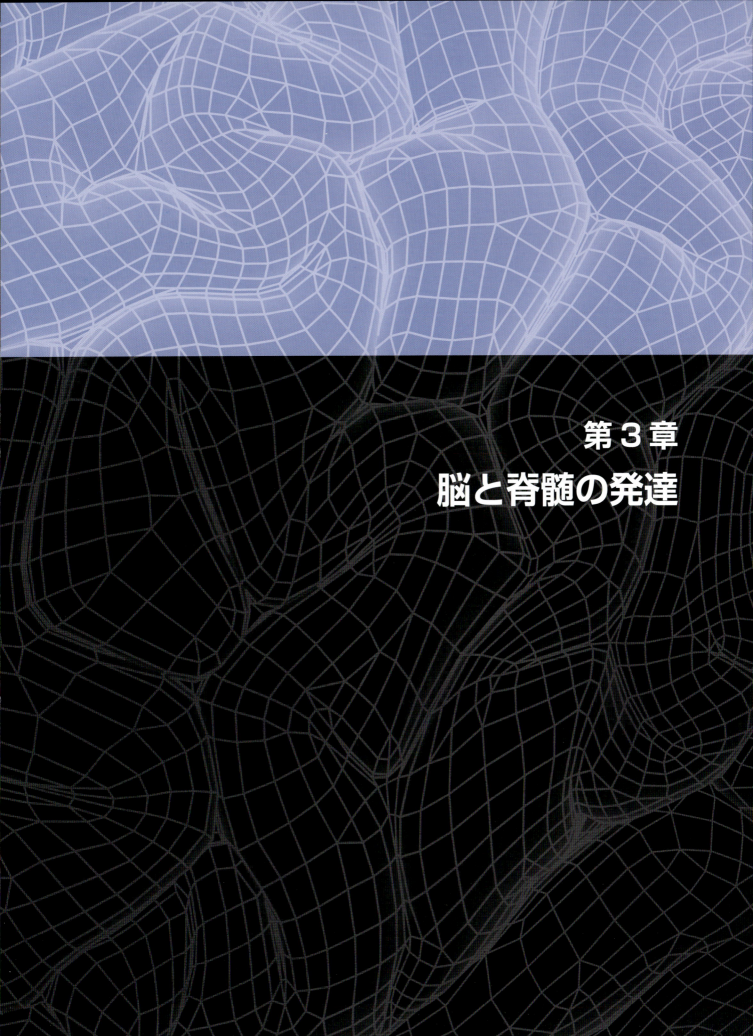

第3章
脳と脊髄の発達

序論

私たちの脳は、たった1つの細胞から成長していく。その細胞とは、私たちが両親から受けついだ遺伝子情報を含む受精卵である。脳を形成していくうえでこの遺伝子情報がどのように使われ、脳が成長してゆく間、遺伝子とそれをとり巻く環境とは、どのように影響をおよぼし合うのだろうか。また、老いてきたときには、脳が病気にならないようにし、脳の健康を最善の状態に保つにはどうしたらよいのかという、考慮すべき別の問題が待ちかまえている。

神経系はあまりに複雑な構造をしているため、遺伝子情報で神経細胞ひとつひとつの位置とつながりを決めることはできない。したがって脳の発達を制御する遺伝子はあくまで調整役として働くのであり、脳の発達を左右する重要なプロセス（神経細胞とグリア細胞を生みだす細胞分裂など）のオン・オフを切り替えたり、神経細胞同士の相互作用の一般的なルールを決めたりしている。成人の神経系の構造が複雑なのは実際、脳が発達する過程で神経細胞同士が競い合ったことによるところが大きい。発達過程では多種多様な神経細胞が大量に形成されるが、成人になるまでに淘汰されるものも多い。神経細胞同士が軸索を通じて、めざす部位から提供される成長に必要な因子を奪い合い、支援を十分に得られなかった神経細胞は死滅してしまう。また脳部位間の結合も、競合によって形成されていく。そうすることで、もっとも効果的な結合が選択され、成人になっても維持される。

脳の成熟と老化

私たちが老いるにしたがい、脳には避けがたい変化が生じる。それは、神経細胞そのものの数が減少するというより、神経細胞間の結合が徐々に失われていくというものである。神経細胞間の結合が失われたとしても、それはもともと余計な結合であった場合もあるので、かならずしも機能が低下するわけではない。成熟した脳は多くの経験を積むほど、情報処理速度の衰えを補うことができる。こうしたことは特に50代や60代ではよく見られる。いっぽう、70代から80代に達すると、神経細胞間の結合の喪失は加速していき、知的機能と運動機能の両方が、しだいに緩慢なものになっていく。感覚受容体が徐々に、しかし容赦なく失われていくと、食べ物に対する味覚や嗅覚は鈍っていき、身体のバランスを保って転倒を防ぐ能力は損なわれていく。こうした変化は複合され知力の衰えにも拍車をかけるので、ある分野の機能が失われると、別の分野の機能を維持することもむずかしくなっていく。

脳の健康の維持

老化にともなって私たちの脳の機能を蝕む、こうした機能低下過程の多くは、活発なライフスタイルを維持することで食い止めることができる。まだ残っている神経回路を訓練して成長因子の産生をうながせば、身体的および精神的活動を活発に行うことによって、感覚機能や運動機能、認知機能の喪失を遅らせることができるのだ。活発な身体的活動によって、脳内の動脈が細くなるアテローム性動脈硬化の進行を遅らすこともできる。

→ ヒトの脳は胚子期から幼少期にかけてかたちも大きさも著しく変化し、青年期に最大の大きさに達したのち、老齢期になると徐々に萎縮していく。

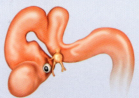
妊娠後6週目

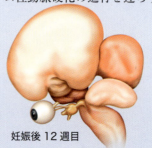
妊娠後12週目

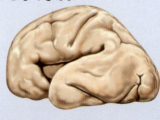
妊娠後37週目

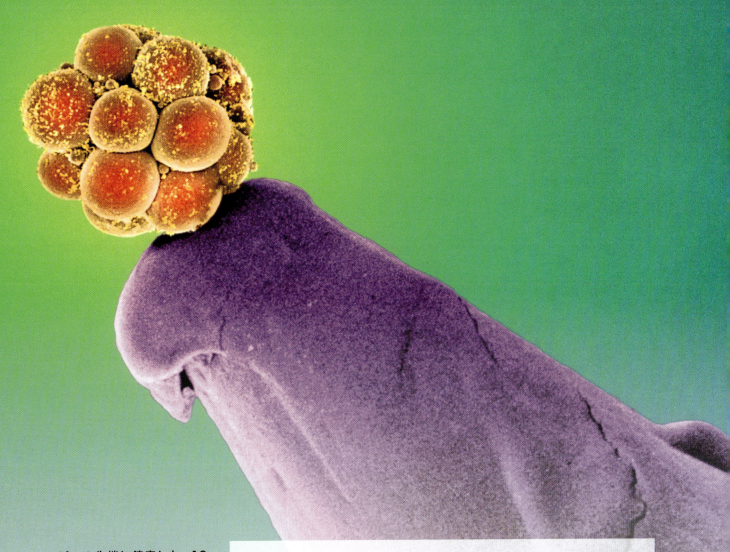

→ ピンの先端に鎮座した、16個の細胞に分裂したヒトの胚(妊娠後約3日目)の着色顕微鏡写真。各細胞の核には遺伝子情報が収まっていて、神経系をはじめとする胎児の身体を形成していく。

脳の発達に影響を及ぼす環境の要因

脳は発達の全期間を通じて、周囲の環境からの影響にきわめて敏感である。ここでいう環境には、母親の胎内も含まれる。母親の胎内で胚や胎児として発達中の子供の脳は、母体の栄養状態や体温の変化の影響を受け、母体由来のアルコールやウイルス、メチル水銀などの毒物にさらされる場合もある。また出産後も子供の脳は、生きていくうえで重要な栄養分や情緒の安定、社会的体験、知的な刺激など、数々の複雑な環境要因の影響を受ける。

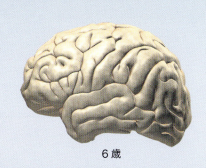

6歳

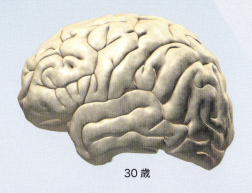

30歳

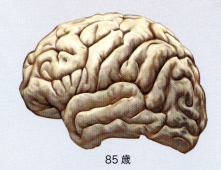

85歳

遺伝子と脳

ヒトの遺伝子（ゲノム）は、ヒトにもっとも近い生物種であるチンパンジーの遺伝子と比べて、わずか1パーセントの違いしかないが、ヒトの脳はチンパンジーの3倍も大きく、認知能力ははるかに上回っている。このことから、ごく少数の重要な遺伝子が、脳の大きさと内部の組織化に大きな影響をおよぼしていると考えられる。

　遺伝子発現とは、遺伝子内の情報がタンパク質に変換され、それが、ほかの遺伝子に影響を及ぼしたり、細胞としての機能を発揮したりすることをいう。発達中の脳における遺伝子発現を調べた研究によると、大脳皮質には発現増加した（活動を活発化させた）遺伝子が約600個ある。こうした遺伝子の多くは比較的最近に進化した遺伝子で、大脳皮質全般、とりわけ前頭前野が発達するうえで不可欠な役割を担っている。そのうち意思決定に中心的な役割を果たす前頭前野外側部は、ヒトでとくによく発達している。

　言語領域の発達を制御する遺伝子セットもきわめて重要である。現在のところ、こうした遺伝子すべてが同定されたわけではないが、FOXP2をはじめとするいくつかの遺伝子が、私たちが文法の規則を理解したり応用したりするのに必要な神経回路を形成するうえで決定的な役割を担っていることはまちがいない。

遺伝子ですべてが説明されるわけではない

　遺伝子が脳の発達に欠かせない役割を果たしていることはまちがいないが、その働きはせいぜい、脳の発達プロセスを起動させ、成長中の神経細胞同士が相互作用する際の基本ルールを定めるスイッチ程度とみなすべきだ。脳の複雑な構造は、その大半が、各神経細胞と軸索が接合と成長因子を求めて競い合った結果としてもたらされる。この意味では、脳の発達は遺伝子によって制御されるだけでなく、遺伝子以外の要因にも左右されると考えられる。こうした要因の中には、成長因子や軸索の結合先をめぐる神経細胞同士の競い合いのような、脳内部の状況に起因するものもある。また、内分泌系が分泌するホルモンや胎盤から供給される栄養など、脳をとり巻く身体の内部環境も脳の発達を左右する。だがそれ以上に脳の発達にとって重要なのは、妊娠中の母体が摂取する栄養や誕生後に乳幼児が摂取する栄養、幼児期から青年期にかけて経験する外界の環境など、身体外の要因である。

新しい遺伝子の誕生か古い遺伝子の改良か？

脊椎動物の脳の全体の構造は少なくとも4億年前にはできあがっていたが、機能に左右差があり（側性化）特殊な言語領域をもつ人間の大きな脳は、できてからまだ数十万年しかたっていないと考えられている。このことは、人間の脳の発達をもたらしたのは古い遺伝子に生じた変化なのか、それとも近年になって進化したまったく新しい遺伝子なのかという問題を提起している。脊椎動物の遺伝子全体を比較するを比較ゲノム学研究によって、人間の脳が拡大したのは、ヒト固有に新しく進化した遺伝子、とりわけ前頭前野の発達をうながす遺伝子が新たに誕生したためであることが示されている。

→ 身体を構成するすべての細胞が持つ染色体はいずれも、遺伝子情報が書きこまれたひと繋がりのDNAとそれに付随するタンパク質（ヒストン）からなる染色糸でできている。遺伝子は脳の発達プロセスを起動するうえで欠かせない働きをするが、脳の複雑な構造のすべてが遺伝子によって説明されるわけではない。遺伝子、神経細胞同士の競合、そして周囲の環境、これら三者間の相互作用の結果として、脳の複雑な構造はできあがるのである。

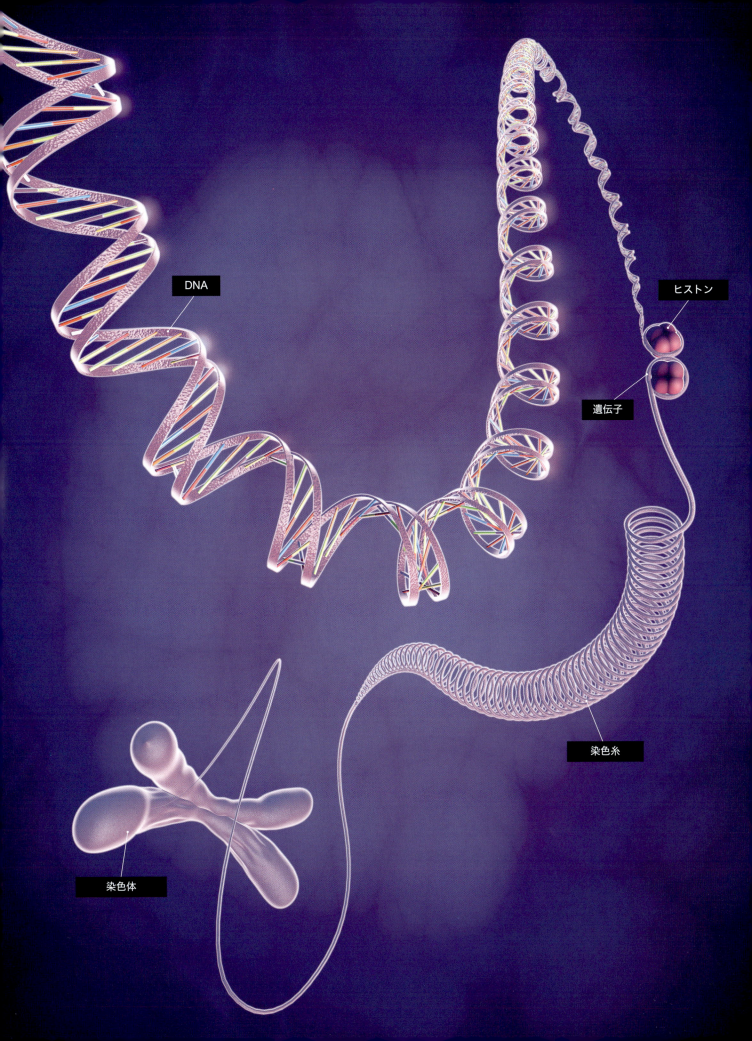

脳と脊髄の発達

誕生前の脳の発達

ヒトの脳は数千億個の神経細胞とグリア細胞でできた複雑な構造物だ。脳は、受精卵のDNAに書きこまれた遺伝子プログラムに蓄えられた情報にもとづいて構築されていくが、胚や胎児の身体内の環境、さらには、とくに妊娠後期において、子宮内やその外の環境からも大きな影響を受ける。

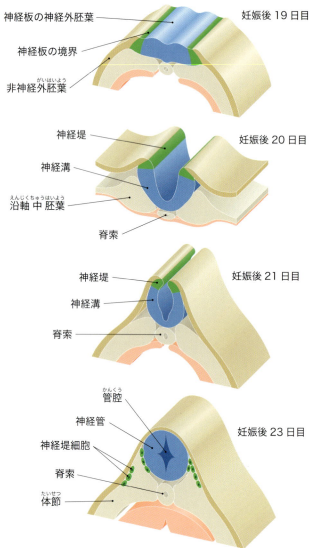

↑ 子宮内で、神経系は脊索が誘導する神経板から発達していく。神経板は両端から折りたたまれて内側に神経溝を形成し、やがて閉じて神経管となる。神経板の端にできた神経堤細胞は末梢神経系を形成する。

妊娠後18日目の胚の上表面にできる、平たいオタマジャクシかテニスラケットのようなかたちをした神経板から、脳の形成は始まる。この神経板は、周囲の組織の発達を協調させる棒状の組織、脊索によって誘導される。すでにこの初期段階において、成人の脳の各部位は平たい神経板の表面にマップされている。神経板の最前部は前脳へと発達していき、「オタマジャクシの尾」ないし「ラケットの柄」にあたる後部は脊髄へと発達していく。

神経管

神経板の両端が上に向かって折りたたまれていき、3日ほどかけて管が形成される。この神経管は、まず成人の頸部下方に当たる部位で閉じるので、神経管は最初、脳の部分と脊髄下部の部分では孔が開いている。この2

神経管欠損

前神経孔や後神経孔が閉じない（神経管欠損と呼ばれる障害の一種）と、神経系の前端や後端の発達不全が起きる。前神経孔が閉じないと、脳が発達せず、無脳症（「無脳」を意味するギリシア語に由来）を発症する。後神経孔が閉じないと、脊椎が正常に発達せず、二分脊椎症（「割れた脊椎」を意味するラテン語に由来）を発症する。妊娠前に母親が葉酸をたくさん摂取しておけば、生まれてくる子どもが神経管欠損を負うリスクを抑えられる。

誕生前の脳の発達

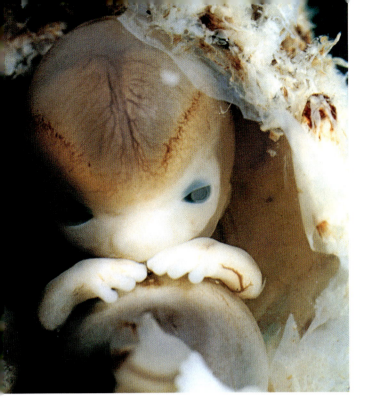

← 妊娠後約7週の胚。細胞分裂によって脳が急速に発達中である。目はできかかっているが、まだ機能していない。

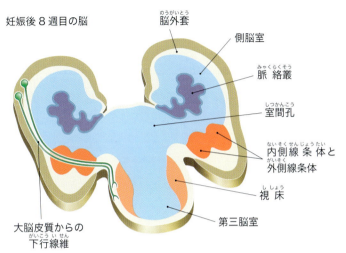

妊娠後8週目の脳：脳外套、側脳室、脈絡叢、室間孔、内側線条体と外側線条体、視床、第三脳室、大脳皮質からの下行線維

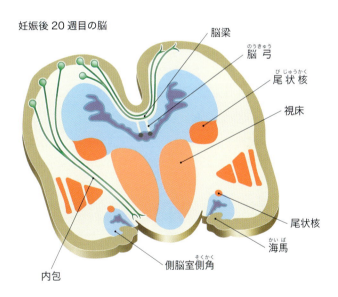

妊娠後20週目の脳：脳梁、脳弓、尾状核、視床、尾状核、海馬、側脳室側角、内包

つの孔はそれぞれ前神経孔、後神経孔と呼ばれ、ほぼ1週間、胚をとり巻く羊水と通じている。前神経孔は妊娠後25日目に、後神経孔は27日目に閉じる。

神経堤細胞

神経板の両端がまさに閉じようとしている部位では、神経堤細胞と呼ばれる特殊な細胞群が形成され、これらの細胞は身体の各部位へと移動していく。この神経堤細胞からは、脊髄に沿って並ぶ感覚性の後根神経節や、内臓諸器官の働きを制御する自律神経節など、末梢神経系を構成するすべての細胞が形成される。末梢神経系の神経を包む髄鞘を形成するシュワン細胞や、アドレナリン（エピネフリン）を産生する副腎髄質も神経堤由来である。

明確な神経細胞としての機能をもたないほかの数多くの細胞も、神経堤に由来する。その中には、紫外線から肌を守るメラニン色素を産生するメラノサイト、心臓や頭骨の一部、さらには歯を形成する細胞などが含まれる。したがって、先天性異常により神経堤細胞の身体の各部位への移動が阻止されると、多くの器官で障害が生じる場合がある。

↑ 発達中の前脳の神経細胞は、脳胞（側脳室と第三脳室）の壁内の細胞分裂によって形成される。神経細胞は本来分布すべき部位に到達すると軸索（緑色の部分）を伸ばし、脳のほかの部位と結合する。これらの神経結合には、正中を横切るもの（脳梁）、脳幹や脊髄に到達するもの（内包）などがある。

脳と脊髄の発達

かたちをなしていく脳

胚子期の後半(妊娠後28日目から50日目)になると、神経管は複雑なかたちに発達していく。まず神経管は脳の先端で3つの膨らみをつくる。これらは一次脳胞と呼ばれ、成熟すると、前脳、中脳、菱脳となる部分を形成する。前脳の外側が膨らみながら神経管が中脳の位置で屈曲し、左右の大脳半球が形成される。

脳細胞の誕生

神経細胞とグリア細胞は発達中の脳内のいくつかの部位でくり返し起きる細胞分裂によって生まれる。とりわけ重要な部位は、脳室帯と呼ばれる脳胞の内腔に近接する領域だ。脳室帯は、大脳皮質の錐体細胞のような大型の神経細胞がもっとも活発に生成される領域で、妊娠後約6週目から約26週目にかけて活動する。この脳室帯の活動がしだいに収まると、脳胞の内腔から少し離れた場所で、神経細胞をつくる第2の重要な部位が形成される。この第2の部位は脳室下帯と呼ばれ、小さな神経細胞やグリア細胞(星状膠細胞と希突起膠細胞)をつくるうえで重要な役割を果たす。小脳をはじめとする脳内の特殊な部位には、(胎生期後期から誕生後間もなくにかけて小脳を覆う外顆粒層などの)神経細胞をつくる別の領域がつけ加わっている。

神経細胞の移動障害

新生の神経細胞と放射状グリア細胞のあいだで適正にシグナルがやりとりされなかったり細胞の移動用の足場が損傷を受けるなどして、神経細胞の正常な移動が阻まれると、脳胞の近くで神経細胞の塊が取り残され、行き場を失ってしまう障害が生じる。こうしたことは、遺伝子の異常や、ウイルス感染など環境要因によって発生し得る。このように脳胞の周辺で行き場を失ってしまった神経細胞は正常な結合を形成できず、知的障害をひき起こす場合が多い。

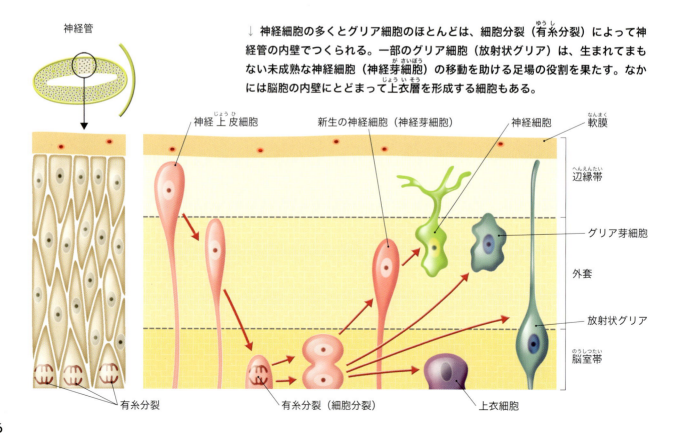

↓ 神経細胞の多くとグリア細胞のほとんどは、細胞分裂(有糸分裂)によって神経管の内壁でつくられる。一部のグリア細胞(放射状グリア)は、生まれてまもない未成熟な神経細胞(神経芽細胞)の移動を助ける足場の役割を果たす。なかには脳胞の内壁にとどまって上衣層を形成する細胞もある。

誕生前の脳の発達

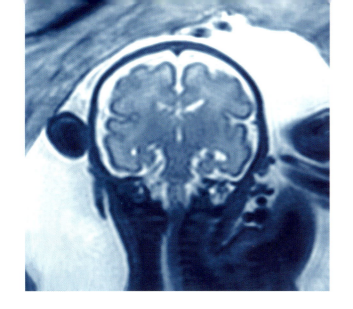

← 妊娠後25週目。このとき胎児の脳内、とりわけ情動や知覚、思考をつかさどる領域において、神経細胞の結合が形成されている。

↓ 脳は、神経管が屈曲し、管壁が厚くなることでかたちづくられていく。眼球は前脳の一部が外に伸びだしてできる。

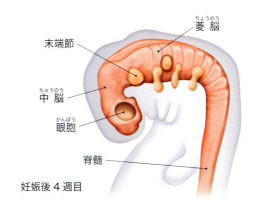

妊娠後4週目

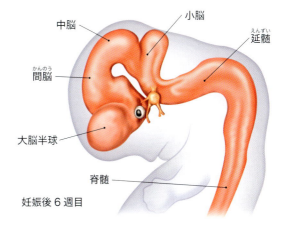

妊娠後6週目

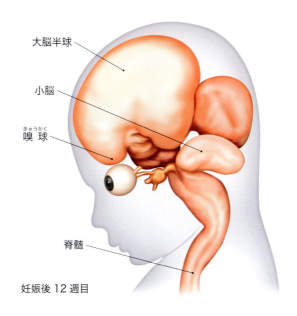

妊娠後12週目

神経細胞の移動

脳室帯で新たに生まれた神経細胞は、大脳皮質や他の脳部位内の最終目的地に移動しなければならない。脳の発達の初期段階で生まれた大きな神経細胞は、放射性グリアと呼ばれる特別な長いグリア細胞がつくる足場を伝って移動する。場合によっては、こうした足場を使わずに神経細胞が移動することもある。胚生期の脳細胞をウイルスでラベリング（標識化）し、その動きを追跡した研究から、神経細胞がひとたび目的地周辺に到達すると、今度は横方向に広がっていくことが明らかになっている。その後の発達過程で生まれる小さな神経細胞は、大脳皮質の内部回路を形成していく。こうした神経細胞は胎生期に、湾曲する脳のなかを長距離にわたって移動する。なかには、脳の発達の初期段階に大型の神経細胞がつくった経路を伝って移動する神経細胞もある。

妊娠後期の胎児の脳の発達

神経細胞は妊娠後期に入ると最終目的地に到達し終え、脳のほかの部位や脊髄に向かって軸索を伸ばし始める。なかには、この時期になっても細胞分裂によって活発に新生の神経細胞を生みだす脳部位（前脳の脳室下帯や小脳の外顆粒層など）もある。このように細胞分裂が続くということは、妊娠の全期間を通じて、薬物や放射能、ウイルスの侵入、母親の体温上昇などの環境の異変に対して脳が極度に敏感なことを意味している。こうした細胞分裂はときには出産後も続き、成人に達したのちでさえ新たな神経細胞を生みだす可能性もある。

脳と脊髄の発達

赤ちゃんの脳

誕生した時点でのヒトの脳は、重さが成人の脳の約25パーセントしかない。脳は誕生から最初の2年間でほぼ成長しつくす。この2年間の経験によって神経細胞からは突起（軸索と樹状突起）が伸びていき、軸索は髄鞘に包まれる。

赤ちゃんが誕生した時点で、大脳皮質の表面を覆うおもな溝はすでにできあがっており、脳の重さは約350グラムに達している。脳の重さは生後1年目で2倍以上の900グラムを超え、生後2年目には約1000グラムに達する。大脳皮質の成長はたいへん重要で、生後数年のあいだに、大脳皮質における神経細胞の樹状突起は格段に複雑さを増す。この時期、大脳皮質の神経細胞の樹状突起は、神経細胞の直径の数百倍もの長さにまで伸びていく。こうして樹状突起伸長するにつれ、大脳皮質のほかの部位から伸びてきた軸索と接合するようになる。

生後の神経細胞の生成

神経細胞のなかには、嗅覚系や小脳を形成する神経細胞のように、生後も生成されつづけるものがある。近年の研究では、乳幼児の脳の側脳室周辺の脳室下帯から2つの主要部位に移動する神経細胞の流れがあることが明らかになっている。第1の流れは嗅球に向かい、第2の流れは前頭前野の下部と内側部に向かう。こうした神経細胞は介在ニューロンとなり、前頭前野内の神経回路を形成しているものと思われる。生まれたばかりの神経細胞のこうした流れは、生後18カ月間にもっとも活発になり、その後社会性が開花していく時期にも前頭前野には安定して神経細胞を供給していく。また乳幼児の段階で脳が損傷を受けた場合、この流れに乗って損傷個所に神経細胞が供給されることもある。近年の研究によって、新たに神経細胞をつくることのできる幹細胞が、成人の脳室下帯の名残のなかに見つかることも示されている。

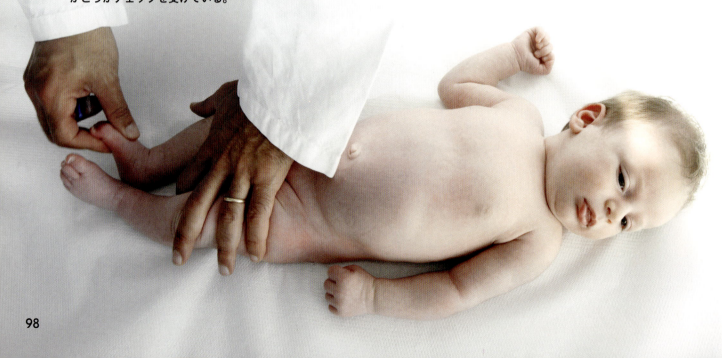

↑ 新生児は神経系が適切に機能しているかどうかを調べるお決まりの検査を受ける。この赤ちゃんは把握反射が正常かどうかチェックを受けている。

新生児の脳内での軸索同士の競合

発達段階にある神経細胞は、しばしば、何本もの軸索の分枝を伸ばすが、なかには、成人において通常は軸索が接合しない部位に到達するものもある。こうして過剰に伸びてきた軸索同士は、樹状突起と接合しようと競合する。有用な機能を発揮する軸索は生き残るが、有用でない軸索は淘汰されていく。感覚や運動の経験と、こうした脳内の神経細胞同士の結合の発達とが、相互に影響しあうことにより、未熟な脳が経験を通じて成長していく。臨界期と呼ばれるこの乳幼児期に、感覚刺激と運動経験とをたっぷり享受できるゆたかな環境を整えてやれば、その後の認知機能や運動能力の発達をうながすことができる。この有り余るほどの軸索の発達は、子供の脳の可塑性を高める重要な要素でもあり、脳内の軸索が損傷を受けた場合でも、ほかの軸索が新たに伸張してくることによって脳はその損傷から回復できるのである。

いっぽう、この時期に感覚を遮断したり、身体の動きを制限したりすると、大脳皮質の感覚や運動をつかさどる中枢の機能が永久に発揮されなくなり、子供の将来の能力が制限される場合がある。このため、新生児や幼児が両眼でものを見る能力（両眼視）を妨げる斜視などの異状を来している場合は、視覚野の可塑性が失われてしまう前の早い段階で治療を施さなければならない。このような早い段階で斜視を治療しないと、その子供は一方の目だけでものを見ようとし、両眼から入ってくる視覚情報を単一の画像に融合する能力を獲得できなくなってしまう。

→ 神経経路同士の競合の結果、胚子期の脳内の神経細胞と神経結合のうち余分なものは淘汰されていく。

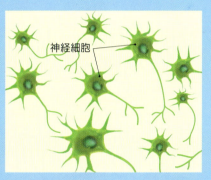

1. 胚子期の脳においては新たな神経細胞が過剰に生成される。

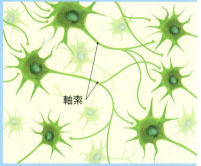

2. 死滅を免れた神経細胞の軸索終末が何本も枝分かれする。

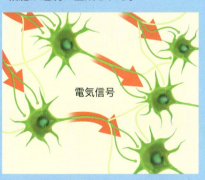

3. 電気活動によって、一部の神経細胞の軸索結合は強められ、それ以外の軸索は死滅していく。

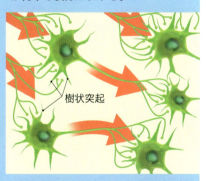

4. 誕生後、脳は第2の成長期を迎え、軸索と樹状突起が新たな結合を形成していく。

ホルモンと脳の発達

新生児の脳は血中を循環するホルモンの働きに大きな影響を受ける場合がある。新生児の性ホルモンは視床下部と前脳基底核の構造を変え、性機能を制御する神経細胞群を生成する。甲状腺ホルモンは大脳皮質の神経細胞の樹状突起の発達に本質的な働きを担っている。甲状腺の機能不全や、食物を通じたヨウ素の摂取量不足が原因で、甲状腺ホルモンが十分に分泌されないと、新生児甲状腺機能低下症（以前の病名はクレチン病）と呼ばれる、知的および身体的障害の一種を発症する。

誕生から生後18カ月までの発達基準

生後年齢	姿勢と身体の動き	視覚と手による操作	聴覚と発話	社会的行動
生後3カ月	腹ばいに寝かせると、頭部と胸部を上げて肘で支える。上体を立てて支えてやると頭部を自分で立てる。	見えるものに注意を集中し、大人の動きを見つめるようになる。顔の近くに近づけたおもちゃの動きを目で追う。	興味をそそる音に耳をすます。あやされると笑ったり、おだやかな声をあげる。	うれしいと喜んだ表情を見せる。
生後6カ月	腹ばいに寝かせると腕をつっぱって身体を起こす。お座りができる。立たせてやると両足で体重を支えるようになる。	2メートル先を転がるボールを見つめるようになる。おもちゃに手を伸ばしてつかむ。	頭の側方0.5メートル離れた場所でかすかな音がするとその方向に振り向く。2音節の音を発するようになる。	周囲に注意を向け、興味を示すようになる。まだ人見知りをしない。
生後9カ月	手足をばたばたと動かし、這って進むようになる。支えてやらなくても10分間座りつづけることができる。	落としたおもちゃを探すようになる。片手で握った物をもう一方の手に持ちかえるようになる。	耳の近くでするかすかな音が聞こえる場所をすぐに突きとめる。なめらかに喃語を発するようになる。	知らない人間を識別できるようになり、人見知りをするようになる。固い食べ物を噛むようになる。
生後12カ月	四つんばいではいはいをする。両手を持って支えてやると歩くようになる。1〜2秒、自分の力で立てるようになる。	わざとおもちゃを落とし、それがどこに行くかを見つめる。物をつまんだり、人差し指で小さな物を触れるようになる。	簡単な指示を理解するようになる。ずっと喃語を発しつづける。	両手を挙げ、着替えに協力するようになる。手を振って「バイバイ」をする。
生後18カ月	ひとりで歩き、転ばずに床のおもちゃを拾いあげるようになる。	3個の積み木を積みあげたり、落書きをするようになる。	いくつか言葉を話すようになる。	両手でコップを掴み、中身を飲むようになる。母親の注意を引こうとする。

脳性麻痺

脳性麻痺は、発達中の脳に非進行性の損傷が加えられて起きる、姿勢と運動に異状を来す障害である。新生児300人に1人の割合で発症し、原因としては、感染症や遺伝子異常など妊娠後期に発生する問題、出産時の損傷や酸素の供給不足、血中のブドウ糖不足、出産直後の重度の黄疸など出産時に発生する問題、さらに感染症や外傷、脳血管障害など乳幼児初期の疾患が挙げられる。

多くの場合、脳性麻痺は、運動機能の発達遅延が検出される生後6カ月頃にその可能性が疑われる。脳性麻痺にかかった子供は四肢の筋肉の固縮が進行しつづけたり（痙性）、体の動きがぎこちなかったり（運動失調症）、四肢が麻痺したり（片麻痺や対麻痺）する。また舞踏運動やアテトーゼ（179ページ参照）などの不随意運動を発症する場合もある。早い段階で理学療法や薬物治療、整形外科手術を施せば、症状と兆候を軽減できるが、現段階では完治は不可能である。

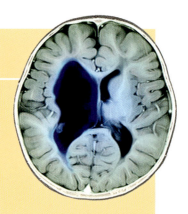

→ 脳性小児麻痺にかかった子供の脳のMRI画像。脳脊髄液が詰まった異常な空洞ができているのが分かる。

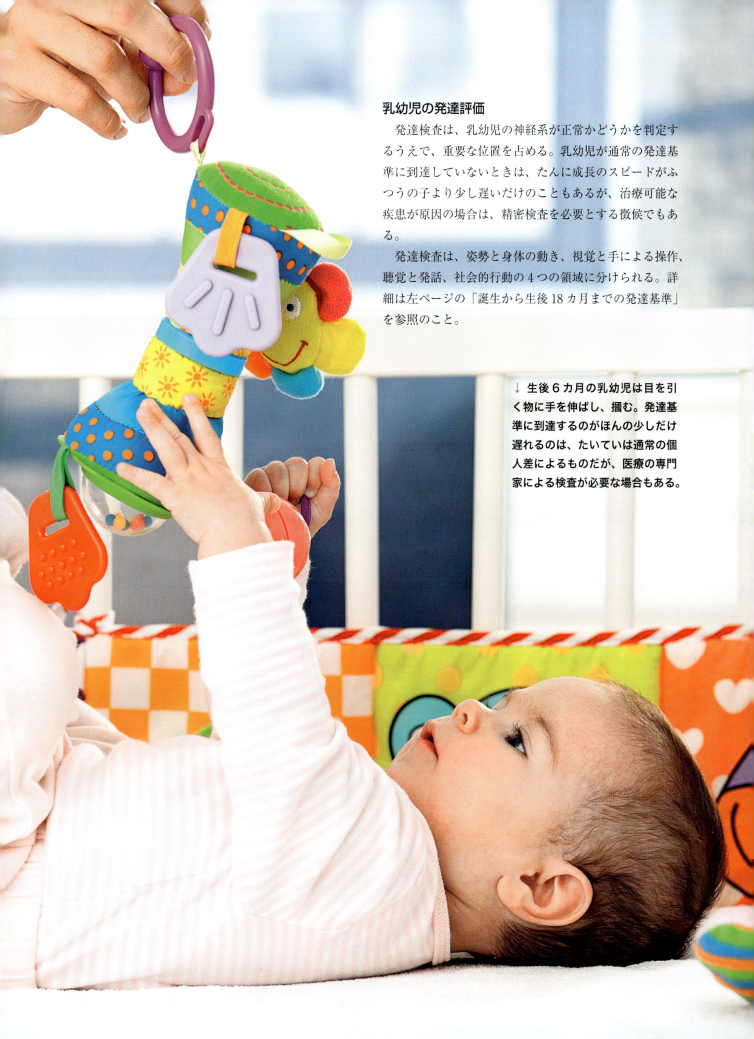

乳幼児の発達評価

　発達検査は、乳幼児の神経系が正常かどうかを判定するうえで、重要な位置を占める。乳幼児が通常の発達基準に到達していないときは、たんに成長のスピードがふつうの子より少し遅いだけのこともあるが、治療可能な疾患が原因の場合は、精密検査を必要とする徴候でもある。

　発達検査は、姿勢と身体の動き、視覚と手による操作、聴覚と発話、社会的行動の4つの領域に分けられる。詳細は左ページの「誕生から生後18カ月までの発達基準」を参照のこと。

↓ 生後6カ月の乳幼児は目を引く物に手を伸ばし、掴む。発達基準に到達するのがほんの少しだけ遅れるのは、たいていは通常の個人差によるものだが、医療の専門家による検査が必要な場合もある。

子供の脳

2歳以降、脳の成長のスピードは遅くなる。2歳から8歳頃までで、子供の脳は、重さこそわずか20パーセントしか増えないが、このたいして大きくもない追加分の脳組織には、実に多くの神経結合が新たに形成されており、そのおかげで、その後の人生に重要かつ不可欠な認知機能や運動機能を獲得することができるのである。

子供がなかなか発達基準に達しないように見えると、当然、両親は気をもむものだ。ほとんどの場合、発達基準に達してみると、たんに正常な範囲の端のほうに位置する子供であったにすぎない。小児科医に相談すれば、子供を入念に検査し、成長の遅れをもたらしたかもしれないと考えられるあらゆる疾患を取り除いてくれるだろう。

忘れてならないのは、子供の能力は一定のペースではなく、飛び石を飛ぶように発達していくということだ。すべての子供が同じペースで能力を発達させていくわけではない。お尻で歩いていた子供が、ろくにはいはいもせずに歩き出すこともあるし、ある段階で何週間も発達が止まっていた子供が、一夜で一気に新しい能力を身につけてしまうこともある。ある1つの領域の能力の発達に全勢力が注がれて、その間ほかの領域の能力の発達はとまったまま、という子供もときどき見られる。

子供がなかなか話しださないと、親は皆、心配になる。発話の遅れには、喉や軟口蓋の運動障害、難聴、知的障害、自閉症、あるいは発話をうながす環境の欠如など、さまざまな原因が考えられる。話しかけてあげたり、よくしゃべる子供の仲間に入れてあげたりすることで、発話能力の発達を促すことができる。

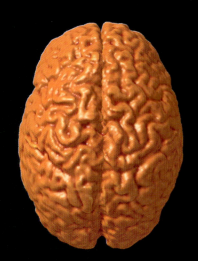

← 子供の脳は成人の脳と大体同じかたちをしているが、新たな結合を形成する軸索が髄鞘に包まれていき、さらに成長する。

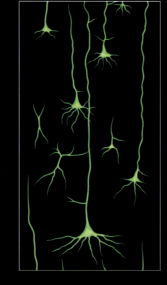
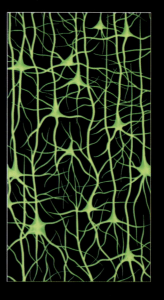
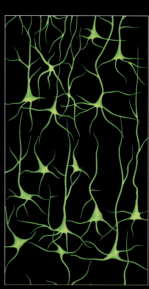

→ 子供時代には、神経細胞同士がひじょうに多くの結合を形成していく（左側と中央の図）。「余分な」結合の多くは、成人になると淘汰されていく（右側の図）。

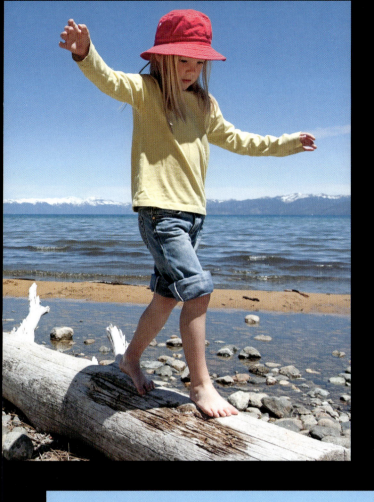

← よく身体を動かし、きちんと栄養をとり、豊かな刺激を受ける経験を重ねることは、子供の脳をすこやかに発達させるために大切だ。

ストレスの影響

　幼い子供の頃の経験——よい経験も悪い経験も——は、その後、成長してからの行動に長く影響をおよぼす。多くの研究事例から、幼い頃に虐待されたりネグレクトされたりした子供は、成人になってから不安障害やうつ病を発症するリスクが高くなることが分かっている。幼少時にストレスにさらされると、ストレスホルモンのコルチゾールの血中濃度が高まり、脳内のコルチゾール受容体の数が減る。ストレスや不幸に見舞われた大人が不安やうつ病を発症する原因は、こうした幼少時の変化だと考えられている。

幼児の発達基準

感覚機能と運動機能は就学前の年齢を通じて発達しつづける。医師たちは、子供の発達を測る尺度となる多くの発達基準を以下のように定めている。

生後年齢	姿勢と身体の動き	視覚と手による操作	聴覚と発話	社会的行動
2歳	走る。両足で1段ずつ踏みしめて、階段を上り下りする。	6個の積み木を積みあげる。	単語をつなぎ合わせて簡単なフレーズをつくる。	スプーンを使うことができる。トイレに行きたいことをいうことができる。日中はおもらしをしなくなる。
3歳	1～2秒間、片足立ちができる。左右の足を交互に使って階段を上ることができる。	9個の積み木を積みあげる。手本を見ながら円を描ける。	センテンスをいくつも組み合わせて話す。自分のフルネームを言うことができる。	スプーンとフォークを使って食べられるようになる。手伝ってあげれば脱衣ができる。
4歳	5秒間、片足立ちができる。左右の足を交互に使って階段を上り下りできる。	6個の積み木で3段の階段をつくることができる。手本を見ながら円と十字を描ける。	おしゃべりになる。話す言葉には幼児特有の言い間違いが数多く含まれる。	手伝ってあげれば着衣も脱衣もできる。
5歳	スキップやジャンプができる。5秒間、腕を組んだまま、片足立ちができる。	人間の絵を描ける。手本を見ながら円と十字、四角形を描ける。	よどみなく話すようになる。	ひとりで着衣も脱衣もできる。顔と手を洗い、拭くことができる。

ストレスと食事、運動

幼少時のストレスがおよぼす影響を調べた動物実験によれば、気分をやわらげる食事をとり、定期的に体を動かすことで、ストレスホルモン濃度の上昇による悪影響を防げるようだ。食事と運動にこうした効用があるのは、海馬におけるコルチゾール受容体と神経栄養因子に好影響をおよぼすためである。生まれて間もないラットを母親から引き離してストレスを与えると、海馬においてコルチゾール受容体の数および脳由来神経栄養因子（BDNF）の産生が低下するが、気分をやわらげる脂肪分の多い食事を与え運動をさせると、それらは正常値に戻った。

もちろん、脂肪分の多い食事を摂取すれば将来の健康に悪影響をおよぼすことになる。したがって、まず第一に子供にストレスを与えている環境的要因を減らすこと、ついで定期的に身体を動かさせることで幼少期につきもののストレスを克服させることが望ましい。

子供の痙攣

痙攣は、大脳皮質の神経細胞群が異常な放電活動を起こすことで発生する。就学期前の子供（生後6カ月から5歳）の約4パーセントが痙攣を経験しており、そのうち一番多いのが熱性痙攣である。痙攣は体温の上昇をひき起こすあらゆる疾患によって突然発生する。もっともよく見られるのが上部呼吸道感染症によるものだ。熱性痙攣を起こした子供の約20パーセントは、親族にもやはり熱性痙攣の病歴がある。熱性痙攣がおさまっているときは、脳波はたいてい正常である。一度熱性痙攣を経験した子供の約半数は、その後も再び経験することになるが、5歳を越すとまず起きなくなる。

熱性痙攣を治療する場合は、まず子供を寝かせて気道を確保し、ぬるま湯に浸したスポンジでやさしく子供の身体を冷やしてやり、感染症の治療薬を投与する。子供の熱が下がらない場合は、抗痙攣薬を投与する場合もある。

↓ 幼い子供を襲う痙攣発作のほとんどは、体温上昇にともなう単発性のものだが神経学的な異常が原因の場合もある。脳波をとると、大脳皮質の異常電気活動が検出されることもある。

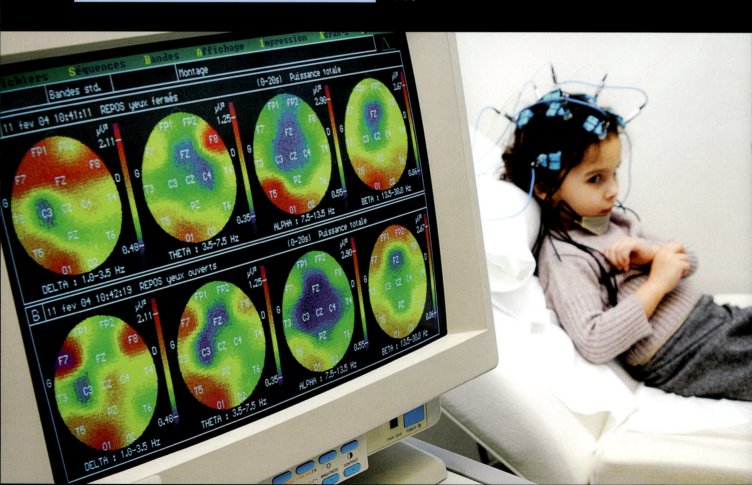

→ 話し言葉と違い、読む力は生まれつきの能力ではなく、身につけるのに何年もの訓練を必要とする。女の子より男の子のほうが苦労するようだ。

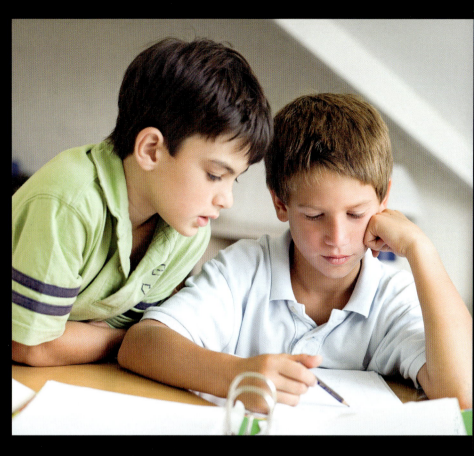

5歳から15歳の子供を襲う痙攣発作の原因でもっとも多いのがてんかんだ。てんかんが原因の発作としては、大発作（グランマル）や小発作（プチマル）など脳の大部分が原因と思われる発作や、側頭葉（そくとうよう）てんかんなど脳の一部が原因と思われる発作がある。大発作では、全身が激しく痙攣し、しばらく意識を失う。大発作はテレビで強い閃光を見ることでひき起こされることもある。小発作では、ほんの一瞬意識を失う（欠神発作（けっしんほっさ））。これは5秒足らずしか続かず、まばたきをともなう。ふつう、知能は正常である。側頭葉てんかんでは、発作の最中に多くの場合、幻覚とおかしな行動が起きる。発作を起こしていないときでも行動上の問題や知能の低下をともなう。

読む力の発達

読む力は通常、学校で継続的な訓練を積むことで身につく。学校や家庭で不幸なことがあると、読む力の発達に大きな悪影響がおよぶことがある。子供の読む力がほかの子供と比べて2年以上遅れると、治療を必要とする障害とみなされるのがふつうである。読みの障害は男の子、とりわけ貧しい家庭や大家族の男の子に多く見られる。深刻な読みの障害を抱える子供には専門的な検査をする必要があり、場合によっては臨床心理学者や教育心理学者など、専門家の支援が必要になる。

読みの障害を抱える子供の脳を調べた近年のイメージング研究により、大脳皮質の体積が小さくなっていることと聴覚野（ちょうかくや）の左右差が小さくなっていることが、読む力の遅れと関係していることが明らかになっている。こうした解剖学的な脳の異常が、視覚情報の処理速度の遅さと相まって、読みの障害をひき起こしていると考えられる。

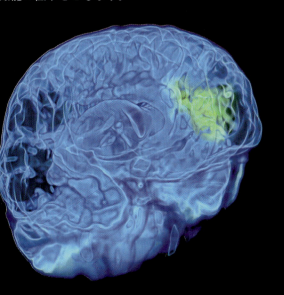

↑ 鏡に映った自分の姿を見つめる子供の脳のMRIスキャン画像。視覚をつかさどる前頭前野（ぜんとうぜんや）の領域の活動が活発化しているのが分かる。自意識はふつう、4歳頃にできあがる。

若者の脳

十代になると、それまで脳を形成してきた成長プロセスのほとんどは緩やかとなり、やがて停止するが、大切な執行機能を担う大脳皮質領域は、依然として微妙な変化を続けていく。また、やがて大人としての責任を引き受ける準備期間であるこの十代の頃、若者には複雑な認知能力や高度な運動能力も身についてくる。

　イメージング研究によると、10歳頃から大人になるまでに脳の白質の体積は約5パーセント増える。大脳皮質の灰白質は子供時代に厚みを増していき、少女では11歳で、少年では12歳でピークに達し、それ以降の青年期に入って薄くなりはじめる。この現象は、神経細胞の成熟や余分なシナプスの刈りこみ、白質内の軸索の肥大化と関係があると考えられており、かならずしも脳の機能が低下するわけではない。大脳皮質の成熟のペースは部位ごとにまちまちである。判断や計画立案にかかわる連合野よりも、運動野や感覚野は速く成熟する。

　青年期前半における脳の成長には、性差もあるようだ。扁桃体は男性のほうが大きくなる傾向があるのに対し、海馬は女性のほうが大きくなる。これらの部位には性ホルモンの受容体が高密度で存在していることから、思春期のホルモンの急増がこれらの部位の成長をうながす一因になっていると考えられる。

　青年期前半は、どの人の脳も同じ程度に成長するというわけではない。この時期の若者たちの言語的知性および非言語的知性に個人差があるのはおそらくそのためだ。言語的知性の変化は、左半球にあり言語の駆使にかかわる領域（ブローカ野）の変化と強く相関しているようだ。いっぽう、非言語的知性を測定する検査の成績の変化は、小脳前部の差と強く相関している。つまり、こうした

↓ 脳が青年期前半を通じて成熟していくにつれ、大脳皮質の灰白質は後部から前部に向かって縮小していく。これは認知機能の向上にともない、神経細胞間の不必要な結合が淘汰されていくためである。

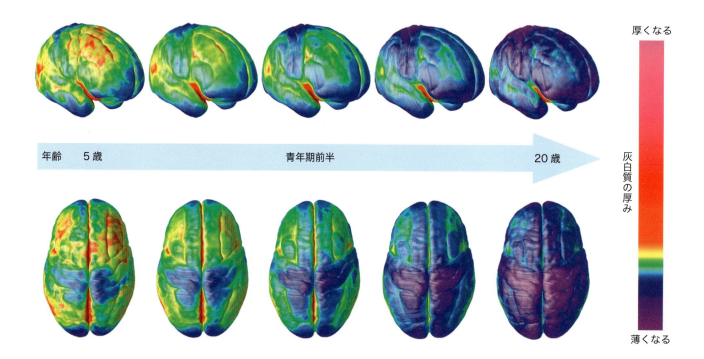

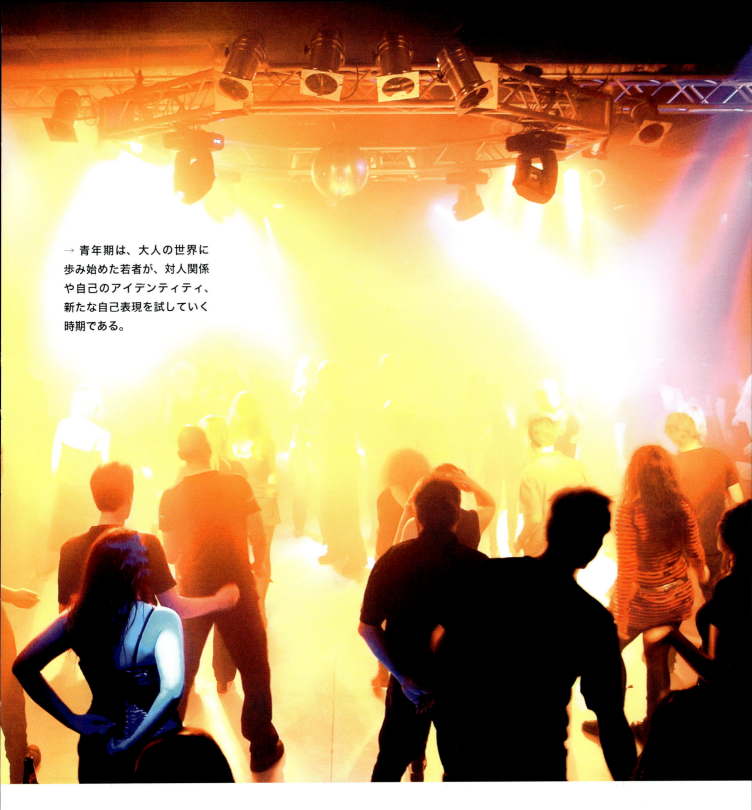

→ 青年期は、大人の世界に歩み始めた若者が、対人関係や自己のアイデンティティ、新たな自己表現を試していく時期である。

脳領域のいずれかの成長が遅れた個人は、青年期前半の成長とともに起きる知的能力の改善が鈍ると考えられる。

青年期とリスク・テイク

　青年期前半（12歳から18歳頃まで）から後半（18歳から25歳頃まで）にかけての若者は、大人に比べて、違法な薬物や危険な薬物を服用する、無謀な運転や飲酒運転をする、反社会的な行動に走るなどしやすい。こうしたリスクを冒す行動は、スリルや性急な報酬を求める衝動や、抑制の欠如と関係がある。こうした若者の傾向を、青年期の脳構造の変化のペースと結びつけて考える研究者もいる。ものごとを判断したり、計画を立てたり、系統立てて考えたりする高度な執行機能は、側頭葉上部や前頭前野外側上部が担っているが、これらの脳部位

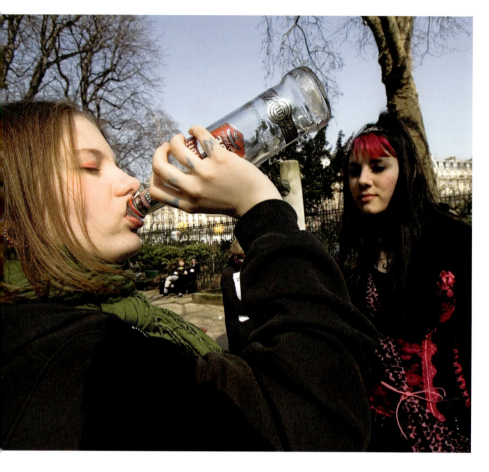

← 若者が気晴らしに摂取するアルコールや薬物には深刻なリスクが潜んでいる。若者の脳は、構造も機能もまだ未熟な段階にあるからだ。とりわけ一気飲みは悪影響をおよぼし、リスクの高い行動に駆りたてるおそれがある。

は、青年期前半の最後（16歳から17歳以降）に成熟する。いっぽう、思春期になって男性ホルモンのテストステロンの分泌が急増すると、感情につき動かされる衝動的な行動にかかわる辺縁系を構成する扁桃体（へんえんけい）が大きくなる。若者たちがリスクを冒した行動をとるのは、前頭前野による制御系と辺縁系による制御系の間で不整合が生じているためだと考えられている。幼い子供の頃は、辺縁系と前頭前野はともに発達途上だが、青年期になると辺縁系のほうが前頭前野よりも先に発達してしまい（とくに男性の場合）、衝動的な行動をひき起こすことになる。これに対し、成人の場合は前頭前野が完全に成熟し、社会的行動もきちんと制御される。

青年期と薬物の娯楽的服用

リスクを冒した行動に走り、仲間と徒党を組みたがる若者たちは、えてしてアルコールや薬物の摂取を娯楽として楽しもうとする。若者たちの脳はまだ発展段階にあるため、中毒性の高い神経作用性の薬物を摂取すると、大人が摂取した場合とまったく異なる有害な影響を被る可能性がある。

ティーンエージャーが行うアルコール摂取で、もっとも多い典型的なパターンが、いわゆる「一気飲み」だ。ふつう「一気飲み」は、女性の場合、4杯もしくはそれ以上の酒を、男性の場合は5杯もしくはそれ以上の酒を、場所をわきまえずに浴びるように飲むことを意味する。

若者の社会脳

青年期は、自己同一性や自己意識、他者との関係が大きく変化する時期だ。若者の脳の活動パターンには、成人の脳と比べてわずかに違うところがあるということは驚くに当たらない。若者と成人を対象に、目の前で話をしている人が本気でものを言っているか皮肉を言っているかを判断する課題をさせてみると、若者の脳の前頭前野の上部と内側の活動が、成人に比べて高い。これに対し、成人の脳は側頭葉上部の活動が若者に比べて高くなっている。こうした実験結果は、若者と成人では他人の意図の受けとめ方に違いがあることを示唆している。とはいえ、こうした違いが若者の日々の行動にどのような影響をおよぼしているかを知るには、さらなる研究が必要だ。

高校卒業の最後の月に、若者の約30パーセントが一気飲みをするといわれている。若者のあいだで行われる一気飲みは、判断力を低下させ、リスクを冒した行動に駆りたて、暴力や自動車事故、妊娠、性感染症などの悲劇を招くおそれがあるため、社会厚生上、深刻な問題になっている。一気飲みをする若者たちは、とりわけ視空間の認知を含んだ作業記憶が低下することが分かっている。こうしたテスト結果の低下は、大脳皮質の前頭葉や帯状回前部、頭頂葉上部に機能異常が生じたことが原因だと考えられる。女性の方が男性よりも一気飲みの弊害を受けやすいようだ。

近年、先進国で大きな社会問題となっているのが、若者たちのあいだで流行している覚醒剤メタンフェタミンの乱用だ。この強力で危険な薬物を乱用し中毒になると、乱用者の39パーセントに精神錯乱が見られ、うつ病の発症率が上がった結果31パーセントに自殺念慮、21パーセントは実際に自殺を試みる（自殺企図）といわれている。

若者のうつ病と自殺

若者のうつ病は世界的な問題になっている。毎年、若者の約4パーセントがうつ病にかかり、青年期全体ではうつ病を経験した若者の比率は20パーセントに達する。若者のうつ病をひき起こす最大の要因として挙げられるのが、家族のうつ病の病歴と、いじめや家庭内不和、貧困など社会心理上のストレスだ。自殺のリスクも深刻で、若者の死亡原因の2番目か3番目を占める。若者のうつ病は気づかれないことが多い。すぐに怒ったり、気分が変動しやすくなったりすることは、この年ごろにはふつうに見られることだからだ。またうつ病のおもな症状は、明らかな気分の変化ではなく、摂食障害や不登校、薬物の乱用、学校の成績の低下など、すべてがうつ病の兆候だからだ。ふつう、軽度のうつの治療にはまず最初に認知行動療法と対人関係療法が用いられる。うつ病の若者に抗うつ剤を投与することについては、若者の脳はまだ未熟なため、安全性をめぐって賛否両論があるが、うつ病が深刻な場合は、こうした抗うつ剤が必要になる場合もある。

青年期のいじめ

仲間や友人からいじめられることは、男女を問わず若者に共通した悩みで、ティーンエージャーの1〜3割がいじめを経験している。いじめを受けた若者は肉体的な苦痛を与えられるだけでなく、仲間外れにされたり、友だちから見下されたりする場合もある。少年の頃にいじめを受けた若者は、そうでない若者の4倍も、後に自傷行為に走ったり、自尊心を低下させたりしやすくなる。

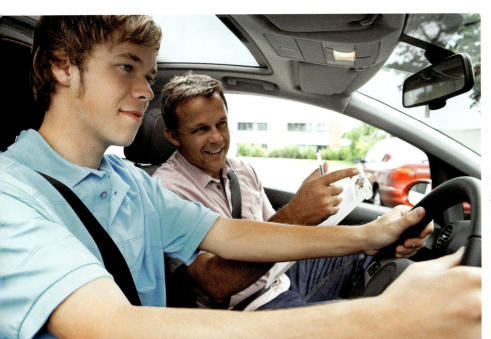

← 青年期には、車の運転など複雑な運動能力を新たに身につけ、大人としての責任感が芽生える。こうした能力は、成人としての判断力が完全に形成される前に習得されることもある。

中高年の脳

一見すると、脳の機能は青年期後期から中高年にかけて比較的安定しているように思えるが、加齢にともなって脳は徐々に変化していくため、この時期の行動と認知機能にも微妙な変化が生じる。こうした変化はおおむね好ましいものだが、精神の柔軟性はしだいに失われ、若い頃には技能や知識を簡単に身につけて楽しめたのに、そうではなくなっていく。

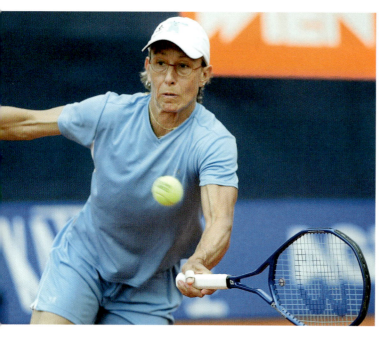

↑ スポーツ能力は青年期後期から成人に達した頃にピークを迎え、その後、反応時間や筋力はしだいに衰えていく。テニスのマルチナ・ナブラチロワ選手のように、40代後半になってもプロとしてプレーを続けるという例外もないわけではないが、ほとんどのプロ・スポーツ選手は30代半ばで引退する。

　青年期から老齢期にかけて脳の体積は約30パーセントも縮小し、この縮小のプロセスはすでに25歳頃から始まる。この体積の縮小は、樹状突起や軸索など神経細胞突起の消失が原因のようだ。この最初期の変化はおそらく余分な神経結合の刈り込みを含んでいるため、脳の機能にほとんど変化をもたらさないが、中高年の終りにさしかかるにしたがって加速するこの結合消失のプロセスは行動の柔軟性や反応速度を蝕みはじめる。こうした脳の構造的変化は避けることができないが、身体的および心的活動を活発にしつづけることで進行を遅らせることはできる。

経験の効用

　中高年の人びとが日々いつも行っている活動は、加齢による影響をほとんど受けない。これは、知的活動であれ運動であれ、私たちの脳の機能の多くは、長年の実践によってほとんど自動的に行えるようになっていて、徐々に進行する脳の縮小にも耐えうるためだ。

　銀行員を対象とした研究結果を見ると、高齢の銀行員は、推論能力テストの成績では若い銀行員に劣るが、業務遂行能力ではひけをとらない。このことから業務の遂行能力は、加齢により速度や正確さは多少衰えても、長年にわたって培った特殊な経験や継続的な訓練によって保たれることが分かる。

　日頃から継続的に使われる神経細胞の経路ほど、加齢にともなう機能の衰えに対する抵抗性が高いと思われる。その理由はおそらく、より多くの神経細胞が、その課題遂行に特異的に働く神経回路に組みこまれるためだ。また知的能力の訓練を続けることは、神経細胞の結合を維持する成長因子の産生もうながすと考えられている。

明晰な脳に必要な健康な身体

　体を動かすこと全般、とりわけ有酸素運動には、加齢による脳の衰えを防ぐ効果があると考えられる。この分野の研究では、有酸素運動能力（酸素を効率よく身体に運び、活用する能力）は、高齢になっても認知機能を良好に保持できることと関連があることが示唆されている。

更年期と脳機能

中高年の女性にとって、更年期(閉経期)は一大イベントである。更年期を迎えるとそれ以降、卵巣は卵子をつくったり周期的に女性ホルモンを分泌したりする機能を完全に停止してしまう。大脳皮質内の神経細胞はエストロゲン(女性ホルモン)に敏感に反応するため、更年期(50歳前後)になって突然、ホルモンの支援がなくなると、気分や認知機能に大きな影響を及ぼすことがある。更年期を迎えた女性は、不眠や疲労感、物忘れ、強いストレス、性欲の減退、気分の変動などを訴えるようになる。また更年期の到来は、子供の独立や、年老いて体力が衰えたり認知症となったりした親の介護、さらには親の看取りや孫の誕生など、女性の人生の節目と重なる場合も多い。更年期に発症しやすい深刻な疾患であるうつ病は、ホルモン補充療法や抗うつ剤で治療する。

男性は加齢にともなうホルモンの変化に目立った影響を受けない。これは血中のテストステロン(男性ホルモン)の濃度はたいてい、中年期を通じて徐々に減少していくためである。

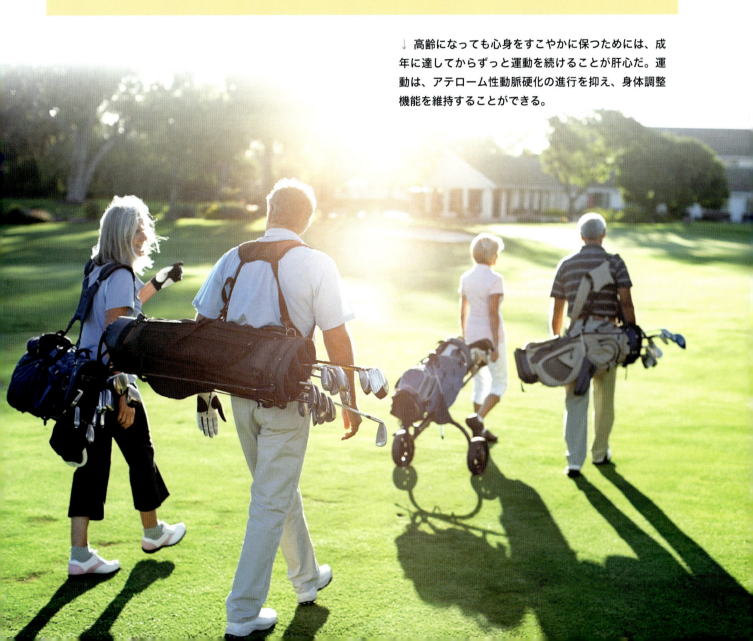

↓ 高齢になっても心身をすこやかに保つためには、成年に達してからずっと運動を続けることが肝心だ。運動は、アテローム性動脈硬化の進行を抑え、身体調整機能を維持することができる。

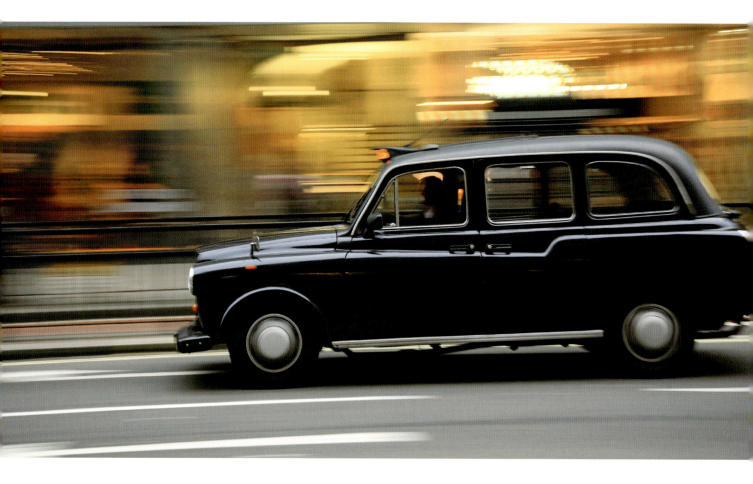

↑ 人間は中高年になったからといって、かならずしも知的能力が衰えるわけではない。ロンドン市内を走るタクシーの運転手を対象とした研究によれば、経験豊富な運転手ほど、市内の複雑な道路網を記憶する必要に迫られて、海馬（かいば）が大きくなることが分かっている。

計画を立てたり、いくつかの課題をうまくコーディネートしたり、作業記憶を使ったりする能力を維持するには、毎日の有酸素運動がもっとも効果がある。有酸素運動にこうした効用があるのは、ひとつには、脳に血液を供給する動脈を細くするアテローム性動脈硬化の進行を抑えられるからだ。カロリーの高すぎる食事をとり、運動をしない先進国の人びとはアテローム性動脈硬化にかかりやすい。

また身体を動かすことには、神経系をつねに活性化できるという効用もある。身体を活発に動かすことで、神経細胞を維持する神経栄養因子の産生がうながされる。こうした因子の1つ、脳由来神経栄養因子（BDNF）は運動することで大量に産生され、中高年以降の神経細胞の可塑性を高めることが知られている。

成人、とりわけ中高年の成人が日頃から有酸素運動を続けると、とくに大きな効用が得られると思われる。高齢者にとっても運動は、平衡感覚を維持し、転倒を防ぐことにつながる。神経系をトレーニングし、身体各部位の協調とバランスが必要な運動を行えば、高齢になってからも神経の前庭系（ぜんていけい）や小脳（しょうのう）の神経回路の働きを最大に保っておくことができる。

脳血管の健康管理

脳血管の収縮や損傷がもたらす弊害はふつう高齢期に入ってからでないと現れないが、脳血管の健康維持につながる健全なライフスタイルを身につけるうえで、中年期の役割はきわめて重要だ。

脳血管障害をひき起こす最大の原因は、アテローム性動脈硬化と呼ばれる疾患である。この疾患は、太い脳血管や中程度の脳血管の内壁（ないへき）に、脂肪（しぼう）や繊維質（せんいしつ）、石灰質（せっかいしつ）が

中高年の脳

徐々に蓄積して発症する。こうした物質の蓄積で血管が狭くなり血管の内壁が衰えると、脳に供給される血流が突然止まったり徐々に減少したりする危険が生じ、血管壁が破裂するリスクも生まれる。こうした脳血管の変化は、致命的な脳梗塞（のうこうそく）や知的機能の衰弱（血管性認知症）などをひき起こす場合がある。

脳血管障害の抑制

アテローム性動脈硬化をひき起こす主なリスク要因は、高血圧、肥満、喫煙、運動不足、糖尿病、高脂血症、過度の飲酒であることはよく知られている。中年期は健康を適切に管理し、こうした病因を避けるための努力をするのにもっとも適した時期である。

50代に達した人間は誰もが時間をかけて生活上の優先事項を見直し、今後の健康増進につながる努力に取り組むべきだ。日頃から血中脂質値と血圧をチェックし、有酸素運動のプログラムやウェイト・トレーニングを取り入れて、体重を推奨レベルに維持することが肝心だ。

脳の健康維持のためのヒント

中高年の脳の健康維持に役立つ習慣は、「使わなければダメになる」という格言でほぼ言い尽くされている。生涯を通じて軽度の運動を長く続けることで、脳は健全な状態を保つことができる。脳の若さを保つ秘訣は以下の通り。

- 年をとっても知的活動を続ける。
- 日頃から年齢にふさわしい運動を続ける。
- 家族や友人、社会とのきずなやつきあいを大切にする。
- ぐっすりと眠る習慣を身につける。
- 有毒物質（酒の飲みすぎやたばこ、違法な向精神薬）は摂取しない。
- 定期的に健康診断を受け、血圧、血中脂質値、空腹時血糖値をチェックする。

↓ アテローム性動脈硬化は、脂肪やコレステロール、繊維質や石灰質が血管壁に溜まって起きる動脈の疾患である。蓄積された物質によって管壁が厚くなり、血流が遅くなって、血管の内皮表面が潰瘍化（ようか）すると血栓症（けっせんしょう）（血液の凝固）をひき起こす場合がある。

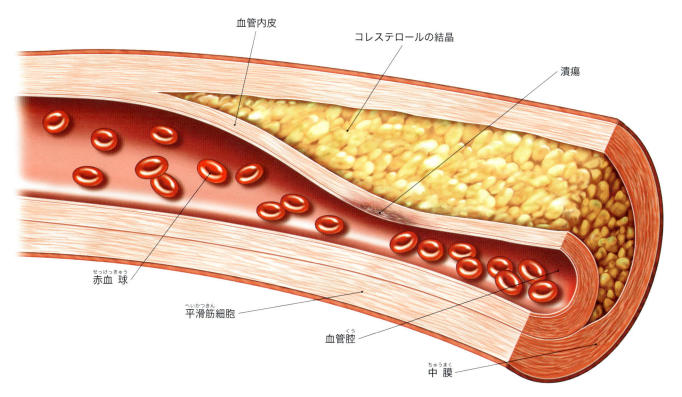

血管内皮 ／ コレステロールの結晶 ／ 潰瘍（かい） ／ 赤血球（せっけっきゅう） ／ 平滑筋細胞（へいかつきん） ／ 血管腔（くう） ／ 中膜（ちゅうまく）

老いていく脳

脳の老化とともに、脳の重さや神経細胞とシナプスの数、神経伝達物質の量も変化していく。私たちはつい、脳が老化するとアルツハイマー病やパーキンソン病などの疾患を発症すると考えがちだが、こうした神経変性疾患を発症することなく老齢に達することは十分にあり得ることだ。

高齢者の脳の構造や機能の変化を考える場合、忘れてならないのは、誰の脳も同じように変化するものではないということだ。高齢者を対象に、最近のできごとを記憶する能力について調べた研究によれば、老いるにしたがってたしかに記憶力は衰えてはいくが、高齢者の約半数は、じつに25歳の健常者とほぼ変わらない記憶力を保っているという。

高齢者になると、心理運動速度（情報を処理し、コマンドに反応する速度）は若者に比べて遅くなりがちだが、高度な能力を求められないかぎり、こうした差はほとんど表面には現れない。生涯を通じて高いレベルで心的な活動を継続し、健康な身体を保ってきた高齢者は、老いてなお脳の機能もベストな状態を保っている傾向がある。

衰えない脳の機能

脳には、高齢に達してからもほとんど衰えない脳の機能がある。人格は、成人に達してから高齢者になるまでおおむね変化しない。人格に変化が生じるのは、前頭前野が深刻な変性に侵され、長年にわたって保ってきた行動パターンを維持できなくなった場合に限られる。また長期記憶も高齢に達してからも比較的よく保たれているので、高齢者は知恵と深い洞察力の宝庫のような貴重な

加齢にともなう神経系の構造と機能の変化

加齢にともなう変化	日常生活への影響
大脳皮質の連合野が縮小する。	認知機能が全体的に衰える。
脳に供給される血流が減少する。	認知機能が低下する。脳梗塞や血管性認知症の発症のリスクが高まる。
シナプスが減少し、神経細胞の樹状突起が縮小する。	認知機能が低下する。心理運動速度が低下し、反応時間が遅くなる。
神経インパルスの伝導速度が遅くなる。	心理運動速度が低下し、反応時間が遅くなる。
グルタミン酸、アセチルコリン、ドーパミン、ノルアドレナリンなどの神経伝達物質と、その受容体が減少する。	認知機能に障害が生じ、注意を維持する能力が衰え、間違いを犯しやすくなる。
脳の可塑性が減少する。	脳梗塞など、脳の損傷から快復する能力が衰える。
海馬が萎縮する。	最近のできごとについての記憶が衰える。
前頭前野が萎縮する。	作業にとり組みながら、一時的にものごとを記憶しておく能力が衰える。
小脳外側部が萎縮する。	繊細な身体の動きがしづらくなる。
味覚や嗅覚、聴覚、平衡感覚、視覚の入力を受ける感覚受容体と神経細胞が減少する。	食事がおいしく楽しめなくなる。耳が遠くなる。転倒して骨折する危険が高くなる。読書が苦手になる。

加齢とともに萎縮していく脳

脳の大きさの研究によると、25歳の平均的な男女の脳は、男性が1400グラム、女性が1300グラムある。この脳の重さは80歳になる頃には約10パーセント減り、男性が1250グラム、女性が1150グラムになる。だが、この重さの変化は過小評価になっているかもしれない。脳内の脳室の拡大分を計算にいれていないからである。実際には、青年期から高齢期にかけて脳の組織の体積は20〜30パーセントも縮小する。

脳のすべての領域が同じように萎縮するわけではない。こうした萎縮のほとんどは、前頭葉と頭頂葉、側頭葉にある、高次な情報処理や執行機能にかかわる領域である。このほか海馬や小脳外側部、大脳基底核の尾状核も萎縮する。

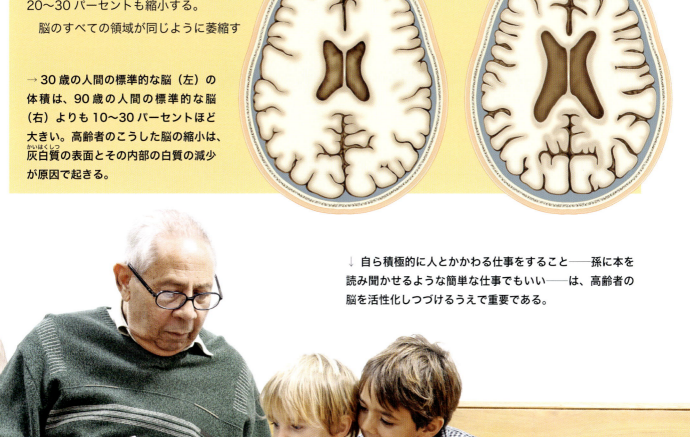

→30歳の人間の標準的な脳（左）の体積は、90歳の人間の標準的な脳（右）よりも10〜30パーセントほど大きい。高齢者のこうした脳の縮小は、灰白質の表面とその内部の白質の減少が原因で起きる。

↓自ら積極的に人とかかわる仕事をすること——孫に本を読み聞かせるような簡単な仕事でもいい——は、高齢者の脳を活性化しつづけるうえで重要である。

脳と脊髄の発達

存在になる。

高齢になると脳の可塑性は衰えるが、まだ残っている可塑性を使って、脳の機能を神経結合が失われた部位からほかの部位に移すことができる場合もある。

感覚細胞の減少

高齢化すると、身体のあらゆる感覚系の感覚細胞が失われていく。老人の多くは、味蕾と嗅受容体が減少し、食べ物を味わったり、その香りを楽しむことができなくなる。筋肉や関節の固有受容線維と、内耳の受容細胞の減少により、老人は身体のバランスを崩し、転倒して腰や手首を骨折しやすくなる。

感覚神経路の結合の特性上、神経系の老いはとりわけ感覚細胞の減少を招きやすい。脳内の情報処理は、多くの場合、いくつもの神経路が同時に活動するため、そのうちの1つが失われても全体の機能はほとんど影響を被らない。いっぽう、末梢神経系の感覚経路は数珠つなぎになった神経細胞で構成されているため、神経細胞が1つでも失われると、その感覚経路全体が機能しなくなる。

髄鞘で覆われたより太い神経線維は、細い神経線維に比べ、加齢の影響を受けやすい。太い神経線維は細い神経線維よりも速く神経インパルスを伝導するため、この

加齢によって人はどれだけの数の神経細胞を失うか

人間の脳は年をとるといちじるしく小さくなるが、神経細胞の数はそれほど減らない。成人に達してから90歳になるまでに、大脳皮質の神経細胞の数はわずか10パーセントしか減少しないという研究もあれば、まったく減少しないという研究もある。忘れてならないのは、大脳皮質に含まれる神経細胞の数には個人差があり、もっとも多い人はもっとも少ない人の2倍近くにまで達すると考えられているという点だ。そうしてみると神経細胞の数が10パーセント減るくらいはたいしたことではないと考えられる。

線維が失われると、感覚器官から脳への情報の流れ全体が遅くなるのだ。

神経結合の消失

高齢化しても、脳で失われる神経細胞の数はごくわずかだが、脳の大きさはかなり小さくなる。こうした脳の縮小の最大の原因は、樹状突起の分枝や、軸索終末とシナプスなど、神経細胞の突起が減少し、小さくなっていくことにある。こうした神経突起が失わ

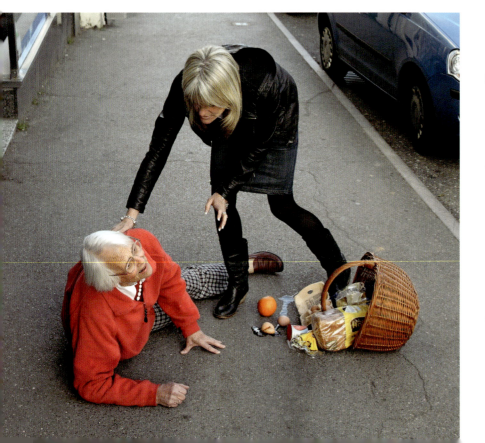

← 転倒はどの高齢者にとっても避けられない問題だ。これは、高齢になるとバランス感覚の伝達の質とスピードが低下し、運動の反応が遅れるためだ。

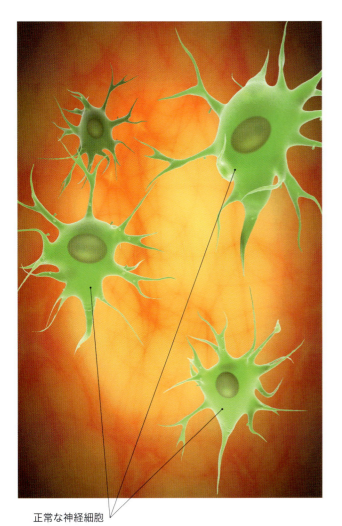

正常な神経細胞

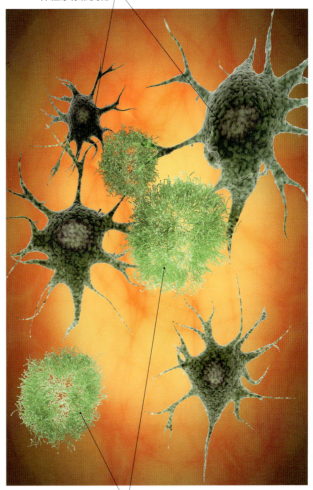

神経細胞内の神経原線維変化

老人（アミロイド）斑

れてしまうと、その脳機能への影響は、神経細胞が失われる場合に比べ、はるかに深刻である。神経突起が失われるということは、すでに習得した行動を支えてきた神経結合の一部が失われたり、学習時に新たな神経結合を形成する能力が弱まったりすることを意味するからだ。

脳の縮小は、その大半が、大脳皮質の領域間をつなぐ薄く髄鞘化された軸索が失われることで起きる。髄鞘の構造も変化し、神経インパルスの伝導速度が遅くなる。前頭前野と頭頂連合野や側頭葉連合野とをつないだりするような皮質領域間結合は、思考や推論を支える、迅速で効率的な情報伝達に本質的な役割を果たしている。高齢者の心的プロセスや反応時間が鈍るのは、こうした皮質領域間結合が減少するからである。

加齢にともない、シナプスも減少していく。サルを用いた研究によれば、サルの大脳皮質内のシナプス結合は、成体になってから高齢期に至るまでに30パーセントも

高齢者の脳では、神経細胞内に神経原線維変化（繊維状の塊が蓄積）が生じたり、神経細胞外に老人（アミロイド）斑が形成されたりするなどの変化が生じる。この2種類の異常が、アルツハイマー病患者の脳には共通して過剰に見られる。

減少すると考えられている。こうしたシナプス結合の減少のほとんどが、皮質領域間結合を形成している、皮質の最表層で起きる。大脳皮質の深層にあるシナプスは、高齢になってもさほど減少しないが、こうした皮質深層でシナプス入力を受けている神経細胞は、下位の脳部位や脊髄に情報を送っている。また大脳皮質の活動を亢進させる興奮性シナプスのほうが、活動を抑える抑制性シナプスに比べ、加齢によって多く失われると考えられている。

脳と脊髄の発達

高齢になっても脳の健康を保つ

高齢になると、脳の機能が何らか衰えてくるのは避けられないが、脳の健康をできるだけ長く保つためにとり組むことのできる有効な手立てはたくさんある。加齢にともなう脳の衰えをできるだけ防ぐためのこうした手立ては、成年に達したらただちにとり組みはじめるべきだが、どの年齢から始めても一定の効果はある。

生涯を通じて脳の機能をくまなく鍛えつづけていれば、脳はもっとも健康な状態を保っていられる。近年の研究によると、日頃からクロスワードパズルを解いたり、新しい言語を習得するなど、複雑な知的活動を通じて脳を刺激し鍛えている人は、おしなべて認知機能がすぐれており、加齢にともなう認知機能の衰えを経験せず、認知症を発症しにくいことが分かっている。

身体運動と脳の健康

日頃から身体運動を続けることは、体重を制御し、脳血管障害を予防するうえで重要（下の囲み記事を参照）なだけでなく、身体のバランスや協調、決まった運動パターンをつかさどる神経系構成要素を維持するのにも役立つ。身体運動をよくする人たちは、そうでない人たちと比べて、加齢による脳の萎縮の程度も小さいことが分かっている。

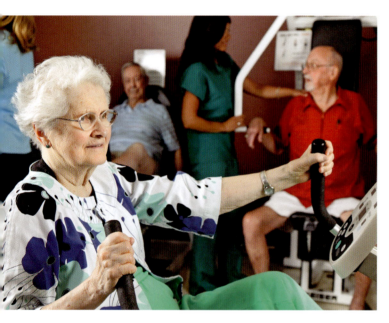

↑ 年齢にふさわしい運動を、激しくはなくても長期的に続けることは、脳の健康維持に欠かせない。

脳の健康維持に適した食事

一時の流行で終わるような減量法に頼るのではなく、政府の奨励する食生活を守って脳血管の健康維持に努めよう。精製糖やトランス脂肪、飽和脂肪の含有量が少なく、繊維質を多く含む食事をとり、1日に2種類の果物と5種類の野菜を摂取するよう心がけよう。肥満度を表すBMI（ボディーマス指数）は20〜25の範囲にとどめたい。腹部脂肪を減らしてウェスト周囲径が身長の半分未満に収まるよう努めよう。日頃から運動を心がけよう。喫煙をやめ、受動喫煙を避けるようにしよう。酒量を控えよう（1日あたり、2杯——含有アルコール量20ミリリットル——以上の酒を飲まないようにすること）。専門家に血圧と血中脂質、空腹時の血糖値をチェックしてもらい、推奨された食事療法を守ろう。

健康な脳血管

過度に高カロリーの欧米型の食事を摂取する人は、誰もがアテローム性動脈硬化と呼ばれる深刻な疾患にかかるリスクを抱えている。アテローム性動脈硬化にかかると、身体全体、とりわけ脳内の血管を流れる血流が減少したり、完全に止まったりしてしまう（112-13ページを参照）。アテローム性動脈硬化はたいてい、血管壁に脂肪の蓄積（プラーク）が形成されて発症する。アテローム性動脈硬化をひき起こすリスク要因としては、不摂生な食生活のほか、喫煙、糖尿病の放置や治療の不徹底、過度の飲酒、高血圧や高脂血症の放置などが挙げられる。

太い血管がアテローム性動脈硬化にかかると、脳の動脈が詰まったり破裂したりして、脳機能の突然の消失（脳卒中）をひき起こす。いっぽう、細い血管がアテローム性動脈硬化になると、徐々にではあるが容赦なく脳の機能が蝕まれていく（微小血管性認知症）。

人びとと交わることと脳の健康

社会のネットワークと強くつながっている人たちは、社会とのつながりが薄い人たちに比べ、認知症を発症しにくいことを示した研究がある。地域コミュニティーのボランティア活動に参加することは、人びととのつながりを深め、高い知的活動を保つうえですぐれた効果がある。また人びとと交わることはストレスやうつの抑制にもなる。

睡眠

睡眠は、脳の健康を維持し、積極的に促進するのに不可欠だ。人間が必要とする睡眠の量には個人差があるが、たいていは1日あたり7～8時間の睡眠が望ましい。加齢が進むほど、眠りは浅くなるものだが、成人に必要な睡眠の量は、変わるものではない。アルツハイマー病をはじめとする脳疾患患者の多くは共通して、睡眠障害を抱えている。睡眠障害が加わると、錯乱やフラストレーション、うつ病をひき起こす。また睡眠には、私たちを感染症から守ってくれる免疫系が必要とするエネルギーや栄養分を体内に保つ効果もある。たっぷりと睡眠をとる習慣をぜひ身につけるべきだ。日々の生活のスケジュールを立て、日頃から運動を欠かさず、就寝前にはリラックスし、寝る直前にコーヒーなどの興奮性飲料を避け、早起きをして1日の最適な時間帯に視床下部が最大限の刺激を受けられるよう心がけよう。

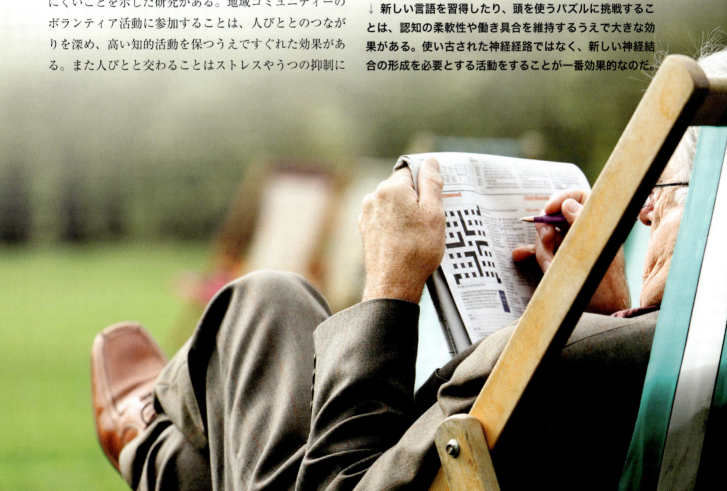

↓ 新しい言語を習得したり、頭を使うパズルに挑戦することは、認知の柔軟性や働き具合を維持するうえで大きな効果がある。使い古された神経経路ではなく、新しい神経結合の形成を必要とする活動をすることが一番効果的なのだ。

ジェンダー、性と脳

ジェンダーの違いは、身体の形態や性行動のいくつかの側面、および大脳皮質とその結合の仕方に現れる。脳の構造にはジェンダーや性による違いがあるという説は小規模な研究だけに基づいており、異論の余地があるとする主張もある。

　男女の脳のもっとも目立つ違いは、男性の脳のほうが女性の脳より約10パーセント大きい点にあるが、この違いはたんに、身体の大きい男性のほうが身体の制御により多くの神経細胞を必要とするからにすぎず、かならずしも男性の知的機能が女性よりすぐれていることを意味しているわけではない。

　言語処理にかかわる側頭平面は女性のほうが男性より大きく、このことは女性のほうが男性よりことばを流暢に話すことと関係があるように思われる。また、側頭葉と頭頂葉の灰白質が、女性のほうが男性よりわずかに厚いと報告されている。いっぽう大脳皮質の神経細胞密度は男性のほうがわずかに高いと報告されており、このことは女性の神経細胞のほうが、より多くの神経突起を持っていることを意味している。このことから、女性のほうが認知機能がすぐれているとも考えられるが、男女両方から十分な数のサンプルを集めて解析するのがむずかしいため、この結論にはまだ異論もある。

性行動と脳

　性行動において女性のほうが受け身になりがちな原因の少なくとも一部は、視床下部内の違いに基づくようだが、そのメカニズムはほとんど解明されていない。ラットを用いた研究によると、雄と雌とでは、視床下部の構造が異なっており、この違いは、生まれて間もないころの発達過程における神経細胞死の違いによって現れてくる。ヒトの視床下部を調べた研究によると、男性と女性の間で異なる神経核があることが分かった。視床下部にある2つの神経核

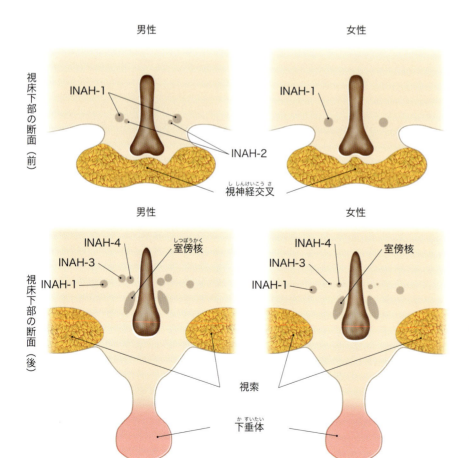

← 男女間では、視床下部の神経核の配置に、微妙ながら重要な違いがある。前視床下野の第2間質核（INAH-2）と第3間質核（INAH-3）が、男性のほうが女性より大きい。また第3間質核（INAH-3）は、同じ男性でも同性愛者よりも異性愛者のほうが大きいという報告もある。

ジェンダー、性と脳

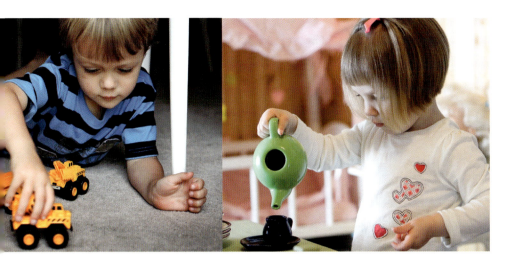

← 子供の遊びのパターンは、ある程度は大人の影響を受けるが、行動パターンと関心の対象の男女差は幼い頃から現れる。その理由は脳の内部でホルモンが果たす役割の差にあるのではないかと考えられている。

（前視床下野の第2および第3間質核）が、男性のほうが女性より大きいのだ。こうしたヒトの脳に関する研究は、男女それぞれ少数の脳の観察にもとづいたものにすぎないため、異論もある。男女の脳の構造の差を、性的嗜好の差（同性愛や異性愛）に求める説や、性差のアイデンティティ（自分を男性と見なすか女性と見なすか）に求める説もあるが、いずれも議論の余地がある。

大脳皮質機能における男女の違い

男女の脳の機能に差があることは、厳密な心理物理実験で裏づけられている。立体的な物体の回転を想像するなど、視空間課題については、男性のほうが女性よりよくできる。著しい男女差が見られるのは数学的な推論能力で、この能力は男の子のほうが女の子より13倍もすぐれている。いっぽう、流暢に話す能力（言語流暢性課題）やものを見分けるスピード（知覚速度課題）、細かい運動のスキルは女性のほうが男性よりすぐれている。こうした能力の男女差は統計的には有意であるが、多くの場合、大勢の男女を研究してやっと見いだされた差にすぎない。調べた男女のこうした能力の分布にはかなりの重なりがあり、知的能力についての男性の平均と女性の平均の差は、同性内のばらつきよりはるかに小さい。

また男性の脳は、女性に比べて、左右の半球間で機能の分化も進んでいると考えられることもあるが、この点はいまも議論が行われている。女性の脳では、左右の大脳半球間でよりすみやかに情報伝達が行われるため、女性の脳梁は男性よりも太いとする報告があるいっぽう、小さな脳（女性に多い）の脳梁は、全体に対する割合としては太くなる傾向があり、機能とは無関係だとする説もある。臨床例においては、脳卒中によって発話に関連する大脳皮質領域に損傷を負った場合、女性のほうが男性よりも言語能力を取り戻しやすいという点が注目されてきた。このことは、必要に迫られて非優位半球を働かせる能力は、女性のほうが勝っていることを示唆している。

→ 似たような絵柄から同じものを選ぶ能力は（平均して）女性のほうがわずかにすぐれており、頭のなかで想像して立体を回転させる必要のある課題は、男性のほうがわずかにすぐれている。

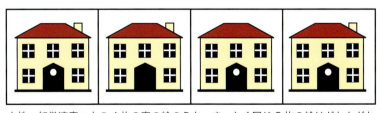

女性—知覚速度：上の4枚の家の絵のうち、まったく同じ2枚の絵はどれとどれか。

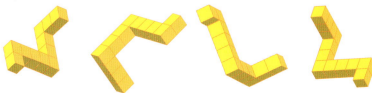

男性—空間課題：上の4つの物体のうち、（視点は異なるけれども）まったく同じ形の2つの物体はどれとどれか。

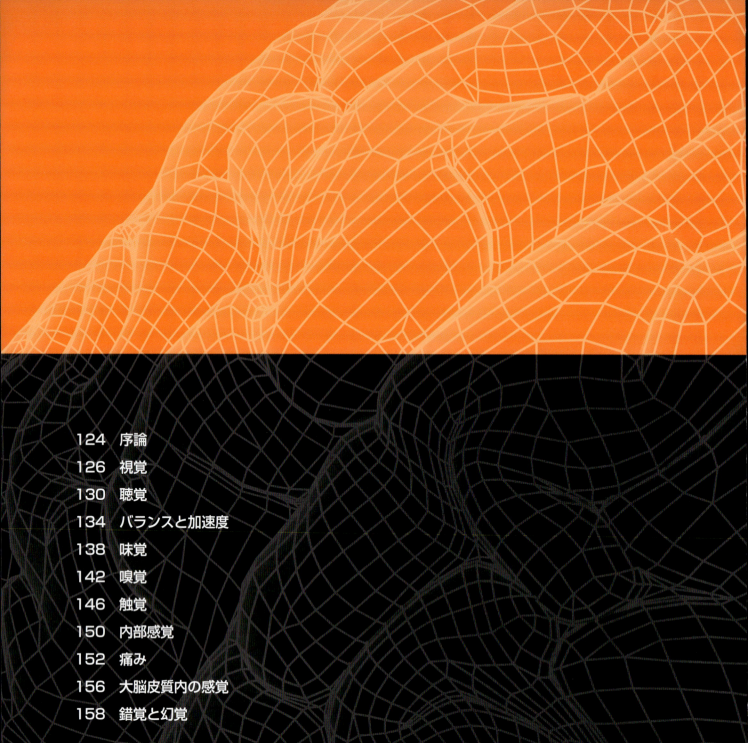

- 124　序論
- 126　視覚
- 130　聴覚
- 134　バランスと加速度
- 138　味覚
- 142　嗅覚
- 146　触覚
- 150　内部感覚
- 152　痛み
- 156　大脳皮質内の感覚
- 158　錯覚と幻覚

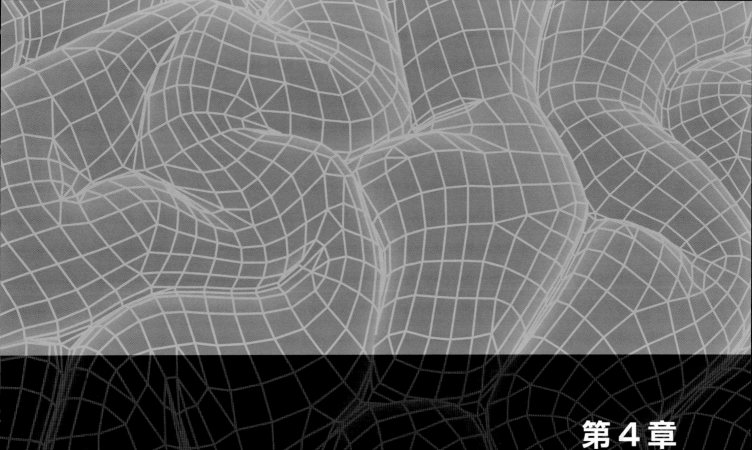

第 4 章

序論

私たちが周囲の世界を知覚できるのは、身体の至るところにある特殊な機能を持つ細胞が絶え間なく感覚情報を提供してくれるおかげである。人間にとってもっとも重要な感覚は視覚と聴覚であり、これを嗅覚や味覚などの化学感覚や、触覚、痛み、温度など皮膚表面に対する刺激の検知が補足している。さらにそれほど知られていないが、平衡感覚や、私たちの身体内部の環境を調節する感覚も重要な役割を果たしている。

ヒトの身体には3000万個足らずの感覚神経細胞がある（これに対し、脳には800億〜900億個の神経細胞がある）。こうした感覚神経細胞の大半は脊髄とつながっている。私たちの感覚が最初にとらえる生の情報は、意識的な行動や無意識的な行動に役立たせられる前に処理される必要がある。この処理作業は、脊髄をはじめとする感覚入力の部位やそれより上流にある脳のなかにある、介在ニューロンの複雑なネットワークによって行われる。

感覚神経細胞

感覚神経細胞は大半の感覚経路の基本となる構成要素である。この細胞は、圧や温度変化などの感覚刺激を検知する細胞のように、直接刺激に反応する場合もあれば、それ自身は神経細胞ではない感覚受容細胞と密接に結びついている場合もある。感覚受容器と感覚神経細胞の基本的な役割は、光や熱、音、触感、振動など、外部のエネルギーが伝える情報や、におい、フェロモン、味など環境中に漂う化学物質を神経インパルスに変えることにある。

エネルギーや化学物質がもたらす刺激を神経インパルスに変えるこのプロセスは、トランスダクション（変換）と呼ばれている。多くの場合、トランスダクションは感覚受容器を覆う膜内部に設けられた、特定のイオンだけを通過させるイオン・チャネルによって行われる。こうしたチャネルのなかには、感覚受容細胞の末端の微細な毛がたわむと、それに反応して開く機械刺激依存性のチャネルもある。その代表的なものが内耳における圧力波の検知だ。また感覚受容細胞表面の特定のタンパク質分子に、適合する化学物質が付着すると開く、リガンド開口型チャネルもある。こうした感覚感知の代表的なものが、味覚や嗅覚などの化学感覚だ。このほか、温度変化に応じてゲートを開くイオン・チャネルもある。イオン・チャネルが開くと、感覚受容細胞の電気的性質が変化し、この電気的性質の変化によって感覚神経線維が活動を開始する。

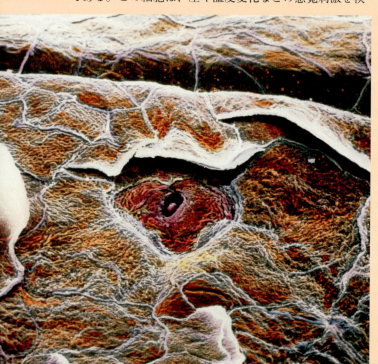

← この顕微鏡写真の中央近くにあるピンク色の形状のものが舌の上面にある味蕾。味蕾は化学物質によって活性化される感覚器だ。

序論

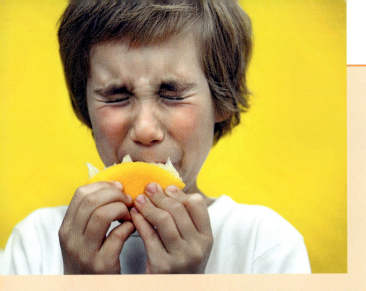

↑ レモンのような柑橘類に含まれる酸味は舌の上の味蕾が感知し、5つの基本的味覚の1つであるすっぱさを感じとる。

人間にはまねのできない感覚

どの脊椎動物にも、20ほどの感覚が備わっている。そのなかには、私たち人間には経験できない、きわめて不思議に思える感覚がある。ヤツメウナギなどの無顎類の魚類や、サメ、チョウザメなど一部の条鰭綱の魚類、一部の両生類、カモノハシ、ハリモグラなど単孔類の哺乳類には電界を感知する能力が備わっている。また、ヘビなどの脊椎動物はほとんど目に見えるようにはっきりと赤外線（熱）を検知し、この能力を使って、暗闇のなかで体温の温かい小型の哺乳類を捕えることができる。また多くの魚類や両生類の幼生、成長しきった両生類の一部は、生息する水のなかで低周波の圧力波を感知できる。さらに一部の魚類や両生類、鳥類には磁場を検知する能力があり、この能力を使って地磁気を感知し、季節ごとの移動（渡り）の方角を定めている。

感覚性インパルスからの感覚の生成

外部刺激を神経インパルスに変えるトランスダクションの過程は、感覚情報を処理し、そこから行動にかかわる重要なデータを引き出さないかぎり、何の価値もない。いうまでもなく、私たちに備わっているこうした感覚の働きは、私たちの祖先が生き残りを果たすうえで重要な役割を果たしていた。だからこそ私たちの視覚は、対象との距離を把握したり、葉の茂りのなかから熟れた果物のような鮮やかな対象を見つけだしたりすることに特化しているのである。私たちの視覚のこうした特質は樹上をすみかとし、枝から枝へ伝って暮らしていた霊長類の祖先から受け継いだものだ。こうした視覚の機能は、いくつもの感覚情報チャネルがもたらす膨大な視覚データを複雑に分析する能力を必要とする。こうした複雑な情報の分析は、おもに大脳皮質の巨大な感覚野で行われる。

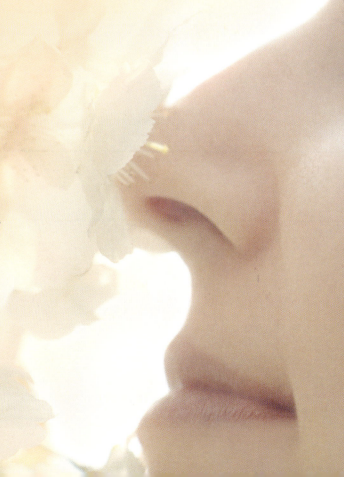

↓ 嗅覚は味覚同様、化学感覚だ。一部の花の蜜にはオドラント（臭気物質）と呼ばれる揮発性の化学物質が含まれていて、人間は鼻腔上部の嗅部でこの化学物質を検知する。

私たちの感覚の孤立性

たとえば、ほかの人間が足の指を何かにぶつけたとき、私たちはさぞや痛いだろうという推測はできるが、実際の痛みの感覚は本人でなければ分からない。私たちは他人が外界をどのように経験しているか正確に知ることができないし、ましてや動物が感知する多くの感覚も分からない。私たちは、慢性的な病気で苦しんでいる人が絶えず感じている痛みを共有することはできないし、生まれつき全盲の人に夕陽の色を正確に言い表すこともできない。

感覚

視覚

私たちの眼は、かすかな星明かりから明るい陽光まで、10億倍の幅（レンジ）におよぶ光の階調をとらえることができ、30センチ離れた場所から、幅がわずか0.2ミリしか離れていない線を見分けることができる。眼は胚脳の成長とともに発達し、眼球のなかの光を感知する領域である網膜は、脳組織に欠かせない部位になっている。

人間の眼には2つの組織があり、入ってくる光を曲げて眼の後部にある網膜上に像を結ぶ。この2つの組織のうち、最初のものが眼の前部にある透明な角膜だ。実際に像を結ぶ作用の大半は角膜が行っているが、対象との距離に合わせて自らのかたちを変えて、焦点を合わせることはできない。角膜の後ろにはレンズがあり、この透明な組織は、周囲をとり巻く筋肉と靱帯の働きでかたちを調節できる。レンズは近くのものを見るとき丸くなり、遠くのものに焦点を合わせるとき平たくなる。

網膜
角膜とレンズは外界をさかさまにした像を網膜の上に結ぶ。網膜は光を電気信号に変え、この電気信号が視神経を通じて網膜の外へ送られる。視神経は網膜の1点に集まってから網膜の外に向かっており、この1点を視神経円板と呼ぶ。視神経円板は光を感知せず、視野のなかの盲点に該当する。ヒトの網膜の内表面には多くの血管が通っている。

網膜のうち、もっとも光を敏感に感知する視覚経路は

→ 眼筋は目に見えたものの遠近に応じてレンズのかたちを調整する。外から射し込む光線は角膜によって曲げられて交叉し、網膜上にさかさまの像を結ぶ。

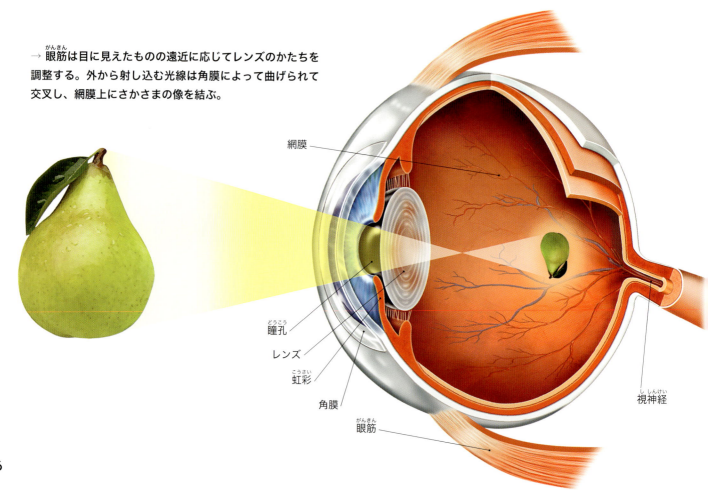

網膜
瞳孔
レンズ
虹彩
角膜
眼筋
視神経

レンズの中心点の真後ろに集まっていて、ここには、中心窩と呼ばれる直径約1.5ミリのくぼみがある。きわめて精細な視覚に特化したこの中心窩には、色覚に特化した、光に敏感な細胞（錐体光受容体）が数多く集まっている。中心窩は、黄斑（「黄色い点」を意味するラテン語に由来）と呼ばれる幅約5ミリの黄色い部位にとり囲まれている。黄斑は青い光を吸収する色素を含んでおり、鮮明な視覚のための領域から、拡散する光をとり除く。眼はその動きによって、関心のある外界の対象に中心窩を向けることができる。

網膜の周辺部のおもな機能は、動きを検知して脳に信号を送り、視野の周辺でとらえた対象に視線を集めて中心窩で精査することにある。

概日リズム

特定の種類の網膜神経節細胞には、メラノプシンと呼ばれる光を敏感に感知するタンパク質が含まれている。この細胞は、網膜から視床下部の視交叉上核、さらに松果体へと通じている神経回路によって、光と闇で構成される私たちの概日リズムに合わせて機能し、メラトニンの生成を調節している。

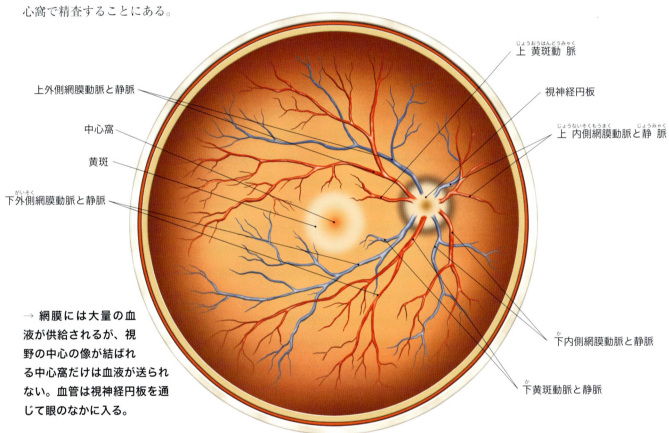

→ 網膜には大量の血液が供給されるが、視野の中心の像が結ばれる中心窩だけは血液が送られない。血管は視神経円板を通じて眼のなかに入る。

上外側網膜動脈と静脈
中心窩
黄斑
下外側網膜動脈と静脈
上黄斑動脈
視神経円板
上内側網膜動脈と静脈
下内側網膜動脈と静脈
下黄斑動脈と静脈

光受容体

眼のなかの光受容体には、杆体光受容体と錐体光受容体の2種類がある。約1億2000万個ある杆体光受容体は弱い光を敏感に感知するが、色を識別することはできない。いっぽう、約600万個ある錐体光受容体は色を敏感に感知するが、弱い光をとらえることができない。こうした特定の波長の光に対する光受容体の感度の違いは、光受容体に含まれる色素（視物質）の種類に応じて決まる。杆体光受容体はロドプシン色素を含み、錐体光受容体は3種類あるオプシン色素のいずれかを含んでいる。

これらの色素はいずれもレチナールと呼ばれる光を敏感に感知する化学成分を含んでおり、光のエネルギー（光子）がまとまって当たるとかたちを変える。弱い光を感知する杆体光受容体の感度はきわめて敏感で、光子1つが当たってもそれを検知する。レチナールがかたちを変えると光受容体の電気的特性が変化し、光受容体が

感覚

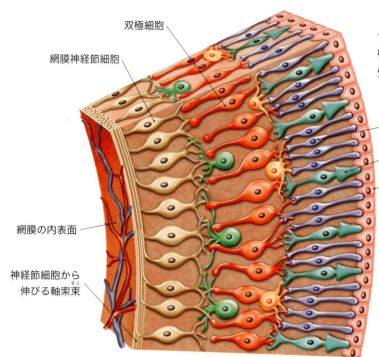

← 網膜の断面図。光はまず網膜神経節細胞の層と双極細胞の層を通過してから、杆体と錐体からなる光受容体に到達する。

双極細胞に接する箇所でグルタミン酸が排出される。

錐体光受容体は中心窩に密集しており、その数は1平方ミリ当たり約20万個にも達する。杆体光受容体は中心窩の中心には存在しないが、網膜の周辺部には1平方ミリ当たり約15万個もの密度で集まっている。

網膜における視覚処理

杆体光受容体と錐体光受容体の活性パターンを、行動において重要な意味をもつ視覚要素へと分解する過程は、光受容体から双極細胞を経由して網膜神経節細胞へと至る経路で始まる。そうした要素とは、網膜の周縁における運動成分や、異なる色同士の境界、網膜の中心における輝度のレベルである。

光の当たっている箇所と、当たっていない箇所との境界の検知は双極細胞で開始される。この双極細胞は、光全体の強度ではなく、視覚的な輪郭をより敏感に感知する。つまり光の強度が変わっても、物体は依然として明瞭に見えることになる。

網膜神経節細胞は、感度をもつ領域の中心部と周辺部に当たる光の強度のコントラストに反応する。網膜神経節細胞は、受容野の中心部に光が当たると神経インパルスの発火頻度を増やす細胞（オン中心細胞）と、光が当たると神経インパルスの発火頻度を減らす細胞（オフ中心細胞）とに分かれる。網膜神経節細胞は、種類によって、受容野の大きさや色への感度が異なり、反応の続く時間も異なる。

網膜の中心部では、双極細胞も網膜神経節細胞もきわめて微小で（ミジェット細胞）、びっしりと密集している。このため、1個の錐体光受容体が発信する情報（神経インパルス）は、この受容体と結びついた微小な双極細胞を2個だけ活性化し、次いでこの双極細胞がそれぞれ微小な網膜神経節細胞を1個だけ活性化するしくみになっている。この網膜神経節細胞のあるものは光が増大すると高頻度で発火し、それ以外の細胞は光が減少すると高頻度で発火し、その情報を脳に伝える。網膜の中心部で視覚的な詳細が検知できるのは、このように細胞が密集し、また、細胞同士の結合が収束するのが最小限に抑えられているからである。

色覚

網膜には3種類の錐体光受容体が含まれている。第1の青錐体（S-cones、短波長感受性錐体）は青い光をもっとも敏感に感知する（波長420ナノメートルの光に最大の感度をもつ）。第2の緑錐体（M-cones、中波長感受性錐体）は（波長531ナノメートルの）緑色の光を感知し、第3の錐体（L-cones、長波長感受性錐体）は「赤錐体」とも呼ばれるが、実際には波長559ナノメートルの黄緑色の光をもっとも敏感に感知する。スペクトラム上のどんな色も、上に述べた3種類の錐体を活性化するこの3原色の組み合わせで再現できる。

この3種類の錐体の比率には個人差がある。正常色覚の人間であっても、赤錐体（L-cones）と緑錐体（M-cones）の比率は約15対1から1対1までばらつきがある。青錐体（S-cones）の数は、どの人間でも錐体光受容体総数の約5パーセント程度である。

視覚

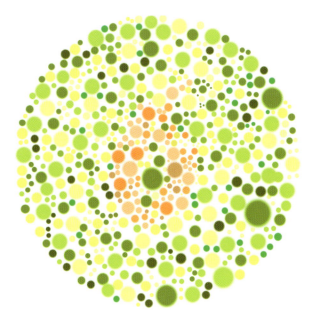

↑ この色覚異常のテストを受けると、正常色覚の人間には数字の「6」が見えるが、赤緑色覚異常の人間には点しか見えない。

男性の約2パーセントは、光受容細胞中の赤と緑の色素のどちらかが不足している（それぞれ第1色盲、第2色盲と呼ばれる障害）ため、赤緑色覚異常を抱えている。こうした色覚異常の男性は赤い色と緑色を識別するのに困難を抱えている。

視覚中の赤と緑の視物質をつくるための遺伝子はX染色体上で隣接して存在するため、多くの場合、色覚異常は、X染色体を1本しかもたない男性のみで発生する。X染色体を2本もつ女性は、色覚異常になることがまずない。2本のX染色体の両方で遺伝子の異常が発生することはきわめてまれだからだ。

青い色を識別できない色覚異常（第3色盲）は、男女いずれにおいてもきわめてまれな障害だ。青の色素をつくるための遺伝子は第7染色体上にあり、第7染色体は男女ともに2本あるからである。

視交叉

人間の左右の眼は数センチの間隔で離れているため、ものの見え方が少しずつ異なる。両眼から入力される視覚情報を比較できる能力のおかげで、私たちは目に見えるものの距離を正確に把握することができる。網膜神経節細胞の軸索は、視交叉と呼ばれる交差点から広がっていく。この視交叉において、左右いずれかの鼻に近い側の網膜から伝えられた視覚情報は、それとは反対側の脳に伝達される。左右の眼がとらえた像は視覚野で合成され、解釈される。

↓ 左右の眼の視野は重複している。視覚像は上下がさかさまになった状態で神経インパルスに変換されてから、視交叉を通じて視覚野に伝達され、合成され解釈される。

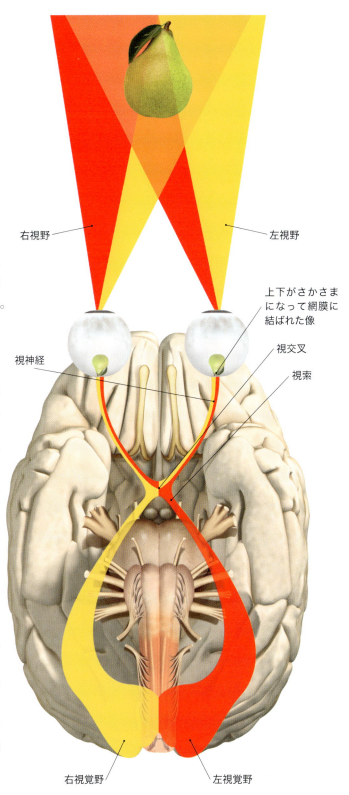

右視野　　左視野
上下がさかさまになって網膜に結ばれた像
視神経　視交叉
視索
右視覚野　左視覚野

感覚

聴覚

聴覚の感覚器官は分厚い側頭骨の内部に位置している。薄い鼓膜とひと連なりにつながった耳小骨が外界の空気の振動（圧力波）を内耳に伝え、この圧力波を受けとった内耳はそれを電気信号に変換して脳に伝える。

↓ ヒトの耳は鼓膜に音を伝えるチャネルである外耳と、3つの微細な耳小骨で構成される中耳、そして聴覚、バランス、加速度の感知をつかさどる有毛細胞を含む内耳に大別される。

ヒトの耳は20～2万ヘルツの周波数の音波を聴きとれる。このうち話し言葉に対応する約1000～3000Hzの音域をヒトの耳はもっとも敏感に感知し、その音域であれば耳のよく聞こえる若者なら10デシベルにも満たないささやきよりかすかな音でも聴きとることができる。大音量で演奏するオーケストラの音圧レベル（約100デシベル）は、ヒトが聴きとれるもっともかすかな音の約5万倍以上にも達する。

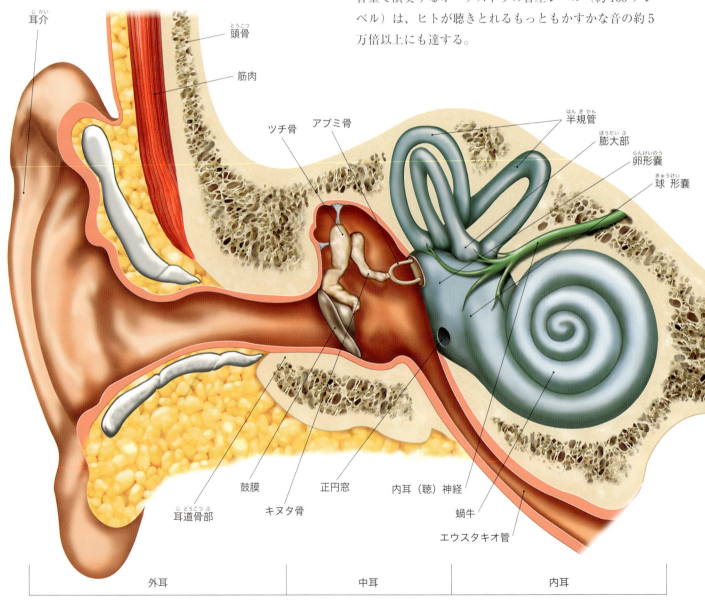

聴覚

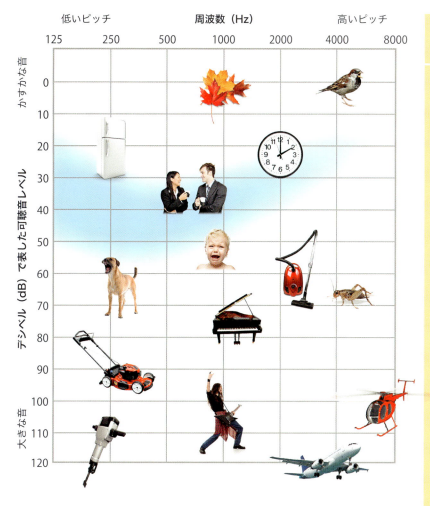

↑ ヒトの耳は20〜2万Hz（ヘルツ）の周波数の音波を聴きとれるが、いちばんよく聴こえるのは150〜8000Hzの音域の音である。このグラフで青く表示した部分は、通常の話し言葉の音域。

音の増幅に欠かせない器官

内耳のコルチ器の内部には、内有毛細胞と外有毛細胞の2種類の有毛細胞がある。脳幹に向かう聴神経束の大半（約90〜95パーセント）は内有毛細胞から伸びているが、外有毛細胞が損傷を受けて、内有毛細胞だけを頼りに音を聴くほかなくなると、私たちの聴力は衰え、大声で話してもらわないと話を聴きとれなくなる。これは、外有毛細胞から脳幹に伸びる聴神経束はごくわずかだが、外有毛細胞が音を増幅するうえできわめて重要な役割を果たしているためだ。圧力波が外有毛細胞を活性化すると、外有毛細胞全体の細胞長が大きく変化する。外有毛細胞不動毛は蓋膜に付着しているため、この電位の変化が起きると蓋膜と内耳を満たす液が振動し、内有毛細胞を刺激するのである。

外耳と内耳

音波は外耳道を通って鼓膜を振動させる。この振動は、ツチ骨、キヌタ骨、アブミ骨というひと連なりの微小な骨（耳小骨）を介して内耳に伝わる。アブミ骨の骨底は、前庭窓と呼ばれる膜に覆われた開口部とつながっている。振動はここで内耳に満たされた液へと伝達される。

鼓膜は前庭窓よりもはるかに大きい。この鼓膜と、ひと連なりにつながって自在に動く耳小骨が音の振動を約3倍に増幅する。

圧力波から神経インパルスへ

内耳で音を感知する部位は、蝸牛（「カタツムリ」を意味するラテン語に由来）と呼ばれる渦巻状の構造をしている。蝸牛は末端から先端に至るまでに2.75回転しており、液で満たされた3つの区画、前庭階、中央階（蝸牛管とも）、鼓室階からなる。前庭窓と接するアブミ骨の骨底の振動で伝わった音圧は、前庭階を通ってらせん構造の蝸牛内を伝っていく。この音の振動が中央階から鼓室階に達すると圧力波となり、ふたたび蝸牛の末端に戻って、中耳に開いたもう1つの窓、正円窓に振動を伝える。

中央階には、コルチ器と呼ばれる内耳の聴覚器官がある。このコルチ器の内部では、約3500個の内有毛細胞が1列に並び、さらに約1万5000個の外有毛細胞が3

感覚

列から5列をつくって並んでいる。内有毛細胞と外有毛細胞はいずれも蝸牛内部でらせん状に連なっている。この聴覚細胞から伸びる毛状の組織は不動毛と呼ばれている。外有毛細胞から伸びる不動毛は、その上部を覆う蓋膜と呼ばれるゼラチン状の組織に付着しているが、内有毛細胞から伸びる不動毛は蓋膜とはつながっていない。内有毛細胞の不動毛は周囲を満たす液が振動するとたわみ、外有毛細胞の不動毛はその底部に広がる基底膜が振動すると曲がる。また、外有毛細胞の不動毛は、蓋膜と密着しているため、音を増幅する役目を果たしている（前ページのコラム「音の増幅に欠かせない器官」を参照）。この不動毛の微細な動きによって、外有毛細胞の先端にある機械刺激依存性のイオン・チャネルの開口部が開き、感覚受容細胞の電位を変化させて、神経インパルスとして脳幹に伝わる。

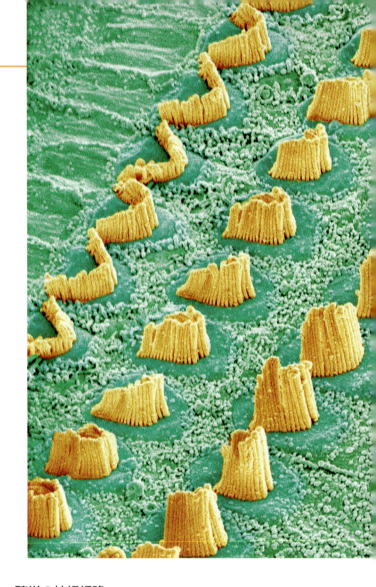

→ 人工着色した顕微鏡写真で明らかになった内耳の有毛聴覚細胞。三日月状に突き出た毛の下に、ひとつひとつ聴覚細胞がある。

↓ コルチ器内部に並ぶ微小な毛の動きが、聞こえてくる音の強さとピッチに関する情報を脳に伝える。

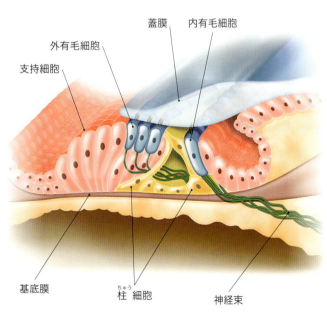

蓋膜　内有毛細胞
外有毛細胞
支持細胞
基底膜　柱細胞　神経束

聴覚の神経経路

内耳の聴覚器官から発せられた神経インパルスは、内耳神経を抜け、脳幹の両側の一連の神経細胞集団を通って、脳幹の下丘に到達する。下丘は受けとった神経インパルスを視床の内側膝状体神経節に伝え、視床はこの受けとった情報を一次聴覚野に伝達する。左右の脳半球の聴覚野のそれぞれが受けとる情報の大半は、反対側の耳から送られてくるものだが、一部は、同じ側の耳からのものである。

音情報のコーディングと伝達

音波には、聴覚神経回路を通してかならず伝達されるいくつかの特性がある。それが、音のピッチ（周波数）と音の大きさ、そして異なる周波数の音の混合による音色だ。

音のピッチを伝える場合、聴覚系は空間コードおよび発火率コードと呼ばれる2種類の神経信号を用いる。空間コードは、特定の周波数の音が聞こえると、それに対

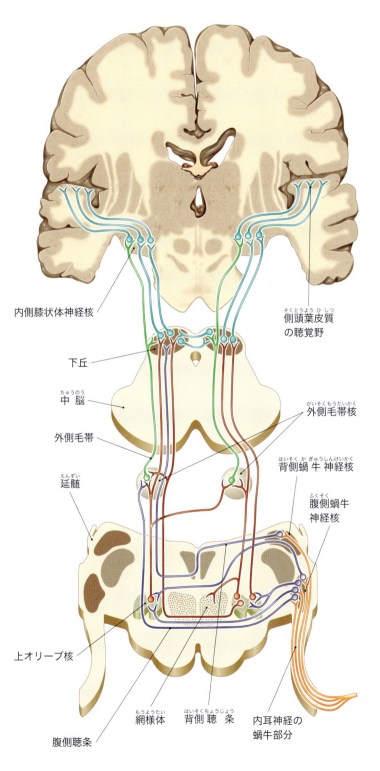

↓ 左右の耳からの聴覚情報は、内耳神経の蝸牛部分（オレンジ色の線）を経由して脳幹の蝸牛神経核に伝えられ、そこから脳幹に並ぶ神経核を通って視床の下丘と内側膝状体神経核（紫色と緑色、赤の線）に伝達されてから、左右の脳半球の大脳皮質の聴覚野に到達する（青い線）。

内側膝状体神経核
下丘
中脳
外側毛帯
延髄
上オリーブ核
腹側聴条
網様体
背側聴条
内耳神経の蝸牛部分
腹側蝸牛神経核
背側蝸牛神経核
外側毛帯核
側頭葉皮質の聴覚野

応するコルチ器の特定の部位の有毛細胞が活性化することでなされる。たとえば、高周波の音が蝸牛の末端部にある基底膜を振動させると、コルチ器のその部位だけが神経インパルスを発する。また発火率コードは中周波から高周波の音を神経インパルスに変換するのに効果的で、聴覚細胞が基底膜の振動に共鳴すると起動する。したがって、発火率コードの神経活動は、音波の時間パターンと密接に対応している。

ラウドネス、つまり音の音量は、聴覚神経細胞の軸索の動員を増やすことで検知される。つまり音量が大きくなると、蝸牛内でより多くの聴覚神経細胞の軸索が動員され、活動するようになる。

音色は、複雑な音をさまざまな基本周波数に分解する聴覚神経系の能力によって検知されるが、この感知機能は聴覚野だけに備わっている。

音の方向の検知

聴覚神経系はいくつもの手がかりを組み合わせて、音の方向を特定する。外耳は、顔の正面とやや側面から聞こえてくる音を聴きとるのに適したかたちをしている。

左右の耳は、年齢や性別によって異なるが、約10〜18センチの間隔で離れているため、頭のある一方の側からやってくる音は、同じ側の耳に少しだけ早く到達する。いっぽう、音は圧力波、つまり大気の伸び縮みのくり返しでもある。低周波の音の方向は、両耳への到達時間と位相の差（つまり大気の圧縮のタイミングを比較すること）に基づいて検知される。いっぽう高周波の音の方向は、両耳間の音の強度の差にもとづいて、音がどちら側から来たのかを決定する。

脳幹内の神経細胞の上オリーブ核は、音の聞こえてくる方向を判断するうえで重要な役割を果たしている。内側上オリーブ核内の神経細胞は、音の強さの違いから音の位置を検知し、外側上オリーブ核内の神経細胞は、音の位相あるいは到達時間の差から音の位置を検知している。

感覚

バランスと加速度

私たちは完全に静止しているときも、つま先で歩いているときも、ジェットコースターに乗って疾走しているときも、前庭覚のおかげでバランス感覚や身体の位置を維持し、加速度を感じることができる。

身体の前庭覚器官は、内耳の内部の液体で満たされた空間のなかにある。身体の位置に関する私たちの知覚は、脳にメッセージを送る関節や筋肉の感覚だけでなく、視覚とも密接にかかわっている。

重力と直線的な加速度の感覚

重力と直線的な加速度は、どちらも内耳内部の感覚組織を刺激するため、重力の知覚と加速度の知覚には結びつきがある。内耳内部の2つの平衡感覚器官、球形嚢斑と卵形嚢斑には、動毛と呼ばれる微細な毛が先端に密生した感覚受容細胞が集まる領域がある。動毛の先端は上から覆いかぶさっているゼラチン状の物体に付着している。このゼラチン状の物体は炭酸カルシウムの微細な結晶を含んでいて重みがあり、頭部の動きの変化につれて動毛をたわめ、感覚受容細胞の機械刺激依存型イオン・チャネルを開ける。有毛の感覚受容細胞の細胞膜のこうした伝導の変化は神経シグナルに変換され、内耳神経の前庭部を通って脳幹に伝えられる。こうした情報を伝える内耳神経の部位は、わずか数千本の軸索だけで構成されている。

左右の内耳の内部にある2種類の嚢斑は、たがいにほぼ直角に交差し、異なるタイプの直線加速度を検知する。卵形嚢斑はおおむね水平方向を向いているため、頭を前後左右に動かすと、有毛細胞の先端がその動きにつられて揺れる。卵形嚢斑は首の上下の動きや重力の作用を敏感に感知することはない。これに対し、球形嚢斑は頭部の正中線と平行な垂直面を向いていて、頭部の前後上下の動きを敏感に感知し、頭部が通常の位置にあるときは重力を感知する。

2つの嚢斑の感度は、微細な組織の働きによってより鋭敏になっている。どち

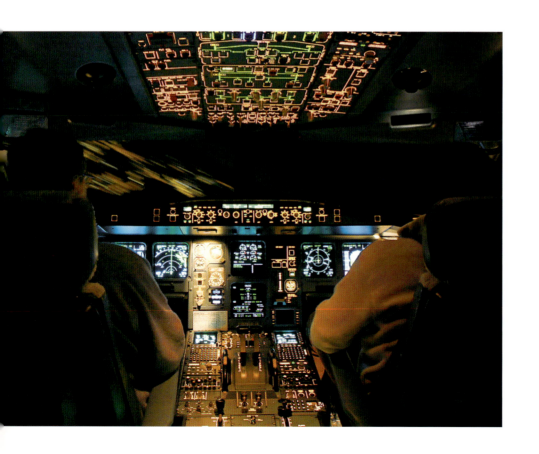

← 目印のない空間を移動するとき、私たちの前庭覚はすぐに混乱する。飛行機のパイロットは、感覚を通して把握する現実といくら一致していなくても、絶対に計器類を信頼するよう教え込まれる。

バランスと加速度

→ 内耳内部の2つの嚢斑と三半規管（上半規管、水平半規管、後半規管）はそれぞれ直角に交差している。この嚢斑と三半規管の働きによって、私たちは空間内の3つの平面に対応する身体の位置と運動を把握できる。

↓ 内耳内部の前庭覚器官は、内部を満たす液が有毛感覚細胞の毛をそよがせると、回転や直線加速度を検知する。回転運動は半規管（同じ「半規管」という名前をもつ複数の内管）が感知し、重力と直線運動は卵形嚢斑と円形嚢斑が感知する。

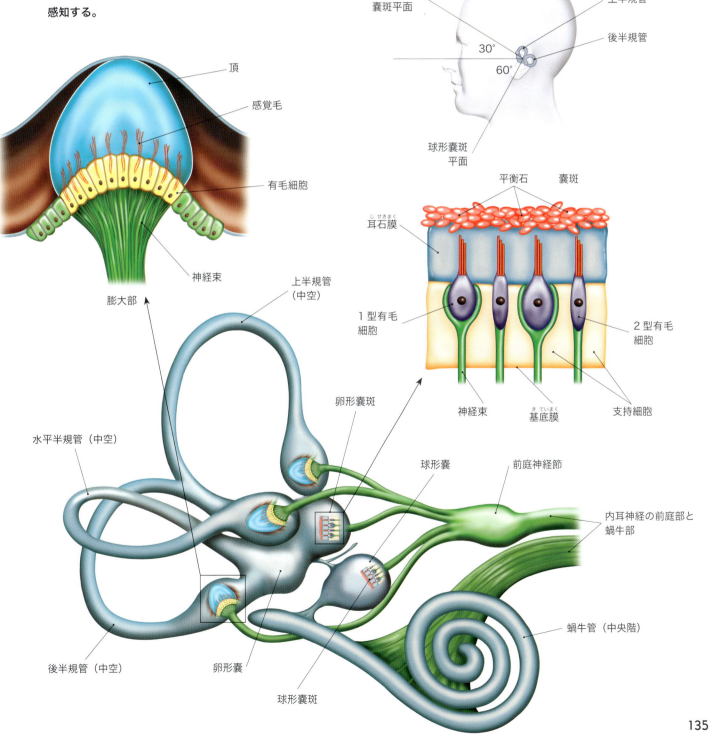

感覚

回転する世界

老化や頭部への衝撃が原因で、卵形嚢斑を覆うゼラチン質から微小な結晶が剥離して半規管に混入すると、良性発作性頭位めまい症という病気を発症することがある。この病気はたいてい後半規管で発症する。頭が直立の状態にあるとき、後半規管は卵形嚢の下に位置しているためである。結晶の移動はベッドの上で頭を回転させるような動きの際に発生し、半規管を満たす液が波立って、ヴェルティゴ（めまい）と呼ばれる感覚の混乱をひき起こす。結晶が半規管の外に出ると、症状は治まる。いつまでもめまいが治まらない場合は、医師が介助して患者の頭の動きをさまざまに変え、結晶を卵形嚢に戻してやる。

半規管（水平半規管、上半規管、後半規管）がある。頭部の左右一組の三半規管は、たがいに直交する3つの空間軸のうちの1つに沿って、頭の回転を検知する。左右の水平半規管は、垂直線から後ろに約30度傾いた軸に沿って、頭の回転運動を感知する。左右一方の上半規管は反対側の後半規管と協力して、頭の正中線に対して45度傾いた軸に沿って、頭の回転を感知する役割を果たしている。

三半規管はいずれも慣性力をもつ液で満たされていて、回転運動に抵抗を示す。コップを回転させてもなかの水が動こうとしない傾向があるのと同じように、この三半規管を満たす液は、頭が回転してもあまり動かない。もちろん、半規管が回転すると、半規管の内壁に対しては相対的な運動が生じるため、頭の回転に応じて半規管の内壁を液が流れ、有毛細胞がこの回転運動を神経インパルスに変換する。三半規管にはいずれも膨大部と呼ばれる感覚領域がある。この膨大部の内部構造は卵形嚢斑や球形嚢斑の構造と似ていて、不動毛と呼ばれる微細な毛の生えた有毛細胞で覆われている。機械刺激に感度をもつこの有毛細胞は、頂と呼ばれるゼラチン質に上から覆われ、毛の先端がこの頂に付着している。各半規管内部で液が動くと、ゼラチン質の頂とそれに付着した毛がたわみ、これによって刺激を受けた有毛感覚細胞がより多くの神経インパルスを発するようになる。この神経インパルスが、内耳神経前庭部を介して脳幹に伝えられる。

前庭動眼反射

網膜の光受容体は感知した光をきわめてゆっくりとしたスピードで電気信号に変えるため、頭が回転している際に、網膜に結ばれる像を静止したままにするためには、私たちは両眼をきわめて正確に動かす必要がある。この眼の動きを可能にするのが前庭動眼反射で、前庭覚システムのもっとも重要な機能である。

この反射作用は完全な暗闇のなかで

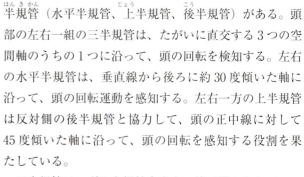

らの嚢斑も有毛細胞を含んでおり、有毛細胞の向きはさまざまに異なる。したがって頭がわずかに動いただけでも、それぞれの嚢斑の特定の部位が刺激され、頭の位置に応じた神経インパルスの独自のパターンが前庭神経で発生する。この神経インパルスの独自のパターンのおかげで、私たちは頭がほんの数度傾いただけでも、その傾きを感知できる。

頭の回転の感覚

左右の内耳には、それぞれ三

→ ほとんどすべての動物に、人間と同じ前庭覚器官が備わっている。しかし、ネコのように木などに登る習性のある動物には人間よりはるかに優れたバランス感覚が備わっていて、身体の平衡を取り戻すスピードもはるかに速い。

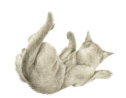
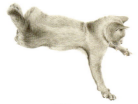
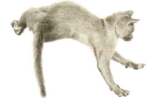
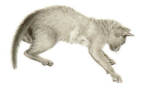

バランスと加速度

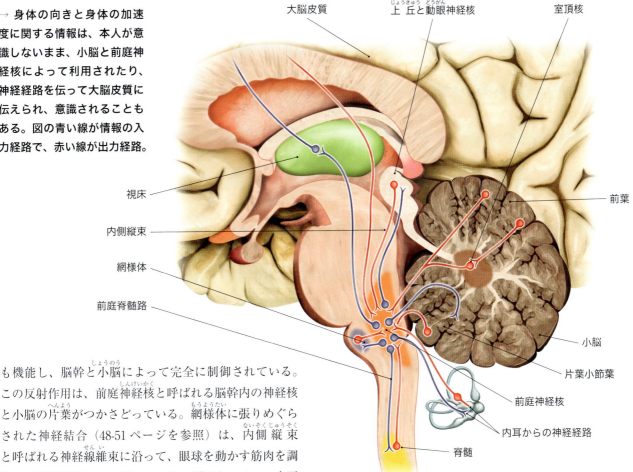

→ 身体の向きと身体の加速度に関する情報は、本人が意識しないまま、小脳と前庭神経核によって利用されたり、神経経路を伝って大脳皮質に伝えられ、意識されることもある。図の青い線が情報の入力経路で、赤い線が出力経路。

（ラベル：大脳皮質、上丘と動眼神経核、室頂核、前葉、小脳、片葉小節葉、前庭神経核、内耳からの神経経路、脊髄、前庭脊髄路、網様体、内側縦束、視床）

も機能し、脳幹と小脳によって完全に制御されている。この反射作用は、前庭神経核と呼ばれる脳幹内の神経核と小脳の片葉がつかさどっている。網様体に張りめぐらされた神経結合（48-51ページを参照）は、内側縦束と呼ばれる神経線維束に沿って、眼球を動かす筋肉を調節する神経細胞とつながっている。頭はたいてい、水平方向に動くため、眼球を左右に動かす筋肉の制御がもっとも重要な意味をもつ。

直立状態を維持する

空間内における頭の位置に関する情報は、脳幹の前庭神経核で処理される。この神経核のもっとも外側の部分は、外側前庭脊髄路と呼ばれる軸索経路を通じて脊髄の運動神経細胞を調節し、「重力に逆らう」筋肉を動かしている。この筋肉のグループは身体の中心線に沿った下の方に集まっていて、重力に逆らい、直立状態を維持する働きを担っている。

平衡感覚の意識

私たちはたいてい、まったく意識することなく身体の平衡を保っていられる。だからといって平衡感覚が私たちの意識的な経験とはまったく無関係に機能しているわけではない。一部の情報は視床を経由して大脳皮質へと至る経路によって伝えられ、意識にのぼる。身体のバランス維持をつかさどる大脳皮質の領域としては、聴覚野の近くにある島皮質後部と、体性感覚野の頭部領域のそばにある頭頂葉の小領域がある。

メニエール病

1000人に約2人が発症するメニエール病は、内耳に過剰な液が充満することで起きる。おもな原因としては、塩分の過剰摂取、中耳や気道の感染症、頭部に加えられた外傷などが挙げられる。内耳に大量の液が充満すると、患者は周囲の世界が回転しているようなめまい（回転性めまい）や、耳鳴り、変動性ではあるが、進行性の難聴などの発作症状に襲われる。

感覚

味覚

私たちは味覚のおかげで食べ物や飲み物の味を味わい、口にするものが毒ではないと感知できる。味覚は、舌に張りめぐらされた感覚受容細胞が伝えるひじょうに特異的な感覚と、口内の粘膜に広がる神経末端からの味覚に関連した情報、舌とあごの触覚受容器がもたらす食感で成り立っている。

舌は乳頭突起と呼ばれる突起で覆われている。乳頭突起の多くは味蕾と呼ばれる感覚細胞の特殊な塊りを含んでいる。舌には、3種類の乳頭突起がある。第1は、舌の先端から3分の2ほどの領域を占める、キノコのようなかたちをした茸状乳頭。この乳頭の数は200〜300個で、1つの乳頭に3〜5個の味蕾が備わっている。第2は、舌後部の両脇に15個ずつ並ぶ葉状乳頭。トラの毛皮の縞模様のような形状をしたこの乳頭には、100〜150個の味蕾がある。第3は、舌の先端から3分に2よりも奥にあって「V」の字状に並ぶ9個の有郭乳頭。濠に囲まれた城のようなかたちをしたこの乳頭には、1個につき約250個の味蕾がある。

舌全体の味蕾の数は、平均で約5000個にも達するが、その数には大きな個人差がある。

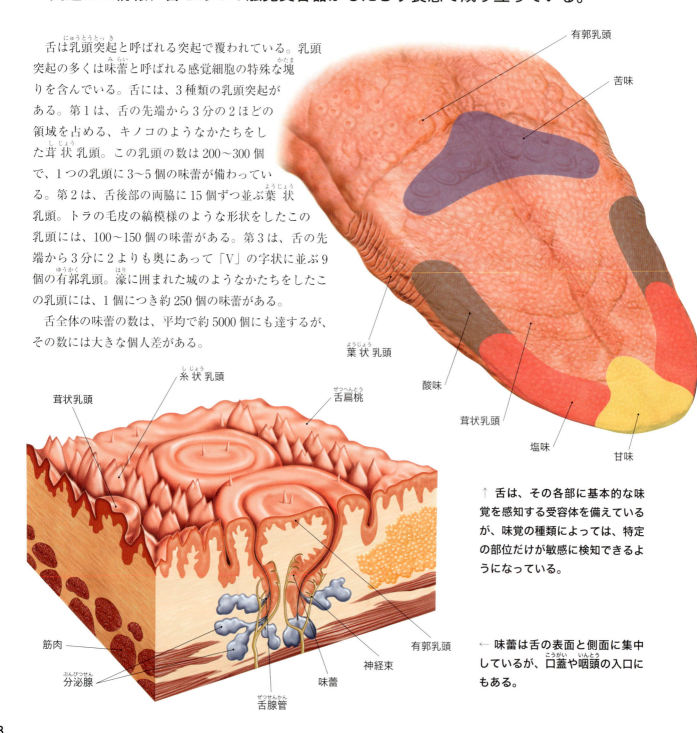

↑ 舌は、その各部に基本的な味覚を感知する受容体を備えているが、味覚の種類によっては、特定の部位だけが敏感に検知できるようになっている。

← 味蕾は舌の表面と側面に集中しているが、口蓋や咽頭の入口にもある。

味蕾の構造と機能

味蕾はいずれも感覚細胞と支持細胞からなり、この2つの細胞が味蕾の内部でニンニクの粒のように結びついている。味覚受容細胞は、その先端から微細な突起（味毛）が伸び、細い味孔を経て口内の分泌液に浸っている。この突起の膜は、特定のかたちをした分子だけを検知する、きわめて特異的味覚受容器で覆われている。味覚を生じさせる分子（味物質）が唾液のなかに溶けてこの突起と接触し、味覚受容器と合致するかたちをしていると、受容器に付着する。受容器に付着した味物質は受容器の電位を変化させ、その電位の変化を、顔面神経、舌咽神経、迷走神経を介して脳幹に伝える。

味覚受容細胞はつねに口内の有害なこともあり得る環境にされされ、わずか10〜14日ほどで死滅する。各味蕾の基底部にある細胞は死ぬまで味覚受容細胞を生成し、その数を維持するが、この過程は加齢とともに衰えていく。

味覚の種類

従来考えられてきた甘味、塩味、酸味、苦味の4つの味覚だけでは人間が知覚するすべての味覚の範囲をとらえられない。味覚にはもう1つ、重要なうま味（「おいしさ」を意味する日本語に由来）がある。うま味は、グルタミン酸の味覚向上作用がもたらす「おいしさ」を感じる味覚である。そのほか脂肪酸を敏感に感知する味覚受容体もある。そのため脂肪酸は、ほかの食物より強く味覚に訴える。

味覚には生命維持機能がある

食物の甘味を感知する味覚は、自然界で大切な役割を担っている。甘い食物はエネルギーを豊富に含み、毒物である可能性がより低いと考えられるからだが、過剰に摂取すると有害になる場合がある。塩味の食物はたいてい塩化ナトリウム（食塩）を含んでいるが、その塩味は塩化カリウムに由来している場合もある。塩味の食物が食べたくなることは、塩分が健康維持に欠かせない重要な役割を担っていることの表れだ。自然界で手に入る食物には塩分がほとんど含まれていないが、加工食品に含まれる塩分を過剰摂取することは人体に有害である。すっぱい食物は酸を——たいていは果物に含まれる弱酸を——含んでいる。苦味の感知は、自然界で生命を維持す

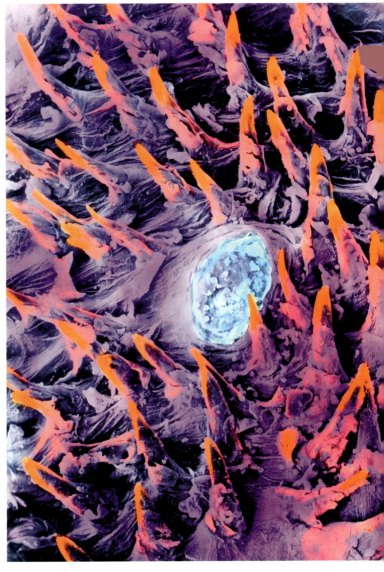

↑ この顕微鏡写真の中央に見える青い部分が、舌の表面に開いた味孔。味孔はその下にある樽型の味蕾とつながっている。

るうえで重要な機能だ。苦味は多くの場合、毒性を意味しているからである。それでも私たちは苦味に対する嫌悪を克服し、苦味の利いた柑橘系の飲料など、一部の食物を味わうことができるようになっている。

その他の口内の感覚

味覚受容器が感知する特有の味覚のほかに、飲み物や食べ物のなかには、口腔粘膜の神経末端を刺激するものがある。こうした特殊な情報としては、トウガラシに含まれる辛味、スペアミントがもたらす涼味などがある。

感覚

トウガラシで口がヒリヒリするのは、カプサイシンと呼ばれる分子を含んでおり、それが痛覚線維を活性化するからである。

このほか、食物にともない、食べる喜びを与えてくれる感覚にはまださまざまなものがある。たとえば、温かい食物は、食べる楽しみを倍加し、味覚を深くひきたてる。同様に、揮発性の化学物質が鼻の嗅部まで届いてはじめて正しく感じることのできる味覚は多い。嗅覚が利かなくなった人の多くは、食べ物の味がしなくなってつまらないとよく訴える。

食品メーカーは、朝食用のシリアルやスナックフードなど、硬く舌触りのよい（食感）食品が食べる楽しみを高めることをよく心得ている。私たちは食品のこうした物理的特性を、口蓋の内壁を覆う触覚受容器や歯や、あごと頭骨をつなぐ関節にある圧受容器で検知している。

味覚の知覚と神経経路

味覚情報のなかには、脳幹を刺激して、唾液を出す、食物を嚥下する、せき込むなどの反射を引き出すものもあるが、味覚情報の大半は脳のより高次な領域へ伝達され、意識にのぼる。味覚は行動をひき起こしたり、特定の食物を探し、ほかの食物を食べないようにしたりするうえで重要な働きを担っているため、味覚情報には大脳皮質や辺縁系を刺激して、記憶や動機に影響を与えることができなければならない。

味覚にかかわる脳幹の神経細胞の集まりのうち、もっ

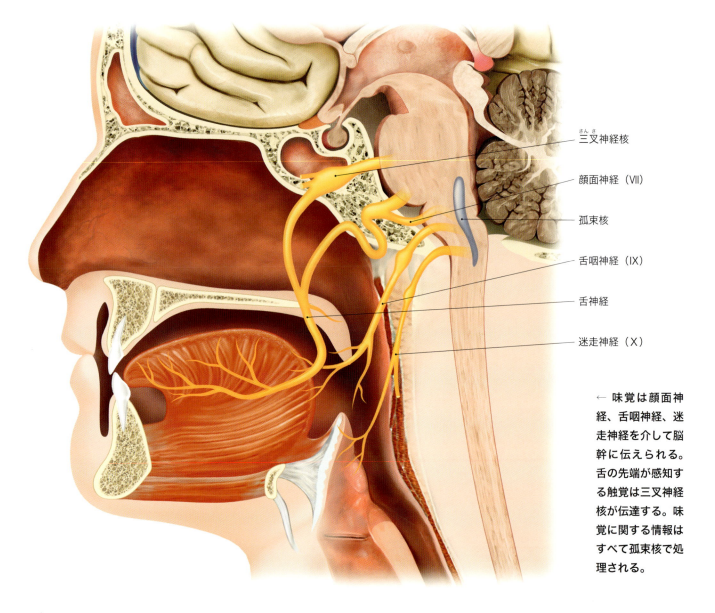

← 味覚は顔面神経、舌咽神経、迷走神経を介して脳幹に伝えられる。舌の先端が感知する触覚は三叉神経核が伝達する。味覚に関する情報はすべて孤束核で処理される。

味覚

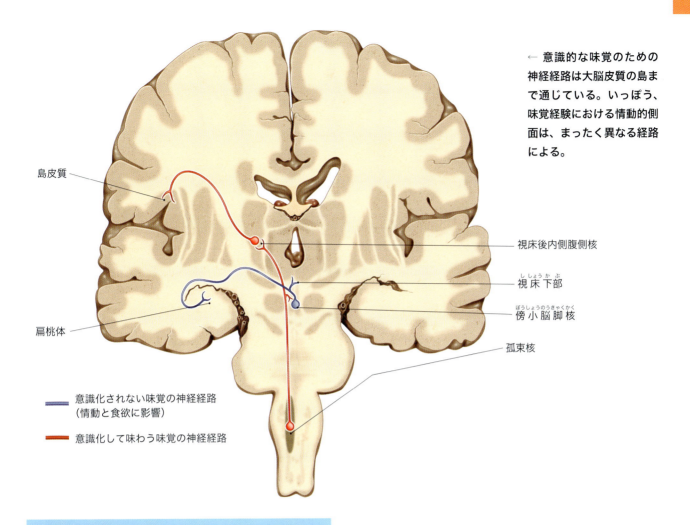

← 意識的な味覚のための神経経路は大脳皮質の島まで通じている。いっぽう、味覚経験における情動的側面は、まったく異なる経路による。

島皮質
扁桃体
視床後内側腹側核
視床下部
傍小脳脚核
孤束核

■ 意識化されない味覚の神経経路（情動と食欲に影響）
■ 意識化して味わう味覚の神経経路

スーパーテイスター

ふつうの人間よりもはるかに鋭敏な味覚をもつ人をスーパーテイスターと呼ぶ。スーパーテイスターの味覚がきわめて鋭敏なのは、舌の茸状乳頭の数が多いためである。女性や先祖がアジア系やアフリカ系である人々にはスーパーテイスターが多いと考えられている。

たいてい、スーパーテイスターは食事をおいしく味わうことができるが、ふつうの人には検知できない食物に含まれる苦味も検知してしまう。こうしたスーパーテイスターは、特定のアルコール飲料やコーヒー、苦いフルーツジュース、トウガラシ、芽キャベツやケール（アブラナ）、ホウレンソウ、ブロッコリーなどの野菜が好きになれない。スーパーテイスターは身を守る機能を備えていると思われる。脂質を好まず、ジャンクフードが氾濫する現代世界において肥満にならずにすむからだ。

とも重要な働きを担うものは孤束核と呼ばれている。孤束神経核の上端は、顔面神経や舌咽神経、迷走神経がもたらす情報の初期処理にかかわる。孤束神経核から網様体に伸びる神経経路は、唾液の分泌量を増す、食物の嚥下作用をうながす、気道を腫らしたり塞いだりする有毒物質をのみ込んだ場合、せき込む、などの反射を制御している。

孤束核から伸びている神経経路は、味覚情報をまず視床後内側腹側核に伝え、そこから大脳皮質の味覚野に伝達する。味覚野は、島（外側溝の奥深くに隠された大脳皮質の一部）と、それに近い前頭葉皮質にある。この味覚野は受け取った情報を前頭葉底面の皮質（前頭眼窩野）や扁桃体に伝える。前頭眼窩野では味覚情報と嗅覚情報が統合される。味覚情報は扁桃体を介して、食欲の制御と情動をつかさどる脳の各部位に到達する。こうした味覚の働きはふだん意識されていないが、記憶と結びついていて、おいしい食事に喜びを覚えたり、過去に嫌な思いをした食物を拒んだりさせる。

感覚

嗅覚

人間にとって嗅覚は、ほかの哺乳動物の場合ほど重要な役割を担っていないが、訓練を積めば、人間でも数千種類ものにおいを嗅ぎ分けることができる。嗅覚と味覚は多くの場合、一緒に機能するが、大脳皮質に至るまではまったく異なる神経経路を経る。

私たちの嗅覚は、鼻で吸いこんだ空気中の物質の化学的特性や、口や咽頭からとり込まれ、鼻腔の嗅覚受容器に達した食物や飲み物が発するにおいに反応する。嗅覚の神経経路は、あらゆる感覚のうち、もっとも直接に脳とつながっている。

嗅覚受容細胞

嗅覚系は鼻腔の上部に集まっている嗅覚受容細胞の領域から始まる。嗅部と呼ばれるこの領域は、鼻でかいだにおいや、口に入れた食物から発して咽頭（喉の上部）を介して立ち上ってくるにおいを感知するうえでうってつけの位置にある。広さ1～2平方センチほどの嗅部は、約300万個の嗅覚受容細胞を含んでいる。どの嗅覚受容細胞からも1本の樹状突起が伸び、先端がドアノブのように丸まっている。このドアノブのような丸みからは、線毛と呼ばれる微細な突起が10～30本ほど伸び、嗅部をくまなく覆っている。におい分子はかならず、嗅部表面を覆う粘膜に溶けるか、におい分子と結びつくタンパク質と合体してから、嗅覚神経細胞から伸びる線毛に付着する。嗅部の下には粘液を分泌する特殊なボウマン腺があり、嗅覚にとって欠かせないこの粘液の層を維持している。

どの嗅覚受容細胞も、それぞれ特定の種類の嗅覚受容タンパク質を含んでいる。ヒトには、嗅覚受容タンパク質をつくるための遺伝子が約1000個備わっている。人間にとって嗅覚がそれほど重要な感覚ではない事実から

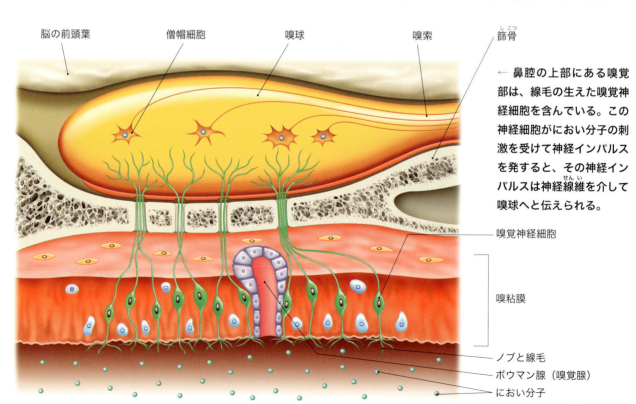

← 鼻腔の上部にある嗅覚部は、線毛の生えた嗅覚神経細胞を含んでいる。この神経細胞がにおい分子の刺激を受けて神経インパルスを発すると、その神経インパルスは神経線維を介して嗅球へと伝えられる。

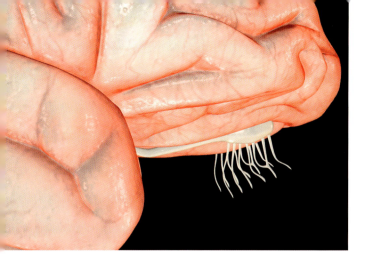

↑ 嗅球は脳の前頭葉の真下にあり、鼻の一番上にある嗅覚神経細胞から伸びる微細な数十本の軸索（図の白い突起状のもの）から入力を受けている。

成長しつづける軸索

嗅覚受容細胞は、神経系をつくる細胞としてはとても壊れやすい位置にある。鼻腔の上部にあるため、嗅覚受容細胞はゴミや微生物が付着したり、乾燥した空気にさらされやすい。そのため数カ月ほどで寿命が尽きてしまい、つねに再生産する必要がある。そればかりか、嗅覚受容細胞を再生するたびに、細胞と脳を結ぶ軸索も新たにつくり直す必要がある。こうした軸索の再生を担っているのが、嗅覚受容細胞を補助する支持細胞（嗅神経鞘（しょう）細胞、OEC）の固有の働きだ。神経科学者のなかには、軸索の成長をうながすこの機能を利用して、損傷を受けた脊髄に嗅神経鞘細胞を注入し、脊髄の損傷治療に取り組んでいる人びともいる。

考えると、この遺伝子がヒトゲノムの総数の1パーセントにも達するということは驚くべきことだ。すべての遺伝子が機能的遺伝子ではないので、人間の鼻に含まれる嗅覚受容細胞の数は約300種類ほどである。嗅覚受容細胞のそれぞれの種類は、対応する一群のにおい分子と結びつき反応するが、このにおい分子のグループは、ほかの嗅覚受容細胞と結びつくにおい分子のグループと部分的に重複している。嗅覚受容細胞の種類ごとの反応のバランスによって幅広い種類のにおいを感知することができる。仮に1個の嗅覚受容細胞がたった1個のにおい分子と結びつくとしても、感知できるにおいの種類は優に300を超えることになる。

におい分子と結びつくと、嗅覚受容細胞はその軸索（じくさく）に神経インパルスを生じる。この神経インパルスは神経線維を通って鼻腔の上部を抜けていく。時間の経過とともに、におい分子の濃度は変わらなくても、嗅覚受容細胞の反応は鈍くなっていく。いつまでも消えないにおいに私たちがすぐに慣れるのはこのためである。

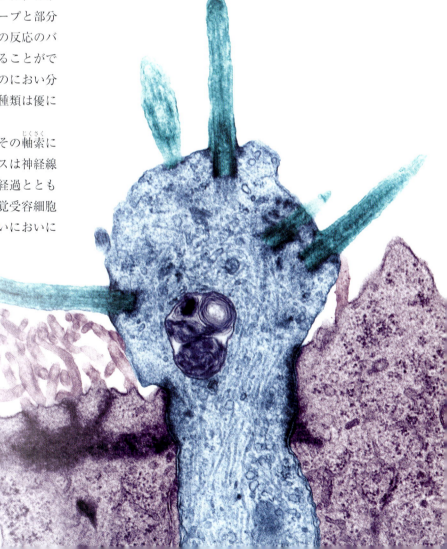

→ 嗅覚神経細胞から伸びる線毛の着色顕微鏡写真。ヒトの鼻には嗅覚受容細胞が数百万個も含まれている。

感覚

嗅覚の神経経路

　嗅覚受容細胞の軸索は鼻の上部を抜けて、前脳の一部である嗅球へと通じている。嗅球はいくつもの層からなり、糸球と呼ばれる特殊な球状の組織を多数含んでいる。この糸球の内部には嗅覚軸索が進入している。各糸球の内部では、嗅覚受容細胞から伸びるこの軸索が、僧帽細胞と呼ばれるニューロンの樹状突起と接している。特定の種類の受容体タンパク質をもつすべての嗅覚受容細胞から伸びるこの軸索は、ごく一部の糸球へと収束しているため、におい分子がその種類ごとに特定の糸球だけを活性化して特定のパターンをつくり、それによって嗅球全体でにおい分子の化学的特性が描きだされる。

　また嗅球は、脳のほかの部位からの軸索からも投射を受けているため、私たちの嗅覚が脳のほかの部位の状態の影響を受けることが分かる。脳幹から伸びる軸索はノルアドレナリン（ノルエピネフリン）やセロトニンを神経伝達物質として用い、おそらくは特定のにおいへの感度を調整している。

記憶や情動とつながる嗅覚神経経路

　嗅球を発した嗅覚情報は、僧帽細胞の軸索を抜け、そこから外側嗅索と呼ばれる神経経路を介して前脳のほかの部位へと伝達される。この神経経路は側頭葉の一次嗅覚野と呼ばれる領域に到達している。ここから嗅覚情報は、海馬や扁桃体をはじめとする辺縁系に伝達される。これにより、嗅覚は記憶や情動に影響を与えたり、タグをつけたりできる。嗅覚皮質から伸びるその他の神経経路は、視床下部とつながって生殖周期を制御したり（次ページの「フェロモンは感知できるのか」を参照）、食欲を左右すると考えられている。

嗅覚と味覚の融合

　一次嗅覚野は、嗅覚情報をまず視床背内側核に伝達し、そこから眼窩皮質と呼ばれる前頭葉の底面の領域に伝える。味覚と嗅覚がこの領域で融合することで、この領域は風味を検知する連合野となっている。この領域にある神経細胞は、刺激に対してきわめて複雑な反応をすると考えられている。1個の神経細胞はただににおいや味覚だ

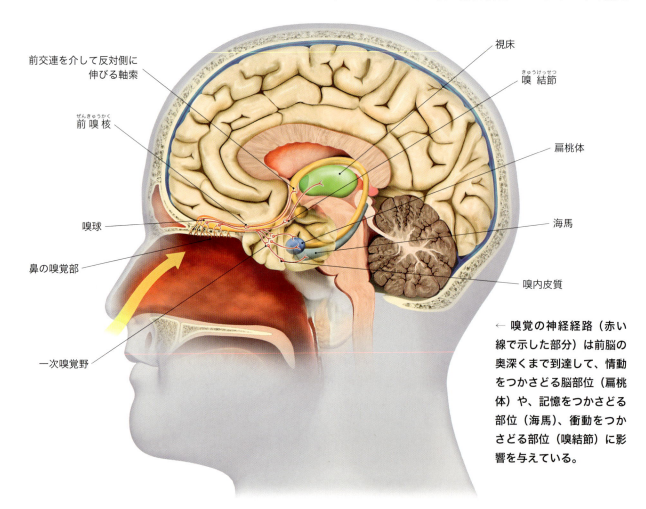

← 嗅覚の神経経路（赤い線で示した部分）は前脳の奥深くまで到達して、情動をつかさどる脳部位（扁桃体）や、記憶をつかさどる部位（海馬）、衝動をつかさどる部位（嗅結節）に影響を与えている。

→ 私たちの嗅覚は情動や記憶と密接に結びついている。写真の南仏グラース市の調香師は、最大で1万種類もの香りを嗅ぎわけることができる。

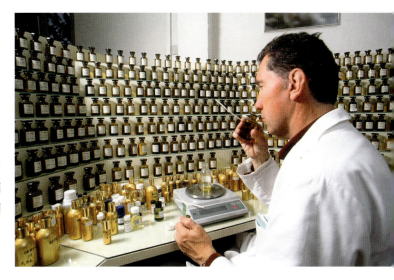

けに反応するのではなく、特定の食物の感触や見かけにも反応するらしい。つまり、特定の種類の食物に関する4つの異なる感覚からの情報が、1個の神経細胞が1つにまとまって到達するのである。この領域にある神経細胞は、飲み物や食べ物の報酬の値に関しても重要な役割を果たしている。

嗅覚の喪失

嗅覚は人間にとってもっとも重要な感覚ではないが、それでも嗅覚を失うと生きる喜びが損なわれる場合がある。とりわけ嗅覚を失うと、食べ物の香りを楽しめなくなる。頭部に損傷を受けると、鼻と前脳を結んでいる繊細な嗅覚受容細胞の軸索が切断される場合がある。パーキンソン病やアルツハイマー病などの変性神経疾患によって、嗅覚経路の神経細胞が変性したり脳幹から伸びる軸索に含まれるノルアドレナリンが失われると、嗅覚が失われる場合がある。

側頭葉(そくとうよう)に腫瘍(しゅよう)ができると嗅覚に障害が起きる場合があり、不快なにおいだけが、生命の危険がある悪性腫瘍が成長していることを示す唯一のサインである可能性もある。側頭葉でてんかん性発作が発生すると、あまり嗅いだことのないにおいがする、舌うちをする、何かを嚙むような行動をとる、などの症状を発症することがある。

フェロモンは感知できるのか

動物が発生させる化学物質フェロモンは、薄い濃度でも同種の他メンバーにひじょうに特異的な影響を与えることができる。哺乳動物の多くは、尿や分泌腺(ぶんぴつせん)、膣(ちつ)の分泌物にフェロモンを混入させて、同性あるいは異性の生殖行動やホルモン生成の周期に影響をおよぼしている。フェロモンの多くは鼻腔の中心線上にある鋤鼻器(じょびき)と呼ばれる器官を通じて作用するが、フェロモンが人間の行動におよぼす役割はまだ解明されていない。ヒトの鋤鼻器とこれに付随する嗅覚神経経路は、胚から胎児に発達する過程で退化していくため、フェロモンが人間に効果をおよぼすとすれば、主要な嗅覚神経経路を介するほかない。女性が脇の下から分泌する分泌物質は、周囲の女性の月経周期に影響をおよぼす場合があり、寄宿舎などで一緒に生活する女性たちの月経(げっけい)周期がよく一致することがあるのはそのせいだと考えられている。

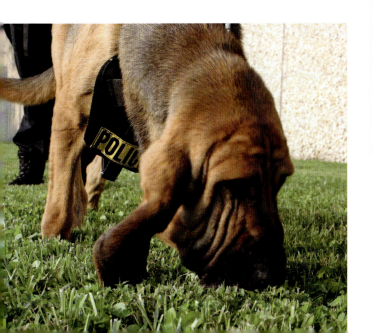

← ヒトの嗅覚は、多くの哺乳動物とくらべるとさほど鋭敏ではない。種類によっても異なるが、イヌは人間の10万倍から1000万倍も鋭い嗅覚をもっている。

感覚

触覚

触覚は見かけよりずっと複雑な感覚だ。触覚には、羽が肌に触れるといった軽い接触の検知能力だけでなく、圧力（圧覚）を感じたり、距離にほとんど隔たりなく身体に触れている2点を識別したり（2点識別）、物の表面の質感をたしかめる能力などが含まれる。

皮膚の表面とその真下には、おびただしい数の感覚神経終末があり、私たちに触覚を伝えている。こうした神経終末は、さまざまなレベルの痛みや圧力、振動を検知できる（痛みについては152-55ページでくわしく述べる）。

触覚と振動を検知する受容器

この種の受容器は、皮膚が物体に触れて、その圧や振動などの機械的変化を検知することから、ひとまとめに機械受容器と呼ばれている。この受容器は、その大半が表皮と真皮の境界にあるが、なかには真皮の底に広がる結合組織や筋肉に近い、奥深い場所にある受容器もある。

機械受容器のなかには、伸縮性に富んだ厚い結合組織に覆われているものがある。この結合組織は機械的なフィルターの役割を果たし、物体の振動などの機械刺激を変化させたり拡散させて、皮膚の奥深くにある感覚神経終末に伝えている。この結合組織の働きにより、一定の時間間隔をおいて変化する機械刺激（たとえば振動する物体によって皮膚が周期的にへこむ変化）が検知され、

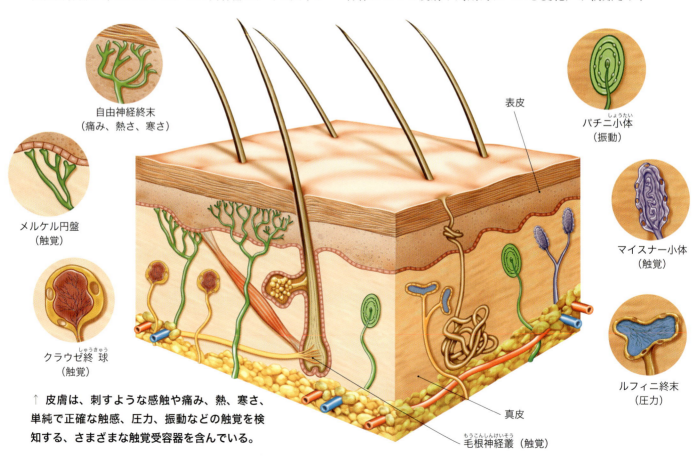

↑ 皮膚は、刺すような感触や痛み、熱、寒さ、単純で正確な触感、圧力、振動などの触覚を検知する、さまざまな触覚受容器を含んでいる。

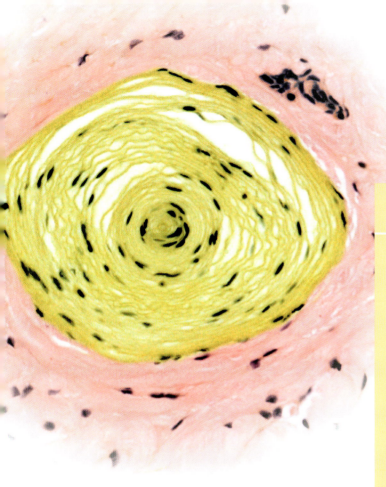

← パチニ小体は振動を検知し、物の質感をたしかめるのに用いられる。各パチニ小体は、同心円状に広がる結合組織に囲まれた1個の神経終末からなる。

手と指の敏感な触覚

指先と顔の下半分の皮膚は、触覚にきわめて敏感だ。指の先端にある触覚受容器の数は、1平方センチ当たり数百個にも達し、この受容器のおかげで私たちは間隔がわずか1ミリしか離れていない2点の対象を個別の刺激として識別できる。これに対し、腹部の皮膚の触覚受容器の数は1平方センチ当たりわずか1～2個しかなく、私たちは腹部の2点を刺激されても、間隔が少なくとも1センチ離れていないと2点として識別できない。

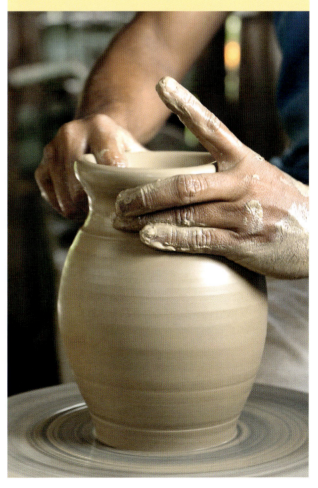

感覚終末から多くの神経インパルスをひき起こすことができる。厚い結合組織に包まれたこの機械受容器は、「順応の速い」受容器と呼ばれている。この受容器は皮膚を押す鈍器などがもたらす持続的な刺激にすばやく順応し、神経インパルスの発信を止めるからである。

このほか、薄いカプセルに包まれているか、まったくカプセルに包まれていない機械受容器もある。こうした機械受容器は刺激に順応するのが遅く、持続的な機械刺激にもっとも敏感に反応する。薄いカプセルに包まれた受容器は、皮膚を一定の圧力で押す刺激をもっとも敏感に感知し、カプセルに包まれていない受容器は、皮膚の表面に軽く触れる触覚をもっとも敏感に感知する。

これ以外の受容器は毛根の周囲に集まる神経終末からなる。皮膚を覆う体毛がたわむと、感覚神経終末が変形して神経インパルスをひき起こす。ただし、このタイプの受容器は皮膚全体にブラシをかけるような触覚をもっとも敏感に感知するが、体毛をずっとたわめた状態にしておくような触覚には反応しない。

微細な触覚の感知

微細な触覚に対する私たちの検知能力は、表皮全体を覆う数々の触覚受容器からの入力によって成り立ってい

感覚

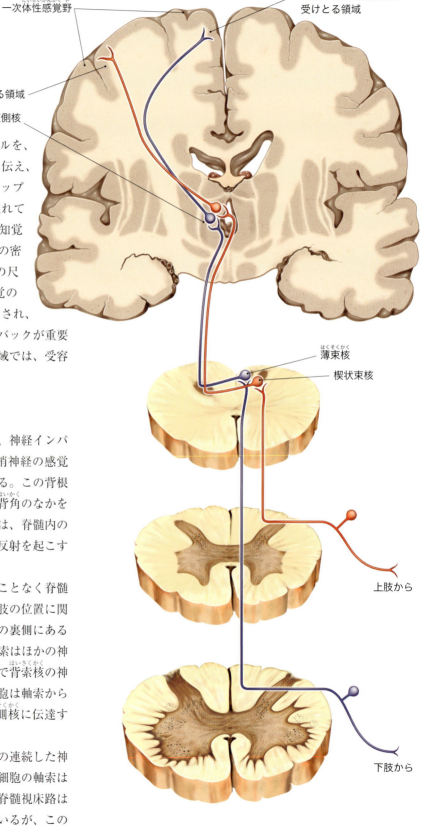

る。多くの受容器から送られてくるシグナルを、いくつもの個別の経路を介して大脳皮質に伝え、この神経入力のパターンを皮質内の仮想マップと比較することで、私たちの脳は皮膚に触れているもののかたちや大きさ、触感、位置を知覚することができる。皮膚表面の触覚受容器の密度が高ければ高いほど、この仮想マップの尺度は精密になる。したがって、繊細な触覚の感知は皮膚を覆う触覚受容器の密度で左右され、筋肉を微細に動かすうえで情報のフィードバックが重要な役割を果たす顔の下半分や手のような領域では、受容器の密度が高くなる。

触覚の神経経路

皮膚のなかの機械受容器が活性化すると、神経インパルスが末梢神経を伝わっていく。この末梢神経の感覚軸索は、背根神経節細胞の一部をなしている。この背根神経節細胞から伸びるその他の軸索は脊髄背角のなかを通っている。これらの軸索のうちいくつかは、脊髄内の神経細胞へと連絡し、触覚に基づいて局部反射を起こすのに用いられる。

それ以外の軸索は神経細胞へと連絡することなく脊髄内を通過していく。繊細な触覚や振動、四肢の位置に関する情報を伝達するこうした軸索は、脊髄の裏側にある白質（背柱）のなかを通っている。この軸索はほかの神経細胞と関係せずに延髄まで到達し、そこで背索核の神経細胞と結びついている。背索核の神経細胞は軸索から受けとった神経シグナルを視床後外側腹側核に伝達する。

中枢神経系を構成する軸索の一部は2つの連続した神経細胞へと連絡しており、この2つの神経細胞の軸索は脊髄から視床へまっすぐ通じている。この脊髄視床路はおもに痛みと温度に関する情報を伝達しているが、この神経経路には単純な触覚情報を伝達する軸索も含まれている。

↑ 繊細な触覚は、感覚の起源となる部位とは反対側の脳の一次体性感覚野に伝えられる。

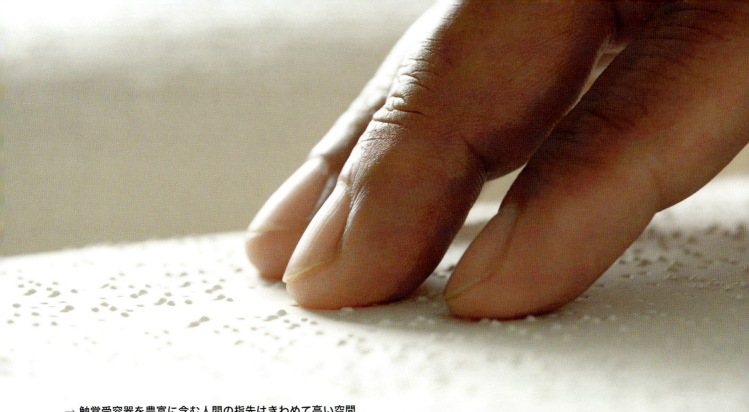

→ 触覚受容器を豊富に含む人間の指先はきわめて高い空間解像度で微妙な触覚の違いを識別できる。この能力のゆえに、人間の指先は隆起した点同士の間隔が2.5ミリにも満たない点字も読むことができる。

質感の感知

物の表面がなめらかか粗いかを判断したいとき、私たちは指先をその表面に走らせる。物の表面の微細な突起が皮膚をへこませ、この突起が皮膚全体におよぼす運動が、振動にもっともよく反応するパチニ小体と呼ばれる厚いカプセルに包まれた神経終末を活性化する。パチニ小体は、コピー用紙の厚さの約100分の1に相当する、わずか0.001ミリの皮膚の微細なへこみにも反応することができる。

いっぽう、これ以外の神経経路は体毛やその他の触覚受容器の動きに関する情報を、脊髄の首の部分にある外側頸核を経由して視床に伝えている。

身体の各部位からもたらされる情報を伝達する軸索は、いくつものレベルで分離されている。こうした軸索の空間的配置は、人体のミニチュア・マップ(「こびと」を意味するラテン語に由来し、「ホムンクルス」と呼ばれている)に似ている。この身体のミニチュア・マップの存在は、軸索束そのものや、触覚情報を処理する脳幹や視床の神経細胞の集まり、さらに大脳皮質の表面でも確認できる。

意識されない感覚

皮膚に対する触覚と圧力に関する情報や、筋肉の伸縮を感知する受容器からのデータは、身体の運動を調整するのに利用される。決して意識化されないこうした情報のうち、下肢からの情報は脊髄小脳路を経由して、上肢からの情報は楔状束核小脳路を経由して、脊髄から小脳に伝えられる。

フリードライヒ運動失調症と呼ばれる遺伝性の疾患は、こうした神経経路が損傷を受け、運動の調整機能が衰える病気である。この疾患にかかると、小脳が触覚と四肢の位置に関する情報とを把握できず、身体の運動が的確に行われているか判断できなくなるからだ。フリードライヒ運動失調症の患者は、触覚の意識にも異常をきたす傾向がある。

触覚失認

腫瘍によって脊柱が損傷を受けた人間は、わずかな間隔をあけて皮膚に接している2点を識別する能力が落ち、関節の位置を感知できなくなることがある。とりわけもっとも深刻な症状は、眼をつぶった状態でコインやペンなどありきたりな物を手のひらに載せたり指先でつかんでも認知できなくなる立体認知不能である。

内部感覚

内臓の状態は、内部感覚が提供する情報にもとづいて、かぎられた枠内に維持されている。この情報はときおり意識されることもあるが、たいていは意識の表面に上ることはない。

内部感覚は心臓、腸、肺、膀胱の生命維持機能を制御するうえできわめて重要な役割を果たしている。

心循環系の監視

動脈と、心房や心室内部の血圧に関する感覚情報は心臓と血管の機能を調節している。たとえば、頸動脈や大動脈弓で血圧が急上昇すると大量の神経インパルスが発生し、舌咽神経と迷走神経を介して脳幹に向かう。この2つの神経経路のおもな終着点は、延髄の両側の孤束核の下部である。この神経経路が伝える情報は私たちの意識には上らないが、延髄の前面にある神経細胞集団に沿った神経経路を刺激する。その結果、血圧が上昇すると、動脈内壁の平滑筋の緊張を一定に維持する役割を担う交感神経系の神経細胞の活動が低下する。

毒物の感知

有毒な食物や汚染された食物の摂取が招く危険は、被害が深刻化する前にその食物を吐くことで回避できる。この嘔吐反射は、食道や胃、腸上部からなる消化管の炎症を起こした部分をとり巻く細胞が血中に大量のセロトニンを放出することで始まる。セロトニンが増加すると迷走神経の神経束が活性化する。この神経束は、嘔吐の制御機能をもつ延髄の孤束核と最後野まで達している。腸の病気が原因で発生する毒素は、血液循環を通じて最後野に到達し、吐き気や嘔吐をひき起こすと考えられている。

呼吸感覚

呼吸は、肺と胸壁の膨張に関する正確な情報にもとづいて制御されている。肺の膨張は、胸壁や太い気道に含まれる伸展受容器が検知している。この膨張に関する情報は迷走神経を介して脳幹に伝えられる。伸展受容器は胸壁の関節部分にもある。

膀胱の膨満感

膀胱の膨満感は、膀胱いっぱいに尿が溜まったことを知るうえで重要なだけではなく、排尿をひき起こす反射ループにおいても重要な役割を担っている。膀胱内壁の伸展受容器は、膀胱の体積が約250ミリリットルを超えると活性化する。活性化した伸展受容器は神経インパルスを脊髄の仙骨部に伝え、幼児であれば排尿反射をひき起こすが、大人はこの反射を抑制する。脊髄の仙骨部から伸びる感覚神経経路は、中脳の一部、中脳水道周辺

排尿反射の制御

膀胱内の尿が一定量まで溜まると、乳幼児の場合、脊髄で(膀胱から膀胱への)排尿反射が起き、尿を排出する。だが成人はこの反射を一定の時間抑えることができる。成人の場合、中脳の中脳水道周囲灰白質が、膀胱の膨満感と(前頭前脳皮質と辺縁皮質がもたらす)自分が置かれている社会的状況とを勘案し、橋内部にある排尿中枢を活性化させるべきかどうかを決めている。排尿中枢が活性化すると、ふだんは尿の流失を抑えている括約筋が弛緩し、膀胱内壁の平滑筋が収縮して排尿が始まる。この脊髄反射を抑制し、排尿して膀胱を空にすることを意識的に決定する能力は、ふつう、2歳以降に身につく。

内部感覚

（中脳水道周囲灰白質）や視床下部、視床後内側腹側核をとり巻く中脳にまで達している。膀胱の膨満感の意識的知覚は、外側溝の奥深くにある島皮質で生じる。

↓ 中枢神経系は、血圧や血中の酸素濃度、肺、膀胱、腸の膨張など、内臓に関する情報をつねに受けとっている。こうした情報は身体の内部環境を調節するのに用いられる。

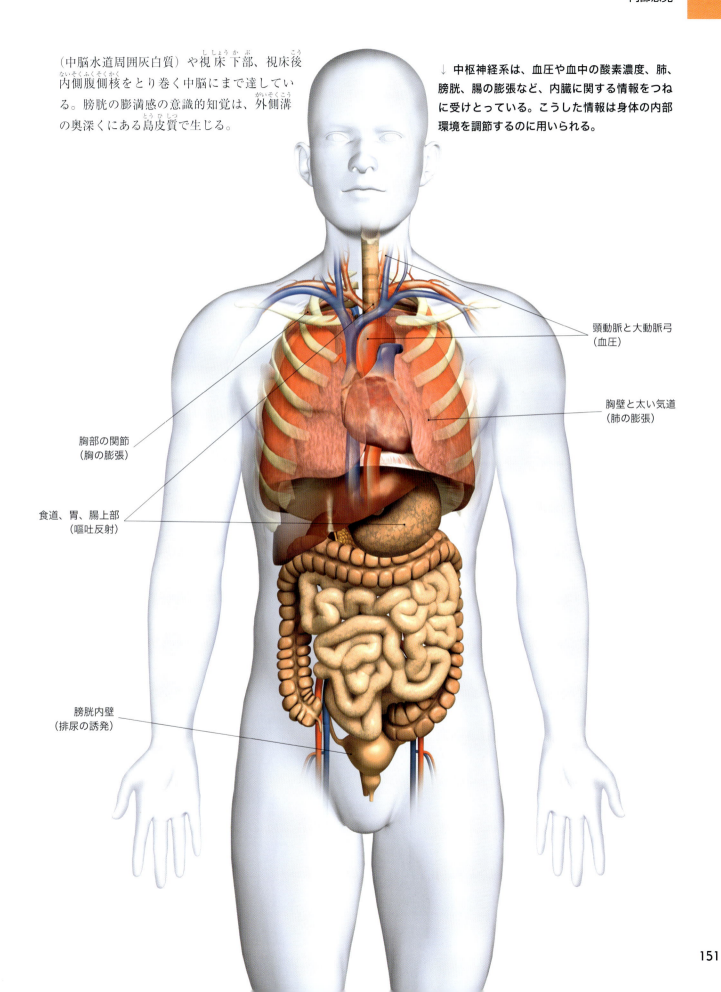

頸動脈と大動脈弓（血圧）

胸壁と太い気道（肺の膨張）

胸部の関節（胸の膨張）

食道、胃、腸上部（嘔吐反射）

膀胱内壁（排尿の誘発）

感覚

痛み

身体が実際に受けた損傷や、受けるかもしれない損傷に結びついた不愉快な経験である痛みは、多くの場合、身体組織が破壊されているというメッセージを発信し、休息したり、加えられた損傷から快復するよう命じるサインである。残念ながら、痛みは損傷を受けた当初やその後の回復過程以降にも消えることがない場合もあり、とり除くことができない原因を有する場合もある。

痛みには、刺すような鋭い感覚——痛みにさらされた身体の部位を危険な可能性のある状況からすぐに引っこめるようううながす警告——の場合もあれば、いつまでも痛みが去らない感覚——たいていは外傷や炎症による長期的な組織の損傷を意味する——の場合もある。この異なる種類の痛みを伝達する神経経路は、まったく異なったものである場合が多い。

侵害受容器

組織の損傷や、損傷をもたらすおそれのある刺激を感知する感覚終末は、侵害受容器と呼ばれている。侵害受

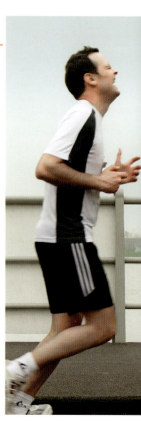

→ 運動を長時間続けると、筋肉中で乳酸（にゅうさん）が排出されて痛みを感じる場合もあれば、「ハイ」な状態を生みだす天然のオピオイド化学物質が排出されて痛みを和らげる場合もある。

↓ 心臓の痛みの発作に反応している脳の領域をスキャンしたPET（ポジトロン断層法）画像。右上の画像では、視床（脳の中心部）が感覚情報を伝達している。左下の画像では、意識的な痛みが経験されている際に前頭葉（ぜんとうよう）と頭頂葉（とうちょうよう）が活動している。

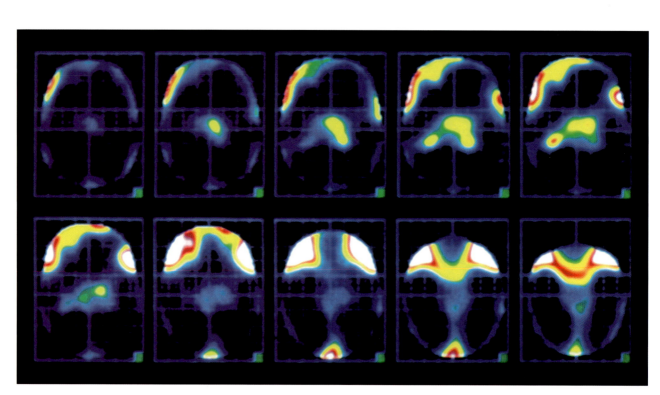

痛み

→ 身体で発生した痛みは脊髄視床路を通って脊髄を駆けあがり、一次体性感覚野に伝えられて意識される。

一次体性感覚野
上肢領域
下肢領域
視床後腹側核
脊髄視床路を通る軸索
後根神経節細胞
上肢からの痛み
脊髄視床路神経細胞
背根神経節細胞
下肢からの痛み

― 下肢の神経経路
― 上肢の神経経路

痛みを感じない生活の悲惨

痛みは身体の組織の損傷を私たちに告げ、損傷を受けた部位を休ませるよう私たちをうながしている。したがって痛みを感じないときわめて深刻な問題が起きる。人によっては、痛みと熱を伝える無髄線維の一部が欠損していたり、痛覚受容器そのものの分子が欠損している人がいる。痛みを感じることができないこうした人びとは、しょっちゅう皮膚を損傷している。本来なら痛みの原因から身を引くような、最初の刺すような痛さや熱さを検知することができないからである。また関節の痛みを感じることができない人は、何度も関節を酷使して治らない損傷を負うことがあるし、骨折したことに気づかずに手足を動かして損傷を悪化させることもある。

容器は、皮膚を引き裂いたり、破裂させるおそれのある強烈な物理的刺激（たとえば、挟まれたり切られたりする、皮膚や関節、筋肉で特定の化学物質が放出される、身体を損なうほどのレベルの熱や寒さにさらされる、など）を受けると活性化する。

　侵害受容器は、皮膚や関節、筋肉、内臓の組織内部にある単純な神経終末で構成されている。実際、侵害受容器は脳そのものの内部以外の身体の至るところにある。内臓や筋肉の侵害受容器のほとんどは、ふつう、人間の一生を通じて活動することはまずない。ふだんは沈黙しているこうした侵害受容器が活性化するのは、病気になったり、その病気がもとで損傷をうけた場合だけである。

意識に至る痛みの神経経路

　痛みに関する情報はまず脊髄に伝わり、次いで脊髄の前部と側部にある上行性感覚伝導路に伝えられる。脊髄視床路と呼ばれるこの神経経路は、チクリと刺すような痛みや熱、単純な触感に関する情報を身体の反対側にある視床後腹側核に伝え、そこでこの情報を受けとった神経細胞がさらに上の一次体性感覚野まで情報を伝達する。この流れを経て、痛覚の性質（ヒリヒリ刺すような痛み、ズキズキ）や、痛みの生じている正確な場所が意識される。

　同時に、痛みの伝達を脊髄レベルで調整して痛みの知

感覚

局所麻酔

鈍い痛みを伝える無髄神経線維（髄鞘に包まれていない神経軸索）は、刺すような鋭い痛みを伝える有髄神経線維（髄鞘に包まれた神経軸索）よりも速く局所麻酔の効果が現れる。局所麻酔を施したばかりの段階では、患者は鈍い痛みを感じなくなるが、皮膚の表面の鋭い痛みはまだ感じることができる。外科手術は、この2種類の痛みが感じられなくなってから開始される。

覚に影響を与える、脳幹の縫線核から脊髄に向かって下行する神経経路もある。

鈍痛をともなう鋭い痛み

表面がぎざぎざに尖ったものを踏んだときなど、鋭い痛みが最初にひき起こす感覚はすぐに——0.1秒単位の時間で——感じられる。この最初の鋭い痛みは、神経インパルスが有髄線維（髄鞘に包まれた神経線維）を通って脊髄に達し、ひき起こすものだ。この神経インパルスは、無意識に身体を守る引込め反射を起こしたり、脊髄を伝って視床から大脳皮質に達し、痛みを意識させたりする。

その直後には鈍痛が襲ってきて、損傷刺激がとり除かれた後でも長時間続く場合もある。この2番めの痛みは、伝達速度の遅い無髄線維（髄鞘に包まれていない神経線維）を介して脊髄に伝えられる。

むずがゆさとかゆみ

組織の損傷がごく小規模で、痛覚線維を完全に活性化するには至らない場合がある。こうした小規模な損傷はしばしば皮膚の病気で見られ、とくに表皮の細胞の分離をおこし、小さい水疱ができるような皮膚病でよく生じやすい。昆虫が微量の刺激性の化学物質を皮膚に注入したり、皮膚に寄生する生物が表皮の下を這っても同じような感覚が生じる。この小規模な組織の損傷はかゆみとして感知され、身体を掻きたくなる反応をひき起こす。

損傷個所の炎症と腫れ

傷口の周囲の皮膚は、組織そのものがじかに破壊されていなくても、赤くなり、腫れる。こうした現象の原因

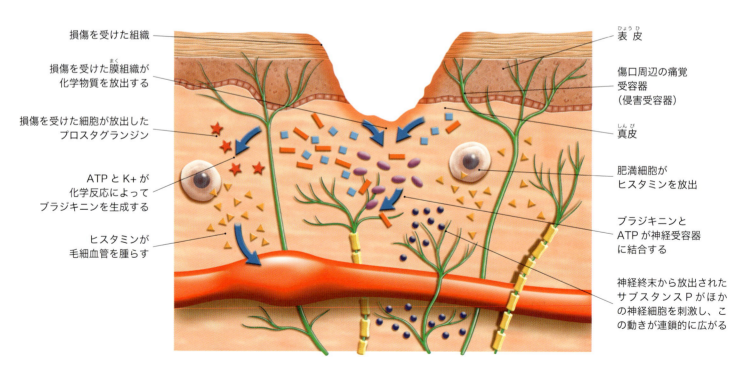

↑ 痛みは身体の組織が損傷を受けた場合に起きる反応の一部である。炎症が起きた際に放出される化学物質が、真皮のなかの痛みの受容器（侵害受容器）を活性化する。

は、鈍い痛みを伝達する無髄線維がひき起こす軸索反射だ。この神経線維は、多くの場合、皮膚の広い範囲にわたって分岐しているため、ある１点の組織が損傷を受けたことで生じる痛覚線維の活動が、その線維が投射している領域中に広がる。この痛覚線維の終末が周囲の組織に向かって神経伝達物質のグルタミン酸と神経ペプチドを放出すると、血管が膨張して赤みを生じ、血管からは液が流出して腫れ（水腫）ができる。

　ハンマーでたたかれた後の指のように、身体部位の腫れは、そこを通過する神経終末を圧迫する。この圧力は、鋭い痛みを伝える有髄痛覚線維を阻害するが、鈍い痛みを伝える無髄線維は影響を受けないままになる。腫れあがった損傷部位が不快な感覚を生じるのはそのためである。そうした部位は、触っても無感覚であるにもかかわらず、依然として鈍い痛みが続くのである。

慢性痛と炎症

　痛みには、有害な事象や原因について私たちの注意を

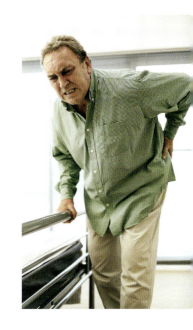

→ 慢性の腰痛は、薬物による緩和措置では対処できない激痛をひき起こす場合がある。

喚起するというはたらきがあるが、慢性的な疾患の場合には容赦なく私たちを悩ませる存在になる。

　身体の一部が慢性的炎症に襲われると、痛みやその他の触覚の知覚が正常に機能しなくなる。本来なら漠然とした不快感でしかない刺激がきわめて不快になったり（痛覚過敏）、軽く触れただけの刺激が痛みと感じられたりする（アロディニア、異痛症）ようになる。損傷を受けた組織が放出する化学物質——損傷した細胞が放出するカリウムイオンや、血液からやってきた血小板からのセロトニン、炎症によって発生するブラジキニンやヒスタミンなど各種の化学物質——はすべて、損傷組織がある領域の痛覚神経終末を敏感にさせる。痛覚神経終末が放出するグルタミン酸には、周囲の神経を敏感にさせるはたらきがあると考えられている。

　また、損傷個所の周辺領域がより敏感に痛みを感知するようになるのは、脊髄内部で痛覚神経経路の結合の再編が生じるからだとも考えられている。

痛みと不快感

　しばしば、痛みは、身体のどこからくるのか特定できない不快感をともなう。この不快感はたいてい完全には意識されず、正確な原因箇所を特定できないまま、体全体に不調感が広がる。また痛みには、血圧や心拍数、腸の活動を調節する自律神経系に変化をもたらすはたらきがある。痛みがこの機能を果たすためには、痛みに関する情報が脊髄を介して脳幹の網様体や視床下部、中脳に伝えられる必要がある。

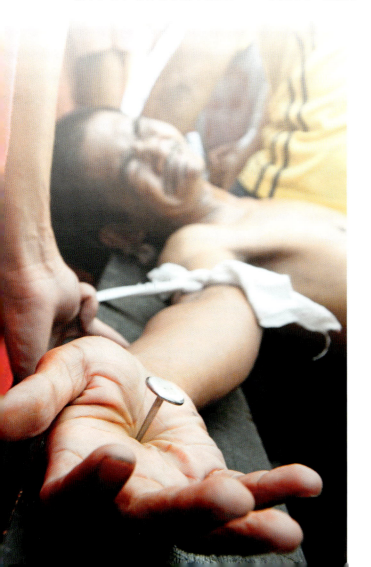

← 懺悔をして宗教的感情が高揚した人間は、身体にひどい損傷を負っても痛みを感じなくなる状態に達することがある。左は毎年春の復活祭にフィリピンで行われる磔刑の儀式。

感覚

大脳皮質内の感覚

脳内のさまざまな部位は、身体各部から絶え間なく伝えられる膨大な量の感覚情報を処理する手助けをしているが、身体を覆うほとんどの感覚神経経路の最終目的地は、大脳皮質である。

感覚にはそれぞれ、その感覚情報の種類に応じた分析に特化した領域が、大脳皮質にある。ふつう、大脳皮質内のこうした領域は、処理される感覚のもっとも重要な側面にしたがって分割され、組織化されている。

並列情報処理装置としての視覚野

脳内の一次視覚野は、身体の反対側の視覚世界が逐一対応するような地図をつくるよう組織化されている。たとえば、視覚空間に十字形の「+」や文字の「A」が見える場合、あなたの視覚野内で活性化している神経細胞のパターンは「+」や「A」のかたち。この地図は上下がさかさまだったり、わずかにひき伸ばされていたりするが、視覚空間の対象の各点には、それぞれ対応する点が視覚皮質上にある。この視覚地図には、一定の機能を分担する円柱状の細胞集団（コラム）が並んでおり、視覚情報をエッジの方位や色、奥行き、運動などの個別の要素に分割してさらに細かく分析する。こうして視覚情報の諸要素は、並列的な経路を経由して一次視覚野周辺のほかの領域に伝達される。このように視覚情報の各構成要素を同時に、並列的に処理することにより、各要素を1つひとつ順番に分析するよりもはるかに速く視覚世界が把握できる。

視覚情報は並列的に処理されるため、視覚的対象の色と奥行きに関する情報の分析と、大きさとかたちに関する情報の分析とは並行して行われる。対象の色とかたちに関するこうした分析（視覚的対象が「何」か）は、情報を二次視覚野もしくは連合視覚野を介して側頭葉の後部と下部（腹側視覚路）に向けて伝達して行われる。いっぽう、視覚的対象の位置と運動に関する情報の分析（視覚的対象が「どこ」か）は、頭頂葉にまで達する一群連合視覚野（背側視覚路）において行われる。

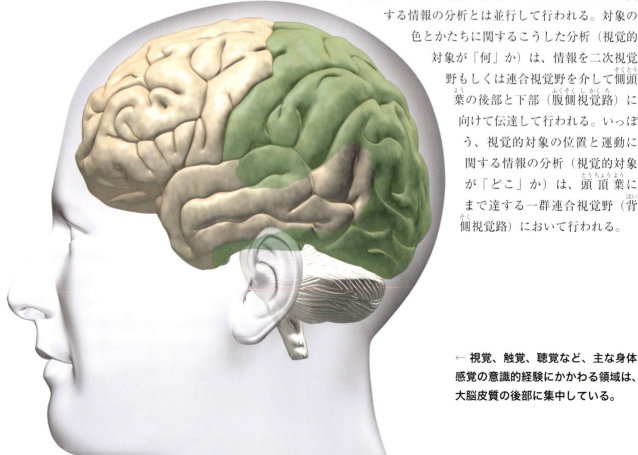

← 視覚、触覚、聴覚など、主な身体感覚の意識的経験にかかわる領域は、大脳皮質の後部に集中している。

大脳皮質内の感覚

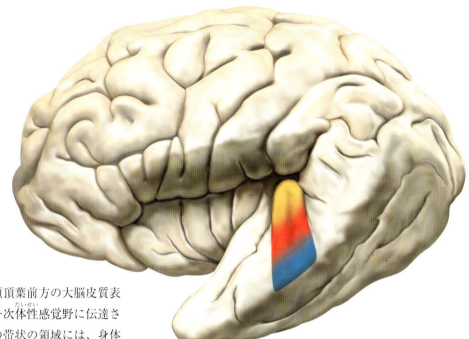

→ 聴覚野は音のピッチにしたがって組織化されている。高周波の音は、内耳の蝸牛の基底部近くにある聴覚細胞が感知し、聴覚野の内側後部で処理される。いっぽう、低周波の音は蝸牛の先端近くで感知され、聴覚野の外側前部で処理される。

体性感覚野

触覚と痛覚に関する情報は、頭頂葉前方の大脳皮質表面を縦にとり巻くように広がる一次体性感覚野に伝達される。左右に一対ずつ広がるこの帯状の領域には、身体の反対側の地図が書き込まれていて、下辺から脳の正中線に向かって、顔、上肢、体幹、下肢の順に配列されている。

一次体性感覚野は、平行して並ぶ3つの帯状の領域でできている。触覚や痛覚などを感知する受容器は一番前方の帯に含まれる神経細胞を活性化するが、手足の位置や手がつかんでいるもののかたちなど、より複雑な触覚情報は残りの2つの帯に含まれる神経細胞を活性化する。

一次体性感覚野に隣接する皮質領域（二次体性感覚野）はさらに複雑な触覚情報を処理する。なかでも、外側溝の側面と奥に広がる皮質領域（島皮質）は、皮膚と内臓からもたらされる痛覚をつかさどっている。

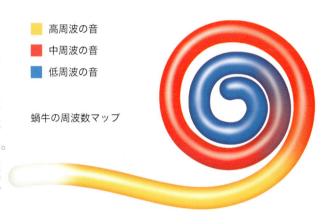

■ 高周波の音
■ 中周波の音
■ 低周波の音

蝸牛の周波数マップ

相貌失認

脳卒中によって側頭葉の下側に損傷を受けた人は腹側視覚路の構成要素が破壊され、自分の家族や有名人の顔、あるいは、動物の種類など視覚的対象のカテゴリーを認識することがひじょうに困難になることがある。この症状は相貌失認と呼ばれている。

一次聴覚野

両耳からもたらされる聴覚情報は、脳の左右の側頭葉上部にある一次聴覚野に伝えられる。一次聴覚野は聴こえてくる音のピッチ（周波数）にしたがって組織化されており、高いピッチの音は聴覚野の後部の神経細胞を、低いピッチの音は前部の神経細胞を活性化する。この一次聴覚野の周りにはより高次聴覚野があり、和声など、音の複雑な特性の知覚にかかわる。腹側聴覚路は音から意味への変換（「何の音」か）にかかわり、背側聴覚路は音源の位置（「どこから聴こえてくる音」か）にかかわる。

感覚

錯覚と幻覚

私たち人間の感覚は、数百万年もの時間をかけて進化を遂げ、生き残りを果たし繁栄するうえで最良の見込みを与えてくれるようになった。この感覚のおかげで、私たちは周囲の世界や自分たちの身体内部をきわめてくわしく認識できるようになった。だがこの感覚は絶対に信頼できるだろうか？

私たちはある種の特定の刺激を受けると、感覚の源となったものの性質や位置、さらにはその存否についてすら誤解することがある。こうした錯覚は感覚経路に特有の性質によって起きる。いっぽう、幻覚は大脳皮質の感覚野の機能不全によって起きる、複雑な知覚異常である。

触覚の錯覚

感覚経路の限界が原因で起きる単純な錯覚がある。その好例が、グリーンが報告した温度知覚の錯覚である。3個のコインを用意して、うち2個を冷凍庫に入れて冷やしておき、室温状態のコインを真ん中にして3個を平面に並べる。人差し指と薬指で両脇の冷えたコインに触れ、中指で真ん中の室温のコインに触れる。すると真ん中の室温のコインまでが両脇の2個のように冷たく感じられる。これは、皮膚からの温覚経路の能力に限界があり、隣接するものの温度差を識別できないために起きる現象だ。

両手首に振動を加えても、やはり身体部位の位置についての情報を伝える神経経路が誤って導かれ、手足が縮んでいくような錯覚を起こす。

視覚の錯覚

視覚の錯覚（錯視）には単純なものもあれば複雑なものもある。単純な錯覚の1つは、視覚空間のうちの、盲点に対応する部分を視覚野が「埋めてしまう」ことで起きる。そのため私たちはこの視野の欠損を意識することができない（次ページの囲み記事「自分の盲点を見つける」を参照）。

このほか、視覚システムが明暗の境界線にもとづいて視覚的形態を分析しようとするために起きる錯覚もある。カニッツァの三角形は、三角形の角のかたちに欠けた図形の手前に白い三角形が見える錯視現象である。

ミュラー・リヤー錯視は、同じ長さの線分が、両端の矢印の向きの違い（外側か内側か）に応じて異なるように見える錯視現象だ。立体的に見えるものが背景に置かれ、遠近法が誤って知覚された場合も、線分の長さが誤って判断される。

また明暗の境界から人間の顔や動物の姿を見分けるなど、認識可能な形体を抽出する役目をする側頭葉の視覚野の領域では、さらに複雑な錯視現象が起きる。

→ 視覚野は対象とその背景から成るコントラストのはっきりした境界を検知したり、遠近法のルールにもとづいて空間的判断を行ったりすることに長けている。右の錯視はこうした認知の傾向を逆に利用したもの。

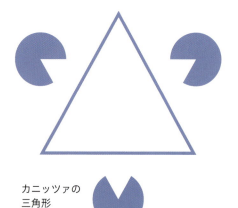

カニッツァの三角形

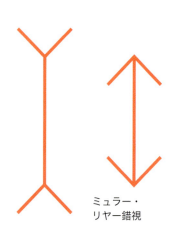

ミュラー・リヤー錯視

幻覚

幻覚は、人体全部が見えるとか、話し言葉が最初から最後まで一度に聴こえるなど、もともと複雑な性質をもっている。幻覚がこのように複雑な性質をしているのは、感覚データの単純な側面を扱うような脳部位ではなく、高次感覚野や言語野が異常な活動をしているためであることを示している。

どこからともなく声が聞こえる幻聴は、統合失調症の典型的な症状である。多くの場合、患者が経験する誇大妄想に従うかたちで、こうした声はののしったり非難するようなものになる。こうした声は、言語による情動的内容に関係する脳の右半球で発生すると考えられている。

説明しようのない不快なにおいがする幻嗅は、嗅覚野のある側頭葉前部が初期段階のてんかん発作を起こすことで起きると考えられている。また幻嗅は、側頭葉に悪性腫瘍があることを告げる最初のサインである場合もある。

また幻覚は、高次感覚野に頭蓋骨の外側から磁気刺激を与える実験をしたり（経頭蓋磁気刺激法）、偏頭痛の前兆として、皮質表面への血液供給が異常をきたして起きる場合もある。偏頭痛に先んじて生じるオーラの一部として、頭痛が起きる側とは反対側の視野にギザギザの線が見える「閃輝暗点」は多くの人が体験している。偏頭痛に襲われた患者のなかには、人体全部が見える人もいる。

→11世紀の女子修道院長、ビンゲンのヒルデガルトは神秘的な幻視を体験し、のちにそれを絵に描いている。無数の光点がきらきらと輝くこの幻視は、おそらく偏頭痛がひき起こす幻覚だったのだろう。

自分の盲点を見つける

右眼を閉じ、左眼をこの本から30センチほど離して、右隅の赤い十字を見つめる。すると視野の隅に黒い点がぼんやりと見えるようになる。赤い十字を見つめたまま、本をさらに近づけてみる。するとある距離まで近づいたところで（黒い点が盲点に入ったところで）黒い点が消えてしまう。両眼を開けた状態だと私たちはこの盲点の存在に気がつかない。対象が片方の眼の盲点に入っても、もう片方の眼の盲点には入らないからである。

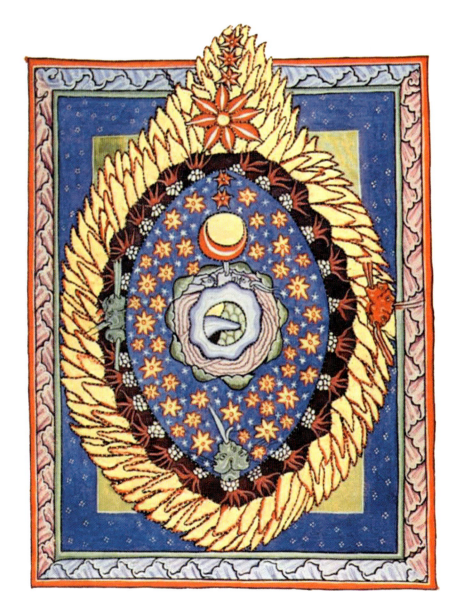

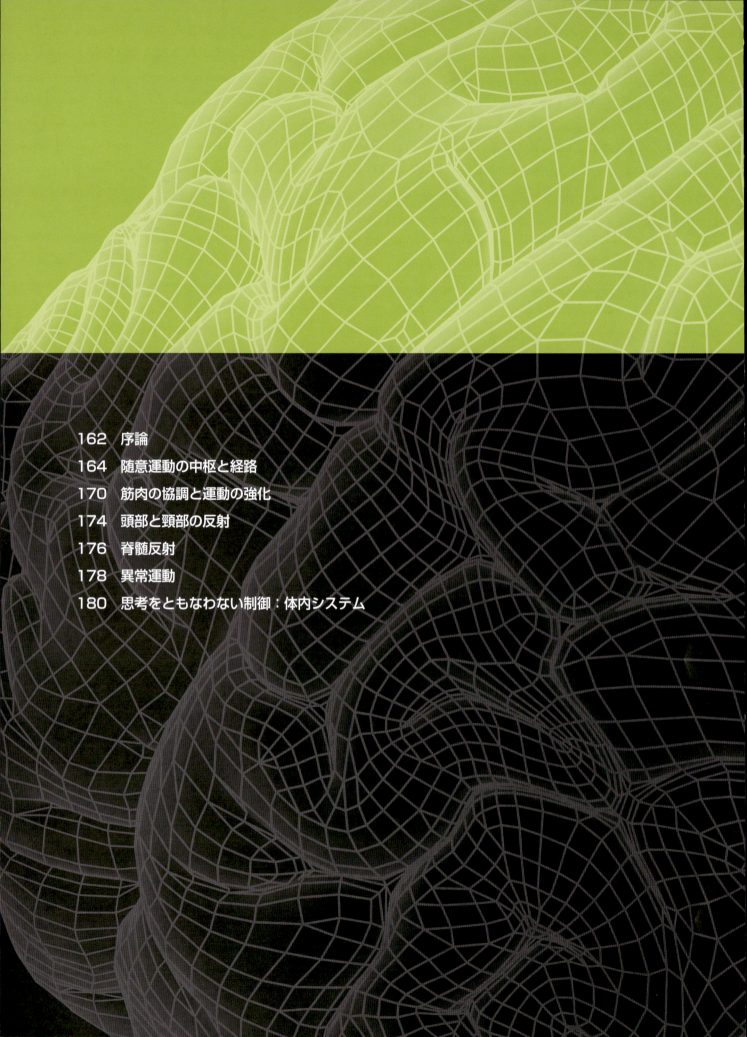

- 162 　序論
- 164 　随意運動の中枢と経路
- 170 　筋肉の協調と運動の強化
- 174 　頭部と頸部の反射
- 176 　脊髄反射
- 178 　異常運動
- 180 　思考をともなわない制御：体内システム

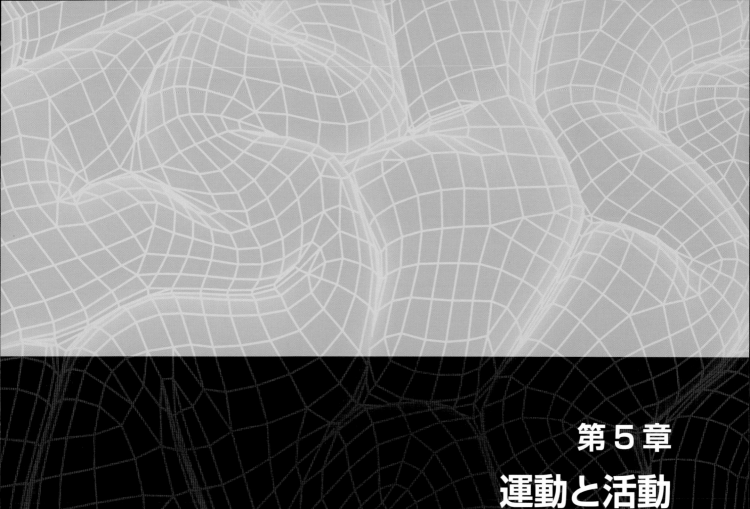

序論

私たちの随意運動を直接に制御している運動神経細胞はわずか100万個程度しかないが、こうした運動神経細胞の上位には、私たちが日常的な運動を起こすための運動プログラムを実行している大脳皮質や、あらゆる運動がスムーズかつ確実に行われることを保証している大脳基底核と小脳の神経細胞ネットワークが存在している。

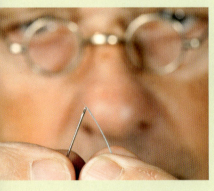

← 針に糸を通すなどの細かい運動活動には、手を動かす多くの微細の筋肉が正確に協調して働く必要がある。こうした作業は、大脳基底核と小脳を含む神経回路の働きがあってはじめて可能になる。

左右の一次運動野には、それぞれ反対側の身体の地図が組み込まれている。身体のなかには、行動するうえでほかの部位よりも重要な役割を果たす部位があり、こうした部位は広く表現されている。顔の細かい筋肉の動きを繊細に制御できるということは、言語的および非言語的コミュニケーションに不可欠であり、手の指を正確に制御できるということは、ヒトという種が有する最大の特長である。顔も手も一次運動野のなかで大きく表現されており、とりわけ唇と手の指が強調されている。皮質のより広い領野で表現されているほど、個々の神経細胞は少数の筋線維群を制御すればよく、精緻な制御が可能となる。

運動制御の階層性

1つの運動の実行に必要な一連のアクション（活動）を意識的に立案したり想像したりするとき、私たちはかならず大脳皮質を働かせており、最終的にはこの大脳皮質が脳幹や脊髄に指令を送って、正しい順序で必要な時間だけ筋肉を動かしていく。

どんな随意運動であれ、それが正確に行われていることが意識的にモニターされなければならない。そのため、遂行中の運動の内容を大脳基底核と小脳を経由して大脳皮質に送り返すフィードバックループは、運動系に欠かすことのできない要素である。このフィードバックは、四肢や関節、筋肉からの感覚情報によってもたらされるため、運動系が感覚系と切りはなされて働くことはまずない。小脳も、熟達した運動を起こすうえで最適なやり方で筋肉を活性化するための指令を送っており、こうした指令には運動が開始される前にアクセスできなければならない。

脳幹の網様体は、脳とは独立に機能しうる脊髄内の神経ネットワーク（中枢パターン発生器）とともに、お決まりの習慣的活動を制御し、実際の筋肉の収縮は、脳幹や脊髄にある下位の運動神経細胞が駆動する。

半自動的な運動活動

歌を歌ったり、目をわざとぐるぐる回したりするときなど、私たちは呼吸筋や眼筋の動きを意識的に制御することができる。その一方で、驚いたときに息をのんだり目を丸くしたりするような半自動的な情動反応や、別の運動課題に集中しているときに意識することなく呼吸をしたり、動くものを目で追ったり、といった完全に無意識な動きもある。このことから、行動ごとの必要に応じて、脳内にさまざまあるうちのいずれの運動中枢が前面に出てくるかがきり替わっていると考えられる。運動の随意的な制御は大脳皮質で開始されるが、より自動的な反応や活動は脳幹や小脳、あるいは脊髄から起こってく

反射活動

　私たちが無意識に起こす活動の多くが、身体に害をなす外的要因や自身の活動から身を守ろうとする反射である。こうした反射は神経系の配線として組みこまれており、経験によって変わることがない。なかには、意識を集中し、随意的に制御することによって抑えこむことのできる反射もあるが、それには相当の努力を要する。

身体内部の制御システム

　身体の内部環境を一定の状態に保つことは、生きていくのに不可欠の機能である。こうした身体内部の制御システムのなかには、考えたり意識したりすることなく、絶えず身体を最適の状態に保っているものがいくつかある。こうした制御システムの存在に気がつくのは、その複雑な反射経路の機能異常の結果に直面させられた場合に限られる。

↑ 身体を大きく動かす活動を起こすには、関節や四肢、体幹（たいかん）の位置に関する情報を、脳の運動中枢にすばやく伝達し、その情報をスピーディーに処理する必要がある。

夢遊病

夢遊病（むゆうびょう）はおもに幼児期から思春期にかけての子供に発生する、複雑な自動行動だ。レム睡眠中には、夢によって身体が動きだしたりしないように、身体の動きはしっかりと抑えこまれているので、夢遊病が起きることはない。夢遊病者は、ベッドから起きあがり、機械じかけのような足取りでゆっくりと歩く。そして食べ物を食べたり、服を着たり、さらには楽器を演奏したり、電子メールを送ったり、車を運転したりすることさえあるが、その活動は自動的であり不自然さがつきまとう。夢遊病の原因はほとんど分かっていないが、ストレスや睡眠不足、騒音、薬物の服用が関係している場合が多い。

随意運動の中枢と経路

運動は、大脳皮質において運動プログラムを選択・開始する、階層性をもって配置されたさまざまな脳領域、ならびに筋群の活性化を強化、調整、あるいは協調させる一連のループ状の神経回路の働きによって制御される。行動上とくに重要な運動課題には、固有の神経回路が備わっている。

　簡単な運動を行う場合でも、脳のさまざまな部位を正しい順序で活動させなければならない。

　手を伸ばして机の上の物を拾い上げるなど、何らかの運動活動を起こそうと決めるとき、最初に活性化する脳部位は前頭前野だ。前頭前野は、運動前野にたいして、その活動を起こすうえで必要な運動ルーチンや運動プログラムにアクセスするよう指令を出す。こうした運動ルーチンは小脳の外側部（大脳小脳）に保存されているため、運動の開始に先立って、まず大脳皮質と小脳をつなぐループ回路が活動する。その運動が、身体の両側を動かす運動や、感情的な発声、これから起こす一連の運動についての頭のなかで行うリハーサルを含む場合は、補足運動野の活動もかかわってくるだろう。

　そして、運動前野と補足運動野は一次運動野に実際の運動を開始させる。一次運動野にはベッツ細胞と呼ばれる大型の神経細胞が含まれており、この細胞から伸びる長大な軸索（じくさく）が脳幹（のうかん）または脊髄（せきずい）に達している。ベッツ細胞の軸索は、枝分かれして、大脳基底核や視床（ししょう）、脳幹網様体（もうようたい）など他の脳領域ともつながり、運動の学習や協調をアシストするフィードバックループにも加わっている。運動が実行されている最中、小脳と大脳基底核をつなぐループは、運動の進行状況を運動野にフィードバックする

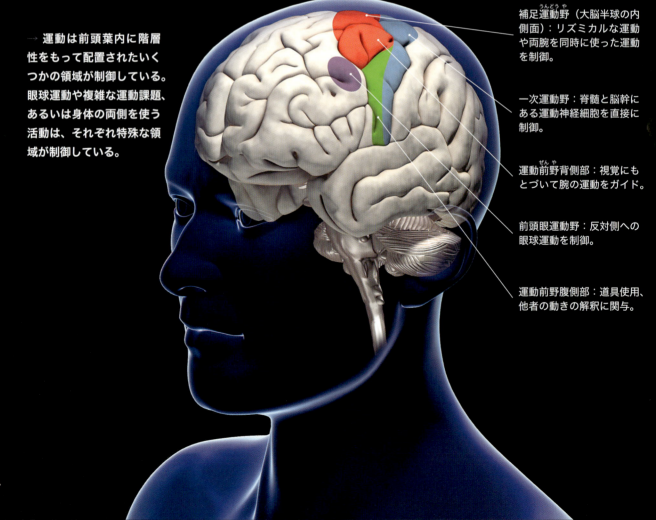

→ 運動は前頭葉内に階層性をもって配置されたいくつかの領域が制御している。眼球運動や複雑な運動課題、あるいは身体の両側を使う活動は、それぞれ特殊な領域が制御している。

補足運動野（うんどうや）（大脳半球の内側面）：リズミカルな運動や両腕を同時に使った運動を制御。

一次運動野：脊髄と脳幹にある運動神経細胞を直接に制御。

運動前野（ぜんや）背側部：視覚にもとづいて腕の運動をガイド。

前頭眼運動野：反対側への眼球運動を制御。

運動前野腹側部：道具使用、他者の動きの解釈に関与。

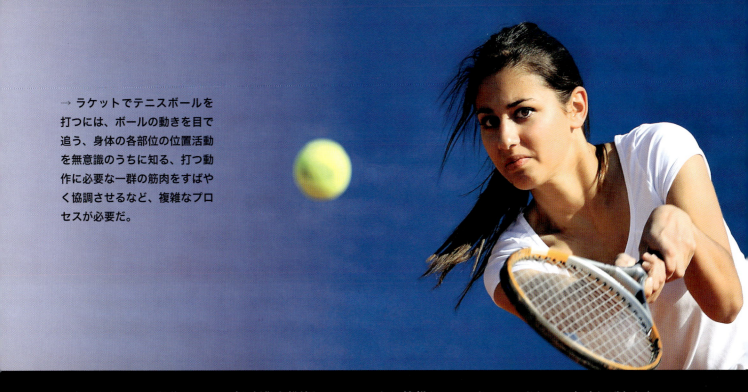

→ ラケットでテニスボールを打つには、ボールの動きを目で追う、身体の各部位の位置活動を無意識のうちに知る、打つ動作に必要な一群の筋肉をすばやく協調させるなど、複雑なプロセスが必要だ。

ことにより、その運動のスムーズな制御を維持している。

大脳皮質から伸びる運動経路は、それが大脳皮質から直接に脊髄に伸びるものであれ、中脳や網様体を介して間接的に脊髄まで到達するものであれ、筋肉につながっている運動神経細胞を駆動する。

眼球運動

視覚像を細部まで鮮明に把握するには、幅3センチ足らずの網膜内の領域、中心窩でしっかりと像をとらえ、少なくとも10分の1秒間ほどはその状態を保持しなければならない。奥行を把握するのはさらに大変で、目の前の物を両眼で同時に焦点を合わせて見つめなければならない。頭部と目の前の物のいずれか一方あるいは両方が動いている場合、物を両眼で追従する作業は途方もなくむずかしくなる。

眼球の随意運動は、前頭眼野と呼ばれる前頭葉内の領域から指令が出されている。この指令は、上丘を介して脳幹網様体にある特別な神経細胞群（傍正中橋網様体——PPPF、別名「側方注視中枢」）に伝えられる。傍正中橋網様体は水平方向に眼球を動かす筋肉を駆動する運動神経細胞に、指令を送る。脳幹内の別の神経細胞群が、垂直方向の眼球運動を制御している。

頭部の回転と協調した眼球運動は、脳幹と小脳の回路によって指令が出されている（p136-37の「前庭動眼反射」の記述を参照）が、頭は動かさないまま空間内を移動する物を眼で追従する（視機性眼球運動、滑動性眼球運動）には、視覚野と眼球運動制御回路とのあいだでつねに情報がフィードバックされていなければならない。視機性眼球運動は、視覚連合野の運動刺激感受性領域の活動から始まる。この領域は視覚がとらえた物体の動きを計算し、必要なスピードでその物体を眼で追従させる指令を、前頭眼野に送る。

物までの距離が変化する場合も、眼球を動かす必要がある。ある物が近づいてくると、その動きを追従するために両眼を寄せて内側に向けなければならない。この両眼を寄せる動きは、見える物の奥行を判断する視覚野のいくつかの領域がかかわっており、この領域は中脳網様体にある神経細胞群に眼を寄せるよう指示を出す。

顔の表情の制御

ヒトはおもに顔の下側の3分の2を変化させてさまざまな表情をつくり、感情を表出している。唇の周囲と口角、目の周囲の数十の筋肉を協調して働かせることにより、ほほえみからしかめ面まで、さまざまな表情をつくる。

顔面筋の制御は、大脳皮質内にある運動前野と一次運動野に始まる。一次運動野は顔に広大な領域が割りあてられていることから、顔領域の繊細な運動制御が、行動上重要な意義を持っていることがわかる。顔面筋を直接に駆動する運動神経細胞は橋にある顔面神経核のなかにある。運動野は皮質延髄路軸索を介して顔面神経核にメッセージを送る。眼の下の筋肉を駆動する運動細胞には大脳皮質の反対側から、顔の上側3分の1を占める筋肉を駆動する運動細胞には大脳皮質の両側からメッセージ

笑顔を読む

顔面筋は大脳皮質によって随意的に制御されるが、一方で情動反応に際しては、脳幹の中枢によって無意識にも制御される。言い換えれば、人間のほほえみには、嘘偽りのない温かみを感じさせるほほえみもあれば、形式的な儀礼上のほほえみ、計算づくのうわべだけのほほえみもある。本心からのほほえみに用いられる筋群は、計算づくのほほえみで使われる筋群とは微妙に異なる。とりわけ、自然にほほえんでいるときは、眼のまわりの筋肉がより活発に活動する。ある人が他人の気持ちを操作しようとほほえむ場合、たいていその人物の眼は相手の顔をじっと見つめ、自分の笑みが及ぼしている効果を確認しようとする。したがってその人物が心からほほえんでいるかどうかを見きわめるには、そのまなざしに真剣さが伝えられる。

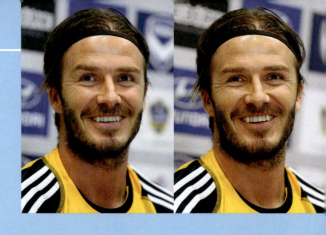

↑ 右の無意識にこぼれたほほえみでは、眼のまわりの筋肉（眼輪筋）がより活発に動いていて眉が下がり、深い「笑い皺」ができている。また口角も少しだけ上に上がっている。

脳損傷患者の研究から、顔面筋を駆動する運動経路は1つだけに留まらないことが分かっている。たとえば、脳卒中で身体と顔面の片側全体が麻痺してしまった患者であっても、ジョークを聞くと顔の両側に笑みを浮かべることができる場合がある。また、パーキンソン病患者は通常の状態では顔が仮面のように無表情になり、意識して笑みをつくることがきわめて困難になるが、自然に起きた滑稽なことには反応してほほえむことがある。

熟達した運動のための神経路

大脳皮質には、脳幹や脊髄の運動神経細胞に直接つながっている神経路が備わっている。この神経路は、顔の表情や指の精緻で熟達した運動を行うのにとりわけ重要な役割を担っているが、それ以外の筋群の運動にも関与している。

このほか、中脳や脳幹網様体を介して、脳幹や脊髄と間接的につながっている神経路もある。大脳皮質と運動神経細胞を直接つなぐ神経路が損傷を受けると、これらの間接的な神経路が部分的に役割を肩代わりする。とはいえ、楽器を演奏したり細かい刺繍をするなど、人間ならではの熟達した運動には、大脳皮質から運動神経細胞への直接経路が決定的に重要な役割を果たしている。

ルーチンの運動

私たちが日々の暮らしで行う運動の多くは、決まりきった、習慣化した運動活動パターンから成り立っている。歩く、泳ぐ、物をのみ込む、しゃぶる、あくびをするといった動作は、頭部や体幹、四肢など、身体のさまざまなレベルにわたる、いずれも複雑であってもほとんど決まりきった一連の筋活動から成りたっている。こうした運動のすみずみにわたるまですべてを大脳皮質が制御するとなると負担がかかりすぎるため、ルーチンとなった運動を起こすための筋活動をあらかじめセットしたプログラムが、脳幹網様体の神経細胞ネットワークに組みこまれている。大脳皮質はただ、これらのルーチンのうちの1つを活性するよう、脳幹に指令を出すだけでよいのだ。

網様体の神経細胞から伸びる軸索は、脳幹のほかの部位に到達して、物を飲みこむ、しゃぶる、あくびをする、などの運動を制御するか、あるいは下行してそれ以外の脊髄まで到達し、歩く、走る、泳ぐなどの運動を制御する。動物によっては、脊髄のいくつかの神経細胞群も、中枢性のパターン生成器として働いている。こうした動

随意運動の中枢と経路

物では、脳幹と切りはなされたとしても脊髄のみで、リズミカルな協調運動を実行できる。

運動神経細胞

大脳皮質や脳幹で、運動指令がどのように発せられるかにかかわらず、私たちの頭部や体幹、四肢の筋肉を駆動する役割を担うのは運動神経細胞（下位運動ニューロンと呼ばれることが多い）だ。眼球や顔面、頸部の筋肉を駆動する下位運動ニューロンは、脳幹内部で神経核（動眼神経核、三叉神経運動核、顔面神経核、疑核）を形成しており、四肢や体幹の筋肉を駆動する下位運動ニューロンは、脊髄前角（もしくは脊髄腹角）のなかにある。

頸髄にある横隔神経核は、胸腔と腹腔とを隔てる横隔膜を駆動する運動神経細胞の、比較的小さな神経核である。上位の脊髄が損傷を受け、横隔神経核が脳幹から切り離されると、呼吸が停止し、応急医療処置をしないか

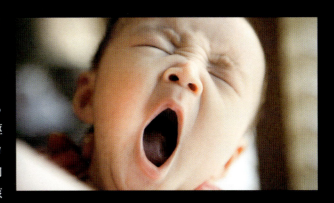

↑ あくびは脳幹の神経細胞群によって制御される、不随意な活動である。あくびがどのような原因で起きるかについてはまだ定かではない。

↓ フルートを演奏するといった複雑な運動を行うには、数多くの微細な筋肉を正しい順序ですばやく活動させる必要がある。こうした動作は、大脳皮質から脳幹や脊髄への直接経路によって制御されている。

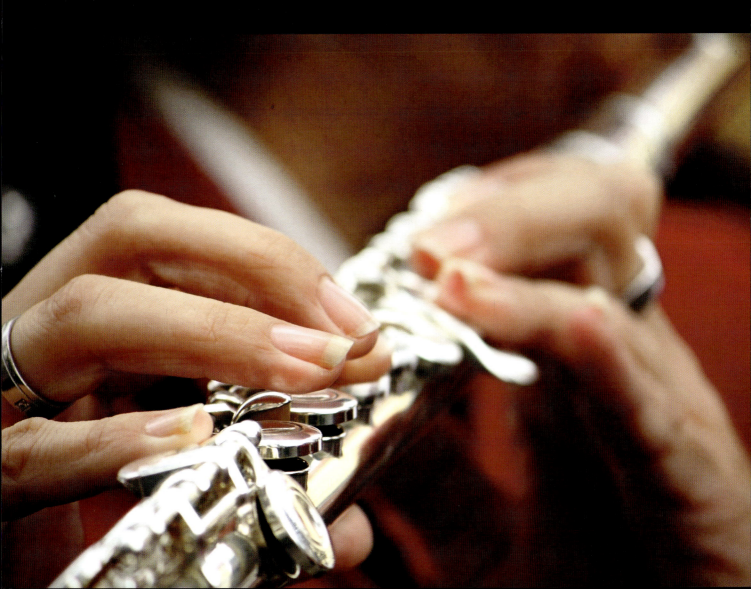

運動と活動

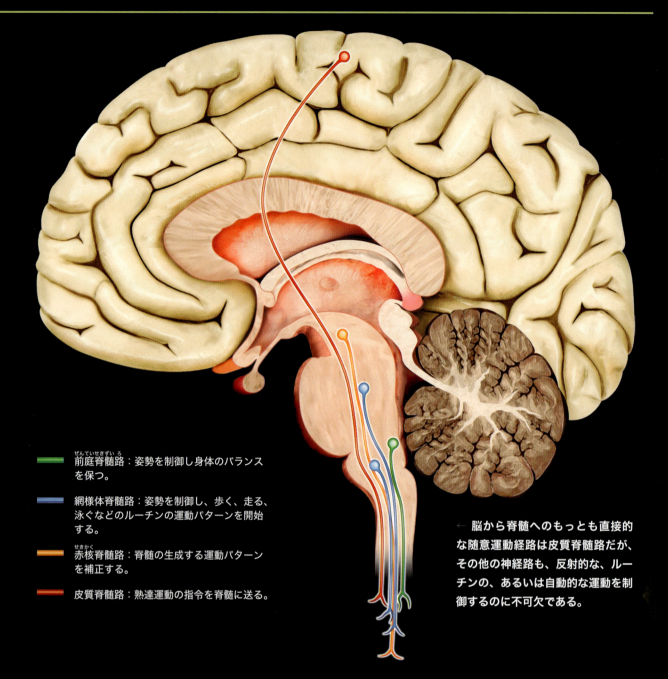

― 前庭脊髄路：姿勢を制御し身体のバランスを保つ。

― 網様体脊髄路：姿勢を制御し、歩く、走る、泳ぐなどのルーチンの運動パターンを開始する。

― 赤核脊髄路：脊髄の生成する運動パターンを補正する。

― 皮質脊髄路：熟達運動の指令を脊髄に送る。

← 脳から脊髄へのもっとも直接的な随意運動経路は皮質脊髄路だが、その他の神経路も、反射的な、ルーチンの、あるいは自動的な運動を制御するのに不可欠である。

ぎり患者は死亡する。

　運動神経細胞のなかには、つねに活動を続けているものもあり、姿勢を維持したり、括約筋を締めていたりする役割を果たしている。一方で、ごく短時間のバースト発火によって特定の活動をひき起こす運動神経細胞もある。運動神経細胞は2種類に大別される。多くの筋肉を駆動して明らかにそれと分かる運動を起こす運動神経細胞と、筋肉組織内部の伸張受容器を構成する微細な筋線維の緊張を調節する運動神経細胞だ。

3種類の筋線維

異なった筋肉はそれぞれ、さまざまな要求に応える。ふくらはぎや背中の筋肉など、姿勢を維持するための筋肉は、疲労することなく長時間収縮できなければならない。対照的に、眼球を動かすような筋肉は瞬間的に収縮するだけで、すぐ疲労してしまう。

　筋線維には3種類ある。疲労することなく長時間収縮できる赤筋線維（遅筋線維）は、酸素を消費しつづけるため、つねに多くの血液供給を必要とする。いっぽう2種類ある白筋線維のうちの1つ（速筋線維）は、短時間しか収縮しないが瞬発的に強く動き、グルコース（ブドウ糖）を乳酸に変えて得たエネルギー源のみを利用している。この速筋線維は瞬発力を発揮していないときに休息し、代謝で生まれた老廃物を除去できなければならない。もう1種類の白筋線維は、ほかの2つの種類の筋肉の中間ぐらいのペースで、グルコースと酸素の代謝によるエネルギーを組みあわせて利用する。筋肉の大半はこれら3種類の筋線維が複合してできているが、姿勢を維持する筋肉はほとんど赤筋線維しか含まず、眼筋はほとんど白筋線維だけでできている。

→ 短時間でエネルギーを消費するアスリートは、すばやく収縮する白筋線維の瞬発力を必要とするが、持続的な運動は赤筋線維の働きに依存する。

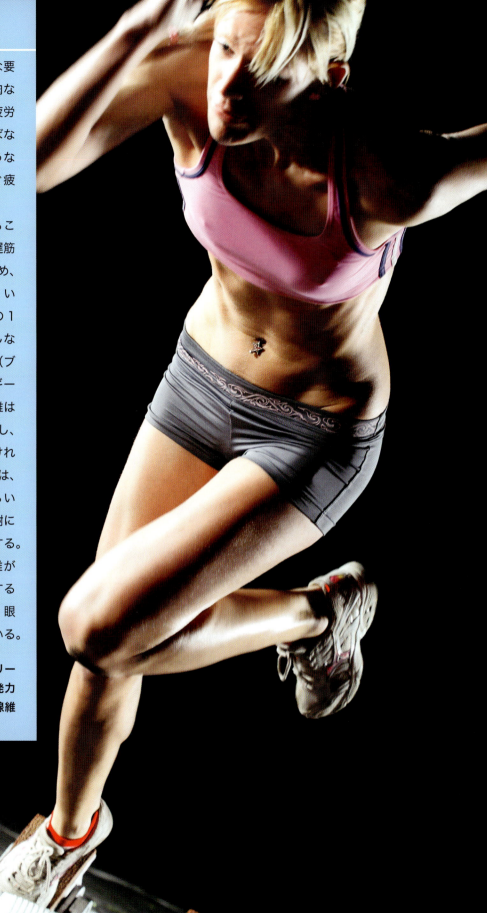

運動と活動

筋肉の協調と運動の強化

運動を生成するには、たんに大脳皮質で意思決定し、ある特定の筋肉に収縮を指示するだけではまったく不十分である。いくつもの筋肉の活動を協調させるシステムがなければ、私たちの身体の運動はきちんと制御されず、まとまりを欠き、疲労を招くだけに終わってしまう。

　ドアのノブに手を伸ばすような簡単な動作でも、数多くの筋肉を正しい順序で、必要な時間だけ、適切な力で活動させなければならない。このプロセスでわずかな間違いが生じただけで運動は破綻してしまうことになる。私たちの身体の運動がきちんと制御され、協調されていることは、小脳を通るループ回路によって確認される。いっぽう大脳基底核は、それとは少しだけ異なるが勝るとも劣らない重要な役割を担っており、より望まれる行動を強化するとともに、望まれない行動を消去している。

眼球の自動的な運動

　眼球運動には、大脳皮質由来の意識的活動によって制御されているものもあるが、私たちが頭を回転させるときに生じる自動的な眼球運動の大半は小脳下面にある小さな領域が協調させている。「前庭小脳」と呼ばれるこの領域は、頭部の回転を検知する感覚器官である内耳の前庭部分から大量の情報を受けとっている。頭部が回転すると、内耳の半規管にある感覚細胞が刺激され、その回転情報が脳幹へ、あるいは小脳に直接伝えられる。眼球運動を協調させるうえで欠かせないその他の情報源としては、頭部の運動や眼球自体の運動がある。前庭小脳の表面にあるプルキンエ細胞の一部は、こうした運動すべてに関する情報を受けとって、どのような眼球

→ 頭部が回転中の自動的な眼球運動は、回転を検知する内耳の半規管と、脳幹にある前庭神経細胞、眼球運動を協調させる前庭小脳（この図には描かれていない）によってひき起こされている。

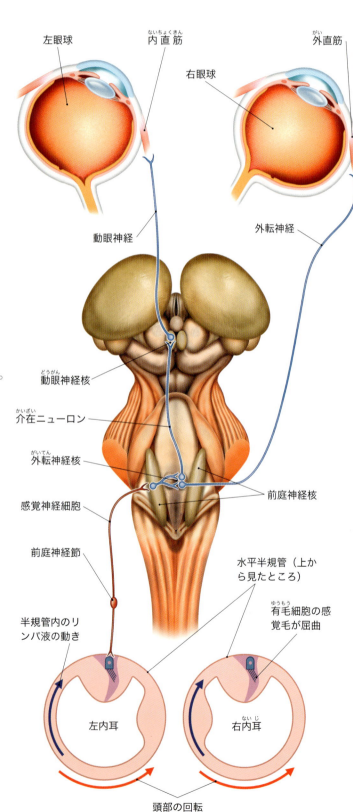

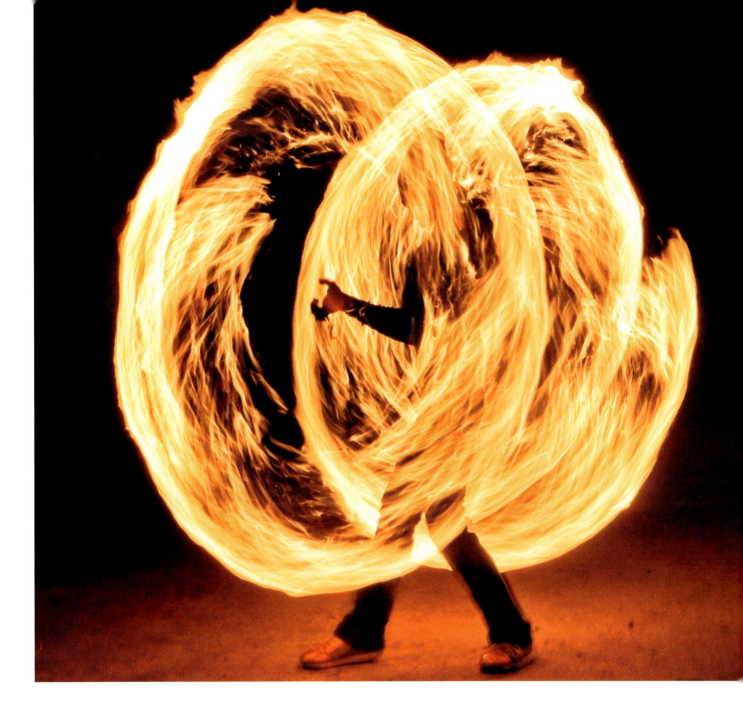

↑ 四肢をすばやく協調させた運動を行うには、関節の位置情報を絶えず小脳正中の虫部にフィードバックし、各筋肉をすばやく、かつ正確に協調させなければならない。

を起こすかを決定し、視野内の物体の動きを追わせている。

姿勢にかかわる運動

　虫部と呼ばれる小脳の正中部には、脊髄とつながる脊髄小脳路と楔状束小脳路からもたらせる情報にもとづいた体幹の感覚地図が描かれる。背中の筋肉の伸展受容器および背中の関節からもたらされる情報が、体幹の左右の傾きを小脳に知らせる。虫部はこの情報を処理し、どの筋群を活動させて、体幹をまっすぐに立てなおすかを決める。小脳虫部からの出力は、脳幹の前庭系部分と網様体部分にある神経細胞群に送られる。これらの神経細胞群から脊髄に伸びる神経路は、身体の正中軸に沿って並ぶ筋肉の収縮を制御する。

　小脳虫部は、歩く、走る、など脳幹網様体が駆動する日常的運動、とりわけ体幹を左右にゆすって行う運動の協調にもかかわっている。

運動と活動

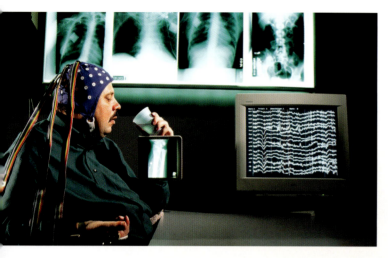

← 身体と分離された状態でも脳は運動指令を出すことができる。四肢が麻痺したこの患者は、脳波を検知するセンサーキャップの助けを借りて、水を飲んでいる。脳波のインパルスが腕と指の筋肉に埋め込まれた電極に送られることで、この患者は単純な動作なら起こすことができるのだ。

熟達した運動を習得するうえで決定的に重要な役割を担っている。こうした運動は、それに必要な細かな運動ルーチン（決まりきった一連の動き）が小脳に刻みこまれていないとうまく実行できないからである。

四肢の運動

　小脳半球の内側部（虫部旁部皮質）は、運動野と脊髄の両方から情報を受けとっている。小脳のこの部位は運動野が出す指令を、この指令にもとづいて四肢がどう動いたかについて脊髄から届く感覚情報と比較する。こうすることによって小脳は企図された運動が正確に実行されているかどうかを確認し、必要に応じて微調整することができる。小脳内のこの部位からの出力は視床を介して運動野に帰され、実際に行われている運動を是正する。

熟達した運動を実現する回路

　小脳の最も外側にある部位は、虫部旁部皮質とはやや異なる機能を持っている。大脳小脳と呼ばれるこの部位は、四肢をはじめとする身体運動の企図を可能にするループ回路の一部を構成しており、運動が始まる前から活動を開始する。このループ回路は大脳皮質を起点とし、脳幹の橋核、小脳皮質と歯状核、視床の運動核を経由して、一次運動野と運動前野に戻ってくる。大脳小脳は

大脳基底核の神経回路

　大脳基底核を構成する各部位は、2つのループ回路を形成している。このうちの1つは直接経路と呼ばれ、大脳皮質から線条体、淡蒼球内節、視床を経由して、ふたたび大脳皮質に戻ってくる。もう1つは間接経路と呼ばれ、大脳皮質から線条体、淡蒼球外節、視床下核、淡蒼球内節、視床を経由して、ふたたび大脳皮質に戻ってくる。この2つのループ回路の活動は、運動系全体の活動レベルを制御している。直接経路で皮質が活性化されると、正のフィードバックがかかって運動野の活動はさらに上昇する。それとは対照的に、間接経路で皮質が活性化されると、負のフィードバックがかかって運動野の活動は鎮静化する。

　大脳基底核の疾患や損傷によって、障害が生じることはよく知られているが、身体の運動や情動、認知機能において大脳基底核が果たす役割はまだ正確には分かっていない。しかし、小脳回路が単純な筋活動の協調を担っているのに比べて、大脳基底核の果たす役割ははるかに

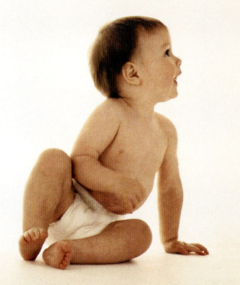
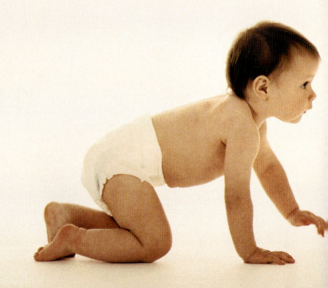

複雑なのはまちがいない。

　大脳基底核の全体的な役割は、適切な活動や行動を選択および強化するとともに、望ましくない不適切な活動や行動を停止したり抑制したりすることであるとする見方がある。運動機能という観点で見ると、大脳基底核の神経回路は、重要で有益な行動を構成する複雑な運動活動パターンをより強めていると言える。

大脳基底核の疾患

大脳基底核の働きに影響する疾患にかかると、直接経路と間接経路のいずれがより強いダメージを受けているかによって、運動活動が低下したり、過剰になったりする。たとえば視床下核がダメージを受けると間接経路の活動が低下し、その程度に応じて患者は反対側の身体が激しく振りまわされるような運動を勝手に起こしてしまうようになる。それとは対照的に、黒質のドーパミン作動性神経細胞がダメージを受けると、間接経路の活動が過剰になり、運動活性の全般的な低下がひき起こされる。すると患者は小刻みにすり足で歩くようになり、表情が乏しく仮面用の風貌になる。

↓ 幼児の運動能力が発達していく際には、前脳と小脳の複雑な神経回路が形成されるとともに、こうした神経回路が、筋肉につながる神経細胞を駆動するのに使う運動経路が通る脊髄内の軸索が髄鞘化される必要がある。

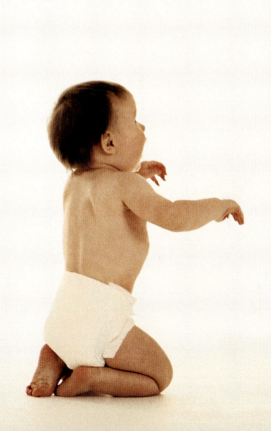
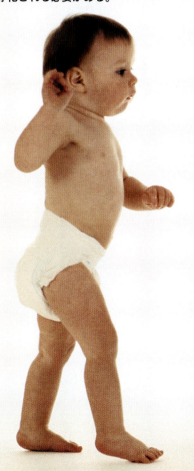

運動と活動

頭部と頸部の反射

反射活動は、害を及ぼす外的要因や自身の活動から身体を守り、神経系に配線として組みこまれている。反射活動の多くは脊髄が制御しているが、気道や顔面に集まっているデリケートな感覚器官には、脳幹と直接つながった神経路が使われている。

頭部や頸部に張りめぐらされた多くの神経が反射活動を起こすことができ、眼球や耳のデリケートな感覚細胞を守り、気道上部に異物が混入するのを防いでいる。こうした反射経路には、きわめて単純なものもあれば、複雑で回りくどくなっているものもある。

眼球の保護

視覚は人間にとってもっとも重要な感覚だが、眼球はきわめて傷つきやすい。なくてはならない2つの反射活動が、強すぎる光と外傷から眼球を守っている。

まぶしい光が片方の眼球の網膜に当たると、両眼の瞳孔が収縮し、網膜をダメージから守る。この瞳孔反射は特殊な網膜神経節細胞に十分に強い光が当たるとひき起こされる。強い光を受けた網膜神経節細胞は視神経を介して脳に神経インパルスを送る。この細胞の軸索は、中脳のすぐ前、間脳の視蓋前部に終止している。この視蓋前部から伸びる神経路は、左右両側の中脳にある、エ

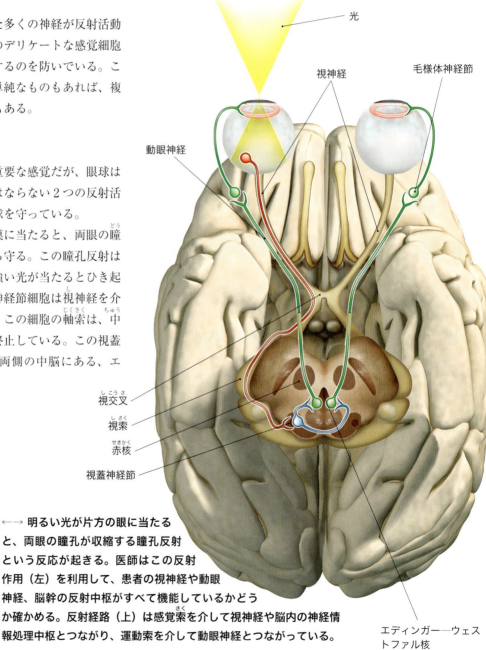

←→ 明るい光が片方の眼に当たると、両眼の瞳孔が収縮する瞳孔反射という反応が起きる。医師はこの反射作用（左）を利用して、患者の視神経や動眼神経、脳幹の反射中枢がすべて機能しているかどうか確かめる。反射経路（上）は感覚索を介して視神経や脳内の神経情報処理中枢とつながり、運動索を介して動眼神経とつながっている。

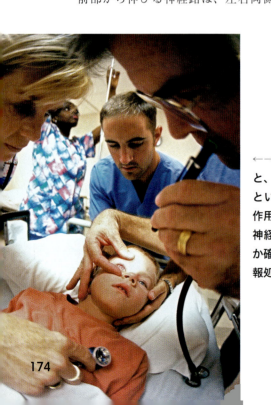

頭部と頸部の反射

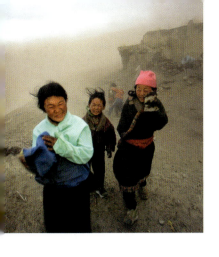

← この写真のチベットの子供たちのように、風に吹かれたごみが角膜に触れると瞬目（まばたき）反射が起き、眼をダメージから守る。

ディンガー―ウェストファル核と呼ばれる副交感神経細胞群を活性化する。この神経細胞から伸びる軸索は左右2つの眼窩にまで達し、そこで毛様体神経節内の副交感神経細胞と結合している。そして、これらの神経軸索が瞳孔を縮小させる平滑筋を活性化して、両眼を光から守る。

眼の正面にある角膜のデリケートな表面は簡単に傷つくため、瞬目反射（まばたき）で保護されている。風に飛ばされてきたほこりやまつげが角膜に触れると触覚受容器が起動し、三叉神経の軸索を介してこの触覚情報が脳幹に伝わり、この情報を受けとった脳幹網様体では、顔面神経核内の筋肉につながる神経細胞が活性化される。これらの神経細胞は、眼をとり巻き、まぶたを走る筋線維（眼輪筋）につながっていてまばたきをひき起こし、眼からごみを取り除く。また角膜に不快感を感じると関連した反射が起きて涙の分泌が増える。

耳の保護：音響反射

大きな音は、内耳内で強い圧力波を発生させ、蝸牛内にあるデリケートな有毛細胞に損傷を及ぼす場合がある。大きな音が片方の耳に達すると、その耳から脳幹の左右両側に伸びる神経路が活性化される。この神経路の軸索は中耳にあるアブミ骨筋を制御する運動神経細胞の小さな集まりを起動する。アブミ骨筋が収縮すると、音波を内耳に伝えるツチ骨、キヌタ骨、アブミ骨からなる一連の耳小骨がこわばり、内耳のリンパ液への音の振動の伝達が弱められる。また音響反射は、ふつうの話し言葉を聴き取る際、周囲の低周波の騒音を遮断する役割も果たしている。

気道の保護：咽頭反射

きちんと咀嚼をしなかったり、物をのみ込む複雑な動作を意識的に行うことをしなかったりして、物が喉の上部（咽頭）に入ると、喉の内側の筋肉が激しく収縮する。この反射は、気道を塞ぐおそれのある異物が勝手に喉のなかに侵入するのを防ぐ仕組みとなっている。軟口蓋や咽頭内部の側面に物が触れたのを検知すると、その感覚は舌咽神経を介して脳幹に伝わり、感覚情報を受けとった脳幹は運動神経細胞を活性化して喉の筋肉を収縮させるとともに、咽頭の入口を閉めて喉に入った物を排除しようとする。人によってはこのとき嘔吐が起きることもある。

耳の保護

大きな音が中耳の筋肉を収縮させる音響反射には限度がある。銃声から耳を守ることができるほど反応が速くはないが、長く続く機械の騒音はある程度まで遮断できる。とはいえ、大きな騒音に対してはつねに、イヤーマフや耳栓で耳を守った方がいい。100デシベル（大音響のオーケストラ程度）を超える音を長時間聞いていると、内耳にあるコルチ器の有毛細胞が損傷を受ける場合がある。

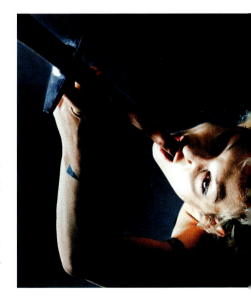

→ 剣をのみ込む技を習得するには、まず咽頭反射を克服しなければならない。この反射を抑えられるようになるには何カ月も、ときには数年もかかる。

脊髄反射

脊髄は中枢神経系のなかでもっとも単純な部位だが、私たちが運動したり外界とかかわる際、四肢の皮膚や組織を守るうえできわめて重要な働きをする反射機能を担っている。

脊髄反射は、感覚情報を入力する感覚神経細胞と運動情報を出力する運動神経細胞がつながる脊髄の灰白質内にある、介在ニューロンの活動によって生じる。この脊髄反射は、脳が関与しない、自動的な反射活動をひき起こす。

深部腱反射

すべての随意筋は、ひき伸ばされると反応して収縮する。この反射活動は、あらゆる脊髄反射のなかでももっとも単純な反射活動で、わずか2個の神経細胞と1個のシナプス結合から成りたっている。

ある筋肉をひき伸ばすと、その筋腹の内部にある伸展受容器に張力が生じ、連続した神経インパルスが感覚神経を通って脊髄に伝えられる。この感覚神経の軸索は脊髄に進入するとさらに灰白質を通って脊髄腹角に達し、そこで運動神経細胞とつながる。この感覚神経から運動神経への直接のシナプス結合は興奮性であるため、ひき伸ばされた筋肉はただちに収縮する。

ふつうに身体を動かしている場合、伸展反射回路は、運動中の自動的な補正を絶え間なく行っている。

この伸展反射回路は直立姿勢の維持にも役立っている。身体が左右どちらかに曲がると、体幹の片側の筋肉が伸びて活性化され、身体を元の直立姿勢に戻すからである。

この伸展反射は、医療現場では、ある特定の筋肉に結びついた感覚神経と運動神経が損傷を受けていないかどうかを確かめるのに役立っている。打腱器でこの筋肉の腱を軽く叩くと、その筋肉が一瞬伸び、ついで反射によってびくっと収縮する（深部腱反射という名称はこれに由来する）。深部腱反射が鈍い場合、感覚神経細胞もしくは運動神経細胞が失われているか、損傷を受けている

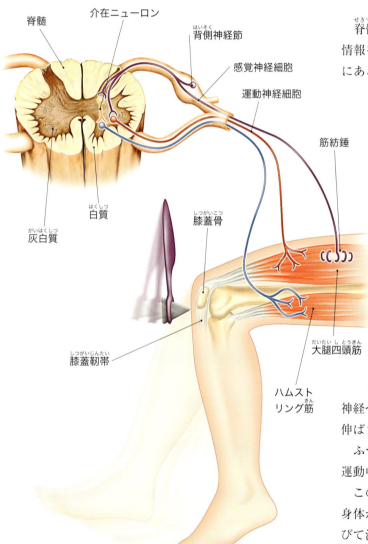

↑ 筋肉の腱を軽く叩くと、その筋肉がわずかに伸びて筋紡錘の伸展受容器が活性化される。感覚神経（紫色の線で表示）で発生する感覚性インパルスが脊髄に到達すると、運動神経細胞が活性化され、叩かれた筋肉を反射的に収縮させる（赤色の線で表示）、あるいはそれとは拮抗する筋肉を弛緩させる（青色の線で表示）。

脊髄反射

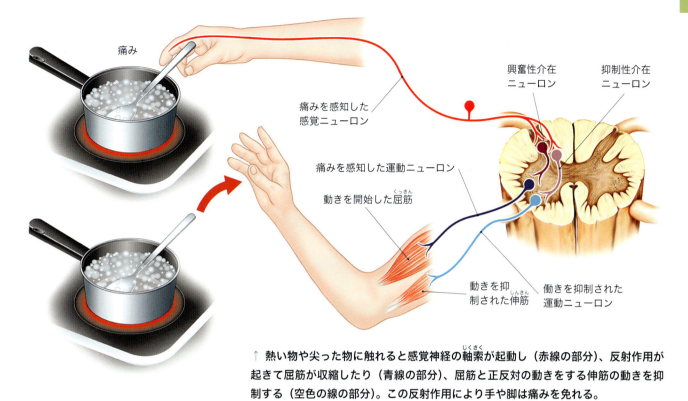

↑ 熱い物や尖った物に触れると感覚神経の軸索が起動し（赤線の部分）、反射作用が起きて屈筋が収縮したり（青線の部分）、屈筋と正反対の動きをする伸筋の動きを抑制する（空色の線の部分）。この反射作用により手や脚は痛みを免れる。

可能性がある。通常、深部腱反射は、脳幹から脊髄へと伸びる運動経路によって部分的に抑制されている。したがって脊髄損傷によって下行性運動路が遮断されてしまうと、深部腱反射が過剰に起きるようになる。

屈曲逃避反射

手や脚が尖った物や熱い物に触れると、私たちは反射的にその手や脚を引込める。この反射経路は、脊髄の多くの神経細胞で構成され、いくつもの脊髄分節に広がっている。立っている時に、片方の脚にこの反射が起きると、その脚が引っ込むだけでなく、反対側の脚がぴんと突っ張る。この複雑な反応は、脚がけがをしないよう引込めると同時に、反対側の脚をつっ張らせ、身体を支えようとする。

足底反射

成人の足裏を触って刺激すると、足の指を下に曲げる筋肉が収縮する。この反射は、体重が掛かって足裏が刺激を受けると起こり、地面を押しかえす筋肉を活性化させることによって立った姿勢を維持するのに役立っている。この自動的な反応のおかげで、地面を踏んで立つことによって足底が圧迫されているあいだ、足とふくらはぎの筋肉は収縮した状態を保つことができる。

→ 正常な成人の足の裏をひっかくと、足の指はものを掴むように下に曲がる。いっぽう脊髄に損傷がある場合は、脊髄の反射中枢を脳幹が制御できなくなっているため、同じように足の裏をひっかくと足の指は上に反る。

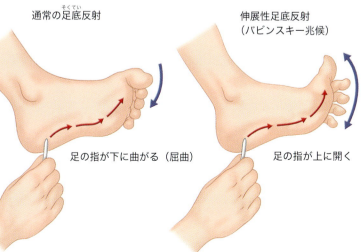

運動と活動

異常運動

私たちは目覚めている間は一秒一秒、数多くの筋肉を使って複雑な運動をしている。生涯の大半を通じて、こうした動作はほとんど意識することなく、なめらかに、正確に行われる。ただ私たちの運動活動を制御する神経回路がひとたび損傷を受けると、異常運動が起きるようになる。

異常運動は、具体的な動き、発生する部位、発生時のパターンに応じて分類されている。こうした異常運動を観察することが、原因となっている疾患や神経損傷を同定する助けとなる。

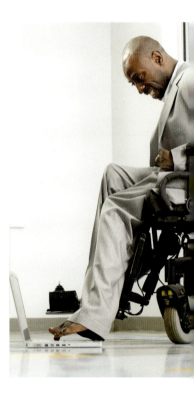

→ 運動神経系に対する損傷は、胎児の段階で受けた障害や、脳卒中の発作、病気の後遺症などが原因で起きる。四肢の一部だけが障害を免れる場合もある。

振戦

振戦と呼ばれる四肢のリズミカルな震えが起きる場合は、振戦がひどくなるのが休息時か、運動時かによって、運動系の２つの主要構成要素のいずれが損傷を受けているかを示すサインとなる。

休息時に悪化する振戦（安静時振戦）は、大脳基底核を通る運動経路の１つに損傷ないし変性が生じた場合に特徴的な症状である。パーキンソン病は、中脳の黒質のなかのドーパミン産生（ドーパミン作動性）神経細胞が変性する、比較的よく見られる疾患である。この神経細胞はドーパミンを神経伝達物質として用い、線条体の標的神経細胞を活性化する。ドーパミン作動性細胞が失われると、大脳基底核のループ回路の活動が異変を起こし、手が粘土を丸めてボールを作るように震える（丸薬丸め振戦）。安静時振戦は随意運動を行っているあいだには収まるが、情動ストレスを感じているときには悪化する。

ペンを取ろうとして手を伸ばすなど、何か活動を起こしているときにだけ現れる振戦は、企図振戦と呼ばれる。企図振戦は、手の精緻な運動を協調させる小脳の左右両側を占める大きな部分（大脳小脳）が損傷を受けたときに特徴的な症状である。小脳が損傷を受けると、単純な運動であっても必要となる多くの筋肉を、スムーズに、正確な順序で、正確な時間だけ活動させて協調をはかることができなくなる。その結果、左右に揺れた運動が生じ、到達すべき標的よりも行きすぎてしまったり、逆に足らなかったりする。

← 黒質のドーパミン神経細胞が損傷を受けると、親指と他の指との間で粘土を丸めてボールを作っているかのような丸薬丸め振戦が起きる。この丸薬丸め振戦のような安静時振戦は、筋肉が弛緩しているときに起きる。丸薬丸め振戦はパーキンソン病の患者によく見られる症状だ。

異常運動

薬物誘発性運動障害

薬物のなかには異常運動をひき起こすものがある。抗精神病薬は、舌や顔の不随意運動をくり返したり（くり返しまばたきをする、舌を突きだす、唇を鳴らすなど）、四肢がすばやく動いたりする遅発性ジスキネジアという運動障害をひき起こす。こうした運動障害は、脳内のドーパミン含有神経の経路に、摂取した薬物が影響をおよぼして発生すると考えられている。

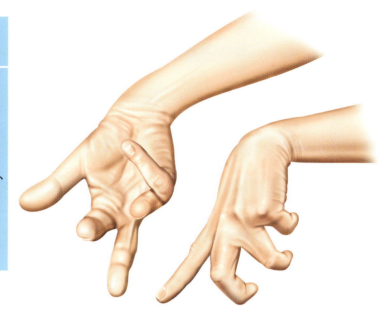

緩慢で、くねるような異常運動

目的もなく、ゆっくりと身体をくねらす運動活動はアテトーゼ様運動（「姿勢を失った状態」を意味するギリシャ語「アテトーシス」に由来）と呼ばれている。この症状は四肢の末端に現れ、通常は大脳基底核の線条体が損傷を受けると起きる。アテトーゼ様運動は、新生児が誕生する際、線条体に損傷を受けて脳性小児まひになった場合に見られることがある。

↑ 緩慢に手がくねったりねじれたりする、アテトーシスと呼ばれる異常運動は、脳性小児まひで現れる異常運動の一種だ。

激しく暴れるような異常運動

身体の片側がむやみに暴れる異常運動は片側バリスム（「半分」を意味するギリシャ語「ヘミ」と、「飛びまわる」を意味するギリシャ語「バリスム」に由来）と呼ばれる。通常は、脳卒中によって視床下核が損傷を受けると起きる症状で、損傷を受けた側とは反対側の身体が激しく暴れる。

無目的に、慌ただしく踊るような異常運動

四肢や顔、舌を一見、ごく普通に意図して動かしているように見える、慌ただしく踊るような異常運動は舞踏運動（「舞踏」を意味するギリシャ語「コレア」に由来）と呼ばれる。舞踏運動は、線条体の尾状核と大脳皮質において容赦なく進行していく悲劇的な変性疾患であるハンチントン舞踏病という深刻な遺伝性疾患で見られる。この疾患にかかった患者は、悪化していく一方の異常運動、人格の変化、認知能力の喪失（認知症）などの症状を呈し、診断後わずか5年程度で死にいたる。

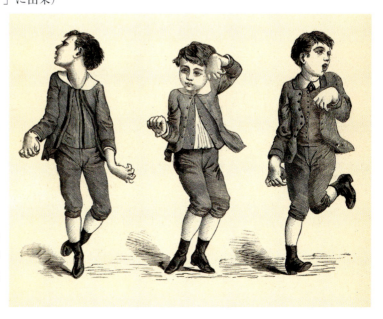

→ 子供に現れる舞踏病は、多くの場合、急性リューマチ熱の後発症状（しかも一時的な症状）である。舞踏病にかかった3人の少年を描いたこのフランスの図版は1880年頃のもの。

思考をともなわない制御：体内システム

身体の内部環境を一定に保つことは私たちが生きていくうえで欠かせない。内部環境が一定に保たれないと、血圧や血中に含まれる酸素や二酸化炭素の濃度、体温などが破壊的に振れてしまい、私たちはたちまち死んでしまうだろう。

私たちの神経系は内分泌系とともに身体の内部環境を制御し、ホメオスタシスと呼ばれるプロセスを通じて内部状態を狭い許容範囲内に維持している。

血圧の制御

血圧が変化すると、脳幹にある感覚性の孤束核を構成する神経細胞が刺激される。これらの神経細胞は、血圧の変化に関する情報を、延髄の前面と側面に連なる神経細胞を通じて伝える。吻側延髄腹外側野（RVLM）と呼ばれる神経細胞群は、脊髄灰白質の横にある交感神経細胞につながり、血管壁の平滑筋や心筋の収縮強度や速度、心拍を制御している。吻側延髄腹外側野が損傷を受けたり、この部位と脊髄とを結ぶ神経経路が切断されると血圧が降下する。また、孤束核に損傷を負った人びとは、脳卒中を起こしかねないほど危険なレベルにまで血圧が上昇する。

失血に対する反応

体内や体表で出血が起きたり、皮膚が損傷を受けたりして血液量が急激に減る場合がある。これは生命を脅かす状況である。心臓や脳への血流消失は死につながるおそれがあるからだ。血液が減少すると生命維持機能が働きはじめて心拍数を上げ、血圧を元の高さにまで戻そうとし、血液は重要な器官に優先的に送るようにし、尿からできるだけ多くの水分を体内に再吸収し、水分の循環を保とうとする。

心拍数や血流をこのように変化させる神経路は、血圧を制御する神経経路と同じものだが、水分の再吸収を制御して血圧の回復を助けるのは、別の付加的な神経路だ。血圧が急速に低下すると孤束内核の神経細胞が賦活され、延髄から（脳幹網様体を通って）視床下部のバソプレッシン（血管を収縮させて血圧を上げる効果のあるペプチドホルモン）産生細胞に伸びる上行性経路がバソプレッシンの血流への分泌をうながす。このペプチドホルモンは腎臓による水分の再吸収をうながし、高濃度では血管壁の平滑筋を収縮させて血圧を高めることができる。

血中の酸素と二酸化炭素濃度の制御

酸素と二酸化炭素の血中濃度を狭い範囲内に留めておくことはひじょうに大事だ。血中ガスの濃度の制御は、血中濃度をつねに計測している神経回路、血中濃度に関する情報を分析して呼吸の回数やリズムを決定している神経細胞、そして肺換気を行う筋肉を制御する運動神経細胞とが担っている。

酸素の血中濃度に関する情報は、脳に向かう主要動脈である内頚動脈の起点のかたわらにある頸動脈小体と呼ばれる小さな構造によって集められる。この情報は舌咽神経を介して延髄に伝えられ、孤束核に入る。二酸化炭素を検知する細胞は頸動脈小体にもあるが、大半は延髄自体の表面にある。

吸気を駆動する延髄の神経細胞は、延髄上部（腹側呼吸ニューロン群吻側部、RVRG）に見られる。呼吸の回数とリズムを決める、ペースメーカーの機能を担う細胞（プリ・ベツィンガー細胞）は延髄のさらにもう少し上にあり、橋の内部にあるほかの神経細胞群がこのプリ・ベツィンガー細胞の働きを監視、制御している。

脳幹のこの呼吸制御中枢から脊髄への神経路が、吸気をつかさどる最大の筋肉、横隔膜を動かす脊髄上部の横隔神経を制御している。他の神経路は脊髄のさらに下方に向かい、肋間筋を制御する神経細胞を駆動して呼吸を維持している。

人では、中脳や、それより上の脳の部分に損傷を負っ

思考をともなわない制御：体内システム

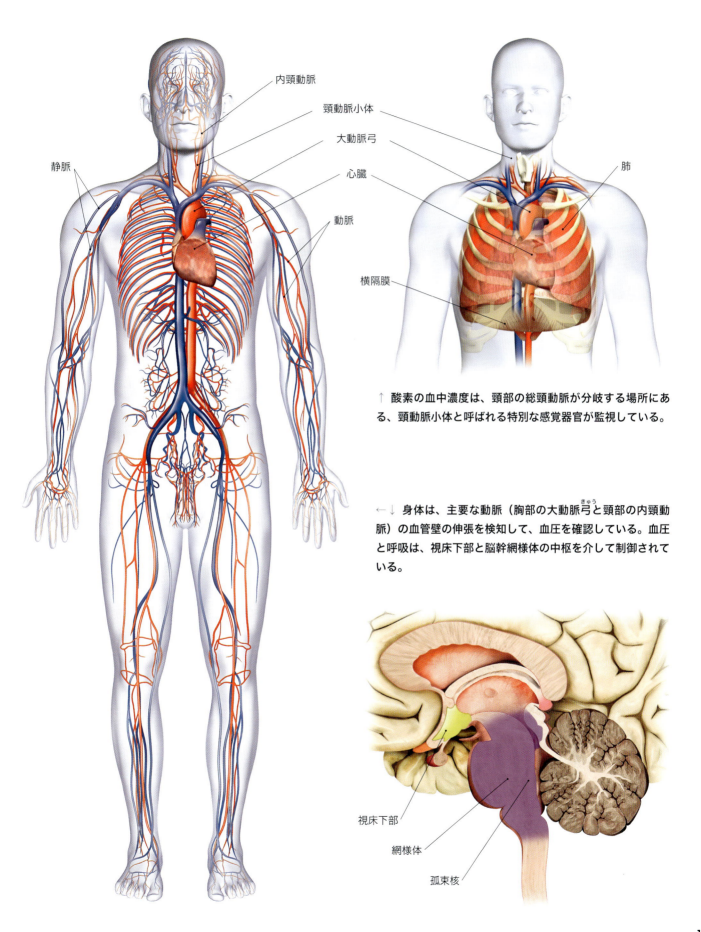

↑ 酸素の血中濃度は、頸部の総頸動脈が分岐する場所にある、頸動脈小体と呼ばれる特別な感覚器官が監視している。

←↓ 身体は、主要な動脈（胸部の大動脈弓(きゅう)と頸部の内頸動脈）の血管壁の伸張を検知して、血圧を確認している。血圧と呼吸は、視床下部と脳幹網様体の中枢を介して制御されている。

運動と活動

> ### 神経変性疾患
>
> 身体内部の各システムの働きを制御している神経細胞群の多くは、神経変性疾患の影響を受けることがある。多系統萎縮症と呼ばれる疾患にかかると、内臓の制御を支援している延髄のいくつかの神経細胞群が変性しはじめる。
>
> この疾患にかかった人間は、うつ伏せの状態から立ち上がったとき血圧を一定に保てなくなり、さまざまな運動に応じて血圧を変えることができなくなる。また、延髄の正中部分にあるセロトニン含有ニューロンが減少すると、体温を制御できなくなる。さらに、延髄や橋にあるその他の神経細胞群が変性すると、心臓や腸、膀胱の制御不全が生じる。
>
> パーキンソン病患者の多くも、脳幹の神経細胞が減少するため、血圧や腸の活動をうまく制御できなくなるが、多系統萎縮症の場合のように誰にでもそうした症状が現れるわけではない。

ても、脳幹の橋や延髄が無傷であれば呼吸は維持される。このことは、呼吸をつかさどるもっとも重要な中枢機能が脳幹の下部にあることを物語っている。

体温の制御

寒さを感じると、皮膚の表面近く空気を保持している私たちの体毛は逆立って体温を保とうとし（いわゆる鳥肌）、血液は皮膚から身体内部に流れていって、皮膚から熱が奪われるのを避けようとする（血管収縮）。さらにこうした対応だけでは不十分な場合、さまざまな筋群が強く、リズミカルに収縮して熱を発生させる（震え）。一方、暑さを感じると、私たちは汗をかいて、蒸発冷却によって体内から熱を逃がし、血流を皮膚の表面に向かわせ、熱伝導によって熱を体外に放出する（血管拡張）。こうした制御活動はすべて、視床下部と脳幹内の神経細胞群が行っている。

視床下部の神経細胞群は血液の温度を検知し、脳幹内の正中縫線部分（大縫線核と淡蒼縫線核）の神経細胞活動に指令を出し、皮膚表面に向かう血流量を制御している。こうした神経細胞の一部は、体内に蓄えられた褐色脂肪の量を制御し、必要に応じて熱を発生させているとも考えられている。正中部分の左右に広がる網様体の一部にも、身体を震えさせて熱を生みだす神経細胞がある。さらに網様体の神経細胞は、交感神経系の神経細胞を活性化し、暑くなると発汗量を増やし、寒くなると鳥肌を生じさせることができる。

唾液の制御

私たちは誰でも、食べ物を見たり、においを感じたり、食べ物のことを考えると唾液（つばき）が出てくる。食べ物を味わったり、食べ物の味を予測する活動は大脳皮質で起きるが、唾液の分泌を制御する神経細胞群は脳幹にある。この神経細胞は2つの集団をつくっている。そのうちの1つは咽頭神経を介して耳の前にある耳下腺を

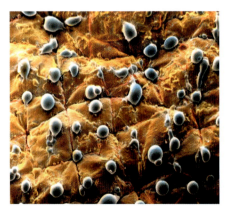
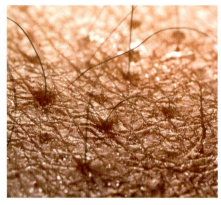

← 発汗量を増やして蒸発冷却を亢進すれば、体温を下げられるし（一番左側の写真）、逆に体毛を逆立てて皮膚表面の空気を逃がさないようにし、保温効果を高めれば、体温を保つことができる（すぐ左の写真）。

思考をともなわない制御：体内システム

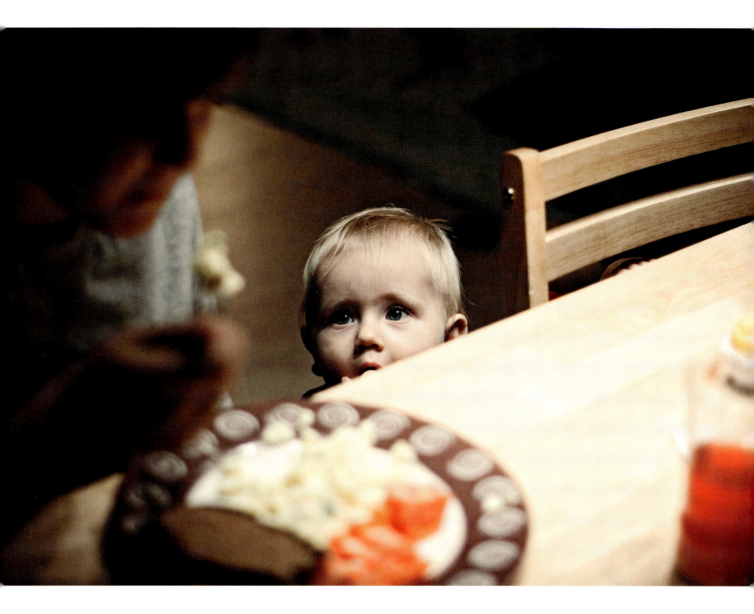

制御し、もう1つの集団は顔面神経を介して、舌の下にある舌下腺と顎の下にある顎下腺の働きを制御している。

↑ 食べ物を目にしたり、においをかいだり、頭のなかで予測するだけでも、唾液腺を制御する自律神経系の副交感神経系部分の活動が活発になり、口のなかに唾液が出てくる。

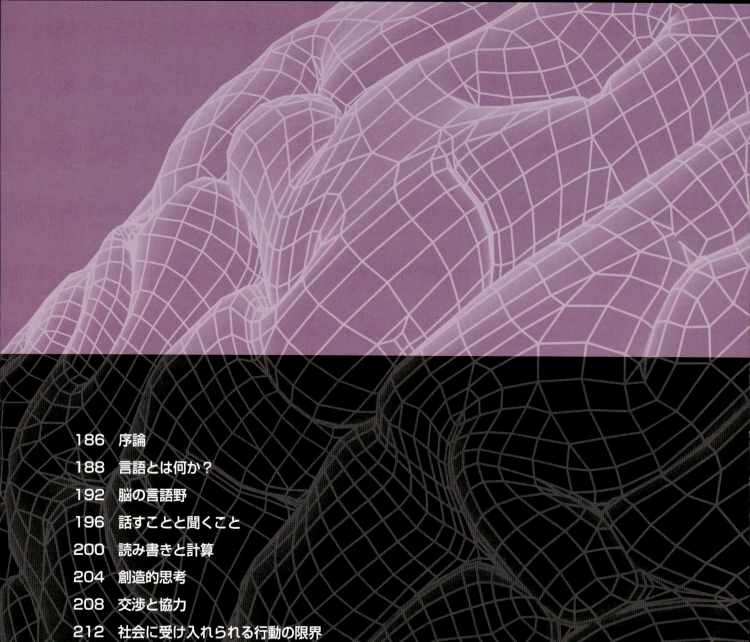

- 186 序論
- 188 言語とは何か？
- 192 脳の言語野
- 196 話すことと聞くこと
- 200 読み書きと計算
- 204 創造的思考
- 208 交渉と協力
- 212 社会に受け入れられる行動の限界

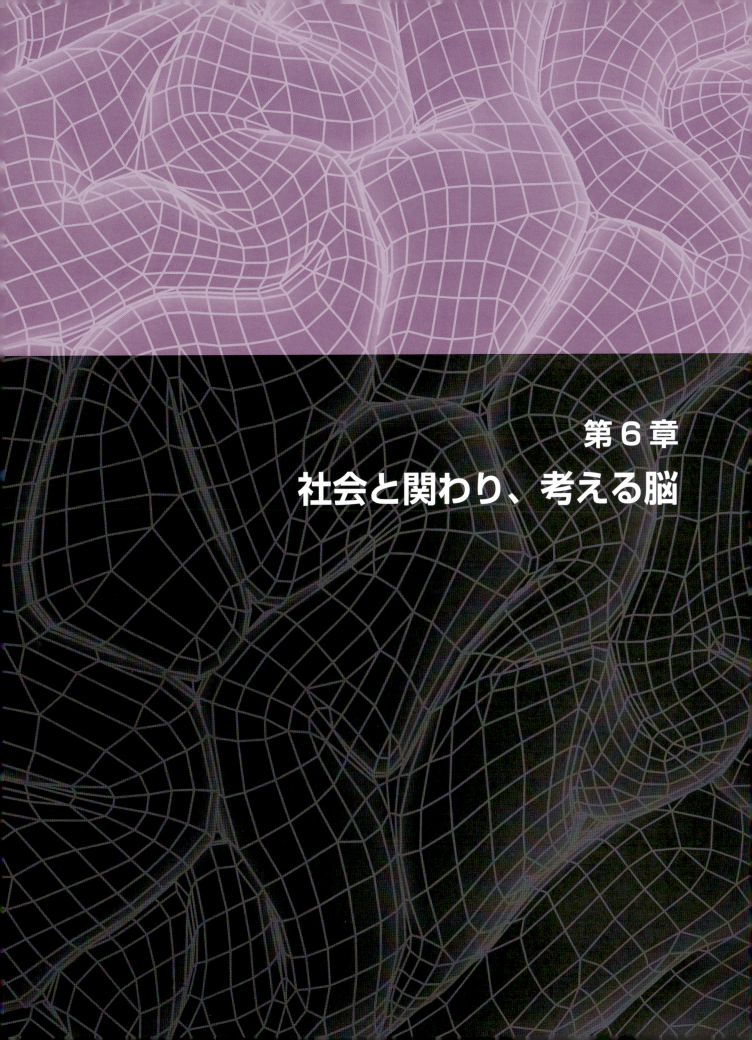

第6章
社会と関わり、考える脳

社会と関わり、考える脳

序論

私たちが複雑な社会で生きていくためには、人びとと争うことなく協調し、親しく交わって暮らし、人びととともに決断を下していく必要がある。このように社会で生きていくためには、私たちが他者の感情を理解し、話し言葉や書き言葉を通じて緊密に意思を通わせ、他者のさまざまな考え方を容認し、将来の利益のために個人的な欲求を抑制することが不可欠になる。

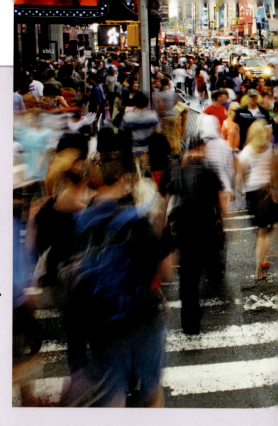

「心の理論」は、社会における他者との関わりのうえに成り立っている。人間は、心の理論のメカニズムにより、自分以外の他者がそれぞれまったく異なる心をもっていることを認め、他者の考えていることが何かということについて考えることを可能にすると考えられている。他者が自分とはまったく異なる信念や物の見方をしていると理解することは、人間の精神が発達するうえで重要な一歩であり、だいたい4歳ぐらいでこうした理解が始まる。

話し言葉と書き言葉、思考

どの動物もある程度までは互いに意思を通わせることができるが、ほかの動物に比べてきわだって高度なコミュニケーション能力をもつ人間は、複雑なアイデアや感情を互いに通わせることができる。人間は、大脳皮質の成長を調節する遺伝子にいくつかの重要な変化が生じることで、この能力を獲得してきた。またヒトの脳は、ほかの動物に比べ機能の左右分化が進んでおり、言語をあやつる能力はたいてい左半球（左脳）に局在している。また話し言葉の習得能力は生来のものと思われるが、書き言葉を習得するには何年も訓練を積む必要がある。

私たちの日常の思考の少なくとも一部は、言語をあやつる能力によって行われている。また私たちが無意識のうちに行っている思考プロセスが、現在は使われてい

現代人の社会的な心はいつ生まれたのか？

進化心理学者によれば、人類は少なくとも4万年前から「心の理論」をもつようになり、この能力をもとに、芸術や文化、技術を爆発的に発達させ始めたのではないかという。これに対し、人間は解剖学的に見て現代の人類の祖先といえる先史人類が登場した20万年前頃から心の理論をもち、言語や高度な計画立案能力を発達させてきたのではないかという説もある。

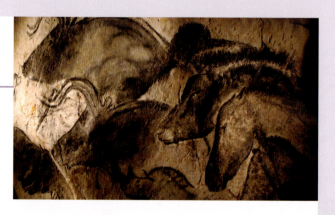

↑ 先史時代の洞窟画は、太古の人類の祖先が心の理論をもっていたことの証拠と考えられる。

序論

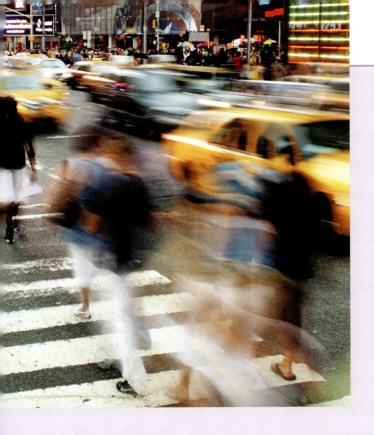

← 多くの人びとが関わり、あわただしく複雑な私たちの生活は、協力や交渉、寛容性がないと崩壊する。

い言語の名残であると主張する神経科学者もいる。

他者との共感はなぜ必要か

　他者の考えを理解し、協力して何かを行うためには、他者の感情と一体化する共感という作用が必要になる。神経科学者のヴィットリオ・ガレーゼは、他者の感情は、大脳皮質内のミラーニューロンというシステムによって認知され、理解されるという説を主張している。ミラーニューロンは大脳皮質内にある神経細胞で、何かしらの動作を行っているときにだけでなく、同じ動作を行っている他者を眺めている際にも活動する。もともとこの神経細胞は、他者の真似をすることで学習する際に役割を果たすことが知られていたが、一部の神経科学者はミラーニューロンは社会認知機能においても重要であると主張している。

　いっぽう、他者の動作を真似てもその人物の意図に関する情報は獲得できない点を指摘して、この説に疑問を呈する神経科学者もいる。他者の感情の理解は、上部側頭葉の連合野や扁桃体、前頭葉の下部からなる別の神経細胞のシステムが担っている可能性もある。

前頭前野の重要性

　私たちのなかにはいまでも、子供の頃に習得した適切な社会行動についてのルールが浸透している。私たちは前頭前野の内部にこうしたルールを内在化させ、このルールに準拠して成人に達してからの社会的行動を決めている。前頭前野の成熟の程度は、脳幹から伸びるドーパミンを含む神経経路が伝える情報インプットが適正レベルにあるかどうかに左右される。この脳幹からの情報インプットが適正レベルから逸脱すると、人間は衝動的で混乱した行動をとることがある。

　前頭前野に損傷を負った人間は、こうした社会行動についてのルールにしたがう能力を失ったように見える。こうした人間は、外界から与えられる刺激に単純に反応し、その状況にふさわしくない行動でもとってしまう。

　いっぽう、前頭前野が十分に発達せず、反社会的な人格を形成し、犯罪行為に走る人間もいる。こうした人間はえてして他者への共感能力の欠如を自覚しており、社会的ルールの束縛を受けないことで、協調したがるほかの人間の性質につけいって、これを利用しようと考える場合がある。

　また前頭前野は、自分がめざす目標の達成計画を立て、数カ月から数年におよぶ時間をかけてその目標達成に向けて努力するうえでも重要な役割を果たす。前頭前野に損傷を負った人間は、自分が立てた目標に向かって邁進する能力が大きく衰え、私生活が無目的で無軌道なものになる。

↓ 前頭前野は社会的行動と設定した目標指向行動を制御している。成熟した判断はこの領域で行われる。

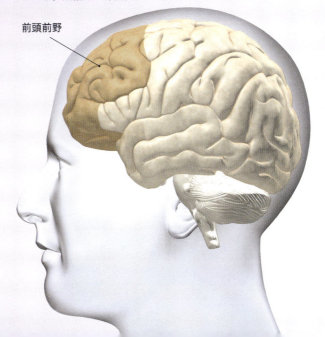

前頭前野

言語とは何か？

おおまかに言って言語とは、人びとのあいだで合意されたルールにしたがって単語やシンボルを用い、他者に意味を伝えるコミュニケーションの一形式と定義されている。忘れてならないのは、言語が話し言葉や書き言葉、サイン（記号）言語などに分けられるという点だ。こうした異なる言語体系を支える脳の神経経路は一様ではないからである。

ヒトの脳に生まれつき言語（より正確には話し言葉）が遺伝的に組みこまれていることは、数多くの事実から明らかだと考えられる。より正確に言うと、子供には生後5年間の重要な時期に、きちんと言葉を話す大人と接していれば、話し言葉を習得する遺伝的な能力が備わっていると考えられる。1日に1時間足らずであっても、きちんと言葉を話す大人や肉親と接していれば、子供は言葉を話すようになる。いっぽうサルなどの類人猿は、1日の半分以上を費やしてサイン（記号）を使ったコミュニケーション方法を徹底的に訓練しないかぎり、サインの意味を理解できるようにならない。しかも人間は、耳にする言葉が断片的で、言いまちがいが多く、途切れがちなものであっても、言語を習得できる。知的障害のある子供でも、くだけた言いまわしやまとまりのない言葉から言語を習得できる。

↓ 子供には生まれつき、周囲の大人が話す言語を耳にしてそれを習得する能力が備わっている。子供たちはきちんとした文法の訓練や発音の強制をほとんど受けなくても、話し言葉を身につけていく。

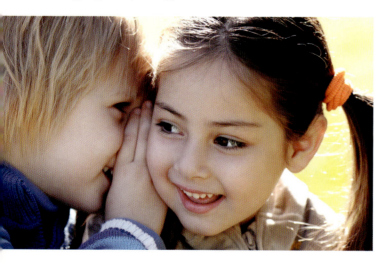

人間の言語の多様性

人間の言語は、その発祥後、大きな木のように枝分かれし、音韻も文法も英語とはほど遠いものも含め、いまでは約6500もの言語に分化した。とはいえ、抽象的な概念や説明不可能な概念ですら表現でき、たんに日々の

人類の言語の歴史

すべての人類の祖先はアフリカを起源とすることが定説になっているが、最初の言語が生まれたのはいつだったのだろう？　言語には化石というものがないので、この疑問については間接的に推論するほかない。世界各地に散らばった数多くの民族の分布が現在のようなかたちに定まったのは、少なくとも4万年前、場合によっては6万年前であることが分かっている。オーストラリアの先住民など、現代も狩猟採集生活を営む人びとは、ほかの人間とほとんど接触することなく暮らしてきたが、こうした人びとも世界のほかの地域で狩猟採集生活を営む人びと同様、変化に富んだ複雑な言語を話す。このことから、言語には少なくとも4万年にわたる歴史があると考えられ、形質的に見て現代の人類の祖先である先史人類が誕生した、10万年以上前に発祥した可能性もある。遺伝子学の分野には、人間の言語は「FOXP2」と呼ばれる遺伝子が人間固有の遺伝子に変異したときに生まれたのではないかとする学説がある。この遺伝子に変異が生じている家系に属する人びとには、名詞の複数形や動詞の時制などの文法を習得できないという、独特の言語障害が生じるからだ。

言語とは何か？

暮らしに役立つだけに留まらない柔軟性という重要な特性は、どの言語にも備わっている。

ナミビアの先住民ナマやコイコイなど、アフリカ南西部の「舌打ち」言語を話す人びとは、喉の奥で立てる舌打ちを利用して話す言葉の意味を変える。こうした「舌打ち」言語には48種類もの舌打ち音があり、この「舌打ち」言語を話す人びとはこれらの音を駆使して、外部の人間には理解不可能な、ニュアンスが微妙に異なる言葉の意味を伝えることができる。このことを脳のレベルで考えると、「舌打ち」言語を話す人間の表現言語を司る脳部位には1つひとつの舌打ちに応じて異なる運動プログラムが備わっており、「舌打ち」言語を聞く人間の聴覚連合野と受容言語野には各舌うち音のきわめて微妙な違いを聴き分ける能力が備わっていることになる。ま

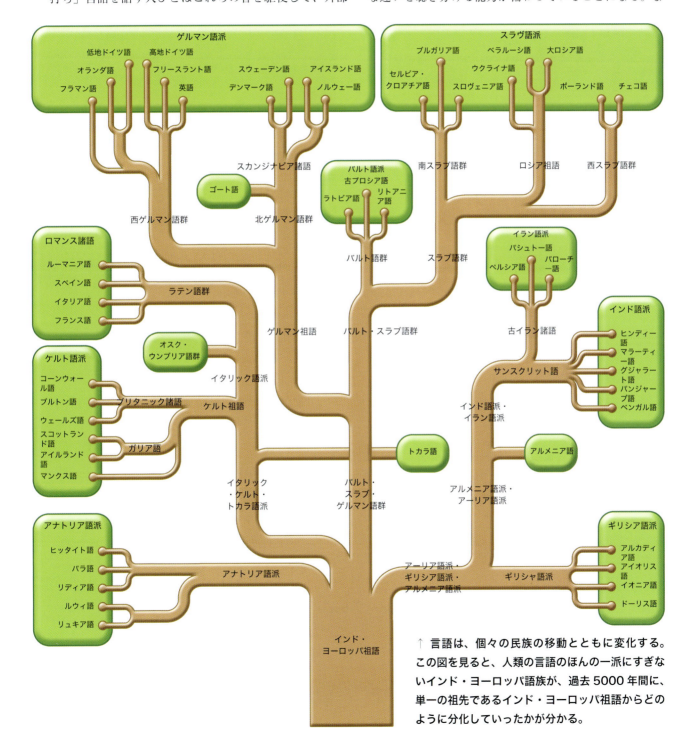

↑ 言語は、個々の民族の移動とともに変化する。この図を見ると、人類の言語のほんの一派にすぎないインド・ヨーロッパ語族が、過去5000年間に、単一の祖先であるインド・ヨーロッパ祖語からどのように分化していったかが分かる。

社会と関わり、考える脳

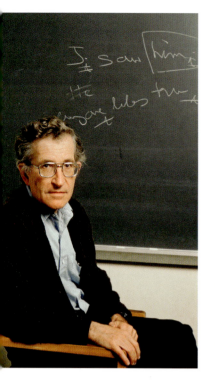

← ノーム・チョムスキーは現代においてもっとも大きな影響力をもつ言語学者である。チョムスキーは、人間には脳の発達とともに文法や言語を自在に習得する能力が備わっているという説を主張した。

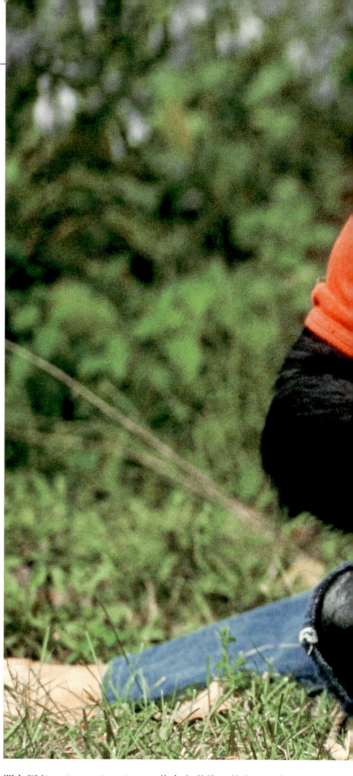

→ ノーム・チョムスキーの名前をもじった"ニム・チンプスキー"は、約125個のサインを習得し、直接関わっていることがらについての簡単なメッセージを他者に伝えられるようになった。それでもこのチンパンジーは、多くの言語学者が言語と考えているものを習得することはできなかった。

たこのように多様な舌打ち音を発話するためには、舌の筋肉をきわめて正確に制御する必要があり、舌の筋肉の動きをつかさどる小脳と脳幹を結ぶ神経回路の厳格な訓練が求められることが分かる。

このほか、使われる音は舌うち音ほど理解しづらいものではなくても、私たちには異様に思える文法構造や語形変化、抑揚をもつ言語もある。たとえば、オーストラリア北部に暮らす先住民ジンギリが話すジンギリ語には、「行く」「する」「来る」の3つの動詞しかない。これらの動詞はかならずさまざまな名詞と組みあわされて、ほかの言語であれば1つの動詞で表現される行為の意味を伝達する。また、1つのセンテンスに含まれるさまざまな概念をひとまとめにして、1語で言いあらわしてしまう言語もある。いっぽう、東アジアや東南アジア、アフリカ各地には、音のピッチ(高低)を利用して単語の基本的意味を変える言語がある。こうした種類の言語を代表する北京語と広東語は、それぞれ4つの音と6つの音を使って、話し言葉の意味を大きく変えることができる。

人間は動物と話ができるか?

動物に生まれつき備わっているコミュニケーション手段は、比較的単純で直接的なものだ。イヌはうれしいと尻尾を振るし、外に出たくなるとドアをひっかく。だが人間と同じコミュニケーション能力を動物に教えることは可能だろうか? サルなどの類人猿に、人間が使うサイン言語を教える試みはある程度まで成功している。サルは数十から数百もの単語の使い方を覚え、それらを組みあわせて簡単なメッセージを伝えることができる。とはいえ、言語学者の多くに言わせると、こうしたサルの能力は本当の言語ではないという。

言語学者のチャールズ・ホケットによれば、人間以外の動物のコミュニケーションと人間のコミュニケーショ

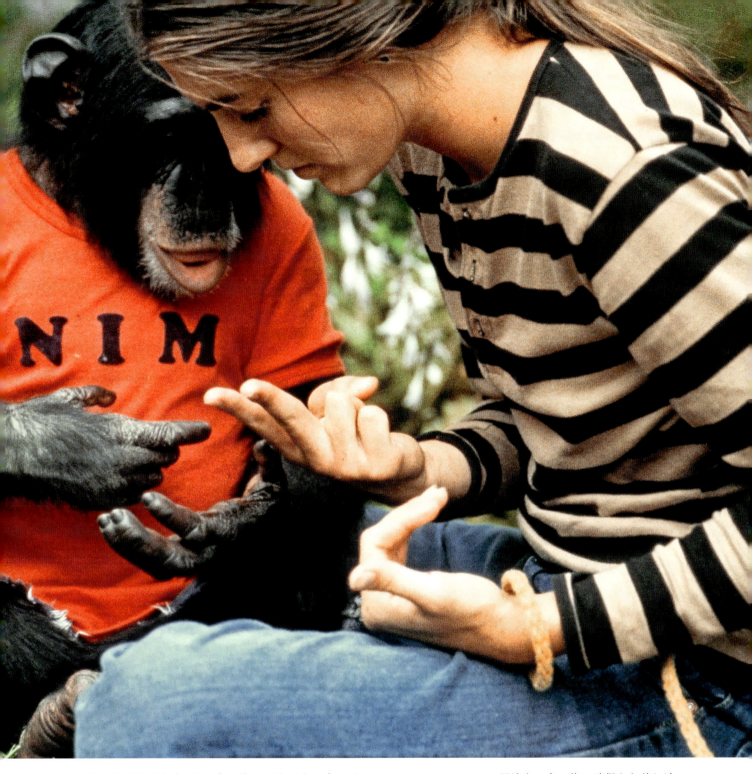

ンには、すくなくとも13の点で違いがあるという。そのうちもっとも重要な2つの違いが置換と生産性である。置換とは、その時身近にないものや目の前にないモノや概念を話題にして話しあえる能力のことを言う。たとえば人間は、前の晩に夜空で目にした見慣れぬ物体についてえんえんと論じあうことができるが、サルにはけっしてこんなことはできない。サルは数時間前に交わした約束を覚えていられるが、すぐに対処しなければならない差し迫ったことがらにしか関心を示さない。生産性とは、コミュニケーションの用途を、食べ物の確保など差し迫った欲求に限定するのではなく、単純な意味しか表さない言語表現を多様に組みあわせていける能力のことである。子供には、人間の言語の柔軟性を把握する能力が生まれつき備わっているらしく、知っている単語を斬新に組みあわせて新たな意味を伝えようと努力する。言語をこのように自在に組みあわせる子供の能力を伸ばせるか、止めてしまうかは、大人や年上の子供がどう対応するかによって決まる。

社会と関わり、考える脳

脳の言語野

話し言葉を発し、理解するおもな領域は、ほとんどの人間の場合、大脳皮質の左半球にある。それでも右半球と脳のより深部の部位も、重要な働きを担っている。

従来、言語と脳の関係についての私たちの知識は2種類の証拠のうえに成りたっていた。1つは脳が損傷を受けると言語の発話と理解が困難になること。もう1つは大脳皮質に電気刺激を加えると、一時的にではあるが、同様の機能低下が起きることである。この10年ほどの脳機能イメージングの発達により、3番目のきわめて有効な研究手法が加わった。

大脳皮質の言語野

話し言葉については、従来から2つの領域がきわめて重要な働きを担っていることが突きとめられてきた。下前頭回の三角部と弁蓋部を占めるブローカ野(ブロードマンの脳地図44と45)と、下頭頂小葉の角回と縁上回から上側頭回上部の表面にかけて広がるウェルニッケ野(ブロードマンの脳地図39と40)である。この発見は、19世紀、脳卒中の発作でこれらの領域に損傷を負った患者を調べたポール・ブローカとカール・ウェルニッケの画期的な研究によってもたらされた。だが現在、脳の言語機能ははるかに複雑で、多くの領域にまたがっていることが明らかになっている。

脳が障害や損傷を負って言葉が話せなくなる症状は失語症と呼ばれ、この病気にかかると言語の理解と言語表現のどちらか、もしくは両方ができなくなる。ブローカ野に損傷を受けた患者は発話がいちじるしく困難になる。多くの場合、この病気になった患者はとぎれとぎれにしか話せなくなる。たいていは、言葉が明瞭に発音できず、重要な機能を果たす言葉が出てこなくなる。こうした症状は、話す言葉のプランニングや実際の発話といったブローカ野の機能と密接にかかわっている。

いっぽう、ウェルニッケ野に損傷を負った患者は、話しかけられた言葉をきちんと理解することがいちじるし

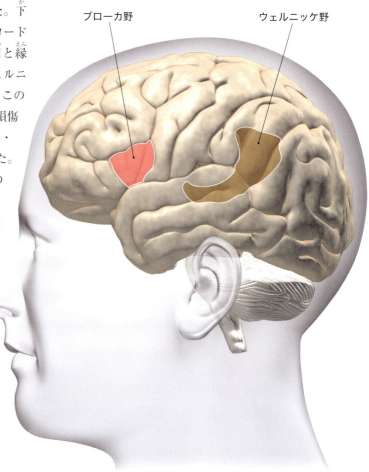

→ 大脳皮質には、言語機能をつかさどる2つの重要な領域、ブローカ野とウェルニッケ野がある。この2つの領域は、特定の言語障害が脳の特定の領域の損傷に起因することを解明した、19世紀の2人の医師にちなんで名づけられた。

脳の言語野

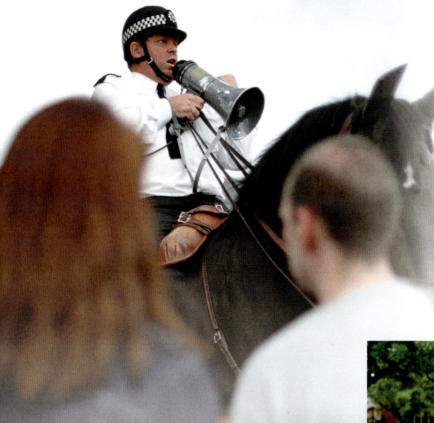

↓← 指示にしたがわない群衆に警官が語りかける言葉のトーンやスピード、抑揚は、迷子をなだめる際の口調とはまったく異なる。こうした単語の意味以外の言葉のニュアンスはプロソディーと呼ばれている。脳の一部に損傷を負った人は、場合によって、プロソディーを伝えたり理解できなくなるプロソディー障害を発症することがある。

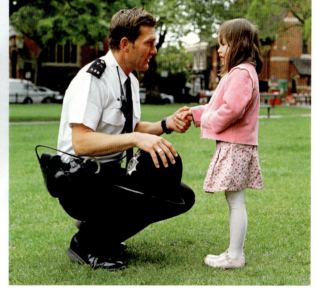

く困難になる。この病気にかかった患者はよどみなく話すことができるが、文法に則って単語を並べ、発話することができなくなる。また、他人の言ったことを繰り返したり、物の名前を言うことがうまくできない。こうした症状は、言葉の音声構造が表す意味を保持するというウェルニッケ野の機能と密接にかかわっている。

ブローカ野とウェルニッケ野は、弓状束(きゅうじょうそく)と呼ばれる神経束でつながれ、この弓状束を介して情報をやりとりしている。とりわけ意味の通った言葉を話すには、単語の意味を記憶しているウェルニッケ野から、運動プログラムに則って単語を組みあわせて音声言語を構築するブローカ野に向かって、つねに情報が提供されている必要がある。

脳の言語機能の左右分化

言語の生成機能の大半は、脳の左右の半球のうち、言語機能が集中するどちらか一方の半球が担っている。右利きの人の大半（約98パーセント）は、左半球に言語野をもっており、左利きの人の約60～65パーセントも、左半球に言語野をもっている。言語野が左半球に集中する傾向は、脳の非対称性と一致している。つまり、脳の左側の構造は、右側とは微妙に異なるのである。左側の側頭葉の上部の表面積は右側よりわずかに広く、ウェルニッケ野を構成する側頭平面と呼ばれる領域を含んでいる。

言語の生成機能の大半は左半球で行われるが、右半球には具体的な名詞を理解する能力が備わっている。右半球の役割でとりわけ重要な点は、プロソディー（韻律(いんりつ)）——話者が発話にこめる単語の意味以外のニュアンス（たとえばユーモアや真剣さのこもったトーン）や、話者の感情、皮肉やあてこすり、断定的な命令、明確な意見、疑問——を理解することにある。

ブローカ野とウェルニッケ野以外の言語機能担当領域

脳機能イメージングを使った研究により、話し言葉はもっぱらブローカ野とウェルニッケ野の皮質部分でつく

社会と関わり、考える脳

られることが分かっているが、話し言葉以外のコミュニケーションでは、ほかの領域も重要な役割を担っている。一般原則として、書き言葉によるコミュニケーションでは、視覚野に近い大脳皮質が機能している。またサイン言語を使ったコミュニケーションでは、顔の表情や喉の動きではなく、手の動きをつかさどる運動野に近い脳の領域が機能している。また、脳機能イメージング研究の結果、単語の意味を理解する際は、下側頭葉前部の領域が関与し、単語の意味理解が必要な課題ではブローカ野のすぐ前にある前頭葉も活動することが分かっている。

このほか、言語活動を開始し、効果的なコミュニケーションに欠かせない一定の覚醒状態や注意を維持するうえで重要な役割を果たしていると考えられている大脳皮質の領域もある。前頭葉の内側表面を占める補足運動野が損傷を負うと、話しはじめるのが困難になる。このことから、この領域には言語の生成システムを起動する役割が備わっていると考えられる。大脳半球中心部の表層を覆う帯状回は、言語の操作に注意を集中し、コミュニケーションの際の覚醒状態を維持するうえで重要な役割を果たしている。

大脳皮質以外の領域がかかわる言語機能

大脳皮質は言語を理解し、あやつるうえで重要な機能を担っているが、脳のより深部にある器官も重要な役割を果たしている。

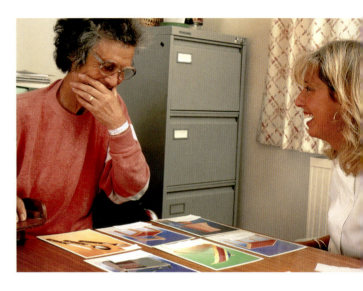

↑ 脳卒中を患った人は、1つないしそれ以上の言語機能を駆使できなくなる場合がある。言語聴覚士はこうした人びとに、損傷を受けていない脳の領域を使ってふたたび言葉が話せるよう訓練を施す。

脳卒中の発作で大脳基底核（尾状核と被殻）や視床内に損傷を負った人は、言語機能に障害をきたす場合がある。これは言葉を組みたてるなど、日常的な言語の運用のルールを大脳基底核がつかさどっていることと密接な関係がある。また視床は言葉の意味を理解するうえでも重要な役目を担っている。

脳機能イメージング研究により、小脳も言語活動において重要な機能を果たしていると考えられている。言葉を話す場合、いくつもの筋肉を正確なタイミングで連動させる必要があるため、小脳はその運動調節機能によって言語にかかわっていると思われる。いっぽう小脳は、

↓ サイン言語を組みたて、その意味を理解するためには、言語の運用面で重要な役割を果たすことで知られる大脳の領域だけでなく、手の動きや目に見える物の分析をつかさどる脳の領域も機能させなければならない。

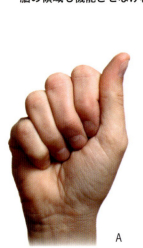
A

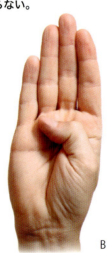
B

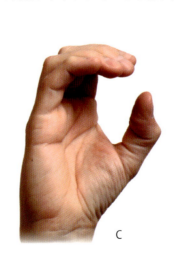
C

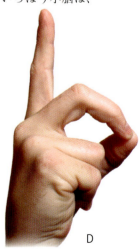
D

→ 演説がうまい人間にはどのような資質が備わっているのだろう。まず必要なのは明確なアイデアとよく練られたセンテンスだが、演説の名手は声のトーンやリズム、イントネーションを意のままにコントロールして、偉大な音楽や芸術に匹敵する力を発揮することができる。

言語やその他の認知機能を直接制御する役目を果たしているのではないかと考える研究者もいる。

最後に、分かりやすくはっきりとした発話には、脳幹内部の運動神経細胞が重要である。この脳幹内の神経細胞は、体幹部の呼吸用の筋肉の動きを制御するものと、喉や舌、口、顔面などの繊細な筋肉を微細に動かすものとに分けられる。こうした筋肉を微細に動かすことによって、私たちは人間の話し言葉を構成する多様な母音や舌うち音、子音を発音することができる。話し言葉は呼気、つまり肺から空気を出して息を吐きだすときしか行うことができない。これは、私たちの声が狭めた声帯のあいだに空気を押しだすことで発せられるからだ。肺から押しだされた空気がこの狭い声帯を通過すると、喉の前部にある咽頭が震動し、この震動音を変化させることで言葉を構成するさまざまな音が生みだされる。肺からゆっくりと空気を押しだしながら、その勢いを調整しないかぎり、フレーズを完成させることはできない。

一瞬で言葉を理解する能力

さまざまな実験の結果、人間は言葉が発せられた瞬間からわずか8分の1秒ほどの、まだその単語を最後まで聞かない段階で意味を把握できることが分かっている。脳はどうしてこんな早業ができるのだろう。おそらく大脳皮質の言語をつかさどる領域は、すばやく起動するだけでなく、単語に含まれる音素や情動、抑揚などさまざまな側面に関する情報を同時に処理し、一瞬で意味を理解するのだと考えられる。つまり単語が伝える情報は、個々の要素に分解され、同時に処理されたのちにふたたびまとめられて1つの意味として了解されるのである。ここで注目すべきは、この情報処理プロセスがほぼ無意識に行われるため、私たちは単語に含まれる音やセンテンスの構造を細部まで意識することなく、話している相手の言わんとする意味をくみ取ることができるという点だ。

社会と関わり、考える脳

話すことと聞くこと

話し言葉は、大脳皮質の言語野だけでなく、大脳基底核と小脳の内部に張りめぐらされたいくつもの複雑な神経経路の働きによって成りたっている。人間の話す言語のユニークな点は、たんに大脳皮質の働きだけでなく、胸や気道の上部、顔面を構成する筋肉の精妙な制御によって生みだされる点にある。

　話し言葉は、それぞれに異なる音の連なりで意味の違いをもたらす音素（フォニーム）によって構成されている（たとえば「pat（パット、軽く叩くこと）」と「bat（コウモリ）」など）。各音素の違いは、おもに母音と子音によって生みだされる。母音は気道の上部を開き気味にし、声帯を震わすことで発せられ、子音は気道を振動させつつ、声道を狭めたり閉じたりすることで発せられる。25の子音と17の母音からなるアメリカ英語では、複雑なプロセスを経て気道のかたちをさまざまに変化させ、短時間に次々と子音や母音が発せられる。

単語とセンテンス

　単語は音素の組み合わせでつくられ、事物や概念、行動、事物の特性、さまざまなアイデアの論理的な関係性などを言い表す。1つの単語には、たんに具体的な意味に留まらない多くの情報が込められていて、私たちは耳にした単語からさまざまな特性を連想する。たとえば「イヌ」という単語は特定の動物を表す一種のラベルだが、私たちは頭のなかで「イヌ」を思い浮かべると、吠える、尻尾を振るなど、この動物について体験したことや知っていることを想起する。たいてい、単語はいくつも組みあわせてほかの単語をつくれるため、極端に複雑化でき、精緻な意味のニュアンスを他者に伝えることができる。たとえば、「イボ」と「イノシシ」という意味の異なる単語の組みあわせから「イボイノシシ」というまったく意味の異なる単語が生まれる。

　単語は、構文上のルールにしたがってさまざまに組みあわせ、センテンス（文）をつくることができる。言語はセンテンスにまとめられることで、単なる単語よりも多くの表現が可能になる。センテンスに組みこまれた単語は、文中の位置や文法のルールにしたがった語形変化により、さまざまに異なる意味をもつようになるからだ。

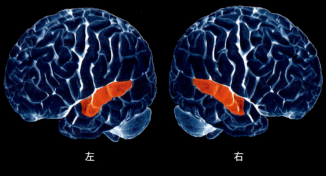

左　　　　　　　　　右

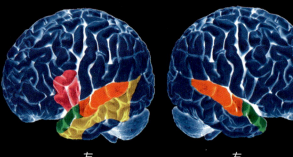

左　　　　　　　　　右

← 未知の言語と既知の言語を耳にしたときの脳の活動の違いを色分けして表したPET画像（上の2枚が未知の言語、下の2枚が既知の言語）。上の2枚の画像では、聴覚をつかさどる領域だけが活動している。下の2枚の画像のうち、赤い領域と緑色の領域は聴覚を、黄色い領域は既知の単語をつかさどっている。ピンクの領域は、発話機能をつかさどるブローカ野。

言葉に含まれないもの

話し言葉の理解は、単語やセンテンス、単語のプロソディー（アクセントや抑揚）、身振り、文脈など、さまざまな情報源から情報を組みたてる複雑なスキルである。私たちには、耳にしている言葉が含む情動に見合った感情表現をしている顔を、より長い時間じっと見つめる傾向がある。このことから、顔の表情は、話し言葉の意味を伝えるうえで重要な付加情報をもっていることが分かる。

聴覚情報や視覚情報、言語情報を組みあわせて、話しかけられた言葉の意味を理解するよう命じられた被験者の脳の活動を脳機能イメージングを使って研究したところ、こうした情報の統合を担う脳のおもな領域の存在が明らかになっている。そうした領域としては、上側頭回（側頭葉上部の表面）の後ろ側と、紡錘状回（一次視覚野の下にある後頭葉下部）と呼ばれる領域が挙げられる。

人間が思考し、記憶するうえで、センテンスはきわめて重要な役割を担っている。人間はセンテンスをつくることによって、世界に関する事実と了解事項とをコード化し、世界についての理解につけ加え、その後の意見や行動の基盤とする（たとえば「自由を守るためには絶えざる警戒が必要」など）からである。センテンスの働きによって、人間の記憶機能は新たな情報を獲得し、将来の行動の立案に役立てることができる。正確さや合理性を追求するある種の批判的思考はセンテンスによって支えられているとすらいえる。

話し言葉の理解

話し言葉を耳にしたとき、私たちは音素（言葉を構成する個々の音）や、音素で構成される単語、シンタックス（構文、各単語間の文法的なつながり）から意味を引きださなければならない。側頭葉上部にあるウェルニッケ野と呼ばれる領域は、言葉が伝える音韻情報を統合し、音素で表された意味情報を生成するうえで中心的役割を果たしていると考えられている。その後、音素でコード化されたこの情報は側頭葉の上部に向かい、左半球の上側頭回前部に伝えられ、そこで言葉の意味が引きだされる。

頭頂葉の下部や、それに隣接する側頭葉の上部、場合によってはブローカ野が損傷を負うと、音素が構成する

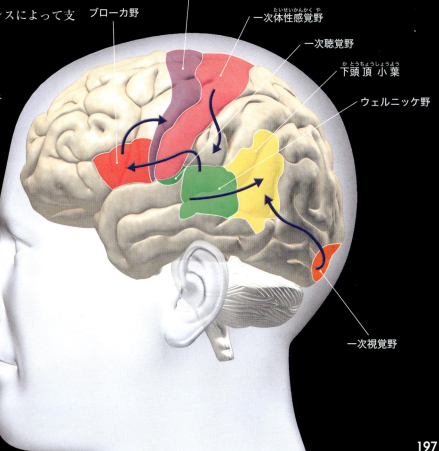

→ 言葉を聞き、読み、くり返す際、大脳皮質の感覚野と言語野、運動野のあいだでは複雑な情報の流れが起きる。

社会と関わり、考える脳

情報を理解できなくなる障害が起きる。言葉の意味を理解する機能は、たいていは側頭葉の損傷によって障害が生じるが、ブローカ野に近い前頭葉に属する領域が関与する場合もある。シンタックスの分析をつかさどる大脳皮質の言語野の領域は、人によって異なる。このことから、私たちが子供のころに身につけるシンタックスの理解の仕方は、人ごとに微妙に異なると考えられる。

脳の左半球に損傷を負った人びとの研究から、言語のシンタックス分析をつかさどるおもな神経経路には2種類あることが分かっている。そのうちの1つが、左半球の側頭葉と前頭葉に散らばる言語野を弓のように湾曲してつないでいる弓状束だ。もう1つの神経経路は左半球の外側溝の奥深くにある島皮質の下側に沿ってまっすぐに伸び、やはり複数の言語野をつないでいる。

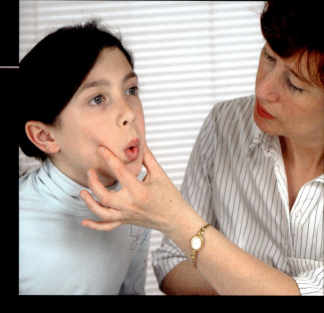

↑ 子供たちの多くは、正式な訓練を受けることなく母国語を話すうえで必要な音の使い分けを習得してしまう。だがなかには、脳や気道に障害を負っていて、明瞭に言葉を話せず、スピーチ・セラピーを必要とする子供もいる。

言葉を話す器官

音を発して仲間とのコミュニケーションを行う動物は数多くいるが、正確なルールにしたがって複雑に連なった音声を発っし精緻なアイデアをコード化することができるのは人間だけである。動物と人間のこの違いをもたらしているのは、大脳皮質の言語野だけなのだろうか？ それとも私たちの身体のほかの器官も関与しているのだろうか？ サルなどの類人猿の喉と成人した人間の喉の重要な違いは、成人の人間の場合、咽頭が喉のきわめて低い場所にあることだ。このため人間は、咽頭より上の気道が長く、さまざまな種類の音素を発することができるようになっている。いっぽう、類人猿の咽頭は喉の高い場所にあり、その上部が軟口蓋と接している。類人猿や人間の幼児の咽頭は高い位置にあるため、嚥下中に喉に物を詰まらせるリスクが低くなるが、その分、発声できる音声の種類が極端に少なくなっている。

言葉をうまく話すには、呼気をたくみに制御してフレーズにめりはりをつける能力と、運動機能の中枢を占める運動プログラムをフルに稼働して音素をつくる能力、さらに喉や舌、軟口蓋、口、顔面を構成する数多くの微細な筋肉を巧みに連携させて聴き取りやすい言葉を発する能力とを組みあわせる必要がある。したがって、話し言葉を身につけるには大脳皮質内の言語野が発達するだけでは十分ではなく、脳幹や小脳、脊髄の運動神経回路にも大きな変化が必要がある。

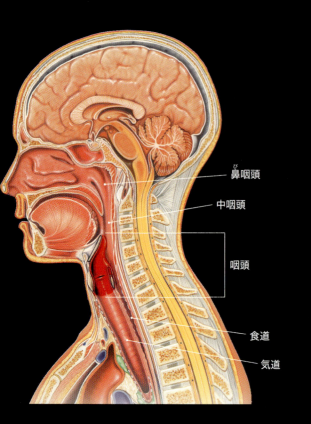

↑ 咽頭（喉頭）は、青少年や大人の場合、きわめて低い位置にあり、その上部にある気道のかたちを変化させて、さまざまな種類の母音や舌うち音、子音を発することができる。

話し言葉と歌

私たちは、人間には生来、話し言葉と歌を区別できる能力が備わっていると考えているが、話し言葉と歌は、実は声を使うという点できわめて似通っている。脳機能イメージングを使って、話し言葉や歌の歌詞を聞く人間の脳の機能を研究した結果、話し言葉と歌を区別する機能は側頭葉にある8つの脳部位のネットワークがつかさどっていることが分かっている。こうした領域の大半は一次聴覚野の前にある側頭葉上部の表面と、より後ろの側頭葉上部の表面、とりわけ脳の右半球の側頭葉に集まっている。

この右半球の側頭葉にある領域は言語のプロソディーやリズム、音楽的側面を理解する役割を担っている。これらの領域がつくるネットワークは、耳にした音からピッチに関する情報をひき出したり、歌を歌う機能をつかさどる脳の領域と重複している。

↓ 歌を歌うことは言語機能の1つであるが、歌詞とメロディー、リズムを統合する機能は右半球の側頭葉に集まる領域が担っている。

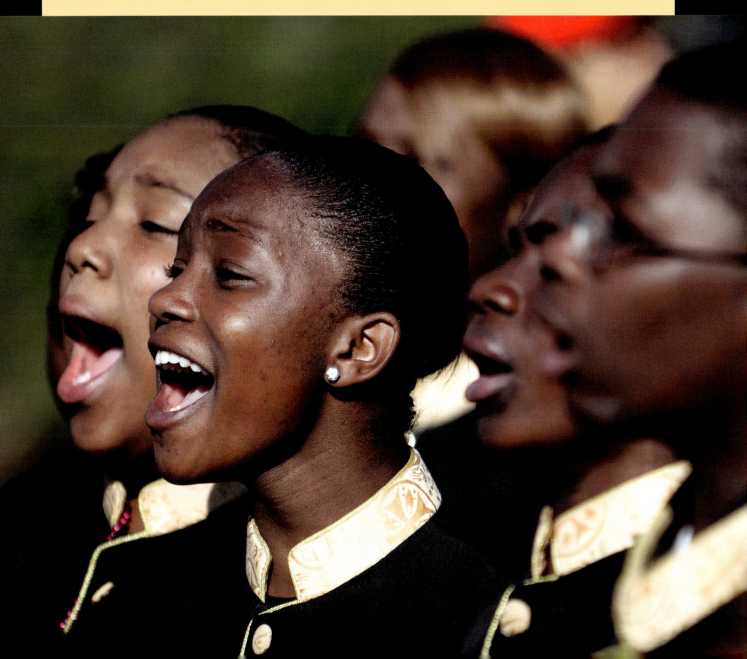

社会と関わり、考える脳

読み書きと計算

言葉を話せることは、6万年以上も前から人類が人類であるうえで欠かせない機能だった。いっぽう、言葉を読んだり書くこと、計算をすることはずっとのちになって人間が身につけた能力だ。読み書きと計算の能力は私たちの脳に深く根ざしたものではないが、文明の発達にとって重要なものであった。

話し言葉の習得能力は、おそらく人間が生来備えている能力だが、書き言葉の習得ははるかにむずかしい。私たちの多くは、10年以上にわたり、熱心な教師によってきめ細かく指導を受けたうえでないと、書き言葉を理解し、自分の考えを書き言葉で表現する能力を身につけることができない。巧みな計算能力と論理的思考を習得するのはさらにむずかしい。

読むことのむずかしさ

書き言葉を読み、理解する能力は、情報処理の複雑な組みあわせの上に成り立っている。まず線や点で構成されるパターンを文字として認識し、次にその文字の連なりを脳内に記憶した言葉と照合させて言葉の意味を生成し、最後にその言葉の意味を構文と文脈（シンタックス）のなかで理解しなければならない。

文字を読むとき、私たちは1行を構成する1つの点（文字）を約4分の1秒ほど見つめ、次にその隣の点（文字）を見つめる。その際、前置詞や代名詞など、簡単に意味がとれる単語よりも、名詞や使用頻度の高い動詞など、意味の理解に時間がかかる単語をじっくりと見つめる傾向がある。文字を読む際、一時的に目を1ヶ所に止めながら、私たちはいくつもの単語をまとめて読み取ることができる（英語を母国語とする人間の場合、目を留めた個所の左側に並ぶ単語なら約4語、右側に並ぶ単語なら15語）。

形態や物体の認知作用にもとづくこの視覚による文字の読み取り機能は（視覚情報の認知作用については156ページを参照のこと）、頭頂葉の後ろにある一次視覚野から側頭葉に伸びる神経経路がつかさどっている。この読み取り機能によって文字の綴りが認識され、これを視

↓ 複雑な情報処理プロセスである書き言葉の読解を行うには、文字記号を注視し、その文字記号の連なりを意味に変換する機能が求められる。

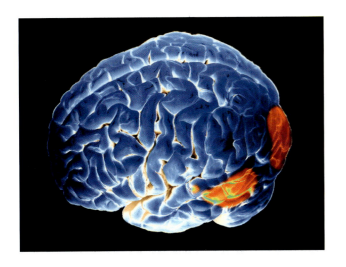

↑ 被験者が文字を読んでいるときの脳の活動部位（赤い部分）を示すMRI画像。視覚野（右端）と、書かれた文字の理解をつかさどる側頭葉内の領域（右下）が活動しているのが分かる。

↑ 話し言葉とは異なり、書き言葉の習得には臨界期がない。読むことを習得するのは、どの年齢の人間にとってもむずかしいが、努力さえすれば高齢者でも習得できる。

覚を通じて蓄えられた意味の記憶に照らして、単語の意味が確定する。

こうして確定した意味情報はウェルニッケ野に伝えられ、単語の連なりにもとづいて最終的な意味が理解される。ウェルニッケ野が損傷を受けると、文字が読めなくなる失読症（アレクシア）が起きる。

機能的PET（陽電子断層撮像法）を駆使した研究の結果、被験者が単語を目にしてその意味を理解しはじめると、一次視覚野と、頭頂葉と側頭葉の結合部にある文字認知領域が活動を開始することが分かっている。活動はウェルニッケ野の裏側にまで及んでいる。

文章を書くこと

文章を書くためには、文法規則と言葉の意味を身体の動きの指示に変換し、利き腕を動かす必要がある。文章を書く際は、多くの点で、言語のルールにきめ細かくしたがうことを求められる。書き言葉では、文字の綴りや語順、文法が整然と定められているからである。

通常は、言語野を含む脳の半球（左半球）が利き腕（右手）を動かしているが、多くの左利きの人の場合、左半球の言語野は脳梁を介して、左手の動きをつかさどる右半球に文章作成の指示を伝えなければならない。とはいえ、この情報伝達によって、文章を書く作業に支障が生じることはない。

文章を書く機能はウェルニッケ野がつかさどっている。このウェルニッケ野は、単語の意味や文法規則を記憶しているだけでなく、言語表現の開始機能を担っているとされる補足運動野の活動を起動する役割も果たす。単語や文字の連なり、文法に関する情報（言語によって異なる）は、ウェルニッケ野からブローカ野を包む大脳皮質

純粋失読

大脳皮質の各領域を結ぶ白質が損傷を受けると、その表面を覆う灰白質が無傷であっても深刻な障害が起きる場合がある。純粋失読症にかかった人は、文章を書くことはできるが、自分で書いた文章ですら読解できなくなる。「失書症抜きの失読症」と呼ばれるこの症状は、左半球の一次視覚野の下にある白質が損傷を受け、脳梁の後ろ側にあって、右半球の視覚野がとらえた視覚情報を左半球に伝える役割を果たす神経束にも損傷がおよぶと発生する。この種の損傷が生じると、左半球の言語野には視覚情報が一切伝わらなくなり、失読が起きる。

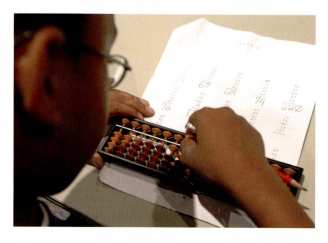

↑ 電卓が普及する以前は、そろばんをはじめとするツールが計算中に稼働する「外部メモリー」の役目を果たし、計算作業を楽にしてくれていた。

に伝えられ、文章の作成に必要な運動プログラムが選ばれ、ここで選ばれた運動プログラムが両腕の動きを制御する運動野の領域に伝達される。文章の作成にはきわめて高次元の運動連携が必要とされ、長年にわたって習得した運動のルーティン（決まった動き）が求められる。このため、買い物リストを書くような簡単な作業でも、大脳基底核と大脳小脳のあいだを循環する神経回路の関与が必要である。

言語の表現機能をつかさどる大脳皮質（ブローカ野）が損傷を受けると、よく失書症（文章が書けなくなる病気）や失読症が起きる。このことから、書き言葉と話し言葉の両方の機能を最終的にまとめて制御している神経経路は、左半球の言語野を通過していることが分かる。また失書症は、側頭葉との境界に近い頭頂葉の下部が損傷を受けて発症する場合もある（右の囲み記事を参照）。この頭頂葉の領域は、ほとんどの人の場合、ウェルニッケ野に属している。

数学的思考

話し言葉と数学的思考には、1つ重要な違いがある。話し言葉は、発音する音声を細部まで十分に意識しなくても行えるが、数学の問題を解く場合は、使用するシンボルの意味をすみずみまで意識することが求められる。また数学は、書かれたシンボル（記号）を厳格な規則に則って操作する点が書き言葉と似通っているが、数学的

思考を展開するにはつねに意識を働かせる必要があり、数学的思考を行う場合、私たちはたいてい認知機能をこの思考に集中しなければならない。私たちの大半は、数字や記号に細心の注意を払わないと正確な計算を行うことができない。その理由の1つは、コンマや小数点の位置が重要な意味をもつという数字の特性にもあるが、最大の理由は、計算能力が私たちの神経回路にもとから備わっている能力ではないという単純な事実にある。人間は、空間の知覚や言語の理解など、ほかの機能の発達とともに、明確な目標のもと、脳の神経回路を丹念に訓練して計算能力を獲得したに違いない。

計算をつかさどる神経回路については、ほとんど解明が進んでいない。数字と数学記号を認知する役割は、一次視覚野と、視覚がとらえた物の認知をつかさどる側頭葉上部の神経経路が担っている。数字の計算をあやつる正確な規則と、数学記号と数字を操作する機能は、左半

ゲルストマン症候群

側頭葉との境界に近い頭頂葉の部分（通常は左半球）が損傷を負うと、ゲルストマン症候群と総称される一連の奇妙な症状が起きる。多くの場合、これらの患者は、指定された指がどの指か分からなくなったり（手指失認）、左右の区別がつかなくなったり、文章を書けなくなったりする（失書）ほか、場合によっては文章を読めなくなったり（失読）、簡単な計算が行えなくなる（失算）。とりわけ計算能力の喪失では、10、100、1000などの数字の識別ができなくなる。このことから、小数点やコンマなどの位分け記号の位置を決める脳の機能は、空間内の物の位置を判断するのと同じ神経回路が担っていると考えられる。

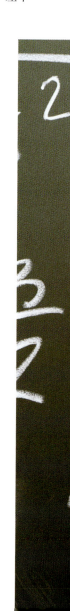

球側の頭頂葉下部に蓄えられていると考えられることから、数学的思考と言語の文法規則のあいだには関連性があると思われる。

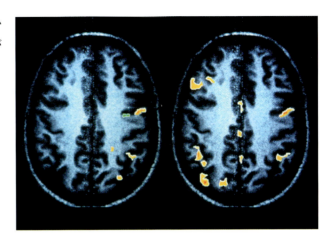

↑ 数学の問題を解いている被験者の脳を水平方向でスキャンした画像に重ねあわせた、脳波の活動状況（黄色い部分）。左側は、掛け算の九九を暗唱している被験者の脳の画像。右側は同じ数字をくり返し引く引き算をしている被験者の脳の画像。

↓ 高度な数学の問題を解くには、書き言葉を統合する文法規則のように、厳格なルールにしたがって数学記号を操作しなければならない。

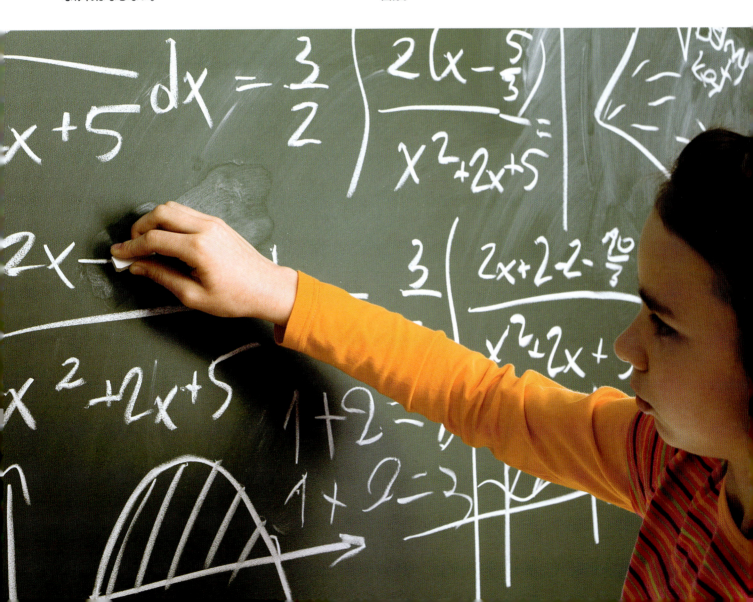

社会と関わり、考える脳

創造的思考

人間の心には、斬新なモノやアイデアを想像し、むずかしい問題について考える能力が備わっている。こうした私たちの創造的思考は、神経科学の観点から見て、どこにルーツがあるのだろう。私たちは往々にして、人間の能力は、個々の頭脳の力によって限られていると考えがちだが、何人もの人間が協力して考えると、個々の人間の能力を凌駕することもできる。

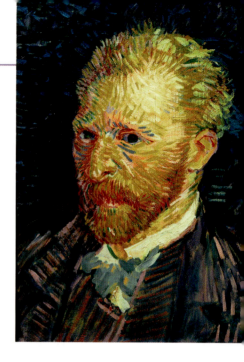

↗ 最近の研究の結果、側頭葉が受ける損傷と芸術的創造性のあいだには関連があるのではないかと考えられている。オランダの画家フィンセント・ファン・ゴッホを襲った側頭葉てんかんは、側頭葉の損傷が原因で起きたらしい。

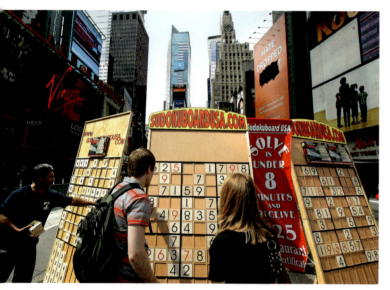

← クイズやパズルを解くには、考えられる解答について仮説を立て、その有効性を検証する能力が求められる。その際、重要な働きをするのは想像力と現実を検証する能力だ。

　創造性とは、それまで存在していなかったアイデアや概念、モノ、イメージを生みだす能力のことである。この創造性こそ、私たち人間を人間たらしめている基盤であるが、人間の脳の機能としての創造性はほとんど解明が進んでいない。その最大の理由は、神経科学の実験において創造性を定義しテストすることが往々にしてむずかしいからである。おおまかに言って、創造性は3種類に分けられる。1つ目は、解決を求められている問題を従来とは別の視点で考える拡散的思考力。2つ目は、知的疑問や知的関心事を素材に新しいかたちの芸術表現をつくりだす芸術的表現力。そして3つ目が、人間がひき起こしたり、物理的世界や生物の世界でくり広げられるさまざまな事件や事象の根本原因を考えたり、因果関係をひき出す洞察力だ。

創造的思考の根源を探る

　脳の機能を調べる、最先端の機能的MRIやPET画像診断技術を使って創造性を研究した結果、想像力を働かせたり新しいアイデアを生みだす能力は、特定の心的プロセスや脳の特定の領域がつかさどるものではないことが明らかになっている。それでも脳が創造的思考を行う際、ほかの領域に比べて活動が活発になる領域があるようだ。とりわけ拡散的思考には、大脳皮質上のさまざまな領域が関与すると思われるが、前頭前野内側部と下前頭回はほぼ終始一貫して活動する。また脳が芸術的表現にとり組む場合も、大脳皮質の広大な領域が関わるが、とりわけ運動野と、側頭葉と頭頂葉の境界にある連合野が活発に活動を開始する。最後に洞察力は、関与する脳領域が最もはっきりしている創造性のタイプであり、とりわけ帯状回の前部（辺縁系の一部）と前頭前野の活動が活発になる。

創造的思考は右半球だけの機能か？

　一般向けの解説書には、創造的思考はもっぱら脳の右半球で展開されると述べられているが、この説は科学的

創造的思考

夢想にふける人間の精神

神経科学の研究者たちは、これまで研究がしやすいという理由から目標に向かって展開する思考ばかりに着目してきた。しかし私たちの思考はその大半が特定の目標をもたないものである。夢想にふけることはひまつぶしとして心地よいだけでなく、目標志向的な思考では得られない洞察やアイデアのひらめきをもたらしてくれることがある。夢想は現在の外部環境が突きつける要求とは直接に結びつかないタイプの思考である。夢想に没頭するには2つのプロセスを経る必要がある。まず自分が知覚している目の前の世界から注意を切り離すこと（現実からの知覚分離）。次いで、自分がいま認知している内容を情報化できること（メタ認知）の2つだ。多くの場合、現実世界のできごととは無関係に展開される思考は、感覚情報の処理過程と干渉を起こし、私たちを不注意でぼんやりとした状態にする。いっぽう、思考プロセスを外界から分離することで、人間の精神は意識の流れを細部まで注視できるようになり、現実のさし迫った課題とは無関係の問題や目標について考えられるようになる。

脳機能イメージング研究の結果、現実からの知覚分離は、帯状回前部、前頭前野背外側部、さらに楔前部（体性感覚野と視覚連合野のあいだの大脳皮質内側部に位置する）が関与することが示されている。メタ認知機能はもっぱら帯状回前部の皮質と、脳半球の側面を走る外側溝の奥深くにある島皮質の活動を起動するようだ。

根拠が乏しく、一貫していない場合も多い。たしかに、創造的思考を支える神経ネットワークが機能する際、右半球の前頭前野内側部が重要な役割を果たすことを裏づける証拠はあるが、それは右半球のこの領域が、言語を駆使する際、左半球の大脳皮質ほど負担を受けないだけかもしれない。

人間の創造的思考に関する最近の研究により、脳が創造的思考に取り組む際、たしかに右半球のほうが左半球より活動が活発になるが、創造的思考には左右両半球を占める多くの領域のあいだでの情報のやりとりがきわめて重要な役割を果たすことが明らかになっている。このことは私たちの直感とも一貫する。創造的思考を働かせるには、さまざまな異なる認知機能を統合する必要があるからだ。しかもこれらの個々の認知機能は、脳の1ヶ所だけに集めることもできないし、左右どちらかの半球に集中させることもできない。この考え方が正しいとす

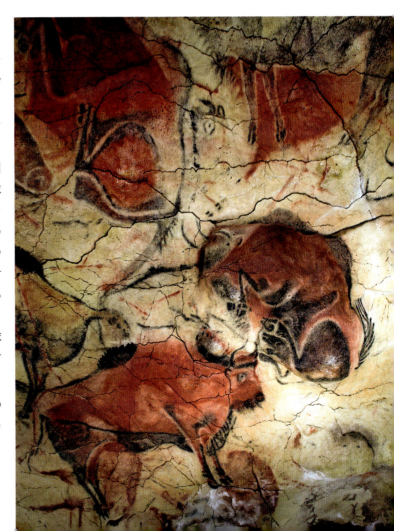

→ フランスやスペイン南部の洞窟に残る後期旧石器時代の壁画を見れば明らかなように、芸術的創造性は、少なくとも約2万年前から人間だけに備わった特殊能力である。

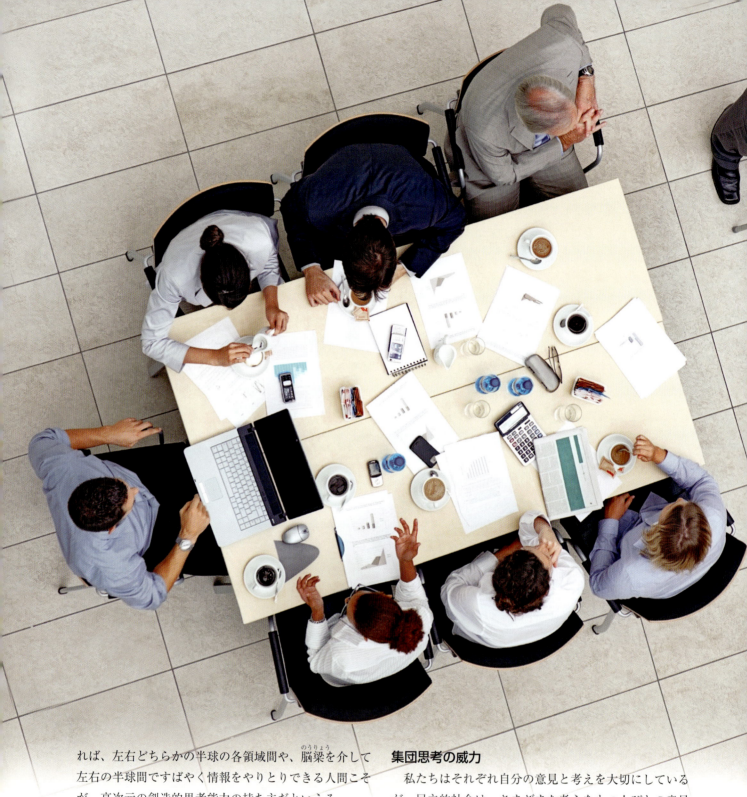

れば、左右どちらかの半球の各領域間や、脳梁(のうりょう)を介して左右の半球間ですばやく情報をやりとりできる人間こそが、高次元の創造的思考能力の持ち主だといえる。

言語機能の左半球への集中(局在化)こそ、人間の脳が高度な能力を備えていることの証だと主張する説が多いが、創造的思考が左右両半球のあいだのすばやい情報伝達で成りたっているとすれば、局在化を減らしたほうが思考の創造性は高まることになる。つまり、脳の片方を駆使して思考する人間が、かならずしも水平思考が得意なわけではない。

集団思考の威力

私たちはそれぞれ自分の意見と考えを大切にしているが、民主的社会は、さまざまな考えをもつ人びとの意見の総和のうえに成りたっている。ジャーのなかに入ったゼリービーンズ(ソラマメ型の砂糖菓子)の数を当てる場合でも、社会政策を決定する場合でも、1人の人間が考えるより、何人もの人間が集まって知恵を絞ったほうがはるかに正確で適切な答えを出せる。現に、20世紀に起きた、社会や経済を揺るがした大事件や残虐な戦争は、多くの人間の衆知がごく少数の人間が振りかざす過

創造的思考

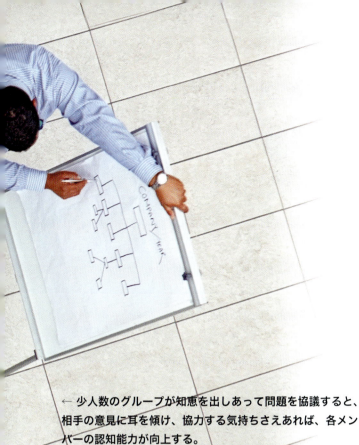

← 少人数のグループが知恵を出しあって問題を協議すると、相手の意見に耳を傾け、協力する気持ちさえあれば、各メンバーの認知能力が向上する。

激思想に屈服した結果もたらされたものだ。

多くの人間の知恵を集めたこの「衆知」はどうすれば生まれるのだろうか？ 多種多様な視点が重要な役割を担っていると思われる。たしかに人間は皆、身体の構造も生理も同じだが、異なる人生経験を積んできたため神経のメカニズムには違いがあり、同じ感覚刺激を受けてもそれぞれが独自の流儀で感覚情報を処理しているのだ。そうした個人同士が集まり、それぞれに異なる視点を検討することで、盲点や見落としのない考えを確実にまとめることができるのだ。

多くの人間が集まって、同じ問題や疑問についていっせいに考えれば、的確な解決策や答えにすばやく到達できる。それは1人の人間の脳のなかで感覚情報を並行処理すれば、すばやく知覚を獲得できるのと同じことである。

意志決定のプロセスで「ノイズ」を削減すること、つまりあてずっぽうの意見や極端な見方を排除することは、集団による意思決定のもう1つの利点である。

脳に対する損傷と、芸術創作に対する洞察

人間の創造的思考の大半は、前頭前野がつかさどっていると思われるが、脳変性疾患にかかった患者を研究した結果、脳のほかの領域も重要な役割を担っていると推測されるようになった。左半球の前側頭葉の病巣が変性した患者は言語障害をかかえるが、芸術的創作力が高まる場合がある。また、進行性の失語症（左半球の下前頭回の変性により、発話機能や文法の運用能力、明瞭な言語表現力、構文作成能力が徐々に失われていく神経変性疾患）を発症した患者のなかにも、視覚機能や芸術的な創作能力が向上する人がいる。まるで明瞭な言語表現力が芸術的な表現力を阻害しているように、言語機能を失うと、芸術的な表現力の開花など、それまで機能していなかったほかの大脳皮質の領域（前頭前野の右側内側や右半球の後部など）が機能を発揮するようになる。

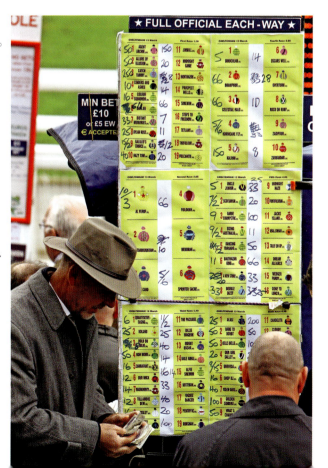

→ 株価であれ、競馬の配当率であれ、市場価格は多くの人間が同じ問題についていっせいに考えた結果、生まれる。

社会と関わり、考える脳

交渉と協力

他者と交渉することは、共通の目的を達成するうえで欠かせない社会的能力である。協力しあうことは人間が社会を構築するうえで不可欠の要素であり、私たちは他者と協力することによって、たがいの力を結集し、共通の目標に向かって邁進することができる。

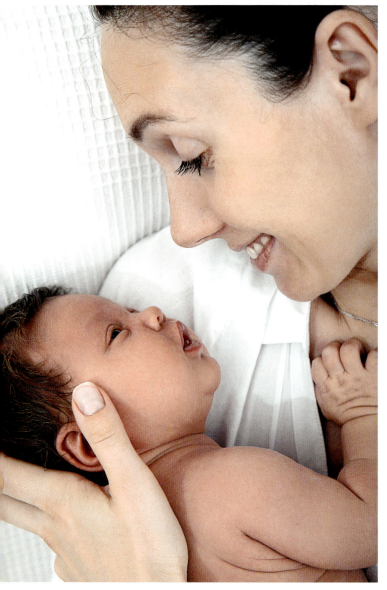

↑ アイコンタクトは、情感のきずなを結ぶうえでもっとも有力な方法である。生後1ヶ年のあいだに、新生児は他者のまなざしが重要な情報を伝えていることをすぐに理解するようになる。

交渉する場合も、協力しあう場合も、他者が自分とは異なるものの見方をすることを認め、他者の感情を認め、理解する能力が求められる。いずれの場合においても、いっときは自分の欲求を満足させることを諦め、たがいの利益に適した長期的な目標の達成をめざす必要がある。いうまでもないことだが、詐欺師やいかさま師は、他者との協力に対する真摯な熱意がないのに、他者の感情や情動を鋭く理解することによって、他者や公共の利益を犠牲にし、私欲を満たそうとする。

心理学の世界では、交渉と協力に欠かせない7つの行動要因を以下のように定めている。

・自分とは異なる考え方の持ち主としての他者を認める。
・他者の感情を理解し、その感情を分かちあう。
・他者の視点や目標を理解する。
・自分がめざす目標を的確に相手に伝える。
・長期的で大規模なプロジェクトを構想し、計画を立案する。
・自分の短期的目標よりも、たがいの長期的利益を優先できる。
・譲歩してもらった見返りに他者に利益を提供することができる。

私たちは他者の心をどう読みとっているのか

他者との交渉は、相手が自分とは異なるものの見方をすることを認め、相手の視点と自分の視点の違いを明確にすることから始まる。人間は、こうした「心の理論」と呼ばれる「相手の心を読みとる」能力を4歳ごろに獲得する。この年ごろになると、子供は他者が自分とは違う考えやものの見方をする場合があるということを理解するようになる。心理学者のサイモン・バロン＝コーエンはこの「相手の心を読みとる」能力は、意図の感知、

→ 心の理論の有無を調べるこのテストでは、サリーのボールを別の場所に動かしたアンの姿を子供に見せてから、その子供に「サリーはどこに自分のボールがあるかを探すか」という質問をする。心の理論をもつ子供は、サリーが依然としてバスケットのなかを探すはずだということを知っている。心の理論がない子供は、自分が知っていることをサリーも知っていると考える。つまり、サリーもボールがすでに動かされているということを知っていると考える。

より大きな利益を求めて

他者や社会全体と話しあい、合意を形成することは、自らの当座の欲求を満足させることを諦め、他者と協力することでより大きな、長期的便益を獲得できると予測できる能力のうえに成りたっている。長期的な利益を求めて計画を立案する機能は、前頭前野が担っていると考えられている。ただし、数年後、さらには数十年後を見越したこうした計画立案能力が神経科学の研究対象になることは、これまでめったになかった。大規模な計画を実行する場合は、たいてい、おびただしい数の人間が協力して前頭前野をいっせいに機能させ、各人が自分の目標よりもより大きな目標を優先させる必要がある。

こちらがサリー　　こちらがアン

サリーがボールをバスケットに入れる。

サリーがその場を離れる。

アンがボールを箱のなかに移す。

さてサリーはどこに自分のボールがあるかを探すでしょう？

目線の感知、自他の注意力共有を感知するメカニズム、心の理論のメカニズムの4つの要素から成りたつという説を唱えている。

　人間は意図感知機能を働かせて、ある事象が意図的になされたものか、偶然によるものかを判断する。観察者は、目の当りにしているできごとが、別の人間の行動によってひき起こされたものか、偶然発生したものかを判断しなければならない。

　まなざしの感知機能は、他者のまなざしの方向を感知し、その他者が何を見ているかを突きとめる。観察者はこの感知機能を駆使して、他者が空間内のどの点を見つめているかに着目し、そのまなざしのもつ意味を判断する。

→ 前頭葉の下部（前頭眼窩野）は他者の情動を理解するうえで重要な役割を果たしており、共同作業や共感に欠かせない領域だ。

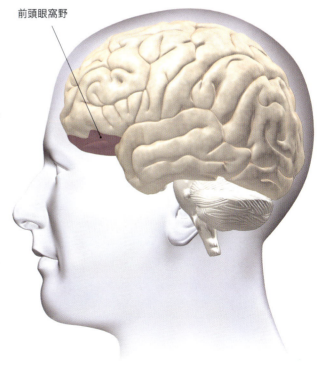

前頭眼窩野

社会と関わり、考える脳

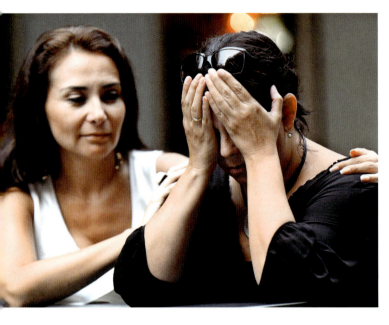

← 他者の感情を共有できること（共感）と、他者の感情を理解できることは、他者を気づかううえで不可欠の能力だ。

感情を共有する

　共感は、他者の感情や感覚の状態を分かちあうことで生じる、感情状態である。共感は、他者に対する配慮や同感の表明である同情とは区別する必要がある。また共感は、他者の考えや意図、欲求に対する理解とも異なる。他者の考えや欲求を理解することは、実際には理性や認知機能の働きだからである。つまり、他者の感情を理解することと、他者の感情を共有することには大きな違いがあるのだ。

　人間の社会においては、他者の感情を共有することも、その感情を理性的に理解することも重要な役割を果たす。たとえば混雑するスーパーマーケットで子供を見失ってしまった母親を助けるような場合、私たちはたいてい母親の気持ちになって、助けてあげようという気持ちになる。人間関係においては、他者の感情を共有できなくても、理性的に理解してあげることも重要だ。たとえば、医療にたずさわる人間が悲しみに打ちひしがれた人に対し、職業上必要とされる距離を置きながら、薬による治療を施す場合などである。他者の心がどのような動機にもとづいて動いているかを理解することも、効果的な交渉には重要である。他者の目標や欲求を理解せずに、自

　自他の注意力共有の感知メカニズムは、自分と他者が同じ物体やできごとを見ているかどうかを判断する。観察者は自分が見ているものと、他者が見ていると思えるものとを一致させなければならない。

　最後に、人間は心の理論のメカニズムを通じて、他者の心理状態を類推することができる。観察者は、他者が視覚を通じて何を体験しているかを理解し、その体験が他者の心にひき起こしている状態についてイメージを形成する。こうした心の働きは、他者の思考や行動を予測する際に用いられる。

神経科学者が説明できない事象

　人間の社会全体の動きの基盤となる神経システムのメカニズムの理解は、解明のむずかしい研究領域である。社会の動きは、人間のさまざまな集団がつくる複雑な行動パターンに左右されるからである。私たちは、共感作用や計画立案能力の中核をなすメカニズムについては多少の推測がつくが、民主主義やナショナリズム、愛国心がどのような神経のしくみのうえに成りたっているかとなると説明ができなくなる。神経細胞のネットワーク上で生じる情動や願望にもとづいて、現代の民主主義社会に生きる数多くの人びとが交わす複雑な意思の疎通を説明できるだろうか？　人間はなぜ、イデオロギーや国家のために殉じることができるのだろう？　そしておそらくより重要なのは、独裁者はなぜ、感動的な演説を何度かするだけで、本来は理性的な考え方をするおびただしい数の人間の心を掌握することができるのか、という疑問だ。

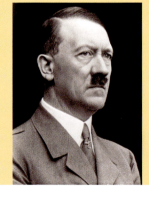

← ヒトラーのような独裁者は、その巧みなレトリックで何百万人もの理性的な人びとを熱狂状態に陥れることができる。

分のほうから折れて譲歩を申しでることはできないからである。

前頭前野は他者の感情を認識するうえで重要な役割を果たしている。この前頭前野のうち、とりわけ重要な働きを担っているのが前頭葉の下部にある前頭眼窩野だ。他者の感情や気持ちをより理性的に理解する機能は、前頭前野の別の領域か、側頭葉の下側にある表情を認識する領域がつかさどっているらしい。共感作用が起きるしくみは、神経科学者によって意見が分かれる。自分がある感情を経験したときに活動する場所にあるミラーニューロンが共感をひき起こすとする説もあれば、ミラーニューロンが活動していても必ずしも同じ感情を共有しているわけではないという説もある。

嘘と嘘つき

人は誰でも嘘をつく。他人と摩擦を起こさずに望まない約束を断るときにつく社交上の嘘もあれば、責任逃れをしたり、自分だけ得をするためにつく嘘もある。人づき合いを円滑に機能させるには、嘘はできるだけ最小限に抑えるべきなのはたしかだが、嘘つきを見抜き、対処するにはどうすればよいだろう？

嘘はたいていは見破れない。これは人間がもともと嘘を暴こうとはしないためであり、心理学者のアルデール・ヴリは人間のこうした傾向を「ダチョウ効果」と呼んでいる。嘘に関する人間のこうした傾向は、嘘を見抜き、対処することに伴う感情的負担を避けたいからだと考えられる。言葉を換えれば、人間はつねに真実だけを聞きたがっているわけではないのである。脳波検査法（EEG）や機能的磁気共鳴画像診断法（fMRI）を使えば嘘を見抜けるという説もあるが、この説については異論も多く、神経科学の分野ではいまも論争が続いている。

精神病質者が世にはびこるとき

精神病質ないし社会病質とは、他人の権利の侵害する症状を呈する人格障害である。こうした人格障害を持った人びとは多くの場合、感情が乏しく冷淡で、嘘をついたり詐欺を働いて他人をあやつり、私欲を満たそうとする。以前から精神科医は精神病質を障害ないしは疾患ととらえてきたが、進化心理学者は精神病質を一種の適応戦略と見なし、精神病質者（サイコパス）はこの戦略のおかげで生き残りを果たしてきたのだと主張している。

大勢の人間が信用し、協力してくれれば、精神病質者はこうした他人の信頼を悪用して私欲を満たすことができる。精神病質者には他者の感情や思考を読みとれる能力が備わっていると考えられるが、研究結果によれば、こうした人間は他者に共感することができない。

精神病質者は、他者が自分のついた嘘を見抜くために多大な時間的・金銭的負担がかかる場合でないと世にはびこることができない。多くの場合、精神病質者は嘘が露見することを防ごうと点々と居場所を変えることになる。

↓ 嘘発見器は、被験者が質問に答えるあいだ、脈拍や血圧、呼吸数をはじめ、さまざまな心理の動きを記録する。この技術の有効性を主張する人びとは、被験者が嘘をつけば、生理的変化となって検知できると主張している。

社会に受け入れられる行動の限界

私たちは日々、同僚や同胞と意思を通わせあい、生活上の目標を確実に達成しようと努力している。礼儀作法を守って人と交わらないと、私たちの社会は崩壊し、混乱に陥る。このデリケートな社交の作法を脳はどのように制御しているのだろう？　ときに不作法な行為を犯すのはなぜなのだろう？

前頭前野は脳の前部に広がる広大な領域で、他の脳部位との相対的な大きさとして考えるとほかの霊長類に比べて人間の前頭前野は並外れて大きい。前頭前野は、ものごとを実行する機能を担い、外界に関する感覚情報や過去に経験した感情、長期的目標や計画にもとづいて、社会的行動や計画された行動にまつわる複雑な判断を下している。神経科学者は、前頭前野には内側部、背外側部、腹外側部、前頭眼窩野の4つの領域があると考えている。前頭前野の背外側部と腹外側部は、感覚野ともっとも密接につながった領域で、社会的行動や計画上の判断を下す際に用いられる視覚野や聴覚野、体性感覚野がもたらす情報を受けとっていると考えられる。また背外側部は、大脳皮質の運動野とも密接につながっていて、社会的行動に関わる決断の実行にもっとも関与していると考えられる。前頭眼窩野は辺縁系と密接につながり、他者の感情を読みとる機能を担っている。前頭眼窩野の働きによって、私たちは他者がどのような感情を抱いているかを理解し、この理解にもとづいて社会生活上、的確な判断を下すことができる。また、前頭前野を構成するこれらすべての領域はたがいに連携し、情報をやりとりしている。

抑制力や共感力を欠いた脳

脳に損傷を負った人びとを研究した結果、脳の特定の領域の機能を解明するカギが見つかっている。外科手術の際に前頭前野が損傷を受けると、遂行機能障害症候群と呼ばれる行動パターンが生じることが分かっている。この疾患にかかった患者のもっとも顕著な症状は、社交的行動において抑制力を欠くことにある。多くの場合、この疾患にかかった患者はすぐにかっとなり、衝動的行動に走り、ぶしつけで子供じみた言動を発することが多くなる。

前頭前野に損傷を負った患者は、多くの場合、外的刺激のいいなりになるといわれており、なにか刺激を受けると、社会的にふさわしい行動かどうかを考慮することなく、自動的にその刺激に反応してしまう。これは極端な事例だが、ある医師が前頭前野に損傷を負った患者を診断するにあたり、机の上に尿瓶を置いた。尿瓶を目にしたその患者は、その場にふさわしい行動かどうかを意

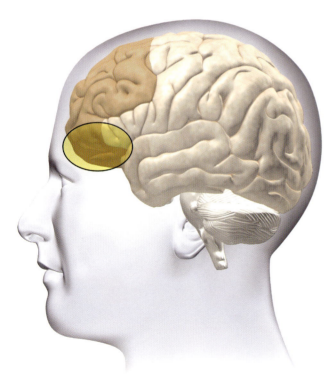

↑ 前頭眼窩野（楕円で囲んだ部分）は、社会的に適切な行動を制御したり、熟慮のすえに決断を下したり、他者に共感するうえで重要な役割を果たす。

社会に受け入れられる行動の限界

識することなく、尿瓶のなかに放尿してしまったという。前頭前野に損傷を負った患者は、衝動的に性行為におよんだり、後先を考えずに結婚してしまうことも多い。

さらに、前頭前野に損傷を負った患者は、自分が置かれた状況に無頓着になり、周囲の人びとの欲求に無関心になる。泣いている人間を見て笑いだしたり、何の脈絡もなく、幼稚でくだらないジョークを口にしたりする。こうした患者はおしなべて他者への共感力を失っている。

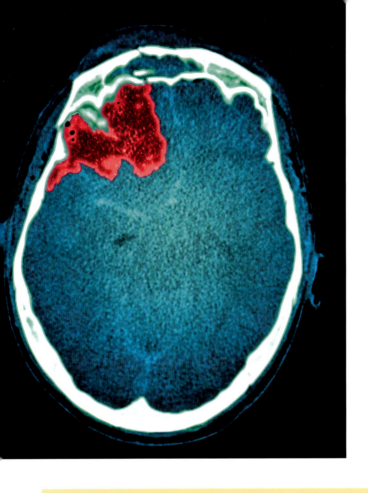

← 前頭前野の出血をとらえたCTスキャン画像。この部位が損傷を受けると、行動が衝動的で抑制が利かなくなる「遂行機能障害症候群」を発症する。

フィネアス・ゲージの奇妙な症状

1848年、鉄道の建設工事に従事するアメリカ人の現場監督、フィネアス・ゲージは恐ろしい事故に遭った。ボーリング孔に発破用の火薬を詰めているとき、ゲージが火薬の充塡用の長さ1メートルの金属棒をボーリング孔の片側に刺しこむと、火花が散って火薬が爆発した。不運にも爆発の瞬間、ゲージは上から穴のなかをのぞきこんでいたため、金属棒が左の頬に突き刺さり、左の眼窩と前頭葉を貫いた。奇跡的にゲージは一命をとりとめ、感染症にかからずにすんだが、以降、その行動は一変してしまった。事故に遭う前、ゲージは勤勉で有能な現場監督だったが、傷が癒えたのちは礼儀をわきまえず、罵詈雑言を吐き散らし、同僚に非礼な態度をとり、仕事の段取りや計画を立てられなくなった。じきに彼は職を失い、その後の人生の大半を旅回りの一座の見世物となって過ごした。最後は南米で駅馬車の御手を務めたといわれている。脳に関する私たちの理解が深まる前に発症したゲージの症状は、前頭葉が人格と密接に関わっていることを物語る証拠である。

→ 火薬の充塡用の金属棒によってゲージが頭部に受けた損傷を描いた1850年の図版。

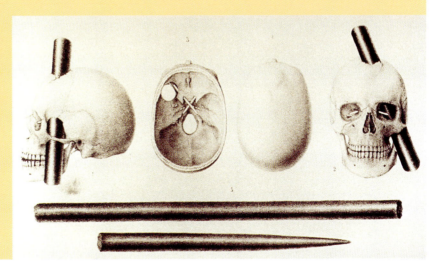

社会と関わり、考える脳

計画立案と先見性

将来の目標に向けて計画を立てる能力は、人間だけに備わっているわけではないが、人間の場合、この能力はきわめて高度に洗練されており、私たちは個人であれ、集団であれ、何年も先を見すえた計画を立て、相互に望ましい目標を達成することができる。

　ごく短時間で終わる、単純な運動計画は、前頭前野(ぜんとうぜんや)下部にある作業記憶回路がつかさどっているが、何年も先を見越した複雑な計画を立案する役割は、前頭葉(ぜんとうよう)の上部と下部を覆ういくつもの領域が担っている。

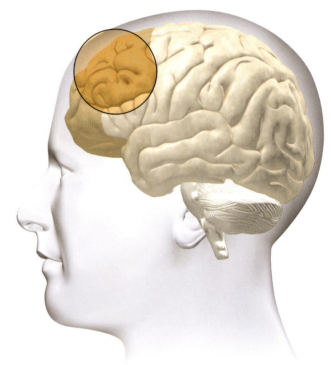

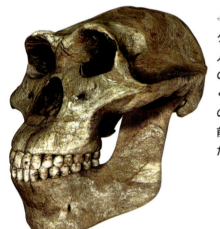

← ↓ アウストラロピテクスをはじめとする初期人類の前頭前野は、現代の類人猿の前頭前野とよく似ていた。現代の人類の登場とともに、ヒトの前頭前野は拡大していった。

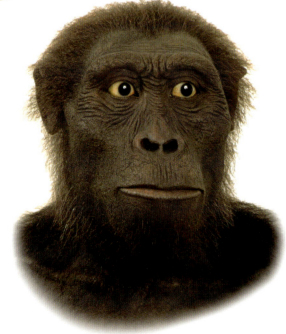

↑ 何ヶ月も何年も先を見越して計画を立てる能力は、前頭前野の上部と側部（円で囲った部分）がつかさどっている。

前頭前野と進化

　ヒトの脳の大きさは、過去200万年のあいだに約3倍に増えた。なかでも前頭前野は、この間、もっとも大きく拡大した。現に、現代のヒトの脳の前頭前野は、チンパンジーの脳を人間の脳の大きさに拡大したものと比べても、200パーセント以上も大きい。ヒトの前頭前野は、技術や芸術の進歩を見れば明らかなように、人間の社会の複雑化にともなって、このように拡大したものと考えられる。大きな前頭前野を獲得したことで、私たちは他者の感情を理解し、他者の視点を取りいれ、数ヶ月から数年先の計画まで立てられるようになった。大きな前頭前野は、他者と交渉したり協力すること、他者の行動を

操作すること、嘘を見抜くうえでも重要な役割を果たすようになった。

　作業記憶と長期の計画立案能力は、どちらも複雑な人間の社会が発展するうえで重要な役割を果たしている。狩猟採集生活を送る人間にとっても、段階を踏んで道具を作成する際、作業記憶はきわめて重要な役割を担っている。道具が複雑になればなるほど作業工程の数は多くなるため、道具の複雑化と前頭前野の拡大は手をたずさえて発達してきたものと考えられる。また長期的な計画立案能力は、狩りの段取りを考えたり、1日にどれだけの作物の種やイモ類などの塊茎、果物を集めるべきかを決める際にも欠かせない。狩りをする場合も、植物を採集する場合も、成功させるには、具体的な手順や行動を正確な順序にしたがって行う必要がある。こうしたよく整理された行動を行うには、やる気、頭のなかでの事前のリハーサル、集団のほかのメンバーと生産的にコミュニケートする能力が求められる。

作業記憶

　いくつかのステップからなる作業を行うためには、頭のなかに数分間、仕事の手順についての情報を留めておくことが求められる——これが作業記憶である。文章を読んだり、電話をかける前に電話番号を覚えるとき、私たちはこの作業記憶を使う。作業記憶はほんの数分間だけ記憶に留められ、用ずみになればすぐに忘れ去られる。

　サルを対象にした研究の結果、作業記憶は前頭葉の側面にある前頭前野がつかさどっていることが明らかになっている。この領域に損傷を負ったサルは、数秒から数分間、手順についての情報を記憶する必要がある作業（空間性遅延反応課題と呼ばれる作業）がうまくできなくなる。したがって、こうした作業を行う際、サルは刺激を受けた場所や、その行動で得られる報酬についての記憶を、数秒遅れで覚えておく必要があるのだと考えられる。

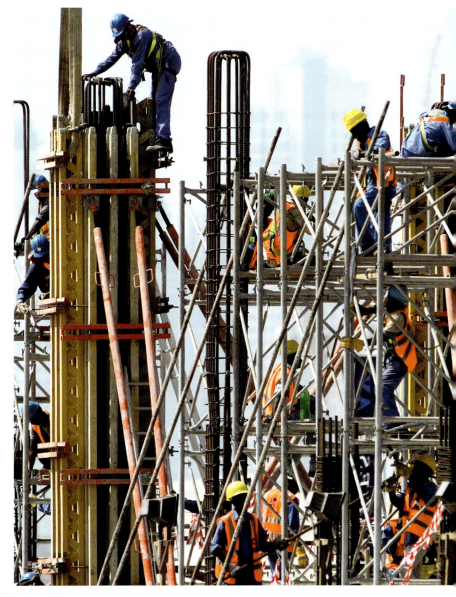

↑ 高層ビルを建築するには、長期的な計画を立て、熟練した技術を複雑に組みあわせ、各作業員が決まった順序にしたがって担当作業を行い、それらの作業を連携させる必要がある。

　前頭前野に損傷を負った人間の患者を対象に行った初期の研究では、このような作業情報を数秒間記憶する能力への影響は確認されていない。その理由は、人間が言葉を使って作業記憶を保持できるからである。だが言葉で言い表せない抽象的な作業パターンについてテストすると、前頭前野に障害を負った人間もサルと同様の症状を呈するようになる。

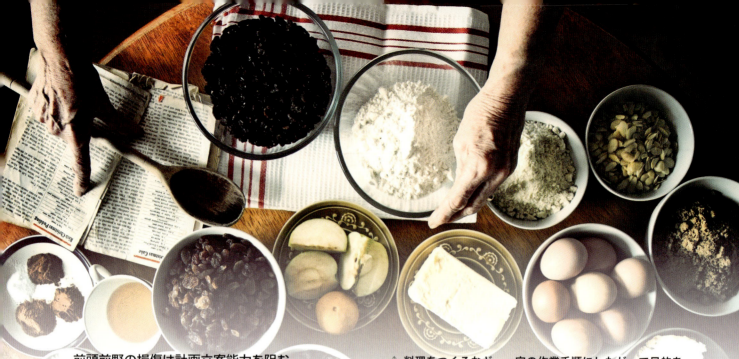

↑ 料理をつくるなど、一定の作業手順にしたがって目的を達成するためには、前頭前野の働きが必要になる。

前頭前野の損傷は計画立案能力を阻む

前頭前野に損傷を負った人間は、計画を立てたり、生活の段取りができなくなる。たとえば、レシピに書かれた細かい手順にしたがって料理をつくるといった、目標の達成に必要な作業を正しい順序で行えなくなる。この障害を負った患者は、ショッピングモールでのショッピングなど、いくつもの買い物をしなければならない状況に置かれると、買い物を終えるまでに健常者に比べてはるかに長い時間がかかる。こうした患者はつい、買いたい商品を扱っていない店へ入ってしまい、何度も本来の目的以外のことに気を取られてしまう。

また前頭前野に損傷を負った人間は、自分の行動がもたらす結果を正確に予知できなくなる。この障害については、患者にギャンブルをさせ、まず意図的に勝つ経験が得られる状況をつくってテストがなされている。患者は最初の賭け金となるチップを与えられ、事前に順番が既に決められているカードでゲームを行う。患者はスコアの高いカードをひけば勝ち、スコアの低いカードをひくと損をする。健常者は連続して負けはじめると勝負をやめるが、前頭前皮質に損傷を負った患者は賭け金が全部なくなるまで勝負を続ける。

ロンドン塔のテスト

神経科学者はロンドン塔のテストを利用して、患者の計画能力を調べる。テストを受ける患者はまず、玉を動かす順序を前もって考えるよう求められる。患者と実験者はともに、3本の柱を立てた板を手にする。この柱は色分けされた穴あきの玉をさまざまに組み合わせて通せるようになっており、また3本の柱はそれぞれ高さが異なり、1個から3個の玉を通せる。実験者は患者に玉を移動させて、あらかじめ決まった柱と玉の組み合わせを達成するよう求める。この作業にはルールがある。患者は1個の玉を1度ずつしか移動できず、移動の作業中、どの玉をどの順番でどの柱へ移動させるかの計画を保持していなければならない。

前頭前野に損傷を負った患者はこの作業を行うのに大変苦労するため、脳のこの領域が計画の立案能力において重要な役割を担っていることが分かる。

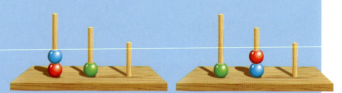

↑ 開始時点のポジション（左）から、1個の玉を1度ずつ移動させ、動かした順番を覚えたまま、目標のポジション（右）を達成する。

注意欠陥・多動性障害（ADHD）

注意欠陥・多動性障害（ADHD）は、不注意と多動性・衝動性という2つの分野にまたがって症状が現れる障害である。この障害にかかった患者は、注意欠陥と多動性の両方の症状が組みあわさって現れるADHDタイプと、注意欠陥か多動性のどちらかが顕著に現れるタイプとに分けられる。

患者の脳の構造と機能を断層画像で精査し研究した結果、ADHD障害の患者の脳は、前頭前野と線条体、小脳を結ぶ神経回路が変性していることが分かった。脳の各領域の大きさを分析したところ、前頭前野の右側の大きさが縮小していることが明らかになっている。このことは右側が課題への注意においてより重要な役割を果たすという知見と一貫する。この障害にかかった患者は、線条体と小脳の正中部分も収縮していることが分かっている。

ADHD障害の少なくとも一部は、遺伝によってもたらされる。ドーパミンの伝達と受容器の機能をつかさどる遺伝子の働きで、前頭前野が周囲からの損傷を受けやすくなってしまうのである。ある種の感染症に感染した結果、生まれた抗体が前頭前野と線条体をつなぐ神経回路に損傷を与えると考えられている。

ADHDの症状をやわらげる薬には、リタリン（メチルフェニデート）やアデロール（複数のアンフェタミンの混合物）のような興奮剤がある。こうした薬には、前頭前野におけるドーパミンやノルアドレナリン（ノレピネフリン）の分泌をうながし、こうした神経伝達物質の分泌量を適正化して、衝動性を抑制し、注意力を高める効果があると考えられている。

ADHDは専門家のあいだでも意見の分かれる障害で、児童精神科医の多くは、症状をおおげさに診断する傾向があるとして異論を唱え、必要以上に薬物を投与した結果、子供に悪影響がおよぶ可能性を指摘している。

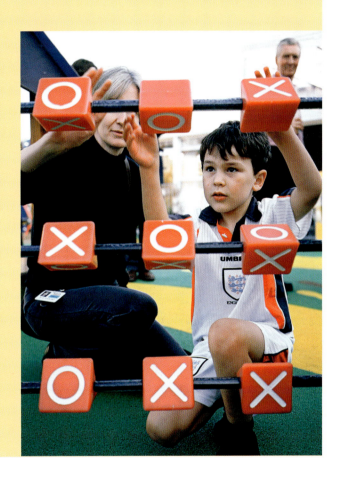

→ ADHD障害をかかえていると見なされる少年を遊ばせて、注意力を調べる心理学者。

前頭前野の機能区分

前頭前野はいくつかの下位領域で構成されているが、これらの下位領域が果たす具体的な役割についてはまだほとんど解明が進んでいない。前頭前野の各領域の機能は、計画を立案する認知機能の細分化がきわめて困難なため、具体的に分類するのがむずかしい。

一部の研究者は、前頭前野が機能別に、つまり特定の機能をもつ特定の領域ごとに構成されているのではないかという説を唱えている。前頭前野の下部は前頭眼窩野と呼ばれ、他者の感情に共感したり、行動を抑制する機能をつかさどっていると考えられている。前頭葉の外側の下部（前頭前野腹外側部）は、作業記憶が稼働しているあいだ、作業に関する情報をしていると考えられており、前頭葉の外側の上部（前頭前野背外側部）は、この情報を操作する機能を担っている。

音楽と脳

どの社会にも、その社会ならではの音楽がある。これは人間を人間たらしめている特徴の1つである。音楽を聴いて楽しみ、演奏して楽しむことは、大脳皮質に備わった複雑な能力で、高次の機能をもつ多くの領域の参加が必要になる。

音楽は、音の連なりで構成されている点で言葉と似ているが、脳は音楽を言葉とはまったく異なるやり方で受けとめている。音楽のさまざまな側面を享受する大脳皮質の領域はしっかりとまとまったグループを構成しているわけではなく、脳の左右に分散している領域もある。

音楽に対する人間の親近感

音楽は6万年近く前に人間が発明したものらしい。これまでに発見されたもっとも古い楽器（笛）はネアンデルタール人の遺骨とともに見つかっているが、音楽が広く普及したのは、現代の人類が登場してから以降のことのようだ。人間が発明する以前に音楽が存在していなかったのであれば、私たちの脳にはなぜ音楽を享受する神経回路が備わっているのだろうか？　側頭葉にある神経回路によって、私たちは、鳥や狩りの対象となる動物の鳴き声など、野生動物が発する重要な音の複雑なパターンを理解し、認識して、それが音楽への享受に発展した可能性もある。音楽家以外の人間の場合、こうした神経回路はもっぱら右半球の聴覚連合野にあり、左半球の言語野とは直接結びついていない。

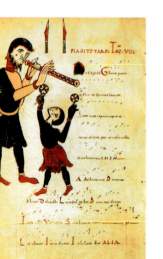

↑ 後期石器時代から、音楽を奏でることは人間の生活にとって不可欠の部分を占めてきた。上は、オーボエに似た楽器を演奏する楽士を描いた、11世紀の写本。

失音楽症（音痴）

音楽を味わう能力の欠如は失音楽症（音痴）と呼ばれている。多くの場合、この障害は音のピッチを感知できないことが原因だが、音楽を記憶できなかったり、音楽を音楽として認識できないことも原因となる。一部の人間（人口の約4パーセント）は先天的にこの障害を抱えており、音のピッチの微細な違いを聴きとることができない。音楽を享受する能力は、側頭葉に脳卒中が起きて損傷を受ける場合もある。認知症の患者を研究した結果、有名な音楽の一節を認識する際、側頭葉の前部が重要な役割を果たしていることが分かっている。失音楽症は言語があやつれなくなる失語症をともなう場合もあるが、この2つの障害は個別に発症する場合もある。このことは、言語の理解と音楽の理解が大脳皮質のまったく異なる領域で行われるという、機能的磁気共鳴画像診断法にもとづいた知見を裏づけるものとなっている。

音楽を愛し、奏でる心

音楽家と音楽家以外の人間では、音楽情報の処理の仕方が異なる。長期にわたって正規の音楽教育を受けていない人びとがメロディーのような複雑な音の連なりを知覚する場合は、右半球のほうが左半球よりも重要な働きをするようだ。いっぽう、訓練を積んだ音楽家は、メロディーに耳を傾ける際、左半球の活動が活発になる。実際、訓練を積んだ音楽家の場合、音楽を聴きとる能力は、音楽を専門にしていない人間よりも、言語野が主たる領

音楽と脳

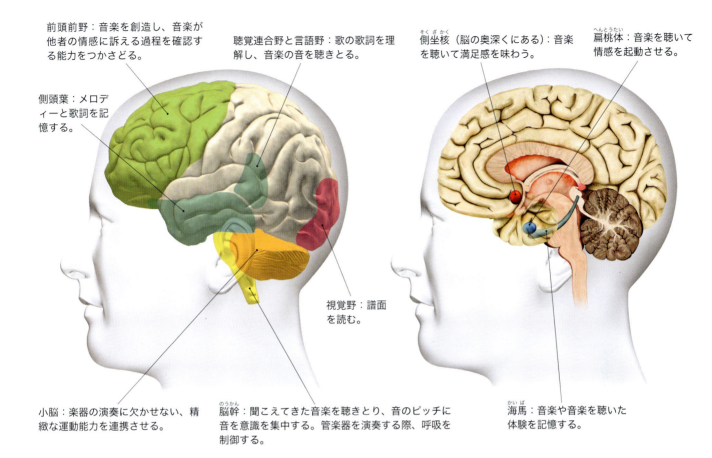

前頭前野：音楽を創造し、音楽が他者の情感に訴える過程を確認する能力をつかさどる。

聴覚連合野と言語野：歌の歌詞を理解し、音楽の音を聴きとる。

側坐核（脳の奥深くにある）：音楽を聴いて満足感を味わう。

扁桃体：音楽を聴いて情感を起動させる。

側頭葉：メロディーと歌詞を記憶する。

視覚野：譜面を読む。

小脳：楽器の演奏に欠かせない、精緻な運動能力を連携させる。

脳幹：聞こえてきた音楽を聴きとり、音のピッチに音を意識を集中する。管楽器を演奏する際、呼吸を制御する。

海馬：音楽や音楽を聴いた体験を記憶する。

↑ 音楽を演奏し、音楽を享受する際の数多くの側面は、左の図に描かれた大脳皮質や小脳、脳幹、および右の図に描かれた脳の深部に点在する各部位がつかさどっている。

域となっている左半球が重要な役割を果たしている。このことから言語野は、訓練さえ受ければ、音楽を構成する音の連なりを仔細に分析できるようになるのだと考えられる。音楽の情感に訴える力を味わううえで右半球が果たす役割は、言語が伝える情感、プロソディーを感知する右半球の役割と一致している。

いっぽう、リズムのような音楽のよりシンプルな側面に関しては、音楽家でも、音楽家以外の人間でも、左半球のほうがより活発に活動する。また左半球は、人間がバックグラウンド・ミュージックではなく、真剣に音楽に耳をすます場合、活動がより活発になる。また脳の左右の半球の運動野のあいだでやりとりされる情報の伝達機能も、訓練を積んだ音楽家のほうがよく発達している。この事実は、訓練を積んだ音楽家の場合、左右の半球のあいだにある神経束、脳梁の前部がやや大きくなっていることからも確かめられる。

頭のなかで聞きなれた曲を思い描くと、右半球の聴覚野周辺の聴覚連合野と、左右両半球の前頭前野が活動を開始する。また頭のなかで音楽を奏でている情景を思い浮かべると、リズムを正確な間隔で刻むリハーサルをするうえで重要な役割を果たす補足運動野が活動を開始する。

← 継続的に音楽の訓練を積むことで脳の特定の領域が鍛えられ、音楽家は特殊な運動能力と感覚能力を獲得できる。

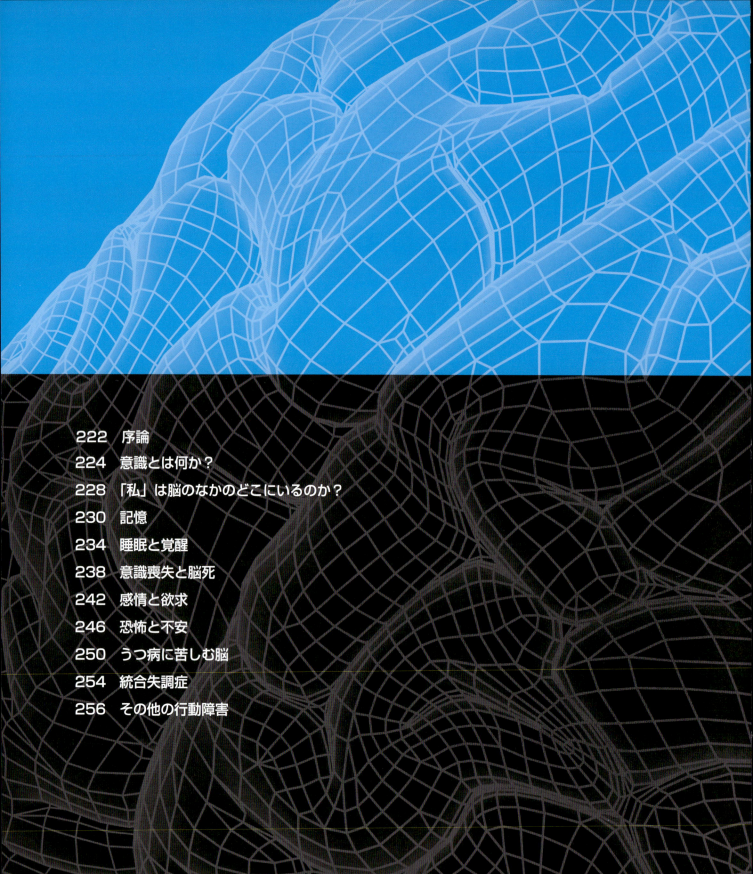

- 222　序論
- 224　意識とは何か？
- 228　「私」は脳のなかのどこにいるのか？
- 230　記憶
- 234　睡眠と覚醒
- 238　意識喪失と脳死
- 242　感情と欲求
- 246　恐怖と不安
- 250　うつ病に苦しむ脳
- 254　統合失調症
- 256　その他の行動障害

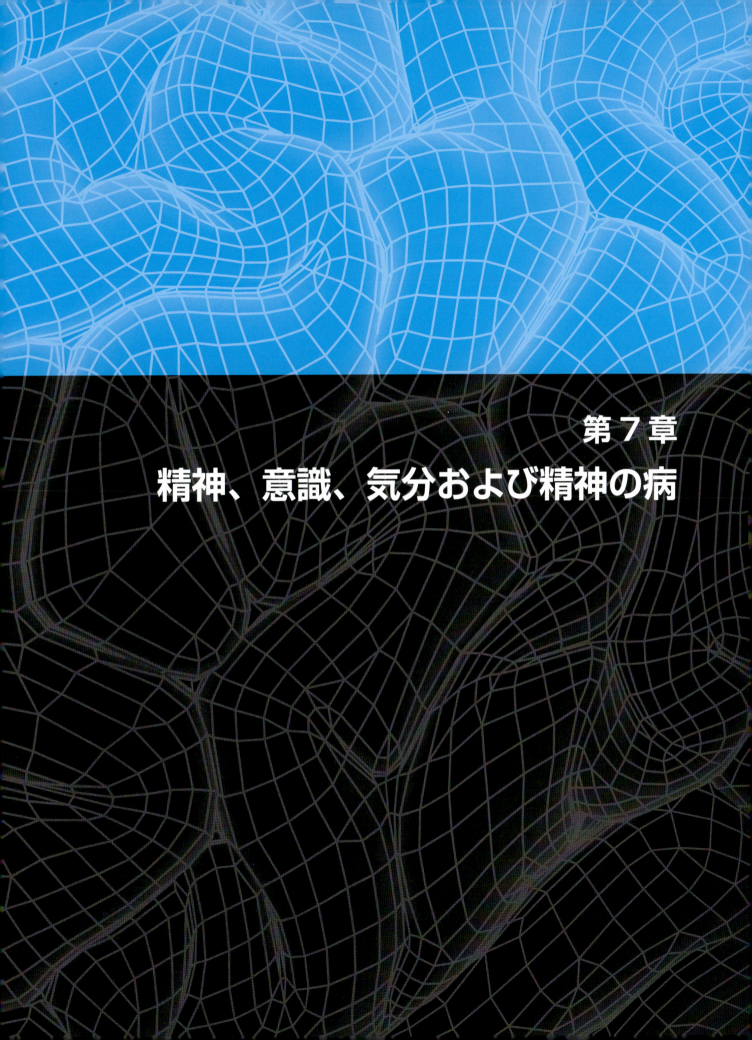

第7章
精神、意識、気分および精神の病

精神、意識、気分および精神の病

序論

精神とは何か？ 意識とは何か？ そして脳は精神や意識をどのように生みだし、維持しているのか？ 私たちは日々の暮らしのなかで「精神」や「意識」の存在を感じてはいるが、脳の内部の働きが意識を形成する詳しいしくみはいまなお、ほとんど解明されていない。

意識は精神と世界のつながりのなかから生まれる。だが意識は途切れの無い心の動きではない。私たちが感覚に向ける注意は、時間的な側面でも空間的な側面でも、不連続なものになっており、そのときの私たちの行動を左右する度合いに応じて、任意の知覚だけに集中する。

哲学上の難題

17世紀、哲学者にして数学者だったフランスのルネ・デカルトは、意識は彼が思惟の王国と名づけた非物質界にあると主張した。非物質界とは、彼が延長の王国と名づけた物質界の対極に位置するものである。デカルトは（不正確ではあるが）、非物質界と物質界が松果体と呼ばれる、左右の脳の両半球のあいだにある微小な部位で相互に働きかけているのではないかと主張した。物質と非物質を区別するこの考え方は二元論と呼ばれ、この世界には1つの実体しかなく、意識と物質はその異なる側面にすぎないと主張する一元論と著しい対照を見せている。

いうまでもなく、ジェラルド・エデルマンやアントニオ・ダマシオをはじめとする現代の神経科学者は、脳という器官のなかで生起する現象をもとに意識を説明しようとしており、本書もこの考え方に則っている。それでも意識の科学的研究にはさまざまな難関が立ちはだかっており、その難関の多くは、誰もが納得する精神と意識の科学的定義を確立することがむずかしいことに起因する。現在の学説では、意識と精神は（きわめて物質的な）大脳皮質と視床、線条体、脳幹がつくる回路とネットワークの活動から生まれると考えられている。

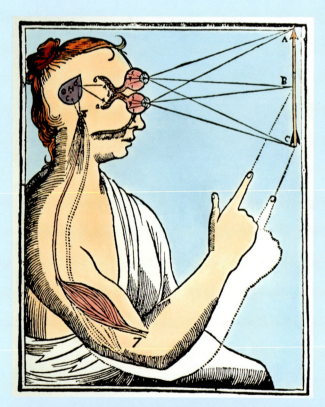

↑ 1660年代に描かれたこの図版のように、デカルトは物質界と思惟の王国が松果体と呼ばれる紫色の部位でたがいに働きかけているのではないかと考えた。

記憶と気分

記憶は過去を回想したり、人生経験を反省するうえで不可欠なだけでなく、日々の暮らしのなかでごく簡単な作業を行うためにも欠かせない。神経科学者たちは、記憶には、電話番号を覚えるなどの短期記憶から、子供のころの体験を思いだすなどの長期的な宣言的記憶（陳述

記憶）まで、多くの種類があることを突きとめている。私たちは、ものごとを処理する技能を覚える手続き記憶をほとんど意識しないが、この記憶は私たちが何かを練習したり、実行する技能を背後から支えている。感情記憶は私たちが将来実行する行動を決めるうえできわめて重要な役割を担っているが、感情を圧倒するようなつらいできごとを思いおこした場合、その人間を苦しめることもある。

　気分障害は、世界各地で精神の機能不全や自殺の大きな原因となっており、うつはどの人間の文化におい

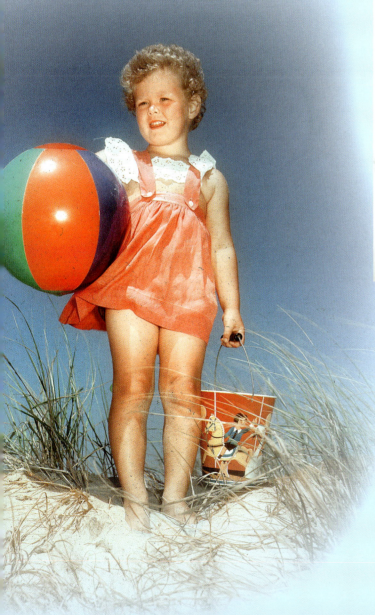

↓ 記憶には、子供のころに体験した喜びや悲しみの記憶や、事実や数字の記憶、学習で獲得した運動スキルなど、多くの種類がある。

意識の変容

哲学の世界では、人間の意識とは何かをめぐってえんえんと議論がくり返されてきたが、私たちの意識に関わる脳の機能には、病理学上、きわめて重要な意味をもつ側面がいくつかある。睡眠は健康の維持に欠かせない機能だが、その仕組みはいまだに十分に理解されていない。睡眠には、思うように行動できなくなった動物の活動を停止させたり、将来の参照のために感覚記憶を蓄積し、カタログ化する役割があると考えられる。睡眠障害は心身を損なう大きな原因となり、ときには死につながることもある。さまざまなレベルの意識を制御しているのは何かという問題も病理学上重要な意味をもつ。脳の損傷によって長期間にわたって植物状態に陥る患者が多くいるが、その際、脳幹は機能しても、脳の表面を覆う大脳皮質はまったく機能しなくなる。脳死をどう定義するかという問題は、神経科学や臓器移植の分野で患者を取り扱う際、重大問題になっている。

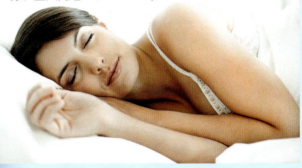

ても認められる。人間の多くにとって、悲しみとは日々の暮らしのなかで落胆や喪失を経験したときに一時的に味わうものであるが、なかにはうつが心のなかに巣食い、この絶望をもたらす生き物に四六時中苛まれている人びともいる。欧米社会では多くの人びとを悩ますうつの症状があり、全人口の20パーセントから30パーセントの人びとが一生涯のうちのどこかの時期にうつにかかっている。うつを抱える人間の約2パーセントが精神病患者になり、人間の通常の許容限度をはるかに上回る、深い悲しみの感情を抱くようになる。

精神、意識、気分および精神の病

意識とは何か？

人は皆、意識とは何かを知っているつもりでいるが、意識は定義するのがきわめてむずかしい概念で、しかも意識が脳内のどこにあるかを特定するのはさらに困難だ。

古くから哲学者や科学者は、意識というものの本質についてあれこれ思考を重ねてきた。現代米国の哲学者ジョン・サールは、意識を「人間の内面で活動する知覚ないし覚醒の、質的で主観的な状態ないしはプロセス」と定義している。私たちは皆、朝、目を覚ませば意識を取り戻し、眠ったり、昏睡状態に陥ったり、死亡すれば意識を失うことを知っている。

意識：統一感と内容の問題

意識の際立った特徴は、私たちが自分自身を1つの統一体としてとらえ、周囲をとりまく外界との境界を意識する点にある。脳の機能という観点からみると、このことは、触覚や視覚、味覚など、私たちの脳が感知するさまざまな情報がすべて、自分自身という単独の統一体に統合されることを意味する。脳の右頭頂葉に障害を負った患者は、この自分自身という感覚を失ってしまう。

意識のもう1つの重要な側面は、意識の内容である。私たちは通常、意識を主観的に経験する感覚や、心のなかで思い描くイメージ、動機、気分、思考から切り離すことができない。とはいえ、感覚を感知できるのはすでに意識をもった脳だけであり、感覚の一部や大半を感知できなくなっても、私たちは意識を失うこ

汝自身を知れ：感覚無視症候群が意識について教えてくれること

頭頂皮質の後部に損傷を負ったサルは、損傷を負った部位と反対側の身体を、感覚入力自体は保たれているにもかかわらず無視するようになる。右頭頂皮質の下部に損傷を負った人間も、同様の左半身の無視を生じる。この感覚無視症候群にかかった患者は、身体の左側にある物や、自らの左半身を感知できなくなる。患者は異常に気づかないらしく、自分の左半身が別の人間のものだということすらある。また、これらの患者は空間をきちんと把握できなくなり、地図を読めなくなったり、目に見える物と物のあいだの距離を把握できなくなる。この症候群を発症した患者は、身体がまるごと自分自身に属しているとは感じられなくなるため、統一性のある意識をもてなくなる。

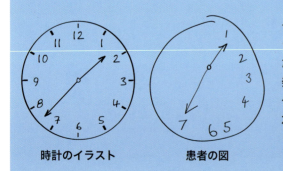

← 時計をスケッチするよう求められた患者の描いた図。感覚無視症候群を発症した患者は、このスケッチに見られるように、左側の世界が認識できなくなる。

時計のイラスト　　患者の図

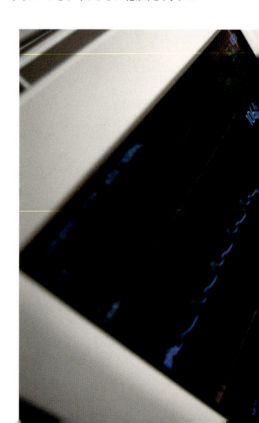

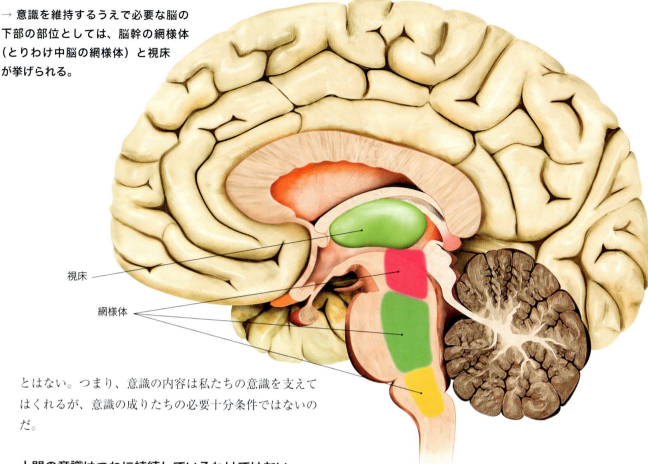

→ 意識を維持するうえで必要な脳の下部の部位としては、脳幹の網様体（とりわけ中脳の網様体）と視床が挙げられる。

視床
網様体

とはない。つまり、意識の内容は私たちの意識を支えてはくれるが、意識の成りたちの必要十分条件ではないのだ。

人間の意識はつねに持続しているわけではない

　私たちはややもすると、目を覚ましているとき、自分は外界をつねに把握できていると考えがちだが、これはまったくの誤解だ。マジシャンは、人間が目に見える物に一貫して注意を集中できず、錯覚を起こすことを知っており、巧みな手わざでこの錯覚を利用する。視界の範囲内で起きることすべてを把握しているつもりでも、私たちは、視界の中心からわずか数度の範囲内だけにしか意識を集中できない。私たちの両眼はつねに注視する対象を1つのものから別のものに移しており、脳の視覚野は10分の1秒単位でとらえた視覚情報をもとに、視覚による知覚を生みだしている。視覚がとらえる特定の物だけに注意を集中してしまうと、私たちはいともたやすくその周辺で起きている重要なできごとを見逃してしまう。

　忘れてはならないのは、私たちの心的活動すべてが意識的に行われるわけではない、という点だ。ある意味、意識は人間の行動にとって重要な意味をもつモノや状況

← 意識を維持するためには、脳幹と視床、大脳皮質が連携して活動する必要がある。何らかの病気でこれらの部位の機能が阻害されると、人間は意識不明の状態に陥る。

精神、意識、気分および精神の病

↓ 不注意が原因で起きる錯誤をテストするこのビデオ画像を見せられた被験者の多くは、手渡ししたバスケットボールの回数を数えることに集中し、"ゴリラ"の姿に気づかなかった。

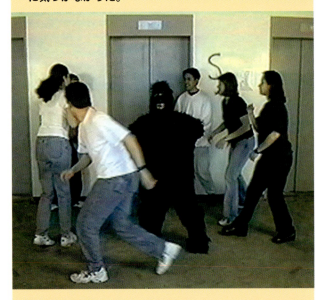

人びとのあいだに紛れたゴリラ

1999年、米国の2人の心理学者、ダニエル・J・シモンズとクリストファー・F・シャブリスが、不注意が原因で起きる視覚喪失の実験を行った。2人は黒と白のTシャツを着た人びとからなる2つのグループにバスケットボールを手渡しさせ、その様子をビデオカメラで収録した。被験者たちはビデオを見ながら、2チームのどちらか一方が手渡ししたボールの回数を数えるよう指示される。いっぽう、ビデオ画像のなかでは、傘を手にしているか、ゴリラの着ぐるみをまとった1人の女性が、バスケットボールを手渡ししている人びとのなかに紛れこむ。この実験に参加した多くのグループのうち、被験者の50パーセントは、紛れこんだゴリラ、あるいは傘をもった女性の存在に気づかなかった。この簡単な実験から、私たち人間が視覚によってとらえる状況の認識が、注意力によって左右されることが明らかになった。

→ 幼児には明らかに意識が備わっているように見えるが、言語を習得するまで、幼児が自分や周囲の世界をどう認識しているか、私たちは正確に知ることはできない。

だけを照らしだすサーチライトのようなものなのである。私たちの日々の暮らしは、その大半が、このサーチライトの外側で営まれている。歩きながら考え事をしていると、歩き終えたとき、途中で目にした景色をまったく覚えていないのは、誰でも経験があることだろう。

意識はどのように生みだされるのか？

意識は脳の活動によって生まれる。つまり意識は、神経ネットワークの活動の産物なのだが、この単純な言表から一歩先に踏みだすと、私たちはたちまち哲学上の難問につき当たる。科学の分野における脳の機能の説明の仕方はもともと還元主義的であり、神経科学者たちは脳の構成要素を研究し、脳の機能を分割して、特定の側面を理解する。だが、意識とはそもそも分割不可能な単一体なのである。簡単にいえば、意識とは、さまざまな脳の部位がもつ個別の機能を寄せ集めた以上の何かなのである。

このことは、意識のありかなどというものはありえないことを意味している。意識は、大脳皮質を中心とする、脳の広大な領域が有する機能であることは間違いない。私たちの意識が中脳の網様体の正常な機能によって成りたっていることはたしかだが、だからといって中脳が意識の中心であるとはいえない。これはコンピューターの電源コードがその情報処理能力の中心を担っているとはいえないのと同じことである。

大脳皮質が高次の心的機能の成りたちに不可欠の要素であるのは明らかだが、意識は大脳皮質と視床、線条体、脳幹が連携して機能することで生まれていると考え

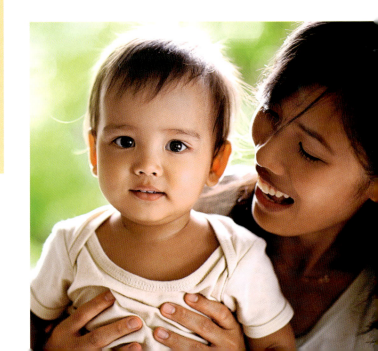

→ 意識の状態はEEG検査法によって捕捉できる。覚醒や注意の状態に応じて、この検査でとらえた脳波の周波数と波形は変化する。

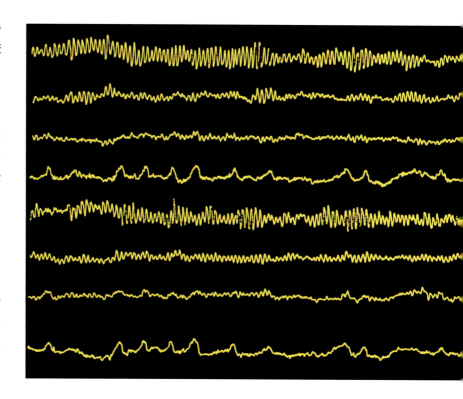

られる。つまり、意識の成りたちにおいて重要な役割を果たしているのは、脳の個別の領域というよりも、それを結ぶ全体のネットワークなのだ。

統一された意識の領域

意識の本質の解明につながると期待されているのが、意識の領域は統一されているとする仮説モデルだ。この仮説モデルは、脳のさまざまな領域の神経細胞の機能をひとつに束ねる、同期化活動に着目している。とくに、意識経験において中心的な役割を果たすと期待されているのが前頭—頭頂ネットワークであり、このネットワークは、計画の立案や社会的行動をつかさどる前頭皮質の各領域と視覚や触覚、聴覚がもたらす感覚情報を統合する頭頂葉の各領域が結ばれたものである。この考え方は、昏睡や全身麻酔、深く安定した徐波（ノンレム）睡眠、植物状態など、意識レベルを低下させる症状の観察によっても裏づけられている。こうした症状はすべて、前頭—頭頂の神経ネットワークの活動を一定レベルまでひき下げている。

意識はどのようにすれば研究できるか？

神経科学者たちは、機能的MRIやPETスキャニングなど、脳の機能を画像でとらえる装置やEEG（脳波検査法）を駆使して脳における意識の活動の研究に取り組んでいる。EEGを使った検査では、被験者の頭皮に電極を取りつけ、脳の電気的な活動、つまりは神経細胞の発火を測定する。EEGによって捕捉される電気活動の1つに、アルファ波と呼ばれるものがある。被験者の目を閉じ、脳を休息状態にさせてEEG検査を行うと、大脳皮質全体にアルファ波が現れる。アルファ波は周波数が比較的低く（毎秒8〜12サイクル）、振幅が大きく、大脳皮質がシンクロナイゼーション（同期化）と呼ばれる状態にあることを示している。シンクロナイゼーション状態にある神経細胞はいっせいに発火している。被験者が目を開けると、EEGがとらえるアルファ波はただちに変化して振幅が小さく、周波数が高くなり、デシンクロナイゼーションと呼ばれるパターンに変化する。このパターンは、計算など思考力を使う作業中に現れる。脳のさまざまな領域の間での同期化は意識と関係しており、おそらく同期している脳領域どうしの間での情報のやり取りを反映しているのだと考えられる。被験者に意味のない画像、もしくは顔の画像を見せた研究では、被験者が意味のある画像（顔）を見たときにだけ、大脳皮質のさまざまな領域のあいだで同期化現象が起きることが報告されている。

感覚の集中力に着目する

私たちはどのようにして感覚を一点に集中させ、さしあたり無関係な感覚情報に煩わされないですんでいるのだろう？ 1つの感覚情報だけに注意を集中し、ほかの感覚情報を無視するうえで重要な役割を果たしているのは、脳幹に属する網様体だ。脳幹の縫線核から脊髄に伸びる下行性の神経経路が脊髄から伝わる痛覚情報を遮断してしまうことができる。また網様体も、視覚や聴覚などの感覚情報インパルスが脳を上行性に伝達されるのを制御している。

精神、意識、気分および精神の病

「私」は脳のなかのどこにいるのか？

人格は身体内のどこにあるのかという、いわゆる「心身」問題は、何世紀にもわたって多くの哲学者を悩ませてきた。神経プロセスに関する知識が急増した現在でも、未解決の問題が数多く残っている。

私たちの精神は脳内のどこかにある。現代の医学が、移植を受ける人間の人格や行動をなんら変化させずに多くの臓器を移植できることから、私たちにはこのことが分かっている。だが一体、精神は正確に脳内のどこにあるのだろう？　それともこの問いには、そもそも意味のある答えがあるのだろうか？

脳の病気や損傷がもたらす洞察

手始めに、脳のさまざまな病気が精神のありかについて語っていることを考えて、この問題に迫ってみよう。脳の病気には、患者の人格や行動をはっきり変えてしまうものと、変えないものとがある。脳のどの領域が損傷を受けると、その人間の行動にどのような影響が及ぶかを突きとめることができれば、私たちが精神と呼んでいる統一体にとってもっとも重要な脳の部位について見当がつくはずである。この手法の難点は、脳に損傷を負った患者が、自分の人格が変化したことを自覚できるとは限らず、患者を観察する人間が精神状態の変化の度合いを確かめるしかない、という点にある。

脊髄や小脳、脳幹の大部分は損傷を負っても、運動機能が深く損なわれることはあっても、人格が大きく変化することはない。また、中脳の網様体など、脳幹の特定の部位が損傷を負うと、意識のレベルが深刻な影響を受けるが、これは人格の変化というより、意識の「オン／オフ」スイッチに障害が起きているようなものだと考えることができる。いっぽう、気分や認知機能を維持するには、脳幹から大脳皮質に伸びる神経経路の役割が不可欠である。この神経経路では神経伝達物質のセロトニンとドーパミンが使われる（神経学者や心理学者が定義する）。精神に備わった気分維持機能や認知機能は、この脳幹と大脳皮質の相互作用が支えていることになる。視床と視床下部が損傷を受けると、生殖機能や食欲など、きわめて複雑な行動のパターンに変化が生じるが、やはり患者の人格に大きな変化が生じることはない。

前脳に目を向けてはじめて、私たちが精神と呼ぶような行動の側面を担う脳の領域群を見いだすことができる。ただし、これらはお互いが独立した領域であるというよりは、1つの回路として捉えるべきである。社会的役割

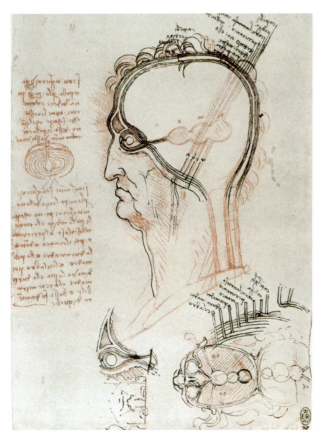

↑ ルネサンス期イタリアの知識人レオナルド・ダ・ヴィンチは、脳室と呼ばれる体液に満たされた空間が、人間が思考するうえで重要な役割を果たすと考えた。ダ・ヴィンチは1つ目の脳室がデータを収集し、2つ目の脳室が収集したデータを処理し、3つ目の脳室が記憶を蓄積していると考えた。

「私」は脳のなかのどこにいるのか？

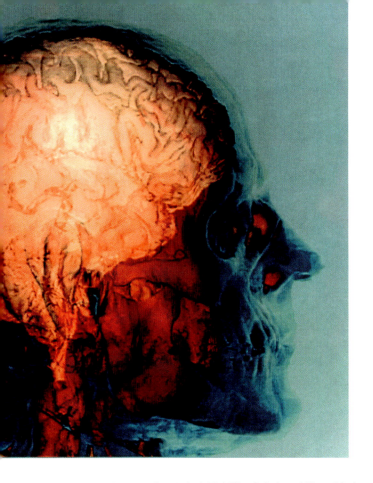

↑ CTスキャンでとらえた大脳皮質。私たちの意識の成りたちには、大脳皮質の働きが欠かせないが、視床や脳幹など、脳のより深部にある部位も重要な役割を担っている。

難問中の難問：精神とは何か？

そもそも精神とは何だろうか？　この問いに対する答えは、研究者によってさまざまに異なる。神経生理学者なら、精神を情報処理や身体の運動の基盤として定義し、感覚情報を受けとり、コード化して解釈し、さらに記憶として蓄積した情報を想起し、関係づけ、その情報にもとづいて行動する神経プロセスの総称だと述べるだろう。フロイトの流れを汲む精神医学者の多くは、精神もしくは心を、意識と前意識、無意識が組みあわさったものと考えている。心理学者なら、精神を観察した行動をもとに定義し、精神とは推論能力と知性、理解力によって成りたつものと述べるだろう。

↓ フロイトは精神を氷山にたとえ、この氷山はほんの一部（意識）だけが目に見え、それ以外の部分（前意識と無意識）は隠れていると考えた。

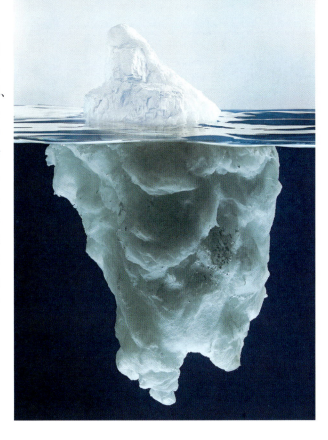

の遂行や計画の立案に欠かせないこの神経回路は、観察者が「患者の人格」ととらえるものの大半を決定していると考えられる。この神経回路は、前頭前皮質や線条体、淡蒼球、視床内のさまざまな領域を結んでいる。私たちが空間内における自分の身体の位置を知覚できたり、身体の左半分を認識できるのは、大脳皮質の右頭頂葉が機能しているおかげである。新しいできごとを記憶する私たちの能力は、側頭葉内の海馬がつかさどっている。ただし、この領域に損傷を負って記憶障害になっても、ふつう、患者は人格が変化することはない。最後に、私たちの精神は、左半球のブローカ野とウェルニッケ野にある言語領域を通じて、たがいに意思を通わせているため、この領域が損傷を受けると、私たちは自分の考えを表明する能力を失う。

精神、意識、気分および精神の病

記憶

日々の暮らしのなかで、私たちは車の運転の仕方から自宅の場所、子供たちの名前から電話越しに聴こえてくる友人の声まで、おびただしい数のものごとを記憶している。私たちはものごとを記憶するのを当たり前のことと考えているが、記憶とは正確にはどのようなものであり、記憶はどのように形成され、蓄えられるのだろう？

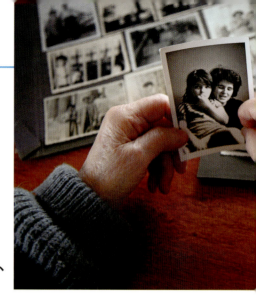

記憶とは過去のできごとや情報、技能を蓄積し、思い起こせる能力のことである。脳のなかには、情報を保存し、再生するための普遍的なメカニズムなどない。さまざまに異なる記憶のシステムがさまざまに異なるメカニズムを利用しており、1つの記憶システムが、細胞レベルでさまざまなメカニズムを駆使する場合もある。こうしたメカニズムはいずれも、神経細胞の構造や機能を一時的ないし半永久的に変化させる。

記憶の種類

記憶は、意識的なものや無意識なものも含め、じつに多くの種類からなる複雑なプロセスである。ふつう私たちは、さまざまな種類の記憶を継ぎ目なく組みあわせて、日々の暮らしを営むうえで必要な作業を行っている。

宣言的記憶（顕在記憶）とは、言葉の意味を覚えたり（意味記憶）、できごとや事実を思いだす（エピソード記憶）など、意識にのぼらせることができる情報をひき出し、思いだす能力を指す。宣言的記憶には、側頭葉内側の大脳皮質のさまざまな領域と、視床の内側部が関わっている。

記憶のなかには、ふだんは意識することはないが、私たちの未来の行動や生理機能に深いところで影響を及ぼ

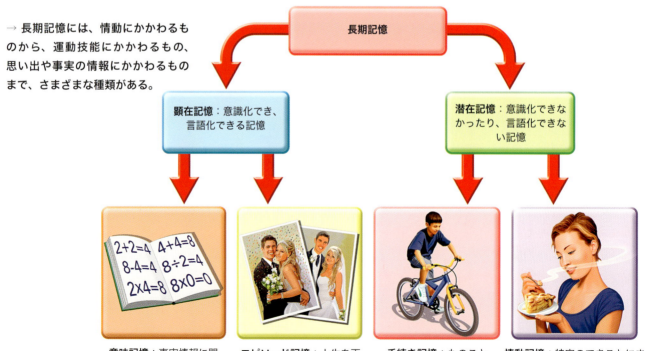

→ 長期記憶には、情動にかかわるものから、運動技能にかかわるもの、思い出や事実の情報にかかわるものまで、さまざまな種類がある。

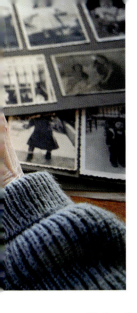

← 記憶の多くの側面は、私たちの視覚体験と結びついている。昔の写真を眺めていると、さまざまな記憶がよみがえってくる。

しているものがある。こうした非宣言的記憶（潜在記憶）には、さまざまな種類の技能や身についた反応などが含まれる。たとえば、むずかしい曲を演奏する能力や、過去の失敗や屈辱を思いだして感じる悔しさなど、半自動的に生じる情動がこうした記憶に該当する。非宣言的記憶は2種類に大別できる。1つ目は、技能や習慣、ルーティン化した運動などの手続き記憶。そして2つ目が情動連関（情動記憶）だ。技能や習慣は、大脳皮質と大脳基底核、視床、小脳とを結ぶ神経回路の助けを借りて習得される。いっぽう、情動連関は、扁桃体におけるできごとと情動の結びつきで引き起こされる。

記憶はどのように形成されるか

私たちは1つずつ段階を踏んで記憶を獲得していく。それまで知らなかった情報を知ったとき、私たちはまず短期的な作業記憶にその情報を記憶する。作業記憶には、電話をかける先の電話番号など、短時間だけ頭のなかに記憶しておく少量の情報が記憶される。サルを対象にした研究の結果、前頭前皮質外側部の特定の領域（ブロードマンの脳地図46野：21ページ参照）が損傷を負うと空間作業記憶に障害が起き、物が置いてある場所などを覚えていられなくなることが明らかになっている。いっぽう、前頭前野外側部の別の領域が損傷を受けると、空間作業記憶だけでなく、非空間作業記憶にも障害が生じ、仕事の手順が分からなくなったりする。

作業記憶のなかには、長期間記憶に留めておく価値のあるものがある。こうした記憶は固定化のプロセスを経て長期記憶になる。記憶の固定化は2つのステップからなり、まず数分間から数時間かけてシナプスの内部で変化が起き、次に数日から数ヶ月かけて、大脳皮質のさまざまな領域に蓄えられた記憶が再構成される。

記憶の基礎となる神経細胞の変化

神経インパルス（活動電位）はシナプスと呼ばれる接

扁桃体の役割

人間の行動を左右する重要な情報には、多くの場合、情動に関わる部分がある。私たちは皆、大きな感情の変化をひき起こすできごとのほうが、平凡なできごとよりも強く記憶に残ることを知っている。側頭葉前部にある、アーモンド型の神経細胞の集まりである扁桃体は、知覚したモノやできごとと、それがひき起こした情動の強さを結びつけるうえで重要な役割を担っている。たとえば、子供のころ、母親がよくつくってくれた料理を見たり、その匂いをかぐと、私たちは心がなごんだり、食べたいという気持ちになることがある。

扁桃体外側部から海馬に伸びる神経経路は、どのできごとや体験を長期記憶として記憶すべきかを決める役割を果たしている。扁桃体に損傷を受けた人間は、特定のできごとと、そのできごとがひき起こした快・不快の記憶を結びつけることができなくなる。

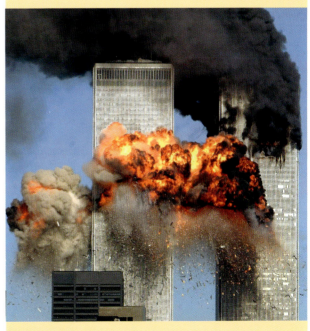

↑ 強い情動をひき起こす記憶は、それ以外の記憶よりも鮮明に覚えていることができる。2001年9月11日に起きた同時多発テロのようなできごとは、カメラのフラッシュのように、私たちの記憶を鮮明によみがえらせる。

精神、意識、気分および精神の病

合部を介して、1つの神経細胞から別の神経細胞に伝えられる。記憶は、神経細胞同士をつなぐシナプスの伝達強度を調整することで成りたっている。もっとも研究の進んだ例として知られるのが、長期増強と長期抑圧と呼ばれる、シナプスの活動を調節する2つのプロセスだ。

長期増強（LTP）とは、2つの神経細胞をつなぐシナプスの伝達強度が持続的に強化される現象を指す。このシナプスの伝達強度は、シナプス前神経細胞を刺激して神経インパルスのバーストを短時間起こさせ、その後、シナプス後細胞の電気的な反応がどの程度上がるかで計測する。これまでにLTPは海馬、小脳、大脳皮質、扁桃体、末梢神経系において認められている。活動がくり返し伝わるシナプスにおいては、LTPによって伝達効率が上がり、その経路が強化され、行動の変化につながる。LTPは、シナプス後細胞内のカルシウム・イオンの濃度を高めるいくつかの細胞内メカニズムによってひき起こされる。それらのうちのいくつかは神経細胞膜上にあって、神経伝達物質グルタミン酸と結合するさまざまなタイプの受容体が関与している。

長期抑圧は、神経経路の長期の活動によってシナプスの活動が減弱する現象である。小脳での学習に重要な役割を果たしていると考えられており、また、海馬において長期増強の効果をうち消すために重要な役割を担っている可能性もある。

長期増強と長期抑圧は、数秒から数分かけて発生し、シナプスの伝達速度を調節する。長期増強と長期抑圧は、どちらも短期記憶に関連する変化をひき起こす。長期記憶は、長期増強を利用する場合もあるが、そのいっぽうで神経細胞内で新しいタンパク質を産生し、新しい構造をつくらなければならない。こうすることで、樹状突起（枝分かれした神経細胞の突起）と、そのとげ状の突出部（スパイン）の構造が変化すると考えられている。

記憶はどこに蓄えられるのか？

記憶は脳内のさまざまな部位に蓄えられる。宣言的記憶の保存を担う脳の領域としては、前頭前野、頭頂葉、側頭葉の各連合野、側頭葉内の海馬周辺の皮質、そして海馬自身が挙げられる。宣言的記憶が形成されるためには、連合野から側頭葉を介して海馬に向かって感覚情報が流れる必要がある。海馬は、長期増強によって、行動

記憶障害と海馬

20世紀半ば、脳の障害の治療に取り組む脳外科医たちは、左右両側の海馬を除去すると、人間は記憶の保持がきわめて困難になることを発見した。作業記憶は正常なのに、重度の前向性健忘症にかかった患者は、ジグソーパズルを組みたてるといった手続き記憶の習得能力は保持しているのに、新しいエピソードや意味記憶を獲得できなくなった。また、逆行性記憶の一部も失われてしまい、海馬の除去後の少し前に起きたできごとを忘れてしまっていた。逆行性記憶喪失の場合、意味記憶の喪失よりエピソード記憶の喪失のほうが深刻だった。いっぽう、除去手術より数ヶ月、あるいは数年以上前の記憶は失われることがなかった。

← 海馬は新しい記憶を蓄えるうえで重要な役割を担っている。海馬から外に伸びる神経経路である脳弓は、乳頭体に神経情報を伝える。海馬交連は左右の海馬をつなぐ役割を果たしている。

記憶

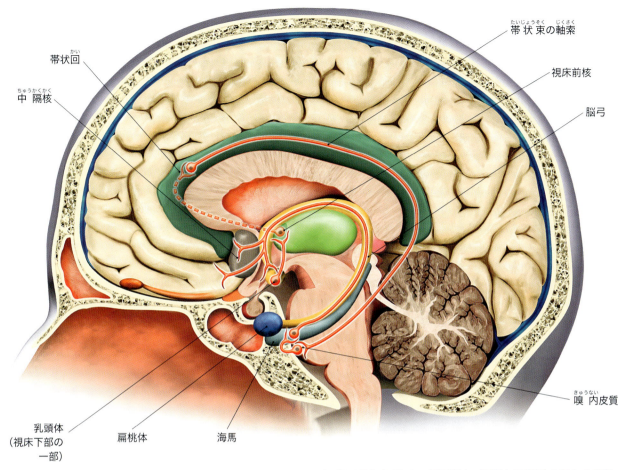

↑ 赤で示したパペッツ回路は、海馬と辺縁系のほかの部位を結び、新しい記憶を形成し、固定するうえで重要な役割を担っている。

上、重要な意味をもつ情報のつながりを強化する。こうしてコード化された情報はふたたび連合野に送り返され、おそらくはLTP現象と神経細胞内の構造変化の組みあわせによって、長期的に保存される。

手続き記憶とは、私たちが新しい技能を身につけるときに必要な、その技能を支える習慣やスキル、感覚と運動の組みあわせの習得を指す。手続き記憶は、ピアノを演奏したりスキーが滑れるようになるなどのスキルや習慣の習得と、重さの変化や新しい刺激に対応して筋肉を動かす力を調節するなどの感覚と運動の組みあわせおよび反射の調節とに大別できる。

スキルや習慣の習得は、大脳皮質から線条体、視床を介してふたたび大脳皮質に戻ってくる円環状の神経回路がつかさどっている。こうした種類の学習は、スキルそのものを身につけるだけではなく、スキルを実行する際、各個人が示す独自のスタイルの確立も含まれる。この記憶システムで機能する神経回路は、もっぱら、大脳皮質内に蓄えられた運動ルーティンを変化させる。パーキンソン症にかかった患者は、線条体が中脳の黒質から供給されるドーパミンを十分な量受けとれなくなり、新しいスキルの習得にとても手こずる。

求められている身体の動きをスムーズかつ効率的に行うための運動ルーティンを身につけるには、大脳皮質を出て橋核、大脳小脳（小脳の側部）、視床を経て大脳皮質に戻る円環状の神経回路の働きが欠かせない。小脳のこの部位に損傷を負った患者は、新しい運動を実行する際、筋肉を動かす力とスピードを調節するのがきわめてむずかしくなる。

精神、意識、気分および精神の病

睡眠と覚醒

どの動物も、睡眠と覚醒のサイクルを通じて、生命体としてのリズムを保っている。脳の活動としていまだにきちんと理解されていないが、睡眠は重要な役割を担っている。睡眠不足は脳の機能に深刻な影響を及ぼすからだ。睡眠が脳の機能に欠かせない機能であることは間違いないが、そもそも睡眠の何が重要であり、その効用がどのように生じているかはいまも分かっていない。

見た目にはそう見えないが、睡眠は能動的なプロセスであり、爬虫類や両生類から鳥や哺乳類まで、実に多くの動物が睡眠をとっている。睡眠は、目を覚まさせることができるという点で昏睡とは別のものであり、脳の正常な機能、とりわけものごとを学習したり記憶するうえで重要な役割を担っている。

2種類の睡眠

私たちは皆、2種類の睡眠を体験している。そしてこの2種類の睡眠は夜のあいだに数度、交互に訪れる。1つ目の、急速眼動運動を伴わない睡眠（ノンレム睡眠）にはいくつかの段階があり、段階が進むにつれて脳波検査法（EEG）で記録した脳の活動を表す波形が徐々に遅くなる。ノンレム睡眠が最終段階に達すると徐波睡眠になり、脳波は毎秒4サイクル以下のゆっくりした波形を描くようになる。筋緊張と脳内を流れる血流は緩やかになり、副交感神経系の活動が活発になり、心拍数と呼吸数は落ちて、安定したものになる。徐波睡眠がゆっくりした波形を描くのは、視床内の神経細胞がリズミカルに活動し、大脳皮質と相互に作用してゆっくりしたリズムを刻むようになるからだ。徐波睡眠中に人が夢を見ることはほとんどなく、見てもおぼろげな印象しか残らない。

平均的な人間は、約1時間から1時間半の周期で、身体が眠っているのに脳が活動している非同期化した眠り（レム睡眠）の状態になる。睡眠がこの状態になると脳波検査法でとらえた脳の活動は覚醒時に似た状態になって、脳波の周波数が高く、振幅が低くなるが、この非同期化した睡眠中の人間はまず目を覚ますことができない。四肢の筋緊張はほぼ完全に失われ、感覚の伝達は大幅に低減する。体温の調節も一時的に保てなくなり、呼吸数や心拍数も不規則になる。非同期化した睡眠中の人間を観察していてもっとも目立つのは、急速な眼動運動が認められる点だろう。このことから、この睡眠は急速眼動運動をともなう睡眠（レム睡眠）とも呼ばれている。

大脳皮質に広がる広大な感覚野と辺縁系の情動システムは、レム睡眠中に活発に活動するため、この睡眠中に人は、外部からの情報インプットが一切ないのに夢を見ることになる。レム睡眠の際には、他者との協調や計画の立案、空間の知覚をつかさどる大脳皮質の領域の活動も不活発になり、より内奥の皮質が活動するため、人間は不思議な空間のなかで不思議な行動がくり広げられる

← 睡眠中の脳の電気活動の変化は、ふつう、脳波検査法（EEG）を使って探知する。

睡眠と覚醒

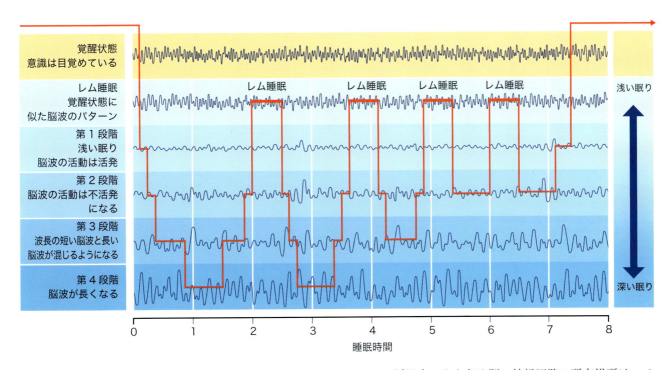

↑ 夜、私たちは覚醒した状態（一番上の波形）から、4段階からなる睡眠状態へと移行し、ときおり急速眼動運動をともなう睡眠（レム睡眠）に戻る。このレム睡眠中に人間は夢を見る。

奇妙な夢を見ることになるのである。

睡眠を制御しているのは脳内のどの神経回路か？

　睡眠と覚醒の切り替えを制御する神経回路は脳幹と視床下部にあり、これまで動物を使って研究が行われてきた。動物の脳幹上部の網様体に損傷を与え、脳波検査法（EEG）でその脳波調べてみると、その動物はつねに徐波睡眠によく似た、同期化された眠りを続けていることが分かる。つまり、完全に覚醒した状態になれないのである。いっぽう、脳幹下部の網様体に損傷を与えると、その動物はつねに覚醒した状態を続け、ぐっすりと眠れなくなる。

　視床下部と前脳の一部も睡眠を制御するうえで重要な役割を担っており、特定の化学物質を使って睡眠をコントロールしている神経回路がある。視床下部にある、オレキシンを神経伝達物質として使う神経細胞は、覚醒をつかさどる神経回路に対して興奮性の結合をもち、その回路の活動を高める。ヒスタミンを使う神経細胞も覚醒を促す。ヒスタミンの放出を抑制する抗ヒスタミン剤を摂取すると眠気を催すのはこのためである。

　レム睡眠をつかさどる脳の神経回路の所在場所は、ノンレム睡眠をつかさどる神経回路よりもはっきりしている。私たちがしばらくノンレム睡眠状態に入ると、（脳幹内の）橋の網様体を構成する神経細胞が一定の周期で活動し、網様体を構成するその他の部位（青斑核と縫線核）の神経細胞が発火しなくなり、アセチルコリンを使う中脳内の神経細胞がそれまでより速いペースで発火するようになる。この中脳内の神経細胞の活動で視床の活動が活発になり、大脳皮質を活性化させて、私たちは夢

乳幼児の睡眠サイクルの変化

新生児は1日あたり8時間もレム睡眠をとり、通常はレム睡眠から始まって約50〜60分おきに睡眠のリズムが変化する。2歳ぐらいになると、レム睡眠の時間は約3時間程度に減り、睡眠サイクルは成人によく似てくる。出産前の胎児はひたすらレム睡眠状態にあると考えられている。神経細胞の突起が発達し、大脳皮質、とりわけ前頭前野の神経細胞同士が結びつくには、レム睡眠が欠かせないためである。

精神、意識、気分および精神の病

→ 睡眠と覚醒はいくつかの神経経路が制御している。ある神経経路は、神経伝達物質のオレキシンを用いてこの制御を行っている。オレキシンは視床下部の側部と後部で生成され、大脳皮質と脳幹に送られている。

- 🔴 視床下部の側部と後部
- 🟡 視床下部の乳頭核
- 🔵 腹側被蓋野
- 🟠 青斑核
- 🟣 縫線核
- 🟢 橋 網様体

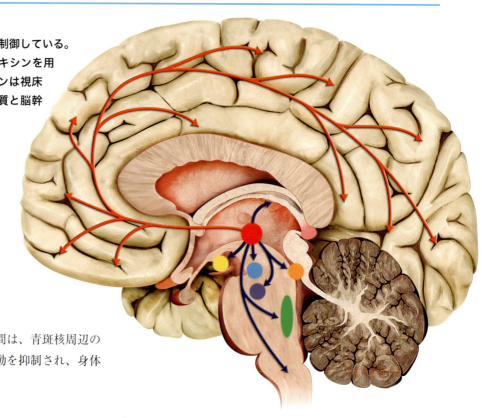

を見るようになる。レム睡眠中の人間は、青斑核周辺の網様体の神経細胞によって筋肉の活動を抑制され、身体が動かなくなる。

夢は何を意味しているのか？

　夢は、心のなかにイメージを生みだす大脳皮質の能力の発露にすぎないと考えることもできるが、神話や芸術、文学、精神療法の分野では、夢はきわめて重要な役割を担っており、夢の研究は尽きることを知らない興味の源泉になっている。精神分析の分野では、夢は私たちの内心の葛藤や悩み、つまり日々の暮らしのなかで私たちを悩ます記憶や不安がかたちを変えて現れたものだと考えられている。この考え方によれば、私たちは夢を通じて、ふだんは意識することができないような内心の葛藤について知ることができる。経験を積んだ精神療法家はこの夢の働きを精神疾患の治療に利用することができる。こうした学説には異論もあるが、夢を通じて上手い対処法が思いつく場合もあることも事実である。とりわけ新しい経験と従来の経験の統合が必要な場合に、夢は役に立つ。また夢は、内心の葛藤が学ぶことや適切な対処を阻害しないように手助けをしてくれることもあるかもしれない。つまり夢は、人が日々の活動に支障をきたすことなく、ストレス要因を克服する方策を考案するのを手助けしているかもしれないということである。しかし結局のところ、この手の研究はいまだ議論のある分野である。

不眠症

　一般に、毎年、人間の25パーセントから35パーセントが睡眠障害を経験しており、年齢の高い人ほど不眠症になる確率が高くなる。ふつう、不眠症は不安が原因で起きると考えられており、ほかの病気がもたらす痛みや苦しみを悪化させる場合もあると考えられている。不眠症に苦しむ患者は、眠りに入る適切な条件が整っている

↓ 夢は現実と同じくらい生き生きとして見え、つい特別な意味を与えたくなるが、夢の役割と意味はまだはっきりと分かっていない。

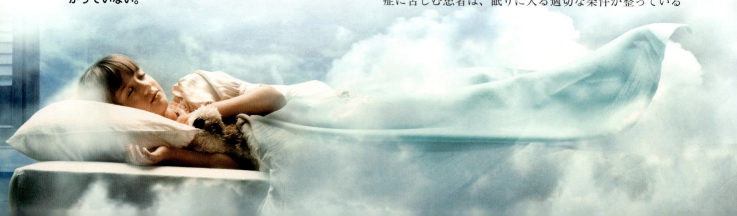

睡眠と覚醒

ナルコレプシー

ナルコレプシーは、世界中に300万人もの患者がおり、場所や時を選ばず、抑えようのない眠気に襲われる病気として知られる。ナルコレプシーに苦しむ人びとは、カタプレキシー（突然、抗重力筋が脱力する発作）にも襲われる。この症状はとくに感情が激したときに現れる。夜間に眠っていると、何度も目が覚めたり、悪夢を見て、眠りを妨げられることがある。

構造的MRI（構造的な画像を作成するMRI）を使った研究の結果、ナルコレプシーの患者は、側頭葉下部と前頭葉下部の灰白質がふつうの人より少ないことが分かっている。ただし、この灰白質の少なさがこの睡眠障害の原因かどうかは明らかではない。またナルコレプシー患者の脳の研究により、視床下部の側部に含まれるオレキシン神経細胞の数が減少していることも突きとめられている。オレキシンは、脳幹の青斑核を構成する神経細胞とつながって覚醒状態を維持するうえで重要な役割を果たす、興奮性の化学物質である。

おいては、この過度な警戒状態は非適応的なものであり、不眠症の治療ではまず原因となっている不安を和らげることを最大の目標とすべきだ。睡眠を深める薬を使うこともできるが、ストレスの原因が除去されないかぎり、効果には限界がある。

睡眠のサイクルを調節する

成人の大半は毎晩、7時間から8時間睡眠をとるが、前の晩、睡眠が足りないと、私たちはいつもより早い時間に眠りについたり、長く眠ったりする。こうした睡眠と覚醒のサイクルは、視交叉上核と呼ばれる視床下部の部位——視神経が交差している場所の真上にある脳の両側にある、わずか1万個ほどの神経細胞——が調節している。視交叉上核は網膜がもたらす光の明度を受けとり、約25時間間隔の活動サイクルをもつ。

↓ 私たちの日常の身体のリズム（概日リズム）は、複雑な神経回路が制御している。この神経回路は、網膜に日光が当たるとリセットされ、体内の交感神経系と松果体（松果腺）を含む。

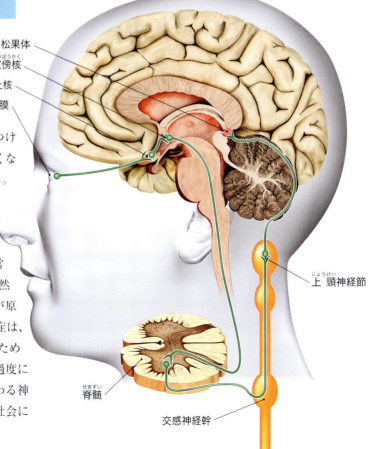

ときでも、睡眠障害の特徴を少なくとも1つ（寝つけない、何度も目が覚める、覚醒している時間が長くなる、目の覚める時間が早くなるなど）を抱えている。また不眠症の患者は日中に、疲労や認知機能・感情の不調を経験する。

不眠症をもたらす原因は、多くの場合、不安である。不安は過度の覚醒や、睡眠と覚醒の正常なサイクルの撹乱をひき起こすからだ。通常、自然界では、不安は捕食動物に襲われるなどの危険が原因で起きる。したがって、過度の覚醒状態や不眠症は、危険がなくなるまで警戒を高めた状態を維持するための（進化的な）適応と見なすことができる。また過度に覚醒した状態は、扁桃体を刺激し、攻撃性にかかわる神経経路を活性化する場合もある。とはいえ、現代社会に

精神、意識、気分および精神の病

意識喪失と脳死

意識喪失とは、外界をまったく、もしくはほとんど意識できなくなる状態になり、刺激を受けても反応できない状態を指す。昏睡は意識喪失の極端な症状であり、脳死は脳の活動が修復できずに停止した状態を指す

↓ プラーク由来の血栓などによって、総頸動脈など脳への主要な血流がせき止められると、脳細胞には血液がゆきわたらなくなり、意識の喪失が起きる。

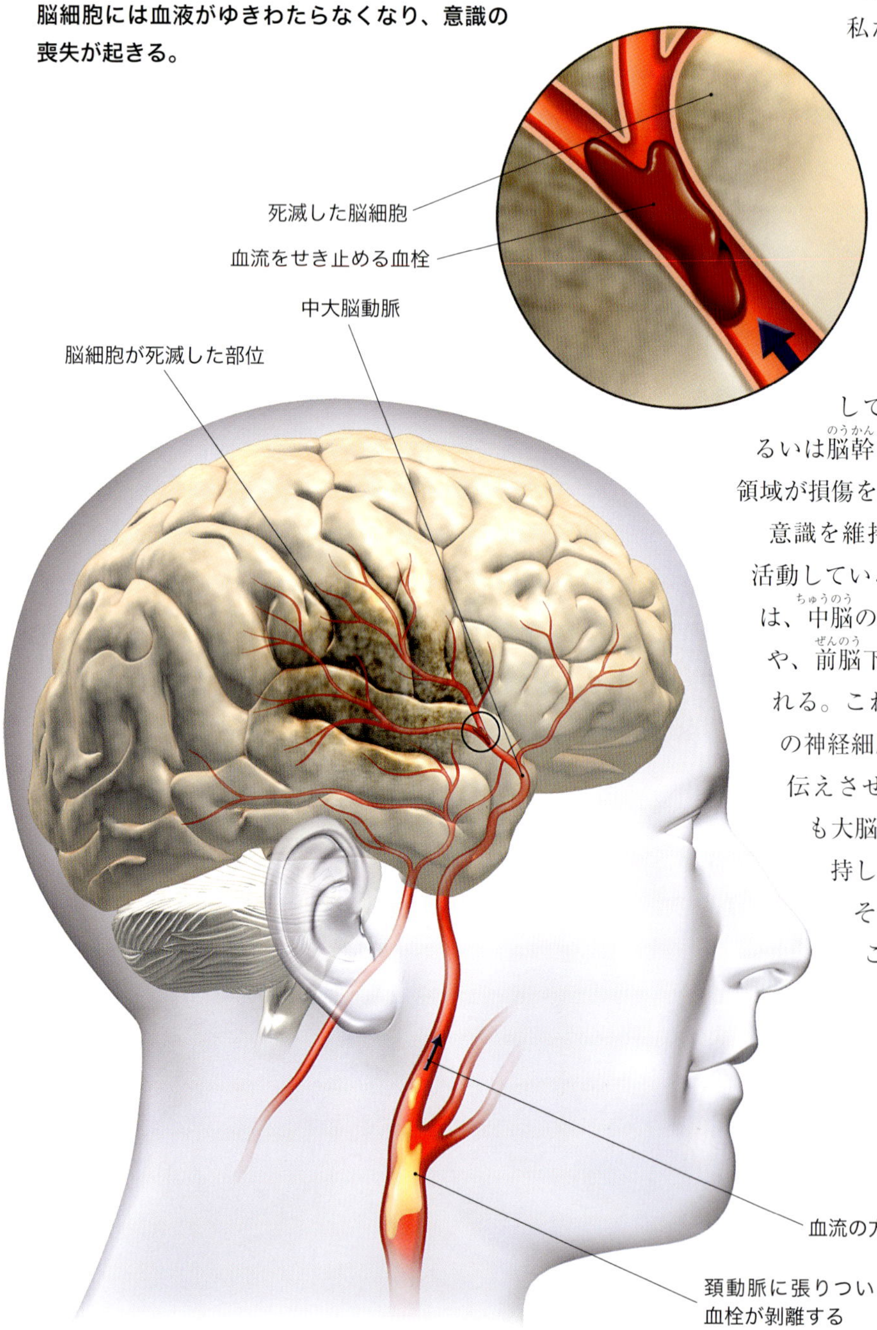

死滅した脳細胞
血流をせき止める血栓
中大脳動脈
脳細胞が死滅した部位

血流の方向
頸動脈に張りついたプラークから血栓が剥離する

人間は意識があるあいだ、外部からの刺激に適切に反応し、自分自身と外界の存在を認識できる。私たちは皆、自分の存在を認識し、周囲の世界の重要な局面に注意を向け、抽象的な思考をめぐらすことができるかぎり、自分には意識があると分かる。脳が損傷を負うと、深い昏睡状態から、ほとんど意識がある状態まで、意識はさまざまに変化する。病理現象としての意識喪失は、意識を制御している大脳皮質やその下の白質、あるいは脳幹など、脳の左右両側に広がる広大な領域が損傷を負うことで発生する。

意識を維持するには、脳のさまざまな部位が活動している必要がある。こうした部位としては、中脳の網様体を構成する神経細胞の集まりや、前脳下部や視床下部の神経細胞が挙げられる。これらの神経細胞のなかには視床内部の神経細胞を刺激して感覚情報を大脳皮質に伝えさせるものがあり、また、それ以外にも大脳皮質と直接つながってその活動を維持しているものもあると考えられており、そのほかにもこの2つの役割を同時にこなしている神経細胞がある。

意識喪失と脳死

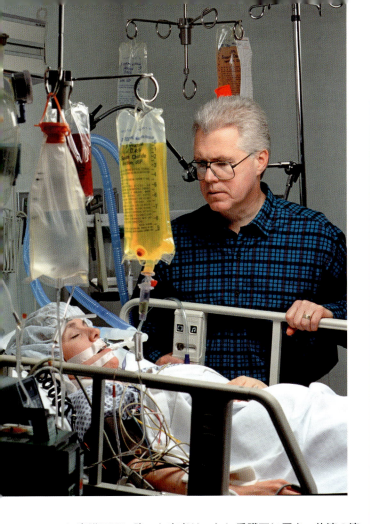

↑ 意識不明に陥った患者はつねに看護下に置き、体液の流れと腎臓の機能を維持させ、呼吸と血流を持続させ、あるいは床ずれ（褥瘡）ができるのを防いでやる必要がある。

昏睡と遷延性植物状態

　昏睡とは、患者が眠っているように見えるが覚醒できない意識喪失の状態を指す。昏睡の原因には、頭部の負傷、病気、肝臓や腎臓の機能不全、脳卒中、薬物やアルコール、てんかんの発作などが挙げられる。中脳の網様体は意識を維持するうえでとりわけ重要な役割を果たしているため、長期にわたる意識不明の最大の原因は、中脳の左右両側が一時的ないしは恒久的に機能不全に陥ることにある。また昏睡は、視床と左右両側の大脳皮質が損傷を受けて起きる場合もある。だが脳のどちらか一方だけが損傷を受けた場合、昏睡は起きない。

　昏睡は脳の機能不全を伝える重要な兆候だが、昏睡が続く時間はたいてい1～2週間程度で、その後、患者は遷延性植物状態と呼ばれる、昏睡とは微妙に異なる病状になることが多い。この状態になった患者は、脳幹が反射機能を維持して睡眠と覚醒のサイクルをくり返すが、

グラスゴー・コーマ・スケール

　医療の専門家には、頭部に損傷を負った患者の意識のレベルを正確に記録できる尺度（スケール）が必要だ。こうしたスケールは脳に損傷を負った患者の回復状態を記録するうえでも、治療の効果を確認するうえでも重要な役割を果たす。1974年、英国グラスゴー大学のグラハム・ティースデールとブライアン・ジェネットは、意識障害を分類化したグラスゴー・コーマ・スケール（GCS）を考案した。改良を加えられたGCSは、1～4段階に分けた眼球の動き、1～5段階に分けた呼びかけに対する反応、1～6段階に分けた運動機能からなる3種類のテストにもとづいて、患者の意識の状態を段階的に評価する。各段階を示す3つの数値は加算され、最小の3（昏睡もしくは死亡）から最大の15（完全な覚醒）まで分かれる。GCSで測った脳の重度の損傷のスコアは8以下。中程度の損傷のスコアは9～12、軽度の損傷のスコアは12もしくはそれ以上になる。

眼球反応	自発的に開く	4
	声をかけられると開く	3
	痛みを感じると開く	2
	まったく開かない	1
呼びかけに対する反応	きちんと答える／見当識が保たれている	5
	意味の混乱した話をする／見当識が保たれていない	4
	きちんと会話が成立しない	3
	意味不明の言葉を発する	2
	発語しない	1
運動機能	指示にしたがって四肢を動かす	6
	痛みの刺激を手で払いのける	5
	痛みの刺激に反応し、四肢を引込める	4
	異常な屈曲運動	3
	伸展運動	2
	運動みられず	1
最高点		15

外界からの働きかけに反応することはない。植物状態に陥った患者は、強い刺激を加えると眼を開いたり、目の前の物や人間をしばらく見つめることはあるが、言葉は話せず、外界を認識している兆候は見せない。植物状態に陥った患者の脳を機能的MRIで研究した結果、適切

精神、意識、気分および精神の病

意識レベル低下の原因

意識レベルの低下は、頭部への損傷やてんかんの発作、脳腫瘍（のうしゅよう）から毒物中毒まで、さまざまな原因によって起きる。

原因	意識喪失の理由
頭部への損傷	神経細胞のよじれや裂傷、あるいは脳幹へ向かう血流の変化が原因となる場合がある。また頭部に重度の損傷を負う（は）と、出血によって脳が腫れたり、脳幹が頭骨に押しつけられてへこむ場合もある。
てんかん	てんかんは脳の内部で異常な放電がくり返される病気で、しばしば遺伝性のものもあれば、ほかの病気が原因で起きる場合もある。てんかんの発作が起きると、意識を維持している脳幹の中枢部が一時的に活動しなくなる。
薬物中毒	薬物（鎮静剤、アルコール、精神安定剤）や毒物（溶剤）には、脳幹や大脳皮質に直接働きかけて機能を弱める効果がある。
血管障害	血管の詰まりや低血圧が原因で脳幹に向かう血流が減少すると、意識を維持する神経ネットワークが機能しなくなる場合がある。
感染症	脳を覆う膜の感染症（髄膜炎（ずいまくえん））や脳組織自体の感染症（脳炎）によって頭蓋骨内部の圧が上がると、脳幹が骨に押しつけられる。また炎症の生成物や高熱によって脳幹の機能が損なわれる場合がある。
脳内占拠性病変	脳腫瘍の拡大や頭蓋内部の狭い領域での出血など、頭蓋内での腫脹（しゅちょう）をひき起こす病変によって、脳幹が頭蓋の基底部に押しつけられ、大脳皮質機能がまひする場合がある。
代謝異常	低血糖や糖尿病性ケトアシドーシス、腎臓や肝臓の機能不全、甲状腺（こうじょうせん）ホルモンの低下など、代謝の異常が脳幹の機能異常をひき起こすと、意識が低下する。こうした症状は、脳幹が摂取する栄養分の不足や、神経細胞への毒性によってひき起こされていると考えられる。

な刺激を与えられると（ゴルフをプレーしている状態を想像するよう求められるなど）、患者は意識を失ったままでも、大脳皮質の一部が活動することが分かっている。植物状態になった患者は、話しかけられると言語野（げんごや）が機能するとも考えられるが、話すことはできず、問いかけに反応することもない。

なかには重度の昏睡状態から長期昏睡と呼ばれる状態に至る患者もいる。長期昏睡は遷延性植物状態とは異なる病変で、この病気にかかった患者は睡眠／覚醒のサイクルをともなうことなく、刺激に対して身体だけが反応し、目の前の物や人を見つめることができない。

→ 遷延性植物状態に陥った患者は、脳幹の反射機能をとり戻せても、外界に対して無反応になる。

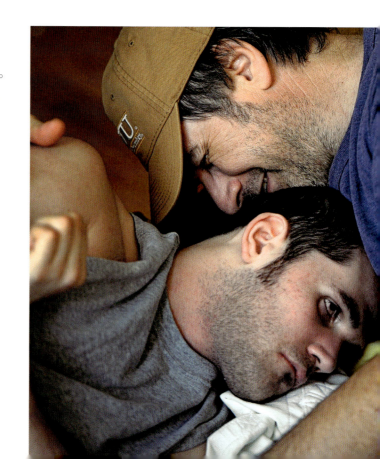

意識喪失と脳死

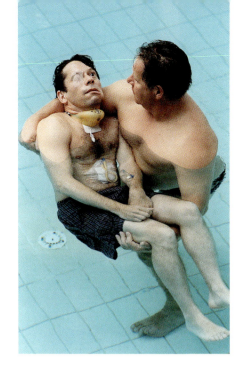

↑ ジャン＝ドミニック・ボビー原作のフランス映画『潜水服は蝶の夢を見る』で主人公ボビーを演じる俳優。脳卒中の発作で「閉じ込め症候群」になりながらも、ボビーは左眼のまばたきだけでこの原作を口述筆記させた。

→ 側頭葉（中央上）に損傷が現れた、昏睡状態にある男性のMRI画像。この患者は脳死と診断された。

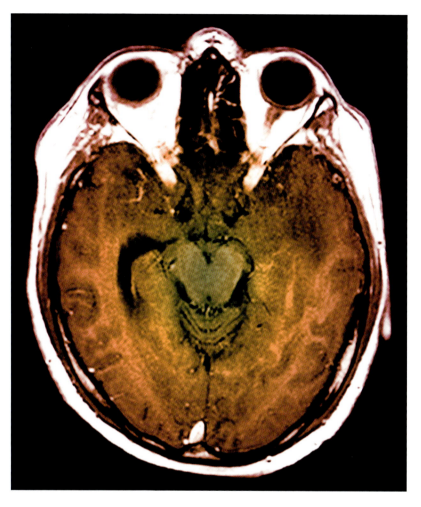

閉じ込め症候群

患者は意識を失っているように見えても、完全に覚醒している、閉じ込め症候群と呼ばれる状態が発生することもある。この病変は、脳卒中によって脳幹の前部が損傷を負い、脳幹と脊髄を結ぶ運動神経経路が破壊されるが、感覚神経経路と脳幹の覚醒システムだけは無傷で残る場合に起きる。患者は身体を動かすことも、話すこともできないが、意識ははっきりしており、精神も活発に活動している。

脳死

脳死は、呼吸や心循環系などの自動機能も含め、すべての脳の活動が完全に停止してしまう状態を指す。世界中の多くの人びとが、脳全体や脳幹の機能が停止することを、患者の死を告げる重要な現象と見なしている。患者の脳が脳死したかどうかを判定することはきわめて重要な意味をもっている。患者の生命維持機能を外したり、患者の臓器を移植する場合は、脳死が判断の決め手になるからだ。

脳死を判定する基準としては、自発的な呼吸が行われていない、痛みを感じない、外耳に温水や冷水を注入しても眼が動かない、光を当てても瞳孔が反応しない、角膜に触れてもまばたきが起きない、頭の向きを変えても眼がその反対方向に人形のように動かない（眼球頭位反射）などが挙げられる。24時間の間隔をあけて計測した脳波検査（EEG）に波形が生じていないこと、あるいはスキャン画像で頭蓋内部に血流が認められないことも、必須の脳死の判定基準となる。

また脳死の判定にあたっては、患者の体温が正常値の範囲内にあり、患者が意識のレベルを変える薬物を摂取していないこともきわめて重要である。きわめて冷たい水に浸かるなどして体温が低下すると、体温が正常に戻れば患者の脳機能が回復する可能性が残っていても、脳波検査（EEG）にはまったく波形が生じない場合があるからだ。

精神、意識、気分および精神の病

感情と欲求

喜び、悲しみ、恐れなどの感情は、渇きや飢えなどの欲求と相互に作用しあい、私たちの世界観や、世界への働きかけ方に影響を及ぼしている。

　文化人類学者のポール・エクマンは人間の基本的な感情を、喜び、悲しみ、怒り、恐れ、嫌悪、驚き、軽蔑の7つに大別した。人間の感情は、つまるところ個あるいは種としての人間が生存にとって有利にな行動を強化するようつくられてはいるが、感情を制御し表現する脳の神経経路は、病気によって障害され苦しみを生じる場合がある。

感情はどのように形成されるのか？

　感情は、顔の表情などの「行動」、血圧や心拍数の変化などの「生理」、そして「認知的自己申告」（内心に生じている感情を主観的に報告すること）という3つの要素に分けられる。この3つの要素にはそれぞれ、他者に自分の感情を伝える、これから自分がとる行動を準備する、行動を強化するという異なる機能がある。つまりこの3つの要素は同時に起きる場合でも、かならずしも同じ強さで起きるわけではない。

　しかし、感情をこのように整然と3つの要素に分けてしまうと、私たちの内心に起きる感情とは、はたして生理的な反応の変化が脳にフィードバックされた結果生じているのか、それとも主観的な体験のほうが生理的な変化をひき起こしているのか、という疑問が残る。

さまざまな感情が集まる場所

　脳が感情を生みだすしくみに関する初期の学説は、前脳の周辺をとり囲む円環状の構造を重視していた。この構造は辺縁系（「縁」「周辺」を意味するラテン語"limbus"に由来）と呼ばれている。この初期の学説が唱えた辺縁系には、脳正中部の帯状回や中隔核、側頭葉内の扁桃体と海馬、視床と視床下部に属するさまざまな種類の神経経路や神経細胞の集まりが含まれていた。

　脳が感情を生みだすしくみに関する現代の学説は、初期の辺縁系のモデルよりはるかに複雑だ。機能的MRIを駆使した研究の結果、辺縁系に属さない大脳皮質の一部が感情を生みだすうえで重要な役割を果たしていることが明らかになっている。とりわけ前頭前野には、前頭眼窩野と腹内側部という2つの領域があり、この2つの領域が、恐れの感情を克服して責務をまっとうするなど、感情的に相反する行動のうちのどちらかを選ぶような、柔軟な行動が必要と

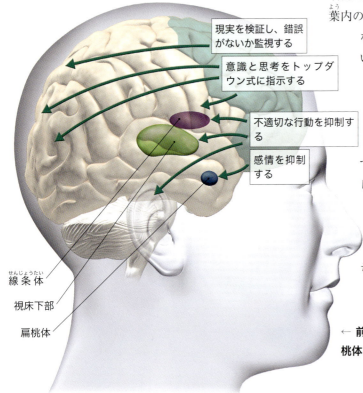

現実を検証し、錯誤がないか監視する

意識と思考をトップダウン式に指示する

不適切な行動を抑制する

感情を抑制する

線条体
視床下部
扁桃体

← 前頭前野は、ほかの皮質領域や線条体、視床下部、扁桃体と連携して私たちの感情と欲求を制御している。

感情と欲求

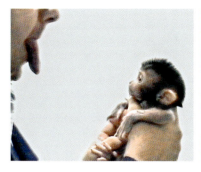 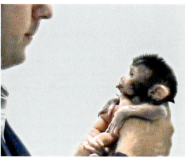

← サルは眼にしたものを真似する。特定の大脳皮質の内部にある神経細胞は、自分がある行動をするとき（舌を出す）と他人がそれと同じ行動とっているのを見るときとで同様の反応を示す。一部の神経科学者は、他者の心理状態を知るうえで、この「ミラーニューロン」が重要な役割を果たすと考えている。

される場面で重要な役割を果たしている。外側溝（がいそくこう）の奥深くにある島皮質の前部は、感嘆や同情などの感情を生起するうえで重要な役割を担っていると考えられている。

もともとの定義の辺縁系に含まれる脳の領域のなかにも、異なる機能をもつ下部領域がある。帯状回の前部は、気分の抑制をつかさどっており、後部はより幅広い認知機能をつかさどっている。

ミラーニューロン

他者の内心で起きている感情をはたで見ていると（第三者体験）、その感情をつかさどる脳の領域が起動し、あたかも自分の内心でその感情が起きているかのように感じられる（当事者経験）。この現象は、ほかの人間の脳で起きている活動を"写しとる"、「ミラーニューロン」によってひき起こされると言われている。機能的MRIを使って、嫌悪の表情を浮かべる他者を眺める被験者の脳を研究した結果、外側溝の奥深くにある島皮質の前部が活動することが明らかになっている。島皮質は、被験者が自分自身で不快な臭いなど、嫌悪を催す刺激を体験したときにも活動する。

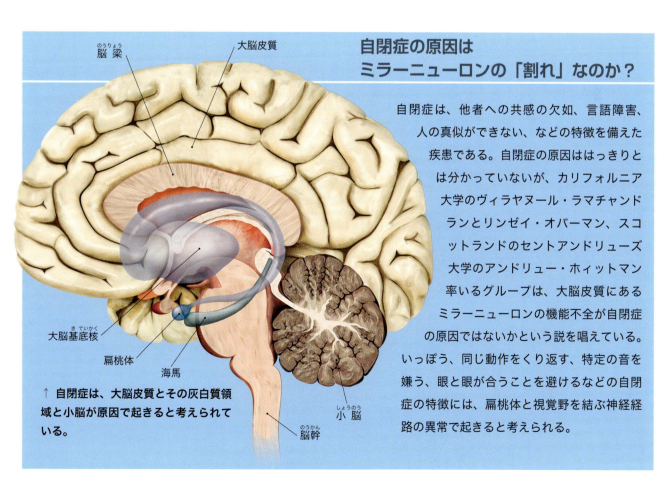

↑ 自閉症は、大脳皮質とその灰白質領域と小脳が原因で起きると考えられている。

自閉症の原因はミラーニューロンの「割れ」なのか？

自閉症は、他者への共感の欠如、言語障害、人の真似ができない、などの特徴を備えた疾患である。自閉症の原因ははっきりとは分かっていないが、カリフォルニア大学のヴィラヤヌール・ラマチャンドランとリンゼイ・オバーマン、スコットランドのセントアンドリューズ大学のアンドリュー・ホィットマン率いるグループは、大脳皮質にあるミラーニューロンの機能不全が自閉症の原因ではないかという説を唱えている。いっぽう、同じ動作をくり返す、特定の音を嫌う、眼と眼が合うことを避けるなどの自閉症の特徴には、扁桃体と視覚野を結ぶ神経経路の異常で起きると考えられる。

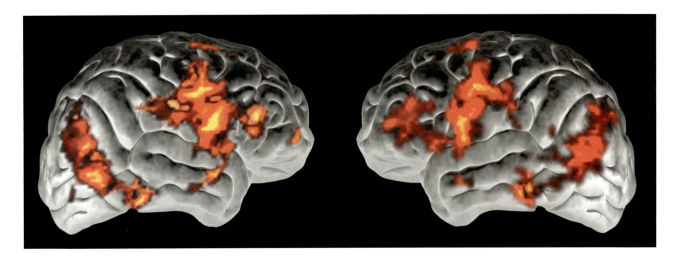

↑ 他人の行動を観察しているときの大脳皮質の活動状態をとらえたPETスキャン画像（左）と、自らがその行動を行っているときの画像（右）とで同じ脳領域の活動が見られている。これらの画像からミラーニューロンが活動していることが分かる。

このように、本人の内心にある感情が起きる場合でも、同じ感情が第三者の内心に起きているのを見ている場合でも、感情の生起に重要な役割を果たす大脳皮質の同じ領域が活動することから、私たちの脳内には、他者の体験や感情に共感する機能が備わっていると考えられる。この共感する能力は、人間が社会において緊密に連携するうえで重要な役割を果たしている。

感覚と感情を結びつける扁桃体

扁桃体が果たすもっとも重要な役割は、感覚刺激と感情を結びつけることにある。扁桃体のこの働きのおかげで、私たちはいま自分が体験していることが好ましいものなのか、そうでないかを判断し、将来の行動の確実な指針をひき出すことができる。また私たちは扁桃体の働きのおかげで、他者の内心に起きている怒りや恐れを感じることができる。扁桃体を刺激されると、人間は不安や既視感（過去にも同じ経験をした感覚）を覚える。いっぽう、扁桃体に損傷を負うと、人間は他者の感情を感じることができなくなり、公衆の面前で排尿したり、裸体をさらけだすなどの社会的行動障害を起こす。

さらに扁桃体は視床下部と連携して、心拍数や血圧、皮膚に向かう血流の変化など、感情の変化にともなう生理の変化をつかさどっている。脳の両側の扁桃体に損傷を負った患者のなかには、本人は内心で深刻な不安を感じているのに、感情の変化にともなう生理の変化を示せない人びともいる。

生き延びようとする欲求

欲求の目的は、個々の人間や種としての人間が、確実に生き残れるようにすることにある。私たちは皆、欲求に支配されている。欲求のなかには食物や水を欲する基本的欲求もあれば、性交渉の相手を求めたり、子供をほしがったりといった複雑な欲求もある。また、薬物依存やギャンブル依存によって感覚を満足させたいといった異常な欲求もある。

欲求とその充足は、プランや目標の立案をつかさどる大脳皮質と、脳内の報酬系（ドーパミン伝達物質として用い、行動が目的を達すると快感をもたらすシステム）、さらに食欲と生理的反応を制御する視床下部内の神経細胞が複雑に連携することで生じている。

食べ物や水、性的行動などを欲する人間のより基本的な欲求の多くは、視床下部を介して制御されている。視床下部は、本来、体内の環境を一定の水準に維持する機能（ホメオスタシス）をつかさどる脳の部位である。

食べ物に対する人間の欲求については多くの研究がなされてきた。初期の学説では、外側視床下部が食欲をひき起こし、内側視床下部が食欲を減退させるのではないかと考えられていたが、最近の研究では、食欲の制御のしくみははるかに複雑であることが分かっている。ふつう、食物の摂取は、理想的な体重を維持するために適切な範囲の食事摂取量を保つように機能する感覚情報のフィードバック回路によって制御されている。脂質細胞と内臓が視床下部と孤束核にシグナルを伝えることで、過

飢えのしくみ

飢えを満たそうとする欲求は人間の基本的欲求の1つだが、食物摂取と体重を制御するしくみは複雑で、いまだに解明が進んでいない。とはいえ、食物摂取のしくみを理解することが、肥満状態にある人びとの健康を管理するうえできわめて重要な役割を果たすことは間違いない。体内の脂肪から発せられた、脂質が過多状態にあることを脳に告げるシグナル（脂肪症シグナル）が視床下部に伝わると、視床下部は神経伝達物質の神経ペプチドYを生成する弓状核内の神経細胞の活動を抑制し、別の化学物質、プロオチオメラノコルチン（POMC）を生成する神経細胞を刺激する。すると今度はこれらの化学物質が視床下部の室傍核と外側視床下部を介して、異化（エネルギー消費）経路と同化（ボディマスの形成）経路のバランスを変化させる。この2つの神経回路のバランスが、肝臓と腸から伝わる、満腹感とエネルギー摂取に関するシグナルを解読する脳幹中枢に影響を及ぼし、脳幹中枢が食事中の人間が満腹した時点を判断する。

剰な食物摂取量を制限している。心理的な要因でこのバランスが崩れると、身体はこの設定値から離れていき、肥満が生じる。

↓ このジーンズの広告に現れているように、広告制作者は昔から、高い社会的地位を得て、性行為のパートナーを感心させたいという私たちの欲求に付けいって、商品を売ろうとしてきた。

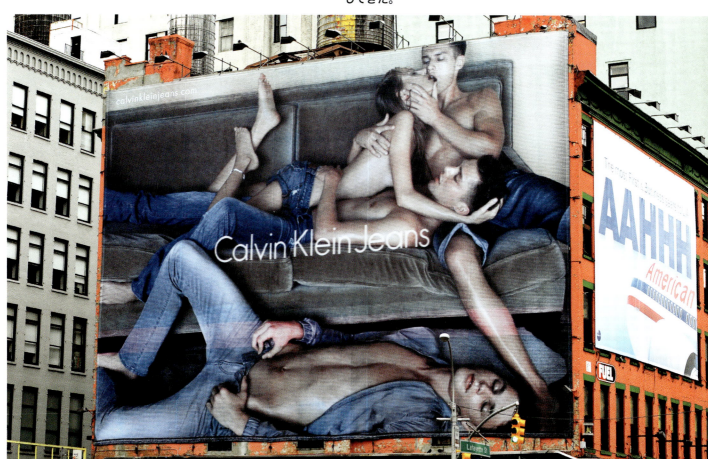

精神、意識、気分および精神の病

恐怖と不安

恐怖と不安には、危険な状況を知らせ、行動を変えるよう促すという、私たちが状況に適応して身を守るうえで有用な役割もあるが、恐怖や不安に支配されてしまうと、私たちは悲しみにとらわれ、決断不能の状態に陥って、身動きがとれなくなることもある。

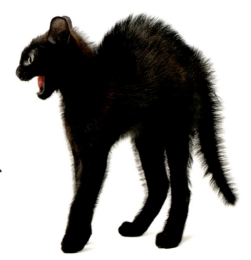

↑ 子猫が示す攻撃態勢や逃避行動は、生理上の変化をともない、体が大きく見えるようになる。同じ状況に置かれた人間も、攻撃的で、戦おうとする態度を露わに示すようになる。

「恐怖」と「不安」という言葉は同義語として使われることが多いが、この2つの言葉の意味にははっきりとした違いがある。恐怖は、危険な状況や痛みをもたらす状況に直面したときによく体験する強い感情である。いっぽうの不安は痛みや不快な経験を予感することで、この感情はかなりの長期間にわたって消えない場合がある。

条件づけされた恐怖と扁桃体

私たちはなぜ、特定の状況で恐怖を感じるのだろう？ 動物や人間を対象にした通常の条件づけの実験では、不快な電気ショックと何らかの感覚刺激の結びつきが学習される。実験用のラットを囲いのなかに入れ、音を聴かせた直後に足にショックを与えるようにすると、ラットは音とショックを結びつけるようになり、ショックを与える前から血圧や心拍数が上がるなどの自律神経系の反応や、脚がすくむ、かん高い鳴き声を発する、などの行動的な反応を示すようになる。より重要な点は、数日間この学習環境にさらされたラットは、テスト用の囲いと痛みの刺激を結びつけるようになり、囲いのなかに入れたとたんにすくんでしまうようになることだ。

この条件づけされた恐怖をつかさどっているのは、側頭葉内の扁桃体だ。扁桃体には、外界からもたらされる感覚刺激（このラットの実験の場合は音）と、不快な状態（電気ショック）を結びつける働きがあるためだ。こうしたプロセスは私たちも日々の暮らしのなかで行っており、特定の状況や体験と不快な経験とを結びつけている。最終的には、その状況を想像しただけで血圧や心拍数が上がり、私たちは不安を感じるようになる。

恐れと恐怖症

私たちは皆、日ごろ見慣れた物や状況、生き物に対して恐れを覚えることがあるが、こうした恐れのなかには、理屈に合わない不合理なものもあり、日々の暮らしを妨げることがある。こうした恐れにとりつかれた状態は恐怖症と呼ばれる。恐怖症にかかった患者は、自分の恐れに根拠がなく、状況を大げさにとらえていることを知っているのだが、ふつうの人びとが恐れを抑えるように、認知機能を使って恐怖心を鎮めることができない。以下に恐怖症のおもな原因と、この恐怖症を抱える人間のおおよそのパーセンテージを挙げておく。

・クモやネズミ、ヘビ、コウモリなど、危害を及ぼすおそれのある動物に対する恐怖：22パーセント
・高所：18パーセント
・水：12.5パーセント
・公共交通機関：10.5パーセント

恐怖と不安

→ 攻撃か逃避を迫られた場合に起きる生理上の変化は、扁桃体と視床下部、そして脳幹網様体の3つの部位がつかさどっている。

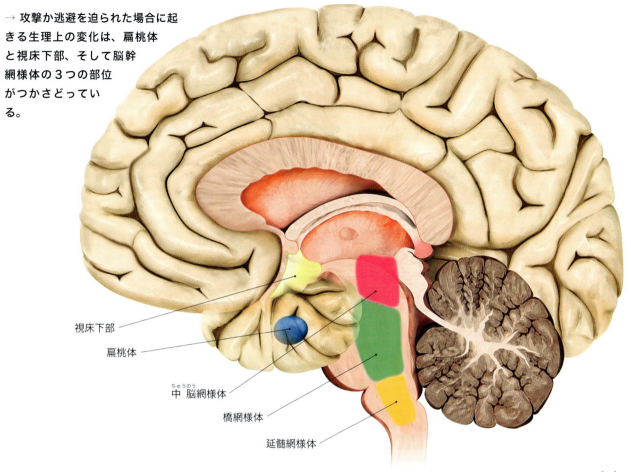

視床下部
扁桃体
中脳網様体
橋網様体
延髄網様体

恐怖を表す

恐怖の条件づけは、神経経路を介して脳内の各領域と結ばれた身体と行動にさまざまな影響を及ぼす。こうした影響は、身体に働きかけるホルモンを放出するものもあれば、大脳皮質の内部で感情をひき起こすものもある。

視床下部は体内の環境を制御するうえで重要な役割を果たすため、恐怖や不安を表すための神経経路の大半は、視床下部を介して扁桃体から発している。たとえば、扁桃体から伸びる神経束、分界条視床下部を抜ける神経経路は、左右両側の腎臓の上部にある副腎皮質からストレスホルモンのコルチゾールを放出する。視床下部と延髄の内部を抜けるもう1つの神経経路は交感神経系を活性化させ、心拍数と血圧を上げる。

扁桃体と脳幹を直接結ぶ神経経路は、ストレスや不安から生まれるそれ以外の反応をつかさどっている。中脳内の灰白質に伸びる神経経路は不安を表す行動をひき起こし、橋の内部の網様体に伸びる神経経路は筋反射を活性化する。

また、扁桃体を発して、前脳基底部のアセチルコリンを伝達物質とする神経細胞につながる神経経路は、

→ ハリケーンに巻きこまれるなどの危機的状況に置かれると、交感神経系が起動し、肝臓に蓄えられたエネルギーを使って危機に対処しようとする。

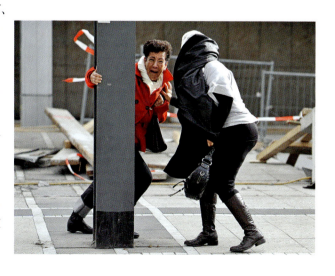

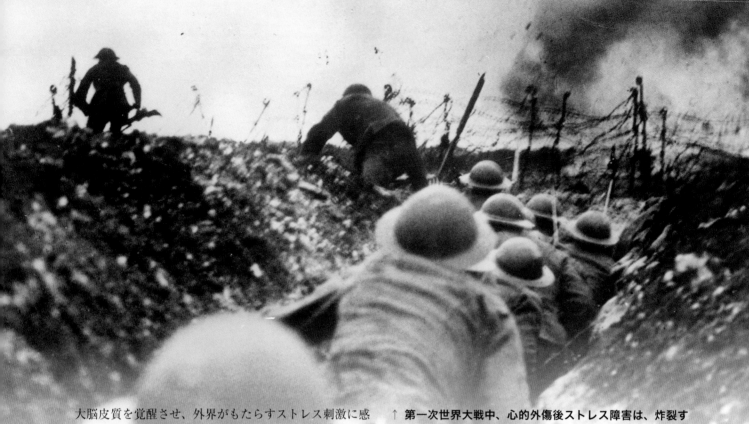

↑ 第一次世界大戦中、心的外傷後ストレス障害は、炸裂する砲弾の衝撃波で起きる病気と考えられていたため「砲弾ショック」と呼ばれた。

大脳皮質を覚醒させ、外界がもたらすストレス刺激に感覚を集中させる。

ストレスをもたらすできごととホルモン

　激しい感情をひき起こしたできごとの記憶は、たいてい、ありきたりで平凡なできごとの記憶よりも生々しい。恐怖をもたらす状況から生まれる感情の高ぶりは、特定のできごとに対する私たちの注意を高める。精神を集中するためには、銃撃を受けるに勝るものはないといわれるゆえんである。こうした注意の集中には、将来起こる危険を回避するすべを学ぶという利点がある。激しい感情をひき起こすできごとを体験すると、人間の体内では副腎からアドレナリン（エピネフリン）とコルチゾールが放出され、これらのホルモンが蓄えられた記憶の形成に影響する。ノルアドレナリン（ノルエピネフリン）、アドレナリン、オピオイドペプチド、コルチゾールといったホルモンはいずれも扁桃体基底外側部に作用し、大脳皮質での記憶形成を強化する。ジアゼパムのような薬は、扁桃体基底外側部に作用して不快なできごとの記憶を減退させる。

心的外傷後ストレス障害

　死の危険にさらされたり、愛する者と死別したり、拷問や性的暴行を受けそうになったり、実際に受けたりするなど、強烈な心理的トラウマをひき起こす極限状況は、心的外傷後ストレス障害（PTSD）の原因となる場合がある。消防活動や緊急救命活動にたずさわったり、戦場で戦うなど、きわめて危険な状況のなかで活動する人びとは、こうした激しい不安がひき起こす障害を抱える場合がある。いじめや虐待を受けた子供もPTSDを発症することがある。心理的ストレスの極端な形態であるPTSDに見舞われると、人間は対処能力を失い、そのできごとから数ヶ月、数年たった時点でも症状を発症する。

　PTSDの症状としては、記憶の突如としたよみがえりや悪夢で当初のトラウマを再体験する、眠れなくなったりすぐ目が覚めてしまう、怒る、極端に警戒心を募らせる、などが挙げられる。患者がPTSDであると正式に診断されるには、症状が1ヶ月以上続き、日々の社会的機能や仕事に重大な支障が生じることが条件となる。症状が30日以上続かない病気は、急性ストレス障害と呼ばれている。

　PTSDと診断された患者の大半は、副腎皮質から分泌されるコルチゾールの量が少なくなるいっぽうで、尿に含まれるアドレナリンとノルアドレナリンの濃度が高くなる。これはコルチゾールとアドレナリンがともに大量に分泌される、戦闘か逃避のどちらかを迫られる通常の反応とは著しく対照的な反応だ。

ストレスの克服

心理的ストレスの克服を阻む障害は、ストレスをもたらす状況を制御できない、予測もつかない時点でストレスが発生する、ストレスを発散させる身体的はけ口がない、ストレスを解消する社会的つながりがないなど、いくつもの要因が組みあわさってもたらされる。ストレスをもたらす状況が避けられない場合、医師は患者個人が自らの能力の限界を認め、状況につきまとうストレスの量が、患者にとって障害ではなく、有益なものになるように環境を調整するように促す。ストレスは日ごろからこまめに身体を動かし、仲間づくりや社会活動に積極的に参加することで軽減される場合もある。

PTSDに関するある学説は、こうした分泌異常が、扁桃体の過度の興奮と、恐怖と強い不安を前頭前野が抑制できなくなったことが原因で起きると説明している。遺伝的な資質も関与していると考えれられる。

ストレスと病気

ふつう、ストレスは、自らの健康と生命を維持する能力を損なうと人間が考えるものと定義されている。またストレスは、脅威をもたらす危険な状況や、状況の変化で生じた必要な行動に対する、身体の反応ということもできる。ストレスには身体的なものと心理的なものとがあるが、身体的なストレスに対する反応はどの人間の場合も似通っているのに対し、心理的ストレスに対す反応はまちまちである。つまり、一部の人間は、心理的なストレスを受けると極端に反応するのである。ストレスを感じさせる状況につねにさらされていると、人間は痛みや傷を負うことを予測するようになり、不安が生じやすくなる。

ストレスに対する人間の反応は、自律神経系反応、内分泌反応、運動反応からなり、こうした反応の大半は視床下部がつかさどっている。身体的ストレスはたいていの場合、それが生命や健康の維持に資するという意味で適応的なものである。試験を受けたり、人前で音楽の演奏や演技をするなどの状況では心理的ストレスは我々に心構えをうながす有益なものになる場合がある。アドレナリンとコルチゾールという2つのホルモンの血中濃度を測定することで、交感神経系と副腎皮質それぞれの活動状態を確認することができる。

数ヶ月から数年に及ぶ心理的ストレスは、人間の心の健康を損なうだけでなく、血圧の上昇や糖尿病を誘発するコルチゾールの分泌異常によって、慢性的な身体の病気の原因にもなる。したがって生活環境のなかから心理的ストレスをとり除くことは、適切に健康を保つうえできわめて重要である。

↓ 大勢の乗客を乗せ、高速で飛び交う数多くの飛行機を管制する航空管制官の仕事は、ことのほかストレスが溜まる仕事だ。

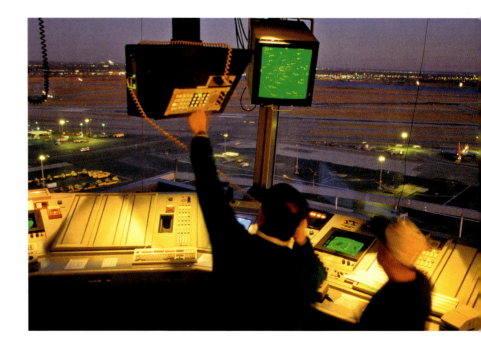

うつ病に苦しむ脳

ごくふつうの悲しみの感情や喪失感、気分の移り変わりとは対照的に、うつ病はいつまでも消えず、人間の生活能力を根底から損なう。うつは高血圧と同じように治療の対象となる病気なのである。

うつ病は全人口の20パーセントから30パーセントが一生涯のうちのどこかの時期において患う病気であり、自殺を考えるまでになれば生命の危険にもかかわる。うつ病の大半は単極性うつ病で、患者はうつとそれに関連した症状のみを示す。単極性うつ病には、愛する人間を失う、失職、生活上の失敗などの悲しいできごとに反応しておきる反応性うつ病と、患者本人の体質から生まれ、配偶者や家族の死など人生の区切りとなるできごととは関係のない内因性うつ病とがある。ふつう、内因性うつ病は反応性うつ病よりも深刻である。うつ病にはもう1つ、双極性うつ病がある。双極性うつ病は躁状態が現れることに特徴がある（252ページを参照）。

大うつ性障害

5つ以上の症状があり（右ページの「うつ病の症状」を参照）、2週間にわたって通常の日々の暮らしが営めなくなった患者は大うつ性障害と診断される。多くの場合、大うつ性障害は、15歳から30歳、あるいはより早い時期から始まり、通常、症状が何度も再発する。推計で、18歳から54歳の成人の約5パーセントが、大うつ性障害を患っている。単極性うつ病は、世界中の疾病負荷の第7位を占めている。

その他の種類のうつ病

ディスチミア（気分変調症）は慢性的なうつ病で、大うつ病よりは軽い症状が少なくとも2年続く。ディスチミアの患者は、少なくともうつ病特有の2つの症状にいつまでも悩まされるが、大うつ性障害の患者のように生活機能を奪われることはないが、いつまでも順調に生活できず、気分が明るくならない。研究者の推計では、18歳から54歳の成人の1パーセントがディスチミアを患っていると考えられている。またディスチミアにかかった患者の多くには、深刻に気分が落ちこむ症状が現れる。

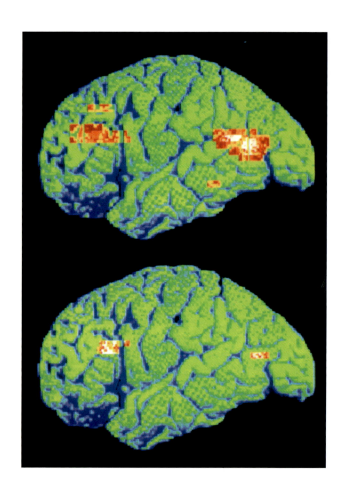

→ うつ病にかかった脳のPETスキャン画像（上）。脳の活動が、前頭前野（左）から頭頂側頭野（右）において低下している（赤い部分と黄色の部分）。うつ病治療を施した脳（下）は代謝機能が正常に戻っている。

うつ病に苦しむ脳

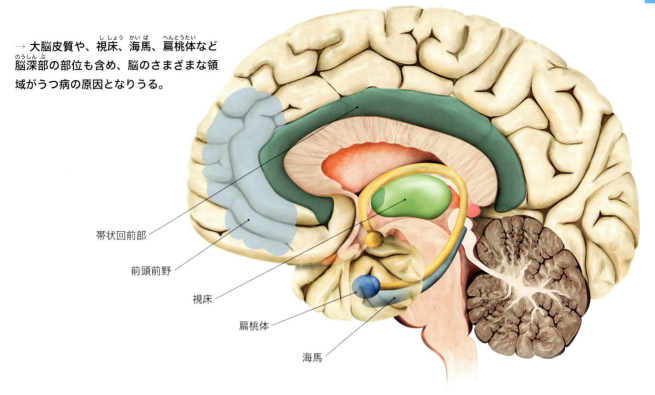

→ 大脳皮質や、視床、海馬、扁桃体など脳深部の部位も含め、脳のさまざまな領域がうつ病の原因となりうる。

帯状回前部
前頭前野
視床
扁桃体
海馬

うつ病の症状

うつ病は、悲しみの感情や不安、空虚感がいつまでも消えないことが最大の症状だ。そのほか、うつ病に苦しむ人間には、以下のようなさまざまな症状が現れる。

・セックスも含め、以前は楽しかった活動を楽しめなくなる。
・罪悪感、無力感、絶望感などに再三悩まされる。
・体力の減退感、疲労感、やる気のなさがいつまでも消えない。
・ものごとを考えたり、気分を集中させたり、決断を下したり、記憶をよみがえらせることが困難になる。
・睡眠障害——睡眠時間が極端に長くなったり、短くなったりする。不眠症、朝早く目が覚める、寝過ごすなどの症状が現れる。
・食欲が減退したり、逆に食べすぎたりする。
・落ち着かない気分や怒りの感情、倦怠感にひんぱんに襲われる。
・自殺を考えたり、死んだ方がましだと思うようになる。
・治療を受けても、痛みや頭痛、胃痛や腹痛などの症状が治まらない。

軽度のうつ病にかかっている患者の場合、現れるうつ病の症状は5つ未満で、重度のうつ病の症状は現れず、症状も2年間も続かない。うつ病のより特異な形態としては、異形うつ病（人生の節目となるできごとに反応して起きる気分の変化）や季節性情動障害（おもに冬季に発生する）、産後不機嫌性障害（出産後4週間目以内の女性が経験する深刻なうつ病）などがある。

大うつ性障害の原因は何か？

うつ病は、脳卒中、栄養不足、感染症など、よくある病気が原因で起きることがある。また、アルコールや薬物の乱用が原因で起きる場合もある（物質誘発性気分障害）。多くの場合、物質誘発性気分障害の患者にはひきこもりや中毒の症状がともなう。とはいえ、たいていうつ病は病気や薬物中毒ではなく、神経生物学的な原因によって起きている。こうした原因としては、遺伝的な資質、妊娠と出産、神経解剖学上の構造変化、脳内の神経伝達物質のバランスの変化、ホルモンレベルの変化などが挙げられる。

大うつ性障害に苦しむ患者は、副腎皮質が分泌するストレスホルモンのコルチゾールの分泌量を制御するメカニズムに異常をきたしている人が少なくない。深刻なうつ病を発症すると、脳をとり巻く体液内にある視床下部の伝達物質、副腎皮質刺激ホルモン放出因子（CRF）

と、副腎皮質からのコルチゾール分泌量が増える。こうした患者においては、コルチゾールの分泌を促す神経経路が慢性的に活性化される一方で、コルチゾールに反応してCRFの生成を抑える脳の調節機能が低下していると思われる。このように、ストレスホルモンの生成を促す神経経路が常時活動していることが、長期にわたる気分の落ちこみの原因になっていると考えられる。

また大うつ性障害に苦しむ患者は、脳内の神経伝達物質、とりわけセロトニン、ドーパミン、アセチルコリン、ノルアドレナリン、ガンマアミノ酪酸、内因性オピエートに異常が認められる。さらに、機能的画像診断装置による研究の結果、大うつ性障害の患者の脳の一部（帯状回の前部、前頭葉の下部、扁桃体、視床、線条体の下部など）では、血流とグルコース（ブドウ糖）の消費量が通常よりも高いことが分かっている。

双極性うつ病

双極性うつ病（別名：双極性気分障害）はかつて躁うつ病と呼ばれていた。この病気は、気分が一定の周期で極端から極端に変化する点に特徴がある精神疾患で、ふつうは思春期後期か青年期のはじめに発病する。この病気にかかった患者は、一時期だけ多幸感に包まれたり、極端にエネルギーに満ちあふれた気持ち（軽躁病）になったかと思うと、次の時期には何も手につかないうつ状態に陥り、この高揚と悲しみの時期が相次いで訪れる。しかもこの幸福感と不幸感は通常の気分とは異なる。双極性うつ病の症状はきわめて深刻で、生死にかかわる場合があるからである。

欧米諸国では男女を問わず、推計で50人に1人の割合でこの病気を発症すると考えられている。発症する患者の大半は20歳から30歳のあいだに最初の診断を下される。多くの場合、双極性うつ病の患者は知性にめぐまれ、ゆたかな芸術的感性の持ち主だ。

双極性うつ病の原因は何か？

双極性うつ病をひき起こすメカニズムはまだ完全に解明されておらず、さまざまな環境的要因が関わっていると考えられるが、遺伝的資質が寄与することは分かっている。双極性うつ病患者の一卵性双生児のきょうだいは、70パーセントの確率でおなじうつ病になるリスクを抱えている。

双極性うつ病の発症には、気分の抑制に関わる特定の神経伝達物質が関与しているのではないかとする学説がある。双極性うつ病患者に治療薬を投与し、その脳を分析した結果、神経伝達物質のドーパミンがこの病気をひき起こす主要因ではないかとも考えられているが、ドーパミンはほかの神経伝達物質がつくるシステムと複雑に作用しあっている可能性もある。また、双極性うつ病患者を研究した結果、神経伝達物質のセロトニン、ノルアドレナリン、アセチルコリンを使用する脳内の神経経路にも異常が見つかっている。

うつ病の治療

うつ病の治療法は、うつ病の型や重度によって左右される。軽度のうつ病の治療には、ライフスタイルを変えたり、運動をしたり、ストレスを減らしたり、周囲の人びとがサポートすることも効果がある。さまざまな心理

←『カッコーの巣の上で』をはじめとする映画や書籍の影響で、電気けいれん療法には好ましくないイメージがつきまとっているが、自殺を考えるようにまでなった重度のうつ病患者にはこうした治療法は必要で、なおかつ効果を挙げる場合もある。

双極性うつ病の症状と兆候

双極性うつ病は、患者の現実認識が著しく変化する精神病の一種である。この病気にかかった患者は、他者が自分の行動を不合理だと見なしていることは分かっても、自分ではそうとは理解できない。ふつう、双極性うつ病を発症した人間は、数日から数週間、数ヶ月など、一定の周期で躁病とうつ病になる。極端に気分が高揚したかと思うと落ちこむ患者もいれば、高揚期よりも落ちこんだ時期のほうが長い患者もいる。躁うつの気分の変化の激しさと症状も人によって異なる。

躁状態
- 極端な多幸感に包まれたり、エネルギッシュになったりする
- 睡眠をとらなくても元気でいられる
- すばやくものごとを考え、話すようになる
- 誇大妄想に陥る
- しゃべりすぎるなど、行動に落ち着きがなくなる
- 性行動が激しくなる
- 攻撃的になる
- 怒りやすくなる
- 現実を無視した壮大な計画を立てる

うつ状態
- 人づきあいを避け、ひきこもるようになる
- 悲しみや絶望感に打ちひしがれる
- 食欲がなくなり、体重が減る
- 理由もなく不安になり、罪悪感に苛まれる
- 集中力がなくなる
- 自殺を考えたり、実行したりする

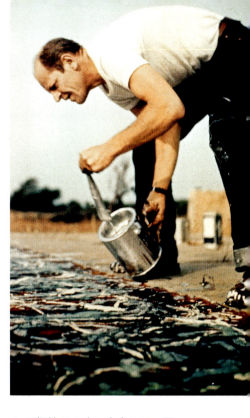

↑ 双極性うつ病の患者には、画家のジャクソン・ポロックのように創造性に恵まれている人も多い。ポロックは双極性うつ病で苦しんでいたと考えられている。

療法（認知行動療法や対人関係療法）も役に立つ。薬を使った精神治療では、大脳皮質のシナプスでのセロトニン含有量を増やす、選択的セロトニン再取り込み阻害薬（SSRI）が使われる。強い自殺念慮をともなう、より重度のうつ病の治療には、電気けいれん療法が必要になる場合もある。双極性うつ病の治療には、躁病を抑えるリチウム塩などの気分安定薬が必要になる。

↓ 抗うつ剤の1つ（SSRI：選択的セロトニン再取り込み阻害薬）は大脳皮質のシナプスからセロトニンが失われるのを防ぎ、より多くのセロトニンがより長くシナプス内に残存できるようにする。

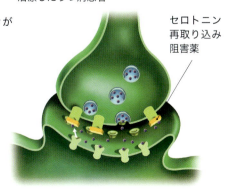

健常者　　　　　　　　　うつ病患者　　　　　　　治療したうつ病患者

セロトニンの分子　セロトニン受容体　セロトニンが少なくなる　セロトニン再取り込み阻害薬

精神、意識、気分および精神の病

統合失調症

統合失調症は、思考や感情が安定しない、現実を現実として感じられないなどの症状が現れる、複雑な脳機能障害である。統合失調症の症状は、患者の性格や人格のあらゆる特徴を変えてしまう。

人口の約1パーセントが罹患する統合失調症は、人種や文化圏、社会階級、性別を問わず、たいてい10代後半か20代の人間が発症する。統合失調症を発症した患者の20パーセントから30パーセントの場合、症状が現れるのはごく短期間だが、それ以外の患者の場合、症状は慢性的に続き、統合失調患者の約10パーセントは自殺する。神経科学の分野では、この病気の原因はまだ解明されていないが、遺伝的要因が介在していることは間違いない。

→ 精神病にかかった女性をさまざまな悪魔が苛んでいる様子を描いた、19世紀初頭の版画。統合失調症の患者が体験する幻覚の大半は幻聴である。

統合失調症の症状

統合失調症のおもな症状の1つは、幻覚が起きることにある。幻覚の大半は聴覚で発生するが、視覚や触覚、嗅覚で起きることもあり、その場にはない物を味わっている幻覚が起きることもある。多くの場合、統合失調症の患者は、お前は邪悪で無価値な人間だと蔑んだり苛むような声がどこからか聞こえる。統合失調症の患者はたいてい、自分にまつわるありもしない妄想を体験する。ニュースや広告看板などで、自分のことが話題になっていると思いこんでしまい、多くの場合、思考が混乱し、生活を営むうえで必要な思考ができなくなる。統合失調症にかかった患者は、ひきこもる、やる気が起きない、感情の起伏がなくなる、人びとの面前で不適切な反応をしてしまう、自分の行為がひき起こす結果について思慮が及ばなくなるなど、社会のなかできちんと生活できなくなる。とはいえ、統合失調症にかかった患者のすべてがこうした症状を呈するわけではなく、短期間で消えてしまう症状もある。

統合失調症の原因は何か？

統合失調症の原因はまだ完全には解明されていないが、遺伝的資質がそのほかの要因と組みあわさって発症すると考えられている。この障害を発症する傾向を抱えて生まれてくる人びとがいるのである。発症の可能性のある人びとは、ストレスや、マリワナやLSDなどの薬物の

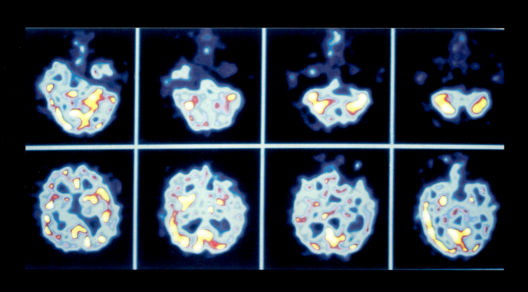

← 幻覚が生じている統合失調症の患者の脳の活動パターンをとらえたPET画像。黄色で表した脳の後部の感覚野がさかんに活動しているのが分かる。

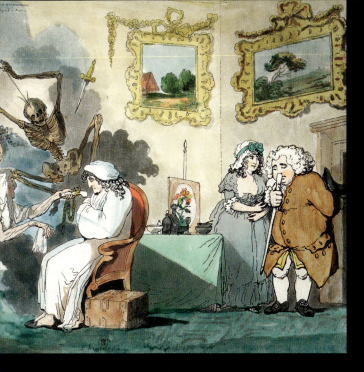

使用がきっかけで最初の症状を発症する場合がある。また神経伝達物質や脳の構造、脳の機能、脳の神経生理、認知機能など、脳の機能異常が発症の原因になる場合もある。

　統合失調症の説明に取り組んだ学説の1つに、統合失調症は神経発達障害が原因で生じるのではないかとする神経発達障害モデルがある。海馬内で層をなす神経細胞の集まりに異常が認められる事実をもとに組みたてられたこの学説は、神経細胞の移動異常が病気の原因ではないかと考えている。そのほかの研究結果から、シナプス回路の組織、とりわけ前頭前野におけるそれが原因ではないかとも考えられている。思春期に、人間の前頭前野の神経回路は、大幅に組みかえられることが知られているが、統合失調症の患者の場合、脳内のグルタミン酸受容体をはじめとするメカニズムが異常をきたしていることが発症原因の1つではないかといわれている。多くの研究者が、一部の若者では前頭前野の背外側部にあるシナプスが、思春期に過剰に刈りこまれ減少したことが発病の原因だと考えている。数多くのシナプスの消滅をひき起こすが、統合失調症をひき起こす、あるいはその準備状態を生じさせるのではないかと考えられている。

ドーパミン仮説

　統合失調症の症状を和らげる薬は、フェノチアゼン誘導体とブチロフェノン誘導体の2つに大別できる。2種類の薬はどちらも神経物質のドーパミンの受容体の機能を抑止し、神経終末からドーパミンが放出されるのを防ぐ働きをする。統合失調症の患者は、健常者よりもドーパミン受

統合失調症患者の脳の変化

統合失調症の患者の多くは、体液に満たされた脳内の空洞、脳室が肥大している。また画像診断装置を使った研究の結果、扁桃体、海馬、嗅内皮質など、側頭葉内の組織が萎縮していることも分かっている。神経細胞の数の分析により、辺縁系の多くの部位に含まれる神経細胞の数が減っており、帯状回と嗅内皮質を構成する神経細胞の組成に異常があることも判明している。これらの領域は、大脳皮質の連合野と、感情の表現を制御する中隔と視床下部を結ぶ神経回路を構成している。

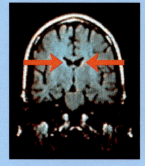 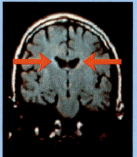

　　　　未発症　　　　　　　　発症
↑ 一方が統合失調症を発症した一卵性双生児のMRIスキャン画像。双子のうち、発症した方の脳は、発症していない方と比べて脳室が肥大している。

容体の数が多いことが分かっているが、このことが病気の原因なのか、フェノチアゼン誘導体とブチロフェノン誘導体の長期服用によるものなのかは判断がむずかしい。

　統合失調症をひき起こす異常は、もしかするとドーパミンの過多ではなく、脳内にあるもう1つの神経伝達物質、グルタミン酸の欠乏か機能不全かもしれない。ドーパミン・シナプスには、辺縁系にグルタミン酸が放出されるのを抑える役割があることが分かっているため、抗精神病薬はドーパミンの量を減少させることで、グルタミン酸の放出の抑制を解除することで、統合失調症の症状を和らげるのかもしれない。

その他の行動障害

私たちの社会を蝕む重度の精神障害は、反応性うつ病、双極性うつ病、統合失調症が大半を占めるが、これ以外にも本人や周囲の人間を苦しめる精神障害や行動障害、人格障害が数多く存在する。

行動障害のなかでももっとも多くの患者がいるのが、強迫性障害とトゥレット症候群、自閉症、精神病質（サイコパシー）だ。

強迫性障害

強迫観念や、一定の手続きを踏む強迫的行動を何度もくり返すことに多くの時間を費やしてしまう強迫性障害（OCD）は、強迫観念と強迫的行動が悲しみの感情をひき起こすことから、一種の不安障害と考えられている。ふつう、強迫性障害は幼少期後期か青年期の前期に発症する。

多くの患者で見られる強迫観念としては、病原菌に感染している、病気にかかっている、自分や他人に害を及ぼしているといった妄想にとりつかれることだ。多くの場合、強迫的行動は、病原菌に感染しているのではないかという不安から何度も手を洗うなど、強迫観念に反応する場合もあれば、奇数にならないよう歩数を何度も数えるなど、自分でつくったルールにしたがって同じ動作を何度もくり返す場合もある。

機能中の脳の状態を撮像する画像診断装置を使った研究の結果、強迫性障害は、前頭前野と大脳基底核の一部である線条体を結ぶ神経経路の機能異常が原因で起こることが分かっている。強迫性障害の患者は、強迫観念や強迫性行動にとりつかれると、前頭葉の下部にある前頭眼窩野と線条体内の尾状核を流れる血流量がことのほか多くなる。

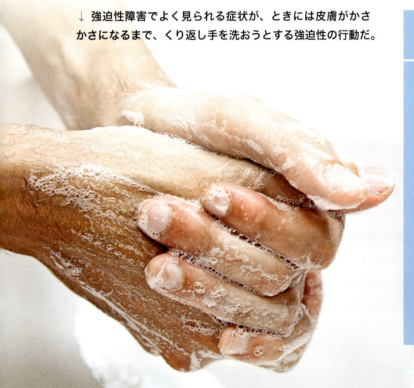

↓ 強迫性障害でよく見られる症状が、ときには皮膚がかさかさになるまで、くり返し手を洗おうとする強迫性の行動だ。

強迫性障害の治療

強迫性障害は神経伝達物質のセロトニンの再取りこみを抑制する薬で治療できる。こうした薬を投与すると、患者が強迫観念や強迫性行動にとりつかれる時間を短縮できる。患者を"汚い"物に触れさせておきながら、手を洗うなど、いつも起きる強迫性行動を禁じる行動治療によっても、強迫性行動をひき起こす不安を解消することができる。脳機能を撮像する画像診断装置による研究の結果、こうした強迫性行動を克服した患者は、前頭眼窩野と尾状核の代謝機能が正常なレベルに戻ることが確かめられている。

その他の行動障害

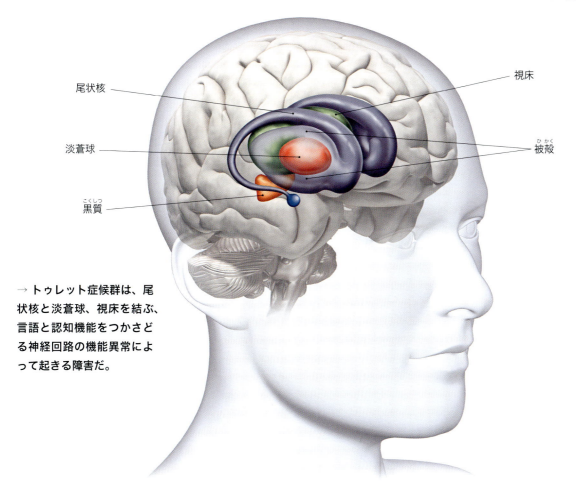

尾状核
淡蒼球
黒質
視床
被殻

→ トゥレット症候群は、尾状核と淡蒼球、視床を結ぶ、言語と認知機能をつかさどる神経回路の機能異常によって起きる障害だ。

トゥレット症候群

　トゥレット症候群（TS）の患者は、人口の0.1パーセントから1パーセント程度を占め、男性の罹患者のほうが女性より約3.5倍も多い。トゥレット症候群の患者には、「チック」と呼ばれる同じパターンの突発的で素早い行動がくり返し現れる。このチックの症状には、くり返し同じように身体を動かす「運動性チック障害」と、くり返し同じ言葉を発する「音声チック障害」とがある。運動性チック障害の患者は意味のない身体の動きを、通常は1日に何度もくり返す。また音声チック障害の患者は、不適切な言葉や人をののしる言葉を発する。トゥレット症候群の患者のうち約40パーセントは強迫性障害にかかっており、やはり40パーセント程度の患者が注意欠陥・多動性障害（ADHD）の症状を示している。ふつうこうした症状は子供のころに発症し、青年期になって改善する場合が多いが、なかには症状や兆候がいつまでも消えない患者もいる。

　チック症には感覚障害や精神障害も現れる。トゥレット症候群の患者には、皮膚の上や直下でくり返し同じ感覚が生じる感覚チック障害も起きる。またトゥレット症候群患者は、感覚面や精神面で不快感が生じる「プレモニタリー・アージ（前駆衝動）」も体験する。この不快感は身体面のチックが起きると軽減する。実際には、脳内でいくつもの活動が連鎖的に発生し、チック症状のサイクルをつくっていると考えられる。具体的な順番は、A）プレモニタリー・アージ、B）プレモニタリー・アージにしたがうべきかどうかをめぐる内心の葛藤、C）運動性チック障害ないし音声チック障害の発症、D）一時的な緩和感となる。

　トゥレット症候群は遺伝的資質の影響が強い。一卵性双生児の一方がトゥレット症候群の場合、もう一方も80パーセントから90パーセントの確率で発症し、患者のきょうだいや子供が同じトゥレット症候群を発症するリスクは、一般人口に比べ20倍から150倍も高い。

　トゥレット症候群の原因の研究の結果、大脳皮質と線条体、淡蒼球、視床を結ぶ神経回路に機能異常が認められることが分かっている。また画像診断装置を使った研究の結果、左右の脳の半球を結ぶ神経経路、脳梁に肥大が認められ、線条体内の尾状核が萎縮していることも明らかになっている。

精神、意識、気分および精神の病

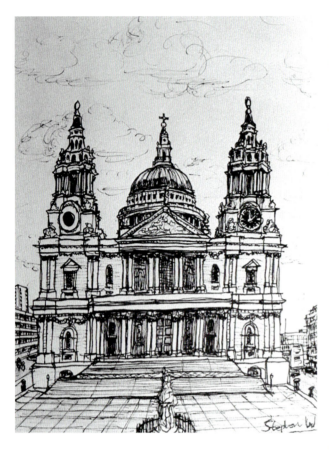

← 自閉症サヴァンのスティーヴン・ウィルトシャーは、精神年齢が10歳にすぎないにもかかわらず、17歳のとき記憶を頼りにペンとインクを使って、このセント・ポール大聖堂の絵を描いた。

トゥレット症候群の治療は患者とその家族に対する教育をもとに行われ、さらに併発する強迫性障害や注意欠陥・多動性障害の治療、神経伝達物質のドーパミン受容体の機能阻害薬によるチック症状の抑制も行われる。

自閉症

自閉症は、3つのおもな症状によって定義されている。
・他者と目が合うのを避けたり、相手の顔の表情が読みとれないなど、社会的な関係づくりの能力の深刻な機能不全
・言語がきちんと話せないなど、コミュニケーション能力の深刻な機能不全
・変化に乏しい、同じパターンの行動のくり返しが多く、環境の変化に適応できず、細かいことにこだわる

自閉症は1万人につき4～5人の子供がかかり、遺伝的資質が関わっていると考えられる。一卵性双生児の子供の一方が自閉症の場合、もう一方の子供も70パーセントから90パーセントの確率で自閉症になる。自閉症患者の子供の約75パーセントは知的障害も負っている。「アスペルベルガー症候群（高機能自閉症）」という病名は、正常レベルの知能をもつ自閉症の患者に対して用いられる。自閉症の患者のなかには、音楽や言語、芸術的創作の分野でめざましい技能を発揮する人びとがおり、よく「自閉症サヴァン」と呼ばれている。

自閉症の原因は誰にも確実には分からない。自閉症の患者は「心の理論」が欠如しているといわれる。つまり、他者のアイデアや考え方が自分とは異なるということが理解できないらしい。ふつう、子供は4歳ごろから心の理論を発達させるようになり、一部の神経学者の学説によれば、あらゆる霊長類のうち、人間だけが完全に心の理論を発達させるのだといわれている。いっぽう、共感力の欠如、言語障害、人の真似がうまくできないなど、自閉症の多くの兆候は、人間が他者の感情に共感することを可能にする大脳皮質内の特殊な神経細胞、ミラーニューロンが機能不全か機能異常に陥っていることが原因だとする説もある。しかしこのミラーニューロン原因説では、同じ動作をくり返す、過敏性、特定の音を嫌う、人と目を合わせるのを避けるなどの自閉症の症状を明解に説明できない。むしろこうした症状は、扁桃体（へんとうたい）や前頭前野（ぜんとうぜんや）の機能異常、ないしは視覚野（しかくや）と扁桃体の連携不全が原因と考えたほうが説明がつくと思われる。

自閉症には治療方法がなく、症状を改善するための薬も見つかっていない。治療にはスピーチセラピーや言語療法、行動療

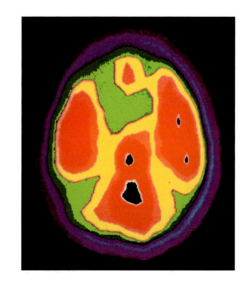

← 自閉症患者の子供のPETスキャン画像。言語と意識をつかさどる前頭前野（スキャン画像の上）と脳の後部にある視覚情報を処理する皮質（画像の下）の活動低下が見られる。

法が用いられる。

精神病質

　精神病質の患者（サイコパス）は反社会的人格の持ち主だといわれている。ふつう、サイコパスは他者にまったく共感を示さず、他者を傷つけるような行為に及んでもまったく後悔しない。この障害の患者は概して冷酷かつ残忍で、利己心が強く、思いやりがなく、自己中心的で攻撃的である。サイコパスは感情の起伏が乏しく、衝動的に行動する。多くの場合、こうした人間は人をだまして得をしようとし、自分を信頼させ、協力させて他者をあやつろうとする。反社会的人格障害は女性（1パーセント）より男性（約3パーセント）のほうが多い。当然のことながら、サイコパスは犯罪、とりわけ詐欺や重婚など他人を欺く犯罪に手を染める傾向が強い。服役中の受刑者の約20パーセントは、サイコパスが占めていると推計されている。

　以前から、精神病質は行動障害と考えられてきた。この視点から見ると、精神病質は遺伝的資質か幼少期の生活環境の要因が原因でひき起こされた、前頭前野の障害と考えられる。いうまでもなく、精神病質には遺伝的資質が強く関わっており、犯罪傾向や精神病質はいずれも共通した遺伝的要因があると思われる。いっぽう、心理学の研究によれば、サイコパスは、母親から生まれるとき、一般の人間に比べて分娩合併症を発症する比率が少ないことが分かっている。このことから精神病質は、胎児の段階で受けた悪影響が原因で起きるとはいえないようだ。

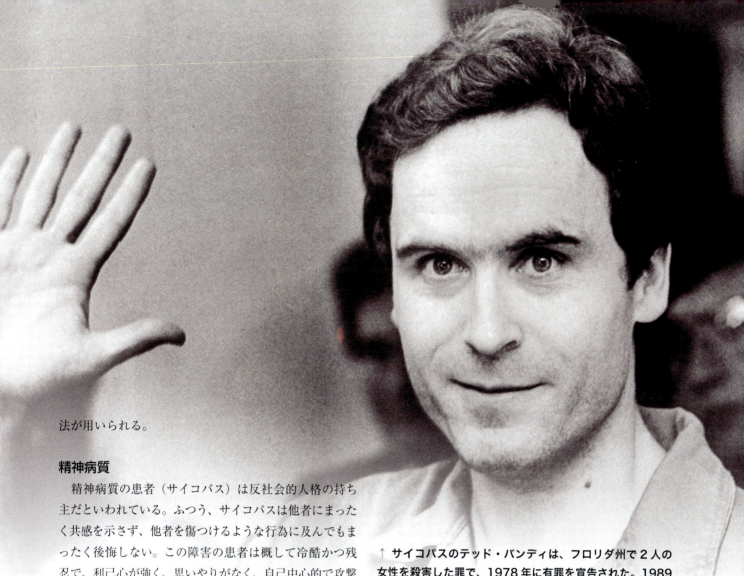

↑ サイコパスのテッド・バンディは、フロリダ州で2人の女性を殺害した罪で、1978年に有罪を宣告された。1989年に処刑される直前、バンディは1974年から1978年にかけて30件の殺人を犯したことを告白した。

進化の戦略としての精神病質

　進化心理学の分野では、精神病質は障害ではなく、遺伝によってもたらされた環境への適応と考えられている。ただしこの適応は社会に多くの問題をもたらす。人口に占める精神病質者（サイコパス）の割合がごくわずかな場合、彼らは周囲の人間を利用していい思いができる。力を合わせて社会を築いている大方の人びとが、人を欺くサイコパスの行動を突きとめるには多大な資金と時間がかかるからである。サイコパスが人口の数パーセントを超えるほど多かったら、いうまでもなく、人びとが協力して築く社会は成り立たなくなる。

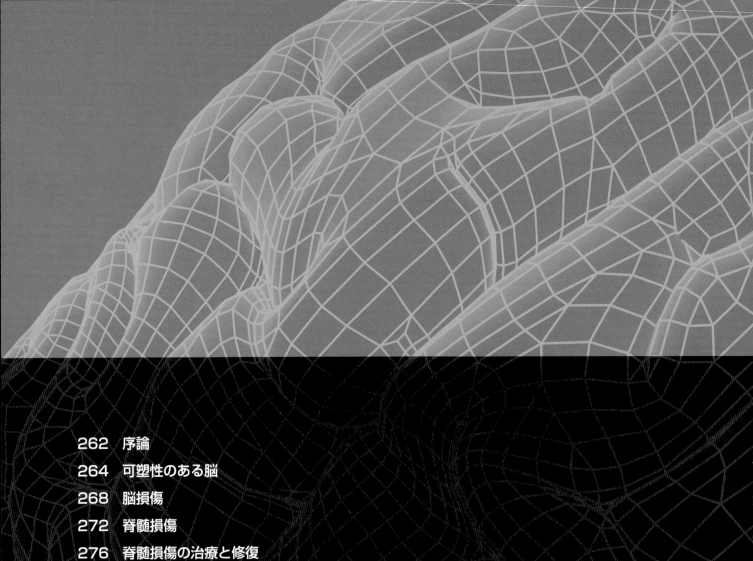

262 　序論
264 　可塑性のある脳
268 　脳損傷
272 　脊髄損傷
276 　脊髄損傷の治療と修復

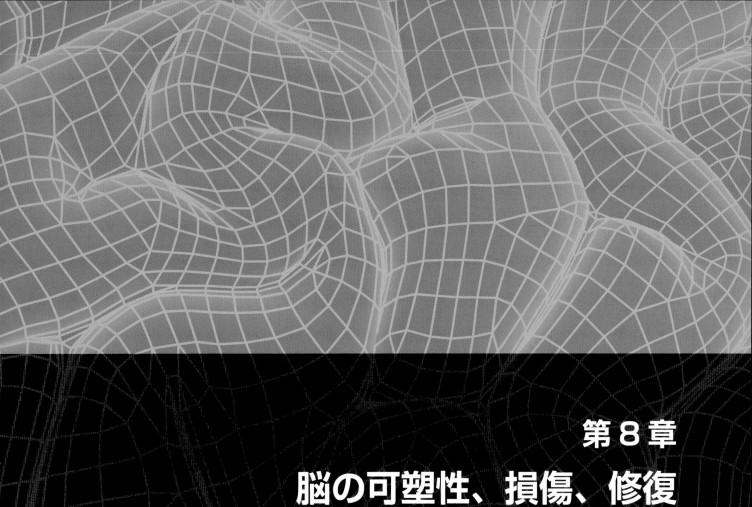

第8章
脳の可塑性、損傷、修復

脳の可塑性、損傷、修復

序論

可塑性とは、神経系に備わっている、経験に応じてみずからの構造を変化させる能力のことだ。可塑性は発達の初期においてもっとも顕著に認められるが、成人した後も失われることはない。可塑性があるおかげで、脳の損傷はある程度まで修復が可能であり、また将来的には脊髄損傷の効果的な治療につながることも期待されている。

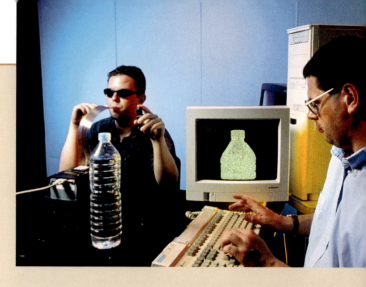

↑ 視覚障害者は、訓練によって、視覚以外の感覚を利用して画像的な情報を認識できるようになる。写真は、ビデオカメラ（被験者が左手に持っている）がとらえた映像を変換し、電子触感として舌に触れさせたパッドに伝えているところ。舌に伝わるパターンによって、視覚障害者は「遠くから触る」行為を通じて物を「見る」ことができる。

ヒトのゲノムはその内部に、体内にあるすべての神経細胞の詳細な構造を表すコードを保持しておくことはできない。遺伝コードは、神経系のおおまかな構造をどう組みたてるかについての一連のルールを指定するが、その最終形はさまざまな相互作用の組みあわせによって左右される。たとえば脳内の神経細胞集団間の相互作用や、神経細胞と身体の各部位との相互作用（運動神経系など）、神経細胞が外的環境から受ける感覚刺激の影響（感覚神経系など）も関係する。

可塑性は脳が発達する過程で不可欠の存在だ。というのも発達段階にある脳は、ゆたかな感覚的経験によって形づくられ、活性化されていくものだからだ。このようなことは、たとえば幼児が両親や祖父母、兄弟姉妹たちとともに学び、社会的な交流をもつことによって触発され刺激を受けるときに起きている。いっぽうで発達段階の脳が可塑的であるという事実は、生活のなかで起こる化学的、物理的、社会的に有害な事象が、脳の成長を阻害する可能性もあることを意味している。

学習と記憶を支える可塑性

成人してからも保たれる特殊な可塑性として、経験に応じてシナプス結合を調整する能力が挙げられる。わずか数秒から数分しかもたないごく短期的な調整もあれば、何年も持続して長期記憶の基盤となる変化もある。成熟した脳の記憶システムは、一部のシナプスを強化しつつ、いっぽうでほかのシナプスの働きが弱まるというこの作用に強く依存している。より広範な現象としては、感覚的な経験をしたり運動課題を練習したりすると、大脳皮質にある感覚情報の地図や運動プログラムが書き換えられるが、これは軸索のつながりに変化が生じていることを示している。

年齢とともに失われる可塑性

神経細胞が環境に反応してかたちを変え

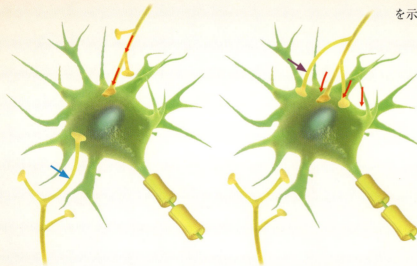

← 経験から発生する神経インパルスのパターン（赤い矢印）によって、神経細胞間のつながりの再構成が行われ、あまり使われていないもの（左奥・青い矢印）が消えていくいっぽうで、別の場所にいくつものつながりが生じる（左・紫の矢印）。

る能力は、年をとるにつれて大幅に低下する。つまり成熟した神経系は比較的安定しており、人生の諸問題に対処する際、過去に試した実績のある方法に頼ることができるということだ。いっぽうで可塑性の減少は、神経系がみずからの損傷や病を修復する能力を大きく制限し、また年老いてからあらたな技能を修得する力も弱めてしまう。

脳と脊髄の損傷

中枢神経系にぎっしりと張りめぐらされている神経のネットワークは、急な加速や圧にさらされて引っぱられたり押されたりすると、簡単に傷ついてしまう。神経細胞が死んだ場合、その範囲は最終的に、最初に損傷を受けた範囲を超えて大きく広がることが多い。これはある場所で神経細胞と血管の損傷が起こると、周囲の脳組織にも連鎖的に損傷作用が広がるためだ。こうした現象の原因としては、周囲の細胞に悪影響をおよぼす化学物質の放出や、脳内の密集した血管網が損傷を受けること、また侵入してくる炎症細胞とその化学物質がもたらす損害などが挙げられる。

鼻が背骨を修復する？

中枢神経系の神経細胞は、損傷を受けると軸索を再生しないため、脳や脊髄の損傷は日常生活にきわめて深刻な影響を及ぼす。神経系を構成する特定の部分が、中枢性軸索を再生させる方法の発見につながると期待されている。その部分とは鼻だ。鼻にある嗅覚受容器の神経細胞は、生涯にわたって継続的に入れかわりつづけ、あらたな受容器細胞は日々、脳の内部へ向けて軸索を伸ばしている（279ページを参照）。この驚くべき機能は、あらたな軸索が嗅覚野から脳へと伸びるのを促進する、嗅神経鞘細胞によってつくられる環境に起因していると考えられている。

可塑性による脳の修復

発達段階にある脳や脊髄の神経細胞は、適切な標的細胞に向けて軸索を成長させ、また環境に反応してかたちを調節する驚くべき能力を有している。成人の脳や脊髄の神経細胞をこうした発達期の状態に戻し、あらたな神経連絡を形成する能力をなんらかの方法で復活させられるようになれば、脳への外傷によるダメージを修復したり、変性脳疾患の症状を改善できる可能性もある。

↓ 幼少期は、若い脳が感覚世界にさらされながら形づくられていく、濃厚な経験に満ちた時期だ。健康な脳の成長には、ゆたかな感覚的経験と適切な栄養摂取が欠かせない。

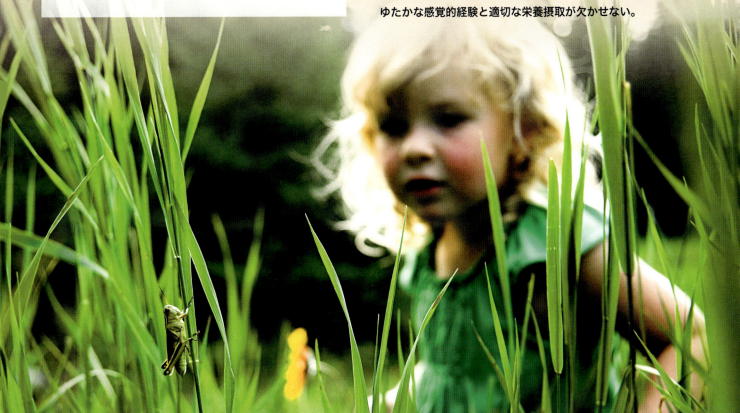

脳の可塑性、損傷、修復

可塑性のある脳

経験をふまえて自身をつくり変える脳の能力は、乳児期から老齢期まで変化を続ける私たちの生命の本質を根底で支える、驚くべき作用といえる。こうした脳の可塑性を支える、とりわけ重要な２つのプロセスが、神経細胞があらたな軸索を分岐させて形成する能力と、神経線維間でくり広げられる競合だ。

　発達中の神経系に備わる可塑性を支えているのは、２つのプロセスだ。まず神経系の末端に位置する神経接合部──眼や体表にある感覚神経路の出発点、運動神経路が筋肉に接する部分など──においては、発達期に神経細胞の過剰生産が行われる。これは神経細胞に役割を割りふるためのしくみだ。たとえば運動神経細胞は、成人期まで生き残る分よりもはるかに多くの数がつくられるが、通常は死ぬはずの運動神経細胞でも、もし軸索をつなげる筋肉が増えれば生き残ることができる。こうした死の危険にさらされる発達中の神経細胞は、肌や筋肉がつくりだす特殊な化学物質（神経栄養因子）を求めてたがいに競いあわなければならない。

　神経系のさらに奥深い場所では、神経接続の過剰な形成が神経系の発達をうながしている。大脳皮質にある発達中の神経細胞は、成人の脳においては通常つながっていないさまざまな部分にも軸索を伸ばしている。よく使われる機能によって強化されたつながりは生き残ってさらに強くなり、あまり使われないつながりは消えていく。

臨界期

　発達期の脳において細胞のつながりを調節する作用は、臨界期と呼ばれる期間にもっとも活発になる。臨界期が訪れるのは通常、感覚や運動の機能が働きはじめた直後、つまり出生後まもなくの時期だ。臨界期を過ぎてからは、感覚神経路や運動神経路のつながりは固定されてくるが、感覚や技能の種類によって臨界期は異なる。

　臨界期の研究がもっとも進んでいる領域は視覚伝導路で、視覚入力を片眼あるいは両眼から行う実験が実施されてきた。両眼視をする哺乳類（ヒト、サル、ネコといった、視野の大半を両眼で見る動物）の場合、左右どちらの眼から入った視覚入力も、左右の半球それぞれにある一次視覚野で処理

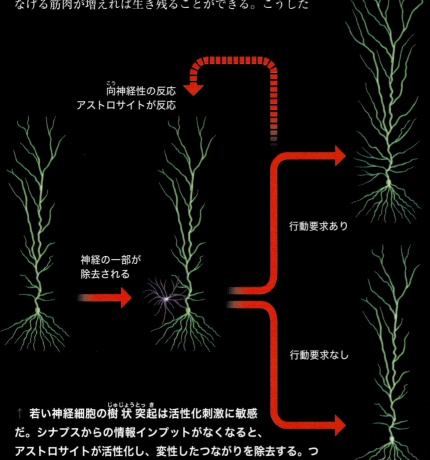

↑ 若い神経細胞の樹状突起は活性化刺激に敏感だ。シナプスからの情報インプットがなくなると、アストロサイトが活性化し、変性したつながりを除去する。つながりが再生された場合は、行動要求が多いほど樹状突起樹は複雑に成長していく。

→ 障害をもって生まれたり、幼児期に障害を負った人びとの脳は、訓練しだいでその一部が通常とは違う役割を担うようになる。写真は口と足で筆をもって絵を描く中国人画家の黄国富(ファングオフ)。

柔軟な大脳皮質

手や足を失った人びとのなかには、残された手足を駆使した高度な技を身につけている例が少なくない。上肢を切断した人の多くは、足を使って細かい運動課題を行い、通常は手で行うレベルの作業までこなすことができる。活動中の脳の機能を画像でとらえる機能的MRIを使って、こうした人たちがつま先で細かい運動課題を行っているときの運動野を観察すると、下肢を制御する皮質領域に加えて、通常は手を制御する領域までが活性化している様子がわかる。大脳皮質マップの再構成がどれだけ広範囲に行われるかは、怪我を負ったときの年齢に大きく依存する。可塑性が成人のレベルまで低下していない幼児期に手足を失った人の場合、成人してから失った人に比べて、変化はきわめて広範囲に及ぶ。

されるが、このとき2つの眼からの刺激が眼優位性コラムと呼ばれる左右の眼からの入力が区別された領域にある神経細胞に伝わる。子猫の片眼を生後数ヶ月のあいだふさいでおくと、その眼からの入力が視覚野に伝わらなくなる。そして一次視覚野では、ふさがれていないほうの眼の眼優位性コラムが、ふさがれている眼の領域にまで拡大していく。眼のおおいを取りさっても、ネコはふさがれていたほうの眼が見えていないような行動をとる。いっぽう生後4ヶ月を過ぎたネコの眼をふさいだ場合、大脳皮質にある眼優位性コラムが影響を受けることはな

い。こうした実験からは、脳の感覚神経路のつながりの多くが、感覚入力同士の競合によって確立されていることがわかる。1つの感覚入力が阻害されれば、別の感覚入力が優位に立つわけだ。

臨界期は触覚や聴覚においても見られる。また運動能力にも存在し、たとえば幼少期に添え木をあてて脚を1本使えないようにすると、被験者は場合によっては生涯、その脚を適切に制御できなくなる。より高度な大脳皮質機能にも臨界期が存在する。言語の習得は、青年期よりも幼少期のほうがはるかに容易だ。一般的に、視覚などの一次性感覚の臨界期は、言語学習のような、いくつもの感覚からの入力をもとにその解釈を行う作業の臨界期にくらべて早く訪れる。これは脳が高次の脳中枢の配線を完了するのに、より長い時間がかかるためだ。

可塑性の活性化は可能か

もしあらたな技術を習得する能力を高齢になっても維持できれば、私たちは今よりずっとゆたかな人生を送れるだろうし、もし可塑性を復活させることができれば、脳の疾患や損傷による好ましくない症状を克服するか、少なくとも最小限に抑えることができる可能性がある

だから高齢者の脳の可塑性を活性化する方法の発見には大きな価値があるのだが、実現はそう簡単なことではない。加齢にともない、25歳以降は自然と脳の重さが徐々に減っていくが、その理由はあまり使われない神経接合部の刈りこみが行われるためだと考えられている。というのも、神経細胞の数は成年期を通じてほぼ安定しているからだ。この事実は、年をとれば神経接合部が減るのが自然であり、その結果、経験が整理統合され、性急な行動が少なくなり、いっぽうで行動の柔軟性が制限されることを示している。

　可塑性の活性化を実現するためには、軸索の成長を促す化学（神経栄養）因子について理解することはもちろん、軸索を導いて、有益な機能をもつあらたな神経接合をつくらせる方法を見つけなければならない。軸索が成長する際に働く各種神経栄養因子はすでに特定されているが（神経成長因子――NGF。脳由来神経栄養因子――BDNF。神経栄養因子3――NT3。神経栄養因子4/5――NT4/5）、これらの因子や栄養化合物を、加齢を続ける脳に効果的かつ損傷を与えることなしに届けるという課題は、まだ実現されていない。

　年を重ねた脳の可塑性を増加させれば、好ましくない副作用が出ることも考えられる。青年期特有の衝動的な言動やあさはかさが、前頭前野の可塑性によってもたらされるものだとしたらどうだろう。どんな社会にも、まだ学習途中にある若者たちを、みずからの行動がもたらす災難から守る習慣や団体が存在するのは偶然ではない。高齢者の脳の可塑性を高める場合には、特定の技能に特化するべきだ。脳全体の可塑性を高めると、性急で軽率な老人が数多く出現してしまう可能性もある。

→ 子供たちは外国語を比較的容易に身につける。母国語以外の言語を習得する能力は、青年期のあいだに低下していき、成人になるときわめて困難なレベルにまで下がる。

言語の習得

誰もが知っているように、大人になってからあらたな言語を学ぶのはむずかしいが、小さな子供たちはごく自然に言語を身につける。言語学者のノーム・チョムスキーは、生後6ヶ月から4歳までの子供が、文法を教えられることもなく、発音をほとんど直されることなしに、自分の周囲で話されている言語をすばやく習得することを発見した。この能力はあらゆる集団でみられ、世界中でほぼ共通であることから、どうやら私たちの遺伝子に組みこまれたものであるようだ。言語習得の能力は8歳を過ぎると著しく低下し、16歳以降はきわめて低くなる。特定の言語を使う力を保持するためには、その言葉に多く触れていることがきわめて重要だ。英語圏で生まれた子供に対して、新生児のうち（生後およそ9ヶ月まで）に中国語の音声を聞く経験をもたせると、中国語を解する能力が飛躍的に向上し、中国語力は大きくなるまで維持される。

可塑性のある脳

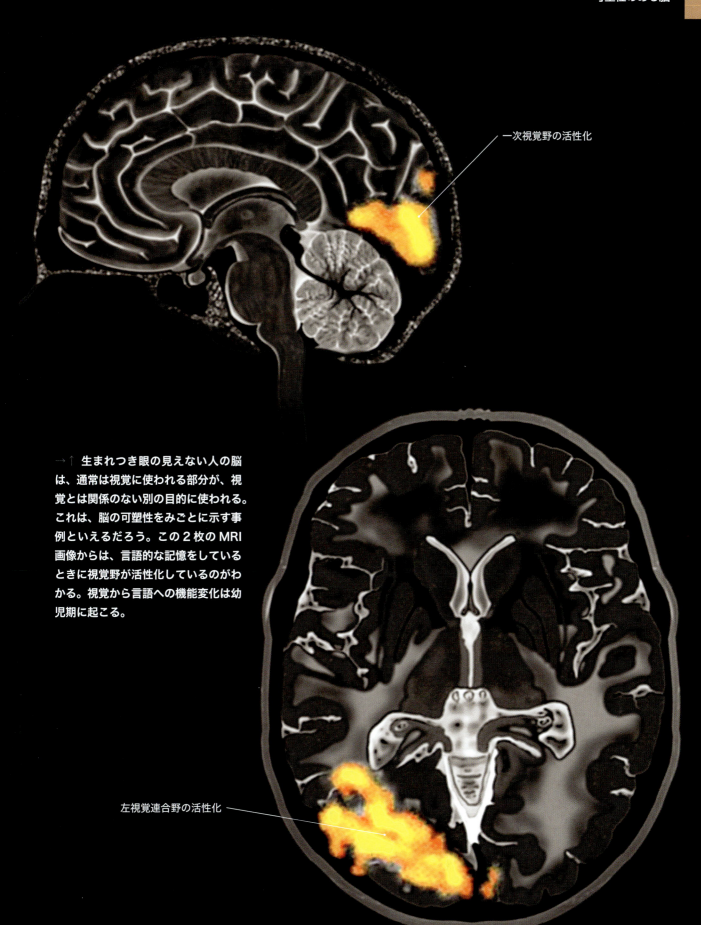

一次視覚野の活性化

→↑ 生まれつき眼の見えない人の脳は、通常は視覚に使われる部分が、視覚とは関係のない別の目的に使われる。これは、脳の可塑性をみごとに示す事例といえるだろう。この2枚のMRI画像からは、言語的な記憶をしているときに視覚野が活性化しているのがわかる。視覚から言語への機能変化は幼児期に起こる。

左視覚連合野の活性化

脳の可塑性、損傷、修復

脳損傷

脳は外部から加速や圧が加えられる、あるいは血液や異物が繊細な組織のなかに侵入して内部が破壊されるといった事態に対して、きわめて脆弱だ。

脳には構造的な強度などほとんどない。頭蓋骨から取りだしたばかりの脳は、ゼリーのようにやわらかく、周囲を保護している脳脊髄液をとり除くと、だらりと変形してしまう。そのうえ、中枢神経系の神経細胞はみっしりと詰まっており、内部にはほとんど隙間がないため、頭骨内部の圧力が上昇すれば、脳は簡単に損傷を受ける。

速度変化による損傷

たとえば高速で走行中の車が木にぶつかって急激に速度が落ちたときのように、身体の速度が突如として変化すると、脳は前方に押しだされて前頭骨の内壁にぶつかる。そして次にその衝撃ではね返って頭蓋骨後部の内壁にぶつかるため（反衝損傷）、脳の前頭極と後頭極の両方に損傷が生じる。さらには回転運動によって中脳にひねりが加えられることもある。また頭蓋底の前部および中央部にあるくぼみを仕切る壁は上部がとがっており、側頭葉前面の組織をへこませたり、切り裂いたりする可能性がある。

こうした力によって脳の表面が傷つけられるいっぽうで、脳の内部に生じるゆがみや変形は、脳の各領域をつないでいる軸索を断ち切ってしまう。脳の表面が頭蓋骨に触れる部分にかかる圧力もまた、繊細な軸索を押しつぶして、細胞体と軸索末端のあいだで重要な化学物質を運ぶ神経細管を破壊し、神経インパルスの伝達を遮断する。

物理的な力は、神経細胞を直接傷つけるだけでなく、脳に酸素とブドウ糖を供給しつづける、びっしりと張りめぐらされた血管網にも被害を及ぼす。細い血管は、脳

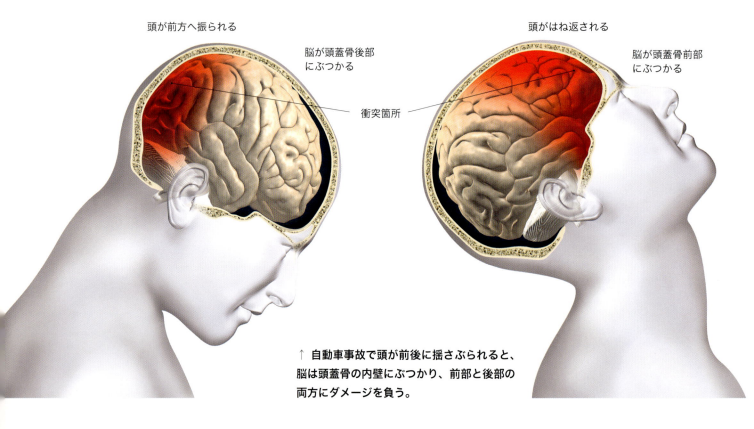

↑ 自動車事故で頭が前後に揺さぶられると、脳は頭蓋骨の内壁にぶつかり、前部と後部の両方にダメージを負う。

脳損傷

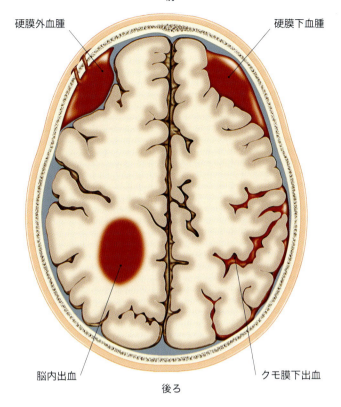

↑ 出血が起こる箇所は、硬膜の外側（硬膜外血腫）、硬膜とクモ膜の間（硬膜下血腫）、クモ膜下腔、脳組織の内側（脳内出血）など。

脳震盪とは

脳震盪は軽度の外傷性脳損傷で、外傷を受けた後、脳機能が一時的に混乱する状態を指す。頭部に衝撃や加速が加えられると、しばらく意識を失うことがある。その後、場合によっては時間や空間の感覚を失ったり、外傷後健忘が起こる。そのほかの症状には、バランスがとりにくい、筋肉連携がうまくいかない、めまい、吐き気、嘔吐、物が二重に見える、視界がかすむ、光をまぶしく感じる、耳鳴りがする、などがある。長期の症状としては、睡眠障害、論理的思考や集中がむずかしい、情緒不安定などが挙げられる。

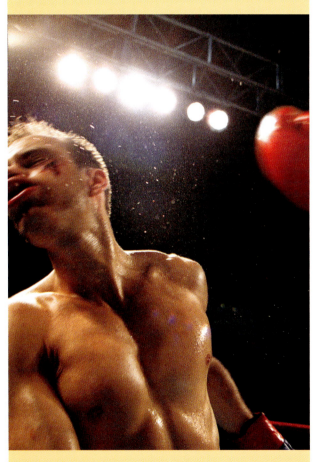

↑ 脳震盪をくり返した人（ボクサーなど）は後年、それが原因で神経変性疾患を起こす危険性がある。

が頭骨にぶつかった部分で切断され、そこから赤血球がもれだしてくる。この赤血球が脳細胞の繊細な軸索や樹状突起をひき裂き、また血管網が損傷を受けたことで、生き残った細胞が必要とする酸素や栄養も行きわたらなくなる。

脳と出血

成人やある程度成長した子供たちの頭蓋骨の内部は、密閉された空間だ。動脈や静脈から脳のまわりに少しでも血が流れだせば、脳が圧迫され、頭蓋内圧が上昇する。
側頭部への衝撃は、薄いこめかみ部分の頭蓋骨を砕き、頭蓋内を3重に覆っている髄膜のうちの1つである硬膜に血液を送る動脈を切断する。動脈内の血液には強い圧力がかかっているため、動脈が破れると急速に血だまり（硬膜外血腫）が広がり、これによって脳組織が正中線の反対側や、頭蓋底の方向へ押しやられる。脳が移動す

269

脳の可塑性、損傷、修復

れば、繊細な組織が頭骨の内壁や硬膜に押しつけられ、神経細胞や軸索は押しつぶされ、ひき裂かれることになる。

急激な加速や減速にさらされた頭部ではまた、硬膜静脈洞を通る繊細な静脈が傷つけられる場合がある。静脈血にかかる圧力は低いため、出血の速度は、血管についた傷の大きさによって左右される。大きくなる血だまりに押されて脳が移動すると、頭蓋骨内部の硬い部分に脳組織が押しつけられることもある。

脳幹の圧迫

脳の損傷において死亡の危険性をもっとも高めるのは、脳幹が下がって頭蓋底に押しつけられることだろう。脳幹のなかでとりわけ脆弱な部位は延髄だが、これは延髄が頭蓋底に一番近く、また呼吸の速さやリズムをつかさどる神経細胞群を含んでいるためだ。血圧や心拍数を調節する神経細胞群もここにある。延髄が頭蓋底に押しつけられると、こうした循環と呼吸の中枢が完全に破壊され、呼吸と血圧のコントロールが停止してしまう危険がある。

軸索の再生は可能か

中枢神経系と末梢神経系の軸索は、切断された場合の再生能力がまったく異なる。末梢神経が切断されると、軸索は1〜2週間で変性する。このとき神経の両端がまだつながっていれば、軸索は1日に約0.04インチ（1ミリ）の速さで再生する。これが可能なのは、末梢神経の髄鞘を形成するシュワン細胞が、神経細胞に向けて信号を送り、成長に関連する遺伝子を活性化させて軸索終末を補修するよう促すためだ。

切断や圧迫を受けた中枢神経系の軸索には再生の能力がないが、それは中枢神経にある細胞の種類が、シュワン細胞とはまったく異なることに起因する。中枢神経系のグリア細胞は、軸索の再生を促す栄養因子をつくらない。軸索が傷つくと、場合によっては細胞体までが死に、さらには傷ついた神経細胞とつながっているほかの細胞にも影響を及ぼす。とはいえ中枢神経細胞も、末梢神経系と類似した環境に移植された場合は、あらたな軸索を成長させる力をもっている（277〜279ページを参照）。

幹細胞

神経細胞はその大半が、胚子期あるいは胎児期につくられるが、神経細胞が生みだされる脳室周囲の領域には、成人してからもあらたな神経細胞をつくる能力が限定的に残されている。

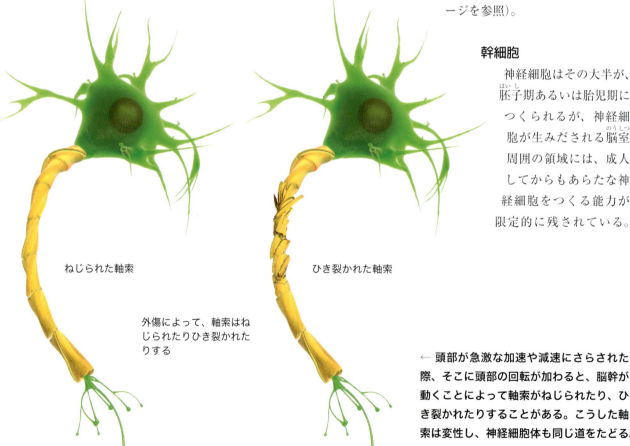

ねじられた軸索

ひき裂かれた軸索

外傷によって、軸索はねじられたりひき裂かれたりする

← 頭部が急激な加速や減速にさらされた際、そこに頭部の回転が加わると、脳幹が動くことによって軸索がねじられたり、ひき裂かれたりすることがある。こうした軸索は変性し、神経細胞体も同じ道をたどる。

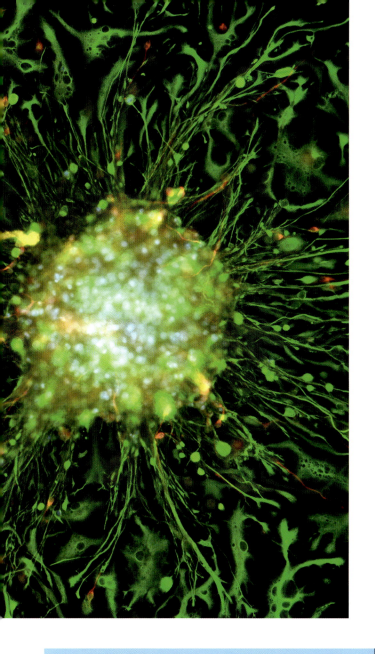

← 培養液中の神経幹細胞群をとらえた蛍光顕微鏡像。幹細胞が神経細胞（赤）とグリア細胞（緑）に分化し、中央の塊から外へ移動している様子がわかる。

細胞増殖を担うこうした場所には、自己再生を行う、未分化の神経幹細胞が存在し、適切な刺激を与えてあらたな神経細胞をつくるよう誘導すれば、怪我や病気で失われた神経細胞を補充できる可能性がある。

脳内には、幹細胞が生涯にわたって、みずからあらたな神経細胞を生みだす領域が2つある。1つは海馬歯状回の顆粒細胞下帯だ。もう1つは側脳室前端に位置する脳室下帯で、ここでは嗅球の感覚細胞がつくられる。この2つの領域では、あらたな神経細胞が限られた数ではあるが着実に生みだされており、その目的は学習の促進ではないかと考えられている。こうした領域がどうやってあらたな神経細胞を生みだす能力を保持しているのかを解明し、またそのプロセスを活性化させる技術を開発するため、熱心な研究が続けられている。

修復をはばむ障害

中枢神経組織が損傷を受けた場合、星状膠細胞と希突起膠細胞（78〜79ページを参照）は軸索の成長を促す栄養因子をつくらない。そのかわり、星状膠細胞は損傷部をおおうように瘢痕を形成し、これにより損傷部は封じられるが、同時に軸索の再生もさまたげられてしまう。星状膠細胞はまた、細胞周辺に分子（コンドロイチン硫酸プロテオグリカン）をつくりだし、これが神経細胞の成長作用を阻害する。希突起膠細胞もやはり成長抑制分子を生成するうえ、末梢神経にあるシュワン細胞ほど、ミエリン破片の除去に効果を及ぼさない。

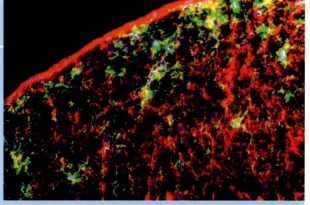

↑ 反応性星状膠細胞は周辺の神経細胞を守る働きをするが、有害な瘢痕組織も形成する。写真は損傷を受けた脳をとらえた蛍光顕微鏡画像で、赤く見えているのが星状膠細胞。

脳の可塑性、損傷、修復

脊髄損傷

脊髄の損傷は、外傷のなかでも最悪の部類に属する。脊髄損傷に見舞われるのは若者、とくに10代や20代の健康な男性にかたよっており、場合によっては生涯、麻痺が残って車いす生活を余儀なくされることもある。

　アメリカでは毎年1万人もの人びとが脊髄損傷を負う。現代の医療技術のおかげで、患者は損傷を受けた後も長いあいだ生きつづけられるため、アメリカではおよそ23万人が脊髄損傷の後遺症を抱えながら暮らしている。脊髄損傷のおもな原因は（アメリカでの統計）、自動車事故（全体の約41パーセント）、暴行（22パーセント、おもに弾丸による負傷）、落下（21パーセント）、運動中の怪我（8パーセント）などだ。数は少ないが、非外傷性の原因としては腫瘍、感染症、脊髄への血液供給の障害、多発性硬化症と呼ばれる脱髄疾患などがある。脊髄損傷を受けた人は歩いたり、腕を使ったりすることだけでなく、腸や膀胱、生殖器の制御ができない状態で生活していかなければならない。

脊髄損傷の細胞への影響

　落下などの衝撃で脊柱の骨が折れたりずれたりすると——脊柱の骨は脊髄の周囲を囲み保護している——脊髄のやわらかい組織が押しつぶされて、神経細胞体と軸索が傷つけられることがある。まれに脊髄の中心部にある灰白質だけがひどく損傷を受ける例もあるが、たいていは白質にも影響が及ぶ。衝撃によって血管が切れれば、血液が組織間隙に流出して、脊髄神経細胞の繊細な突起のあいだを血液細胞が押し通るため、損傷はさらに拡大する。

　血管に物理的なダメージが加わると、細胞組織への酸素の供給が絶たれることによって損傷の第2波がひき起される。細胞組織に酸素が足りなくなると、傷ついた脊髄の軸索、神経細胞体、星状膠細胞（神経細胞を助ける細胞の一種）からは、グルタミン酸などの化学物質が放出される。グルタミン酸は健康な中枢神経系組織に存在する興奮性神経伝達物質だが、大量に放出されると神経細胞が過剰に興奮して細胞内へのイオン流入が起こり、これによって神経細胞内にフリーラジカルと呼ばれる有害な分子が生成される。このプロセスは興奮毒性と呼ばれている。

　こうした興奮毒性損傷とフリーラジカル生成が次々と連続して起こることで、数分から数日のあいだに、神経細胞やグリア細胞が死滅したダメージの範囲が広がっていく。この二次的な損傷は脊髄に沿って縦に広がる傾向があり、やがて楕円形の損傷領域が形成される。最終的

↑ 脊髄が傷つけられると、軸索と神経細胞体が出血と酸素欠乏によって集中的に破壊された領域ができる。この部分は最終的に、周囲をグリア性瘢痕に囲まれた、液体の詰まった嚢胞となる。

（図中ラベル）
- 白質
- 灰白質
- 有髄軸索
- 脱髄軸索
- グリア性瘢痕
- 嚢胞（液体に満たされた空洞）

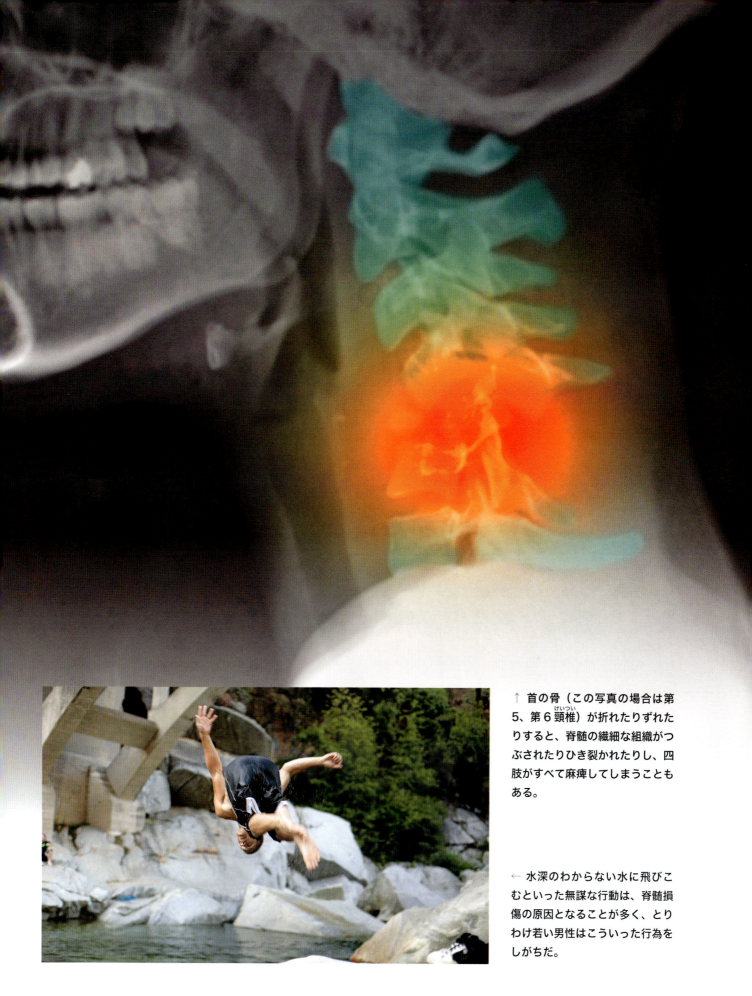

↑ 首の骨（この写真の場合は第5、第6頸椎）が折れたりずれたりすると、脊髄の繊細な組織がつぶされたりひき裂かれたりし、四肢がすべて麻痺してしまうこともある。

← 水深のわからない水に飛びこむといった無謀な行動は、脊髄損傷の原因となることが多く、とりわけ若い男性はこういった行為をしがちだ。

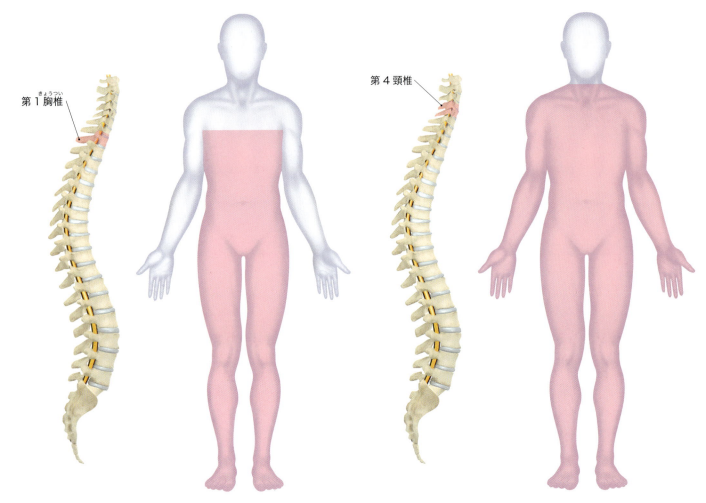

↑ 胸髄上部の損傷（左）は、胴体と下肢の麻痺をひき起こす（膀胱と腸下部を含む）。首中央部の損傷（上）は、四肢すべて、胴体、膀胱、下部消化管の麻痺をひき起こす。

に、損傷した軸索は無用な断端として残され、また神経細胞体から切り離された軸索は変性していく。多くの場合、もとは神経細胞と軸索があった場所は液体に満たされ、囊胞が形成される。

脊髄損傷による身体機能への影響

脊髄が傷つけられると、損傷部位の神経細胞がダメージを受けるだけでなく、損傷部位を通ってそれより下位の脊髄と脳とをつなぐ神経経路が遮断される。神経経路が完全に絶たれた場合は、損傷部位より下の身体部位の随意運動ができなくなる。上行性の感覚経路が傷つけられれば、損傷部位より下の感覚が一部、あるいはすべて失われる。白質を通る神経経路の損傷は、損傷部位の神経細胞のダメージよりもはるかに重大な結果をもたらすのだ。

身体の機能がどの程度失われるかは、損傷の位置によって決まる。下位の損傷（たとえば第1胸分節の下）であれば対麻痺、つまり両脚のみが麻痺し、骨盤内器官の制御を失う（膀胱と肛門括約筋を含む）。膀胱へ向かう神経経路が遮断されると、排尿の制御に問題が生じる。膀胱内にたまった尿に細菌が繁殖して、尿路感染症が腎臓にまで影響を及ぼせば、腎機能障害や死の危険もある。

より上位の脊髄（たとえば頸部の中位）であれば、腕と胸、そして両脚の制御ができなくなる（四肢麻痺）。四肢麻痺の患者はまた、対麻痺の患者同様、膀胱と腸の制御にも支障をきたす。

きわめて上位の脊髄（たとえば頸部の一番上）が傷つくと、もっとも深刻な影響が出る。なぜならこの場合、胸腔と腹腔のあいだに位置する筋肉である横隔膜の動

きを制御する、脊髄の運動神経細胞へつながる下行性神経路が遮断される可能性があるからだ。横隔膜の麻痺は生死にかかわる症状で、人工肺換気を行わなければたちまち死に至る。

脊髄性ショック

脊髄の下行性運動経路が損傷を受けた場合、最終的には損傷部位より下位の筋緊張の増加や深部腱反射の亢進がひき起こされるが、脊髄損傷後まず最初にやってくるのは、脊髄性ショックと呼ばれる段階だ。

脊髄性ショックは数週間続く場合もあり、その間、損傷部位より下位の筋肉が軟化してゆるみ、反射が見られなくなる。脊髄ショックが起こる理由についてはあまりわかっていないが、損傷部位より下位にある運動神経細胞の、残されている感覚入力に対する感度が変化することが原因ではないかと考えられている。脳幹からの下行性制御が失われると、下位の脊髄にある運動神経細胞は、筋紡錘から届く感覚情報に対してひじょうに敏感に反応するようになる。こうして伸展反射回路の活動が増加すると、筋肉はより硬直し（筋緊張の増加）、患者の動きの回復を妨げる要因となる。

脊髄損傷と自律神経系

随意筋の制御ができなくなることだけが、脊髄損傷の症状ではない。脳幹から脊髄へとつながる重要な神経路は、自律神経系の機能を制御している。一部の自律神経系（腸神経系や心筋など）は、脊髄を通して送られる指令がなくとも機能しつづけるが、内臓のなかには、脳幹と、脳幹から脊髄経由で到達する神経路によって協調して働いているものもある。たとえば脳幹の心血管中枢が、脊髄にある交感神経細胞と切り離されてしまうと、血圧をうまく制御できなくなる。

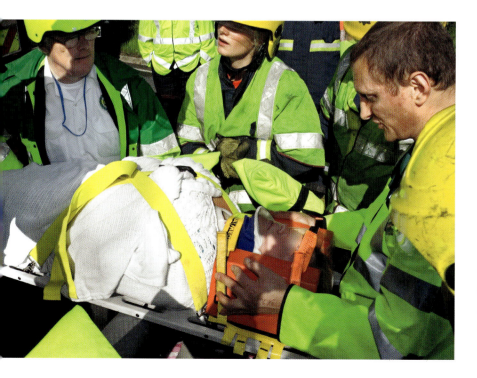

← 脊柱が骨折している場合、わずかに動かしただけで脊髄を傷つける危険がある。救急隊員は、脊椎固定担架と頸椎カラーを使って患者の首を動かないよう固定する。

脳の可塑性、損傷、修復

脊髄損傷の治療と修復

脊髄損傷患者のクオリティ・オブ・ライフ（QOL）をできるだけ高めるための試みには、おおまかにいって２種類のアプローチがある。１つ目は、最初の外傷によってひき起こされる、壊滅的なダメージの連鎖の拡大を最小限におさえること。２つ目は、傷ついてしまった神経路を修復することだ。後者はまだ現実的であるとはいえず、これからの研究に期待がもたれる。

脊髄損傷から１週間以内に運動や感覚が戻った場合は、身体機能は最終的におおむね回復する。6ヶ月以上失われたままの機能は、一生回復しない可能性が高い。

ダメージを抑制する

健康な脊髄の白質を通る感覚経路および運動経路には、数百万本の軸索が走っているが、これらの神経路にはある程度の余剰分が組みこまれている。つまり、損傷部からのダメージの拡大を抑えれば、患者がふつうの生活を送る能力が格段に改善される可能性があるのだ。たとえば、脳幹から脊髄に伸びる軸索全体のうち、わずか10パーセントを守ることができれば、患者が歩けるのか、それとも車いすにしばられることになるのか、あるいはカテーテルを使わずにふつうに排尿ができるのか、そうでないのかといった違いが生まれる。

また損傷の影響を受ける分節を１つ分、低い位置にとどめるだけで、患者のQOLは大きく改善される。損傷が第７頸髄節以下に抑えられた患者には物をつかむ力がいくらか残るが、第６、第５頸髄節に損傷が広がると、この機能は失われてしまう可能性が高い。つまり脊髄損傷における臨床管理の第一の目標は、ダメージの広がりを最小限に抑え、できるだけ多くの機能を守ることだ。

脊髄損傷によるダメージのなかには、免疫系の細胞や分子の過剰反応が原因で起こるものもある。メチルプレドニゾロンなどの薬剤は、損傷後の腫れや炎症を軽減してくれる。抗炎症薬にはまた、興奮毒性をもつグルタミ

← 脊髄損傷は多くの場合、その周囲をとり巻いて保護する脊柱の骨折や脱臼をともなう。治療においてまずやるべきことは、脊髄を守るために骨折箇所を固定することだ。このＸ線画像には、治癒を促すために金属のネジとプレートで固定された４つの脊椎骨が写っている。

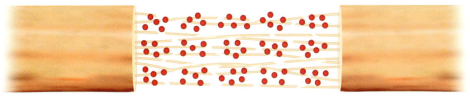
第1段階：流体フェーズ
神経栄養因子と細胞外基質分子の蓄積

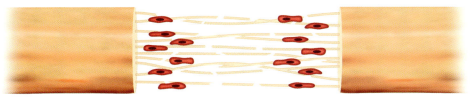
第2段階：細胞フェーズ
細胞の移動、増殖、整列、軸索の形成

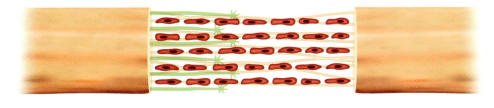
第3段階：軸索フェーズ
軸索の成長

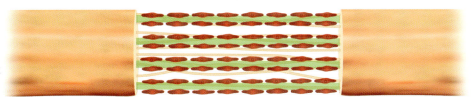
第4段階：髄鞘形成フェーズ
再生した未熟な軸索の髄鞘化による、成熟した軸索線維の形成

↑ 脊髄損傷の修復における将来的な目標は、神経細胞を導入して、その軸索を損傷部位あるいは人工導管のなかに再生させることだ。上の図は、切断された神経の両端を橋渡しさせた人工導管が、軸索の再生と運動機能の回復を促す4つの段階を示している。第1段階の赤い点は、導入された支持細胞。支持細胞は移動して変性した軸索（薄茶）に沿って並び、あらたな軸索（緑）の伸長を促す。

ン酸の放出や、有害なフリーラジカルが組織に蓄積するのを抑制する効果も期待できる。神経細胞膜にあるグルタミン酸受容器をブロックする薬剤（AMPA型受容体拮抗薬）は、興奮毒性損傷を抑える効果をもつ。

神経路損傷の再生

ここ30年ほどにわたる研究によって、中枢神経組織の修復に希望が見えはじめている。臨床現場で使える有効な治療法の確立まではまだ長い道のりが残っているが、動物を用いた研究では、脳の軸索も適切な環境を与えられれば再生が可能だという有望な結果が出ている。

末梢神経には再生能力があるが、中枢神経にはその能力がない。その理由は、これら2つの神経系にある支持細胞の種類が異なるためだ。動物を用いた実験では、中枢神経系の損傷部に移植した末梢神経片に沿って中枢性軸索が再生することが示された。中枢との連絡を修復するために末梢神経を移植するというのは手軽な方法とはいえないが、こうした実験によって、中枢の環境において何が軸索の再生をさまたげているのかという疑問が、自然と問われるようになってきた。おもな問題は4つある。グリア性瘢痕の形成、再生を阻害する化学物質の存在、再生を助ける栄養物質の欠如、そして再生した軸索が正しい標的に誘導されないことだ。

グリア性瘢痕形成の制御

中枢神経系において、支持細胞（星状膠細胞と小膠細胞）と血管細胞は損傷箇所を覆う瘢痕組織の形成に寄与するだけでなく、軸索の再生をさまたげる物理的およ

び化学的な障壁を生みだす瘢痕組織のこれらの成分を分解するコンドロイチナーゼABCのような酵素の使用が、瘢痕形成を抑え、軸索再生を促進する方法の1つとして挙げられる。

悪玉分子と善玉化学物質

中枢神経組織の損傷によって発生したミエリン破片や、希突起膠細胞（ミエリン産生細胞）の生成物は、軸索再生の阻害要因となる。こうした分子（Nogoなど）の一部は、希突起膠細胞の細胞膜に結合して、細胞間隙にあらたな軸索が伸びるのをさまたげる。この問題の解決には、Nogoに結合してその作用を阻害する抗体を使ったり、あるいはCREB（cAMP応答配列結合タンパク質）などの特殊な分子を使って、ミエリンが軸索伸長を阻害する効果を抑えるといった方法がある。

神経系の発達中は、神経栄養因子が軸索の自然な成長を促し、神経細胞の数を維持する。この神経栄養因子が、成熟した脊髄にはまったく、あるいはほとんど存在しないことが、軸索再生の大きな障害となっている。こうした栄養因子欠如への対策としては、小型ポンプあるいは栄養因子が発現するよう遺伝子組換えを行った細胞を使って、損傷組織に神経栄養因子を届けるといった方法がある。脳由来神経栄養因子（BDNF）をつくる遺伝子を脊髄細胞に導入すると、中脳の赤核から脊髄へつながる神経経路の再生が促されることが動物実験で示されている。もっとも注目すべきは、こうした処置の結果、後肢の動きと歩行の機能に改善が見られたことだ。

再生軸索の支持と誘導

軸索の再生を促しても、それが有効に機能する結合を形成しなければあまり意味はない。この点における中心的な問題は、再生した軸索を適切な標的に確実につなげることだ。再生軸索を支持し、正しく導く方法としては、末梢神経片の移植、軸索の伸長を助ける人工足場の挿入のほか、胎性幹細胞、シュワン細胞、嗅神経鞘細胞（OEC）の移植などがある。こうしたアプローチがめざすのは、軸索の再生がサポートされることが知られている部分（末梢神経、シュワン細胞、嗅神経鞘細胞など）の環境をつくり出すこと、あるいは失われた細胞の役割を担う神経細胞を補充することだ。

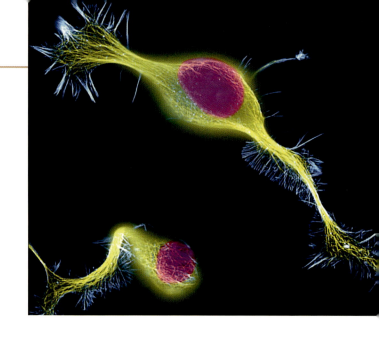

↑ 組織培養下で成長する神経細胞をとらえた蛍光顕微鏡画像。神経細胞が、ほかの細胞とつながる軸索や樹状突起を形成しているのが見える。将来的には、培養した神経細胞を用いた脊髄損傷治療を臨床現場で行える日が来る可能性がある。

これからの展望

脊髄修復のむずかしさは、多くの要因が同時に働いて軸索の再生を阻害している点にある。したがって人間の脊髄修復が成功するとすれば、それはきっと、複数の治療法を同時あるいは順次に組みあわせて施すといったものになるだろう。現在のところ臨床医は、脊髄を損傷した直後の、ダメージの広がりを抑えることが優先される患者に対して、あらたな治療法を試すことには消極的だ。急性期の脊髄損傷を抱える患者に適用する前に、まずは動物モデルを使って、治療法を1つずつ、あるいは複数組みあわせて、厳密なテストをしていかなければならない。明らかな有効性が実際に示されるまでは、人間の患者に対するあらたな治療法の適用は、脊髄損傷後、数ヶ月から数年が経過したケースに限られるだろう。

嗅細胞を使った治療の可能性

鼻腔の上部にある嗅神経細胞は、乾燥した空気と細菌による損傷の脅威に絶えずさらされている。中枢神経系細胞である嗅細胞は寿命が短く、細胞体自体も脳につながる軸索も、一定期間のうちにあらたなものと入れかわる。こうした再生を可能にしているのが、嗅覚路にある特殊な支持細胞である嗅神経鞘細胞だ。嗅神経鞘細胞は、脊髄の軸索再生を実現する鍵となりうると、多くの研究者が期待を寄せている。

嗅神経鞘細胞を使うことの一番の利点は、患者自身の鼻から細胞をとるため、組織拒絶反応の心配がないことだ。課題となるのは、鼻から嗅神経鞘細胞を採取した後、それを傷ついた脊髄の、血液供給が不十分だったり瘢痕組織が広がっていたりする本来とは異なる環境で生かし、増殖させることだ。

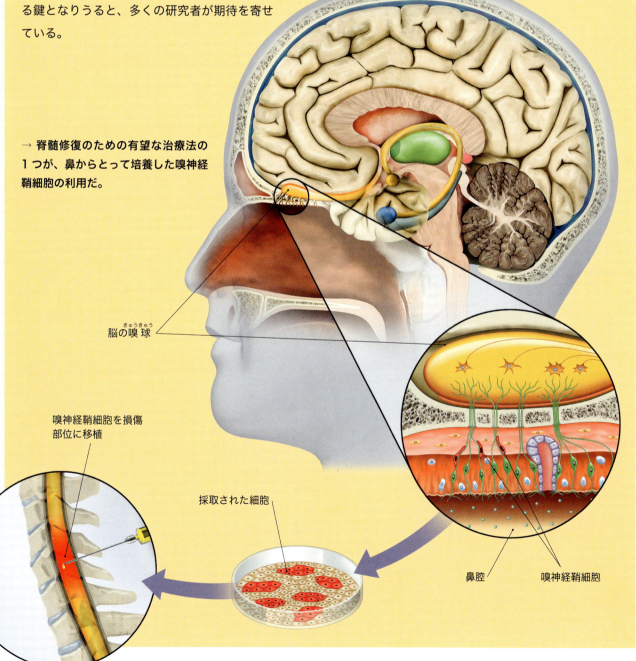

→ 脊髄修復のための有望な治療法の1つが、鼻からとって培養した嗅神経鞘細胞の利用だ。

脳の嗅球

嗅神経鞘細胞を損傷部位に移植

採取された細胞

鼻腔　嗅神経鞘細胞

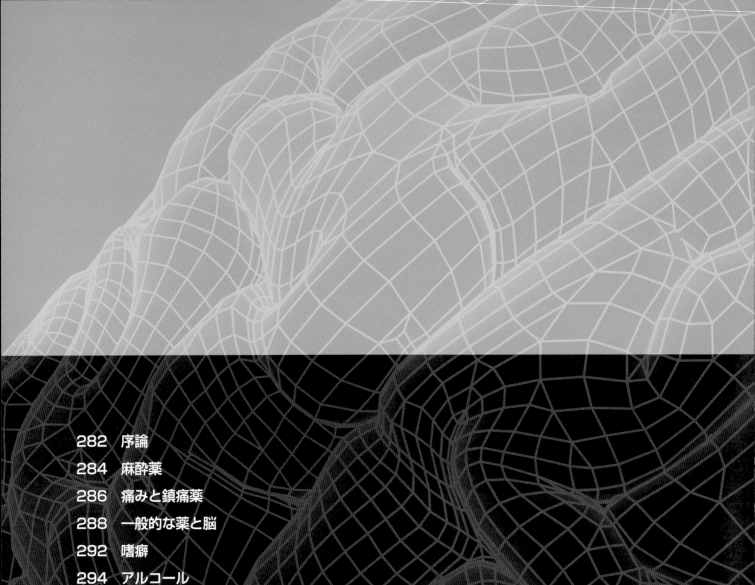

282　序論
284　麻酔薬
286　痛みと鎮痛薬
288　一般的な薬と脳
292　嗜癖
294　アルコール

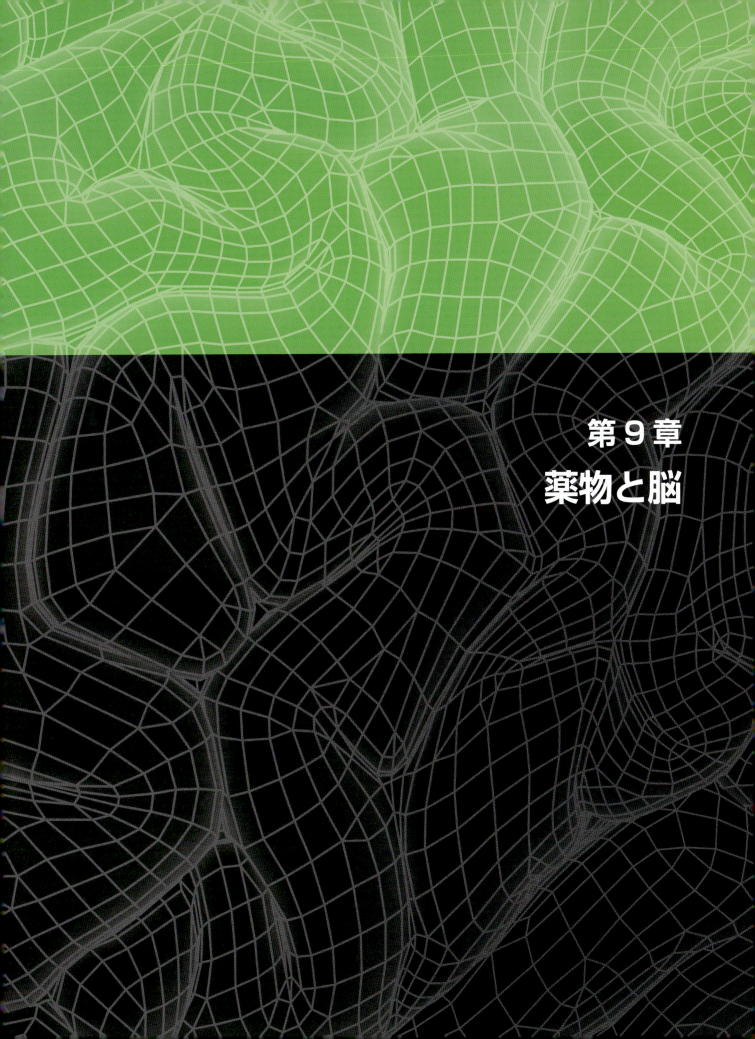

第9章
薬物と脳

薬物と脳

序論

アスピリンやアルコールから、大麻、カフェインまで、薬物は私たちの生活の一部になっている。医療目的で使われるものもあれば、快感を得たり、激しい渇望を鎮めるために使われるものもある。この章では、脳内の情報伝達系に影響を与えて、本来の機能に変化を及ぼす薬物に焦点をあてる。

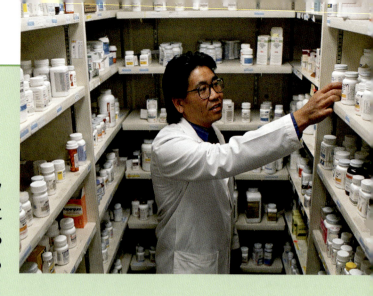

↑ 薬学研究により、ごく弱いものからひじょうに強力なものまで、神経系に作用する多種多様な薬が開発されている。

医薬品とは、疾患を予防、治療、管理し、またその症状や痛みをやわらげるために、身体の働きに変化を及ぼすよう設計された化学物質だ。そのほかにも、健康や社会に有害であるとして違法薬物に指定されているものもある。こうした薬物は、気分や精神状態を変える効果をもつ。

ターゲットは脳

神経細胞は化学物質を放出したり検知することによって情報をやりとりする。こうした化学物質の大半は神経伝達物質だ。神経細胞同士をつないでいるのはシナプスと呼ばれる微細な空間で、そこではシナプスの一方にある細胞が神経伝達物質を放出し、反対側にある細胞が受容体と呼ばれるタンパク分子でその物質を検知している。

この化学物質のやりとりがあるおかげで、医師は神経伝達物質や受容体など、シナプス伝達のいろいろな要素と相互作用する薬物を投与して、神経系の働きや反応に修正を加えることができる。この章ではこうした薬物のなかから、医療の専門家が病気や失調を治療するために処方するものや、本人が快感を得たり、中毒による渇望を抑えるためにみずから摂取するものなど、さまざまな薬物を取りあげる。後者のなかには、違法薬物、アルコールやカフェイン、ニコチンといった社会で容認されている一般的な薬物、そして合法的に処方されるが乱用は違法とされる薬物が含まれる。これらの薬物はすべて、シナプス伝達や細胞の諸機能と相互作用することによって、神経系の機能に影響を与える。ここで取りあげない薬物もあるが、その多くは神経系のがんや感染症の治療

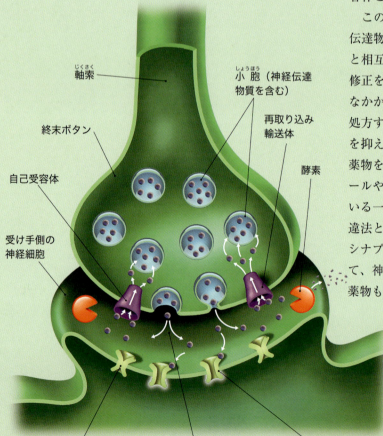

← ある神経細胞から別の神経細胞へ神経伝達が行われる際には通常、神経伝達物質の放出、再利用、分解が起こる。脳に影響を与える薬物のなかには、この過程のどこかに介入することで効力を発揮するものもある。

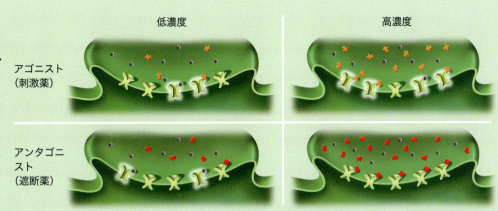

低濃度　　　　　　　　　　　高濃度

アゴニスト
(刺激薬)

アンタゴニスト
(遮断薬)

→ 薬物のなかには、神経伝達物質受容体を刺激、あるいはブロックするものがある。上：アゴニストの濃度を上げると、より多くの受容体が活性化する。下：アンタゴニストを投与すると、受容体をブロックしてシナプスの活性化を止める。

に使われるものだ。こうした薬物は細胞間の情報伝達に作用しないため、通常は人の行動や精神状態に影響を及ぼさない。

神経伝達物質と薬物

神経伝達物質はその機能によって、興奮性（グルタミン酸、アセチルコリンなど）、抑制性（GABAなど）、修飾性に大別できる。興奮性と抑制性の神経伝達は、神経系内の「事実」と私たちが見なす情報を伝える。たとえば手足をどこに置くか、筋肉をどこまで動かすか、音がどこから来ているのかといった情報だ。修飾性の神経伝達物質は、神経活動の質を変化させる。たとえばアドレナリン（エピネフリン）は思考の仕方を変えるし、ドーパミンが放出されるとごくふつうの知覚経験が喜びに彩られる。神経伝達物質（セロトニン、ドーパミン、アドレナリンを含む）は、私たちの情動の状態、私たちに食べ物や家といった必需品を求めさせる欲望や報酬、また友情をはぐくんだり将来の計画を立てたりといったより抽象的な喜びの感情と、密接に関係している。

神経伝達物質は神経系を行き交う強力なメッセンジャーであり、その生成、分布、処理は、神経細胞とその支持細胞であるグリア細胞によって綿密に制御されている。最新の薬物の設計・開発技術によって、特定の神経伝達物質に反応する受容体を直接活性化したりブロックしたりするのに比べて、はるかに繊細な作用をもつ薬が生まれている。こうした薬は1つのタイプ、あるいはサブタイプの受容体をターゲットとして、薬剤の作用が及ぶ範囲を神経系内の特定箇所、あるいはある機能の特定の面に限定し、ほかの部分には影響を及ぼさない。

繊細な効果を実現する方法としてはこのほか、たとえばシナプスにおける神経伝達物質の扱われ方など、神経伝達物質の処理方法を変化させることが挙げられる。これにより神経細胞は神経伝達物質が放出された際に反応はするものの、その作用は通常よりもやや強く、あるいは弱くなるのだ。

偶然が産んだ薬物

脳に影響を与える薬物は、その大半が偶然に発見されるか、あるいは文化的な習慣に起源をもつものだ。たとえば抗精神病薬のクロルプロマジンは、その鎮静効果が注目される以前は、麻酔からの回復期に充血緩和剤として使われていたものだし、アセトアミノフェン（別名パラセタモール）は、実験に用いる薬剤として間違って処方されたところ、結果としてもともと治験中だった薬剤よりも、解熱効果がはるかに高いことが判明したものだ。ヤナギの樹皮やコカの葉は何世紀も前から噛んで服用する習慣が存在しており、その後、西洋医学において有効成分（アスピリン、コカイン）を分離して利用されるにいたった。

↓ 興奮薬として、コカインの原料であるコカノキの葉を噛むペルーの村人たち。

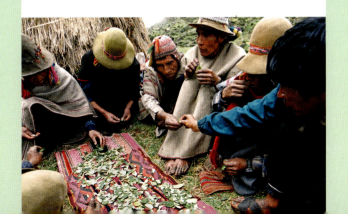

薬物と脳

麻酔薬

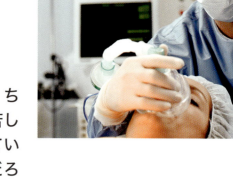

外科手術を受けるとき、私たちは大がかりな手術であれ、ちょっとした手術であれ、麻酔薬があるおかげで、痛みや苦しみをともなうことなく遂行されるのが当たり前だと思っている。それにしてもこの医療の奇跡は、どうして起きるのだろうか。

英語の「Anesthesia（麻酔）」という言葉は、「感覚がない」という意味のギリシア語に由来する。麻酔には局所麻酔と全身麻酔の2種類があるが、これらはそれぞれこの「感覚のない」状態をまったく別の方法で実現する。麻酔薬とは別種の薬物である鎮痛薬は、感覚を麻痺させるのではなく、痛みの知覚を低下させるものだ（286～287ページを参照）。

損傷の信号を遮断する：局所麻酔

局所麻酔は、侵害受容器——組織の損傷を知らせる特殊な神経細胞——を含む神経の発火を阻害する作用をもち、これにより脳は、痛みとして解釈されるべき「損傷の報告」を受けとることがなくなる。局所麻酔は通常、まずナトリウムチャネルを不活化し、それによって神経インパルス（活動電位）の発生を妨げ、脳への情報伝達を遮断する。ノボカイン、リグノカイン、さらにはコカ

↗ 全身麻酔剤の作用は、眠りとは違って神経系の広範囲を遮断するものであり、患者の安全を確保するために厳重なモニタリングが必要となる。

インも同様の作用をもっているが、このほか、氷やクローブオイルを使う方法でも、活動電位の発生を妨げたり、発火頻度を抑えることができる。

意識を遮断する：全身麻酔

全身麻酔では意識が遮断される。全身麻酔をかけた状態においては、大半の神経細胞はまったく通常通りに働いて、損傷や他の感覚事象の報告を送り続けるが、患者は意識がないため、こうした報告を解釈することも、何かを感じたりすることもできない。通常、医師は局所麻酔と全身麻酔を組みあわせて使うことが多い。意識のない患者が不服を唱えることはないが、手術中、身体を切ることによって反射がひき起こされるのを防ぐためだ。ただし脳の手術の場合、脳には侵害受容器がないため、頭皮、骨、血管の局所麻酔だけで行うことができる。手術のせいで機能が損なわれていないかを手術中に確かめるためには、こうした方法をとることが不可欠となる。

全身麻酔薬として働く化学物質はひじょうに種類が多く、クロロホルムやエーテルなどの溶剤、不活性ガスのキセノン、それにバルビツール酸誘導体、ケタミン、プ

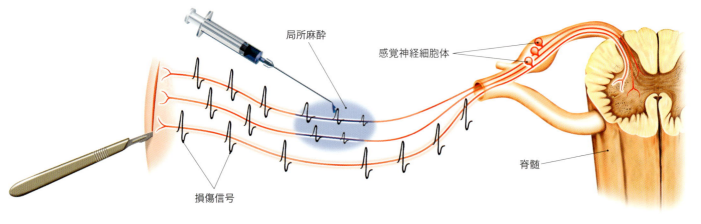

↓ 痛みは侵害受容器から送られてくる信号によって伝わる。局所麻酔は、神経線維を信号が伝わっていく機構を妨害し、メッセージが届かないようにする。神経線維を確実にブロックするには、麻酔をその近くに注入する必要があるが、軟膏を使って体表面の受容体を不活性化することもできる。

麻酔薬

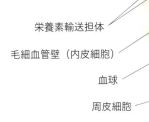

→ 脳内の毛細血管の断面図。内皮細胞が頑丈な障壁となって、毛細血管のなかを通る血液と、外の脳内環境とを隔てているのがわかる。血液中にある脂溶性の分子だけが、この内皮細胞を突破できる。非脂溶性物質の場合は、栄養素を脳内に届ける輸送担体によって運ばれることになる。周皮細胞とアストロサイトが、血液への物質の出入りを制御している。

毛細血管
星状膠細胞終足
グリア細胞
栄養素輸送担体
毛細血管壁（内皮細胞）
血球
周皮細胞

ロポフォールといった神経伝達系と相互作用するとされる薬物などがある。これらに共通する唯一の要素は、少なくとも薬物の構造の一部が脂溶性であることだ。

全身麻酔がどういうしくみで働くのかについては、まだ完全には分かっていない。おそらくは、多様な薬剤がそれぞれ違う方法で同一の効果を生みだしているのだと思われる。なぜなら、全身麻酔の状態をつくることができる物質すべてに、ぴたりとあてはまる説明は存在しないからだ。解明されていない部分はあるものの、慎重に試験を重ね、広く使われてきたという事実によって、専門医が実施する麻酔の安全性は確保されている。

血液─脳関門を突破する

薬物が脂溶性だと、細胞膜を透過して、血液─脳関門を容易に突破することができる。精神作用化合物（脳の状態に作用する化合物）の多くは、アルコールやデルタ-9-テトラヒドロカンナビノール（THC、大麻の活性成分）といった脂溶性の分子だ。ヘロインはモルヒネの脂溶性を高めたものであり、注射をするとあっという間に血液─脳関門を越えるので、より強力な作用をひき起こす量がより早く脳に届くことになる。現在も薬物に、より簡単に血液-脳関門を越えさせる方法についての研究が続けられている。

血液─脳関門

脳に直接注入する場合——これは特殊な、おもに命にかかわる状況でしか行われない——をのぞき、注射、吸入、経口、皮膚用パッチ剤のいずれの方法で投与しても、薬物は血流を通って神経系に届けられる。経口摂取された薬物は、最初に肝臓で処理される点がほかの摂取法とは異なっている。

このため、中枢神経系（CNS）に作用する薬物はすべて、血液循環からCNSへ移行する際、血液─脳関門を通ることになる。血液─脳関門とは、脳内のあらゆる毛細血管を包み、障壁と細胞防御機能からなるしくみのことだ。CNSは、神経細胞とグリア細胞を健康に保つために外界から隔離されて守られた環境にあり、慎重に管理されている。そのため、中枢神経系に出入りする物質は厳しく制御される。体内に投与された物質が中枢神経系へ入りこむことは容易ではなく、脳と脊髄で働く薬物を設計する際には、この点を考慮することがきわめて重要になる。神経細胞に作用する物質のなかでも、血液─脳関門を通過できないものは、脳に影響を与えることなく末梢神経に作用させることができる。たとえばベータ遮断薬には、不安に襲われたときにアドレナリンがおよぼす影響をほぼ遮断する働きがあるが、もしこれが相当な量、脳に入ってしまえば、患者は強烈な眠気に襲われることになる（副作用はほかにもいくつかある）。このため一般に使われているベータ遮断薬の大半は、比較的脂溶性が低くつくられている。

薬物と脳

痛みと鎮痛薬

痛みは医学が扱う問題のなかでも、とくに重要かつ対処がむずかしいものだ。痛みの管理に対して現在とられている対処法としては、薬物が格段に広く用いられており、またもっとも有効なものである場合が多い。

痛覚を仲介する感覚神経細胞は、侵害受容器と呼ばれている。侵害受容とは組織の損傷を検知することだ。痛みとは、通常は侵害受容の後におとずれる心的および感情の状態を意味し、急性（痛みの原因が消えれば消える）のものと慢性（最初の損傷と治癒の期間を過ぎても続く）のものがある。鎮痛薬は痛みを軽減する薬物だ。痛みと侵害受容については152〜155ページを参照してほしい。

痛みの経験

痛みの経験は通常、侵害受容からはじまる。侵害受容はたいていの場合、組織の損傷によってひき起こされる。慢性の痛みは、脊髄および脳内での感覚情報の扱われ方を変えてしまうことがあり、こうなると痛みの感覚は最初の侵害入力がなくなった後まで残ることになる。ごくふつうの強さで触れられる、押されるといったことが痛みとして認識されたり、とくに深刻なケースでは、なんの入力もないときに中枢神経系が痛みの感覚を発生させることもある。

薬物は痛みのシステムにさまざまな方法で作用を及ぼす。局所麻酔（284ページを参照）の場合は、神経インパルス（活動電位）を遮断することで神経の信号が送られないようにする。この章で取りあげる鎮痛剤は、損傷組織から発せられた痛みを伝える化学物質を遮断するか、あるいは神経系内のシナプスでこの情報の伝達を阻止する。

アセトアミノフェン

パラセタモールとも呼ばれるアセトアミノフェン（商標名「タイレノール」「パナドール」など）は鎮痛薬（解熱薬でもある）であるが、60年間も使われてきたにもかかわらず、その作用のしくみについてはあまり分かっていない。アセトアミノフェンが視床下部での熱や痛みに関する信号伝達に変更を加えていることは証明されており、またその鎮痛作用はカンナビノイド受容体（大麻の活性物質にも反応する）が関係していると考えられている。推奨用量を守っていれば安全だが、過剰に摂取すると有毒な副産物がつくられ、肝臓に取りかえしのつかない害を及ぼす。

抗炎症薬

イブプロフェンやアスピリンは抗炎症薬で、損傷を受けた細胞からの炎症シグナルを抑える働きをもつ。イブプロフェン（商標名「アドビル」「ニューロフェン」）は、

← 痛みは損傷を知らせる重要な信号であり、その原因は必ずつきとめて対処する必要がある。

痛みと鎮痛薬

薬物を使わない痛みの緩和

損傷組織への血流を増やすことによって痛みを伝える化学信号を除去する塗布薬やマッサージのほかにも、薬物を使わない痛みへの対処法がある。経皮電気神経刺激（TENS）は、脊髄付近の皮膚に電流を流して侵害受容器のない神経線維を興奮させ、大量の感覚情報を送りこんで脊髄を刺激であふれさせることで、侵害受容器の活動をおおい隠してしまおうというものだ。また、これとはまったく別種の鎮痛法として催眠がある。催眠は患者の心理を痛みの認識から分離してしまうため、麻酔薬アレルギーのある人でも手術を受けられるようになる。

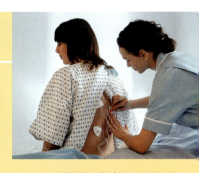

↑ TENS機器は出産の痛みを軽減してくれる。

痛みに関連する信号伝達を阻害することによって鎮痛の効果を発揮する。損傷を受け、炎症を起こした細胞組織は痛みを伝える化学信号を発し、これが侵害受容器によって検知された後、脳で痛みであると解釈される。鎮痛剤が痛みを伝える物質の生成を抑えると、痛みの感覚が軽減されると同時に腫れも抑えられるため、傷の治りが早くなる。

イブプロフェンと同じく、アスピリンも痛みを伝える物質の生成を抑えて、侵害受容と腫れを軽減する。アスピリンの鎮痛作用はある種の片頭痛に対してとくに効果を発揮する。抗凝血作用があることから、最近では心血管系治療薬としても使われるようになってきた。

そのほか、広く使われている抗炎症鎮痛剤としては、インドメタシン（商標名「インダシン」）、セレコキシブ（商標名「セレブレックス」）、ジクロフェナクなどがある。経口で飲む錠剤もあるが、皮膚に塗布して損傷範囲に薬剤を集中させる軟膏もある。これらの抗炎症薬の作用は、侵害受容器の活性化を抑えることにある。

コデインやその他のアヘンアルカロイド

アヘンアルカロイドとはケシ由来の薬物を指す。痛覚の伝達と知覚を調節する受容体システムに作用するもので、その効能は数世紀前から知られていた。アヘンチンキや、のちの時代にアヘンから分離されたコデインやモルヒネは、史上初の広範に使用された強力な鎮痛薬となった。オピオイド性鎮痛薬（合成アヘンアルカロイド）の強さや中毒性は種類によってさまざまだが、コデインは作用がかなりおだやかなため、国によっては処方箋なしで一般の鎮痛薬の「フォルテ（超強力）」タイプとして入手することができる。オピオイドについては298〜299ページでさらに詳しく見ていく。

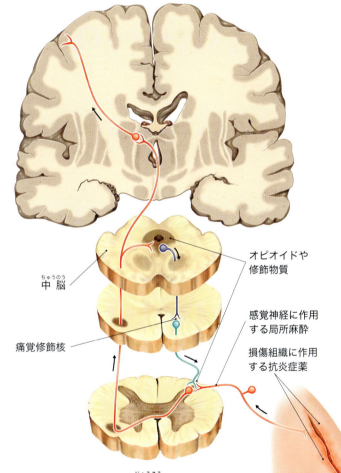

中脳
オピオイドや修飾物質
痛覚修飾核
感覚神経に作用する局所麻酔
損傷組織に作用する抗炎症薬

↑ 痛みの程度は、脊髄を上行する侵害刺激と、この信号に対するフィードバック制御によって決まる。身体の外から入ってくる刺激は下行性のフィードバックを生じさせ、これが神経を通る信号の量を抑制する（青い矢印）のだが、オピオイドなどの修飾物質にはこの抑制作用を高める働きがある。麻酔薬や抗炎症薬は、入ってくる損傷信号を抑制するように働く。

一般的な薬と脳

医師にとっても一般の人びとにとっても、深刻な病から日常的な不調まで対応できる、驚くほど種類豊富な薬の数々は、頼りになる存在だ。こうした薬のなかには脳の機能に働きかけるものもあり、このページではとくに広く使われているものについて解説する。

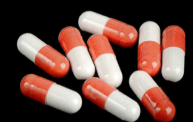

風邪とインフルエンザ用のカプセル。

　脳内の化学物質や電気インパルスのバランスを修復したり調整したりする薬物は、脳の活動の修飾や制御、あるいは中枢神経系の疾患の治療に使われる。

ベンゾジアゼピン誘導体

　ベンゾジアゼピン誘導体（商標名「バリウム」「ミダゾラム」など）は、神経伝達物質GABAが本来有している抑制作用を増幅させる。GABA受容体を刺激することによって、その作用を強めるのだ。各種ベンゾジアゼピン誘導体はそれぞれが脳の違った部位に働きかけるため、薬によって鎮静、抗けいれん、解離（現実世界から離れている感覚を作りだす）などさまざまな効能がある。

　ベンゾジアゼピン誘導体の作用はその多くがアルコールと共通しているため、アルコール中毒者が禁酒をする際の不快な症状を軽減する目的でもよく使われる。作用が共通しているという事実はまた、ベンゾジアゼピン誘導体のような鎮静薬をアルコールと併用すると、予想のつかない危険で強烈な作用が生じる可能性を示唆している。

睡眠薬

　睡眠薬は一般に不眠症の治療に使われる。「睡眠薬」というと「眠りを誘う薬」のように思えるかもしれないが、これは眠りというよりも無意識状態に誘導する薬であり、つまりは自然な眠りのサイクルに入れるよう、患者の活動を抑えるものだ。

　鎮静作用のあるベンゾジアゼピン誘導体（「テマゼパム」など）は、睡眠薬として用いられることが多い。同じく一般的な睡

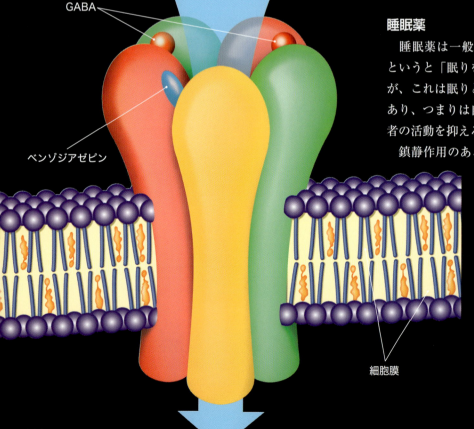

← 神経伝達物質GABAの分子がシナプスにあるGABA受容体の結合部位に入りこみ、細胞膜にあるチャネルを開く。GABA受容体に独自の結合部位をもつベンゾジアゼピンは、GABAの抑制作用を増強する。

眠薬であるフルニトラゼパム（商標名「ロヒプノール」）もまたGABAを活性化させる作用をもつが、その方法は前者とは異なる。ロヒプノールや類似の薬品は、いわゆる「デートレイプ」に及ぶ犯罪者が、ひそかにアルコールに混ぜる薬品として使われることが多かった。飲むと眠気を誘われる感覚は最初アルコールに似ているが、じきに意識と記憶を失わせる。こうした乱用のため、現在流通している睡眠薬の多くは水に溶けにくい錠剤となっており、また飲み物に混ぜこむと確実に濃い色を発する着色料が加えられている。

抗不安薬

抗不安薬は不安を軽減する薬物だ。ベンゾジアゼピン誘導体（商標名「ザナックス」「バリウム」「クロノピン」「リブリウム」「アチバン」など）のほか、類似の効果をもつゾルピデム（商標名「スティルノックス」「アンビエン」）などがある。抗不安薬はとくに大脳皮質およびストレスに関係する脳部位である扁桃体に作用する。解離感覚をひき起こすベンゾジアゼピン誘導体「ミダゾラム」は、不快だが人体には無害な医療行為を行う際によく用いられる。この薬はあらたな記憶の形成を一時的に停止する作用をもつため、たとえば患者が大腸内視鏡検査を受けたとしても、本人にその記憶が残らない。

抗ヒスタミン薬

抗ヒスタミン薬（米国の「ベネドリル」など）は、全身の免疫系からヒスタミンが放出されることによって起こるアレルギー反応を鎮めるための薬物だ。いっぽうで、ヒスタミンは脳内の神経伝達物質でもあり、大脳皮質の覚醒を助ける作用をもっている。抗ヒスタミン薬のなかには、血液—脳関門が若干ゆるい視床下部から入りこみ、一帯に作用して眠気をひき起こすものもある。最近の抗ヒスタミン薬の多くは眠くならないというのが売り

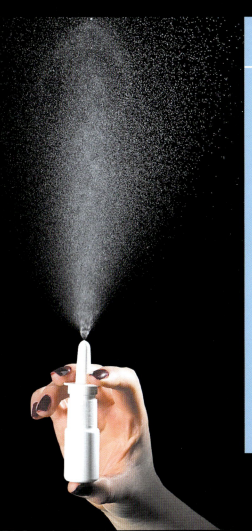

↓ 抗ヒスタミン剤は脳に達すると注意力に影響を及ぼす可能性がある。鼻のなかに直接スプレーすれば、不必要な副作用を緩和できる。

プラセボ効果

薬物の効能を解き明かすための研究は数多く行われているが、なかでも重要な課題の1つが、神経系と体内のほかの系とのあいだで起こる複雑な相互作用だ。もしある薬物に効き目があると「考えられている」場合、その事実が薬のもたらす効果を大きく後押しする要素となることが多い。薬の効果を説明されただけで治療効果が得られるこの現象はプラセボ効果と呼ばれ、その要素はあらゆる治療に含まれている。ときにはあえて無害な薬が処方されることもあり、そうした薬自体もプラセボと呼ばれる。研究者は、ある薬の科学的な有効性を示すために、その薬がプラセボよりもはるかに大きな効果をもつことを証明するよう求められることも少なくない。

ヒトの神経系は自己調節される部分が大きく、神経伝達やその他の機能に加えられる操作に対して強く抵抗するため、ある薬物が有効かどうかを決めるにあたって、プラセボ、薬物、自己調節のそれぞれによる効果を見分けるのはひじょうにむずかしく、薬物とはまったく関係がない場合も多い。有用なプラセボ反応をひき起こし、かつ危険な副作用もない薬は、たとえ薬理学的な作用がほとんどなくとも、有益な存在と見なされる。

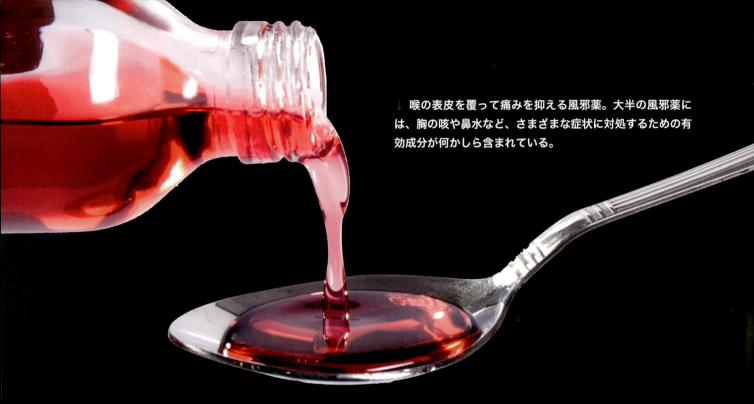

↓ 喉の表皮を覆って痛みを抑える風邪薬。大半の風邪薬には、胸の咳や鼻水など、さまざまな症状に対処するための有効成分が何かしら含まれている。

だが、個人の反応にはかなりの差があるため、車の運転など危険をともなう行動をとる場合は、使い慣れていない抗ヒスタミン薬の効果は事前にしっかりとチェックしておきたい。

風邪と鼻腔の薬

　風邪やインフルエンザの薬には、プソイドエフェドリン（商標名「スーダフェッド」）やフェニレフリン（商標名「スーダフェッドPE」）を含むものが多い。これらの成分は鼻粘膜への血液供給を減らすことによって鼻腔粘液の分泌を抑える効果をもつ。充血緩和の効果はプソイドエフェドリンのほうが高いが、違法アンフェタミンをつくる原料になることから、アメリカでは手軽に入手できないようにするための法律がつくられている。プソイドエフェドリン自体は中枢神経系興奮薬であり、夜使用すると眠りにくくなることがある。このため、夜中に風邪の症状を緩和する薬としては抗ヒスタミン剤が用いられる場合が多い。

抗うつ薬と抗精神病薬

　うつ病などの精神疾患はさほど珍しいものではなく、投薬は一般的な治療法となっている。抗うつ薬は気分の落ちこみを緩和し、抗精神病薬は統合失調症や双極性障害といった精神疾患の症状の多くを軽減する。

　抗うつ薬と抗精神病薬の種類はきわめて多岐にわたり、それぞれがまったく異なるメカニズムで働くうえ、その作用は完全には解明されていない。こうした薬への反応は個人差が大きく、ある人にとっては安全で有効な処方が、別の人にとっては有害で危険ということもありうる。気分や認知の微妙な調整をする段階でさまざまな副作用が起こることも考えられ、患者はひどい副作用をもたない有効な薬と出合えるまで、長い期間我慢を強いられることが少なくない。この種の薬では、脳内での調整がゆっくりと進むため、効果が明確に現れるまで数週間かかるのがふつうだ。

てんかんなどに対する抗痙攣薬

　てんかんのほか、脳外科手術や怪我、感染症の後遺症なども、発作をひき起こす原因となる。発作には部分発作と全身発作があり、それぞれ脳の一部、あるいは全体に影響を及ぼす。脳内での発作活動は脳波検査（EEG）で確認することができ、発作のタイプごとに特徴的なパターンを示す。全身発作は、たとえば身体のあちこちがいっせいに動いたり、けいれんをともなうもので、欠神発作の場合、患者はふいに周囲への認知を失い、数秒間じっと目を見開いた後、ふだん通りの動きに戻る。て

んかんへの対処法は薬物治療が中心だが、まれに手術や脳深部電気刺激が効果をあげるケースもある。ある種の小児てんかんでは、食事を変えることも有効とされる。

　発作を制御する薬物は一般に、3つのメカニズムで作用する。抑制性神経伝達物質であるGABAの作用亢進、ナトリウムチャネル阻害による神経細胞の発火頻度の抑制、カルシウムチャネル機能の阻害だ。薬物によっては、興奮性神経伝達物質であるグルタミン酸の活動を抑えるものもある。抗けいれん薬の多くには、眠くなる、意識がぼんやりするといった副作用があり、よりすぐれた薬を開発するための研究がさかんにおこなわれている。抗てんかん薬の一部は、気分を安定させる作用があることから、不安障害や双極性障害の治療に使われている。

↓ 下の脳波記録は、てんかん発作による典型的な脳活動の異常を示している。脳の興奮と抑制の繊細なバランスを薬で制御するのは、簡単なことではない。

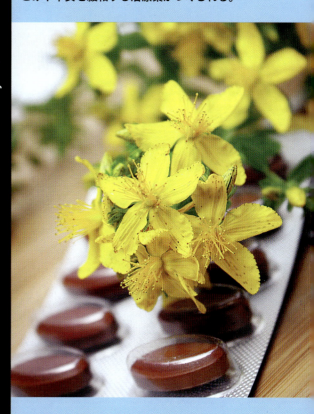

↓ セントジョーンズワートの花からは、軽い気分の落ちこみや不安を緩和する治療薬がつくられる。

生薬

ハーブ（薬用植物）の抽出成分や製剤は、さまざまな健康問題に対する代替治療薬として、スーパーや薬局で販売されている。セントジョーンズワート（セイヨウオトギリソウ）など、科学的な検証によってかなりの効果が証明されているハーブがあるいっぽうで、病に対する確固とした効果をもたず、実際には食品でしかないものもある。植物などの天然素材からつくられた製品が身体にいいと考える人は多いが、植物由来の化合物はその多くが有毒で、その植物を食べようとする動物を害するために進化してきたものだ。

　生薬の摂取にあたっては、適切な助言を受けることをおすすめする。医学の専門家の話を聞いたり、客観的な証拠を確認するなどして、製薬会社や販売店の売り文句や、インターネット上のうわさをあてにしないようにしたい。

薬物と脳

嗜癖

薬物嗜癖は一般に、身体と心が薬物に依存することだと定義される。依存状態にある人間は、薬を求めるために本来優先すべきことを後まわしにしたり、場合によってはやめてしまい、本人の自由意志は不自然な欲求を満たすために妥協を余儀なくされる。

私たちが生きていくためには、食料、家、安全といった必要な物を探し求める意欲が必要だ。神経系の動機づけシステムは、私たちに必要に応じた行動をとらせる。たとえば脱水症状があれば、私たちは急いで飲み水を探すことになる。

この動機づけシステムに干渉する薬物は、摂取を続けると私たちの行動パターンを変え、生きるための行動の代わりに薬物を求める行動を取らせる。それは優先順位を少し変えるといった程度の場合もあれば、ときとして安全や本当に必要な物を無視するほど悪化することもある。このように、何かを害してまで薬を求める状態を一般に嗜癖と呼ぶが、嗜癖を正確に定義することはむずかしい。

嗜癖とはなにか

嗜癖という概念は主観的なものだ。ある人にとっては制御できる習慣だったり、個人的な自由であるものが、別の人からは慢性的な薬物乱用に見えることもあり、また各種心理学、精神医学の専門機関による定義も実にさまざまだ。とはいえ、ある人が薬物を使っていて、それが本人の健康や社会生活にマイナスの影響を与えており、かつその人が薬を使うのを減らしたいと思っているのにそれができない場合、それは薬物嗜癖であるといえるだろう。

嗜癖は一般に、心と身体の両方が依存するものだと考えられている。身体的な依存が起こるのは、使用者の身体が薬物のたびかさなる使用に適応してきたときだ。こ

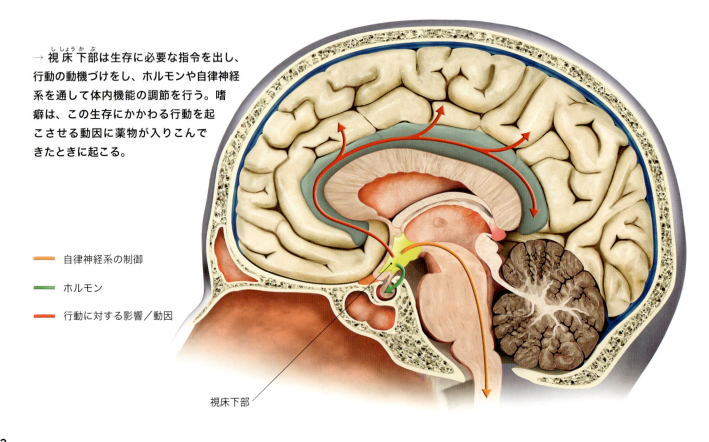

→ 視床下部は生存に必要な指令を出し、行動の動機づけをし、ホルモンや自律神経系を通して体内機能の調節を行う。嗜癖は、この生存にかかわる行動を起こさせる動因に薬物が入りこんできたときに起こる。

— 自律神経系の制御
— ホルモン
— 行動に対する影響／動因

視床下部

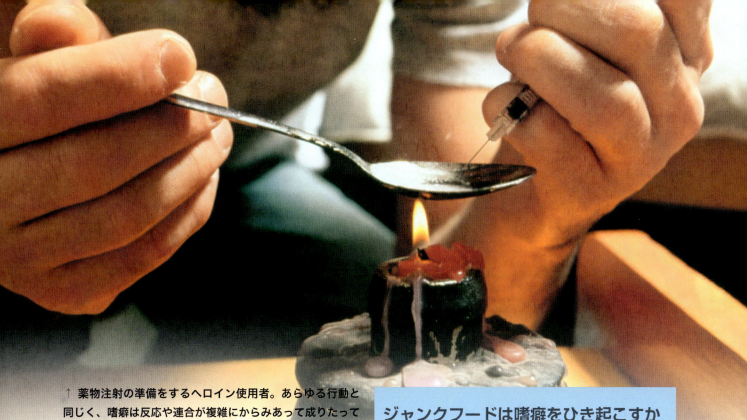

↑ 薬物注射の準備をするヘロイン使用者。あらゆる行動と同じく、嗜癖は反応や連合が複雑にからみあって成りたっている。

の現象を耐性と呼ぶ。耐性が生じると、最初のころと同じ効果を得るためには、摂取する薬物の量を継続的に増やさなければならない。心理的な依存とは、使用者みずからが自分は薬なしにはやっていけないと思いこむことで、これは身体的な依存がなくとも起こりうる。

治療と原因

神経系は生存の可能性を高めるために存在するため、こうした報酬と動機づけの回路は、あらゆる機能の奥深くに織りこまれている。たとえば人間の知覚は、現在必要としているものに影響を受ける。のどが渇いているとき、水が目に入りやすいのはそのせいだ。これが嗜癖の治療や研究を、ひじょうに困難にしている。さらには薬物嗜癖の特徴である薬の過剰消費は、関連の神経伝達物質系に多大な影響を及ぼすため、嗜癖の治療には受容体の発現システムを元の状態に戻すことと、行動の動機づけを変えることの両方が求められる場合が多い。

薬物嗜癖の根底にある要因は複雑だ。ある人が嗜癖におちいりやすいかどうかは、本人の遺伝子構造、精神の状態、家族の支え、環境、そしてその薬物独自の性質によって決まる。

ジャンクフードは嗜癖をひき起こすか

空腹時に物を食べる満足感は、強力な報酬となる。ある種の食べ物（チョコレートや油っこいものなど）はとくに大きな喜びを生み、ストレスを感じているときにはむしょうに食べたくなる。この効果はときとして薬物嗜癖とひじょうによく似た食習慣を生み、そこにはまた嗜癖と共通の生物学的回路が関わっている。こうした行動の際に喜びの信号をもたらすドーパミンは、肥満と薬物嗜癖の両方において類似の役割を果たす。脂肪や糖分の多い食べ物を過剰に摂取した後に続くのは、典型的な嗜癖のパターンだ。食べる量を減らしたいと強く思っているのに減らせない。健康や社会的な関係を害してもその習慣を続ける。食べられないと、不快な禁断症状のようなものを感じる。こうした見方には異論もあるだろうが、体重を減らそうとしている太りすぎの人びとが感じている苦しみや渇望は、みずからの習慣を改めようとする薬物使用者のそれとよく似ている。ストレスを感じている時期に確立された食習慣は、徐々に変えることがむずかしくなり、一時的な安心感を得るために、さらに多くの量を食べることになる。

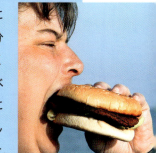

薬物と脳

アルコール

ニコチンやカフェインとともに、アルコールはもっとも広く利用され、社会に受けいれられている薬物だ。まず間違いなく、あらゆる薬物のなかでもっとも中毒になりやすいものだといえるだろう。

→ アルコールの影響は、摂取量が増えるにつれて多幸感から不安感へ変わる。

アルコールは神経系やその他の身体の部位に複雑に作用し、その影響は代謝から精神的なものまで多岐にわたる。中枢神経系におけるアルコールの影響は、おもに神経伝達物質GABAがもつ抑制機能に影響を及ぼすことが原因だと考えられており、これは脊髄よりも脳に対してはるかに大きな作用を及ぼす。脳にあるGABA受容体のなかには、とくにアルコールに感受性の高いものが存在し、そのうち一番影響を受けやすいものは前頭葉と小脳にある。

脳への影響

前頭葉の抑制機能が高まると、将来について計画を立てたり、心配したりといった能力が低下する。これが人が好んでアルコールを飲み、リラックスした気分になる理由だ。判断や意思決定が阻害されるので、人はことのなりゆきを気にせずに、より自由に行動できるようになる。

アルコールをさらに大量に摂取した場合は、運動を微調整する小脳の能力が失われ、筋肉の協調機能に影響が出る。まともな判断ができず、かつ筋肉の協調が阻害された状態は、その両方を必要とする車の運転においてはとりわけ深刻で、法律でアルコール摂取量が制限されているのはそのためだ。

血流に含まれるアルコールは、内耳にあり、リンパ液で満たされた蝸牛管にも入りこむ。すると管内の濃度が変わって対流が起こり、前庭系と脳がこれを不快な回転として解釈すると、吐き気やバランス感覚の喪失がひき起こされる。大量に摂取した場合、アルコールは神経系のさらに広い範囲に抑制作用を及ぼし、意識を失ったり、血中濃度がきわめて高くなった場合は死に至ることもある。

二日酔い

アルコールには利尿作用があり、消化管での水分の吸収を阻害するため、組織が徐々に脱水状態になる。水分

← 体内のアルコール量はアルコール血中濃度（BAC）で表される。左のグラフはBACが上がるにつれて現れる典型的なアルコールの影響を示している。

血中アルコール濃度（%）	影響
0.40	昏睡、呼吸停止、死亡の可能性
	意識消失
0.30	歩行に補助が必要。意識の完全な錯乱。吐き気と嘔吐
	動き、視覚、バランスの機能がひじょうに大きく低下。多幸感に代わり、不安、攻撃性、吐き気が発生
0.20	
	運動協調、発話、バランス、視覚、反応時間、聴覚の機能が大きく低下。抑制を欠いた行動と多幸感。運転時に衝突死亡事故を起こす可能性は12〜20倍
0.10	
0.09	
0.08	バランス、発話、視覚、反応時間、聴覚の機能が若干低下。多幸感。判断、論理、記憶に障害
0.07	
0.06	
0.05	くつろぎ、暖かさ、多幸感。論理や記憶の機能が若干低下
0.04	
0.03	安心、くつろぎの感覚。運動協調にはほぼ影響なし
0.02	
0.01	
0	

アルコール

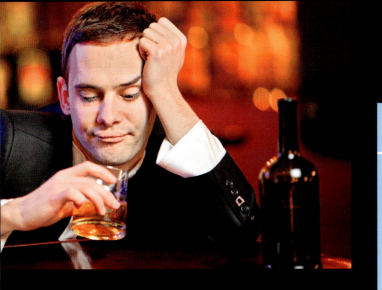

安全な摂取量は？

医学の専門家は、1日2杯以下の摂取量であれば、アルコール関連の疾患や外傷による健康被害の生涯リスクを抑えられるとしている。あまり時間をあけずに大量のアルコールを摂取するとさらに害が大きくなるため、1度の飲酒での摂取を4杯以下にすることも肝要だ。

安全なアルコール摂取量は個人差が大きく、健康やライフスタイル、遺伝要因にも大きく影響されることを認識しておかなければならない。自分の適量を知るためには、医師に相談するといいだろう。

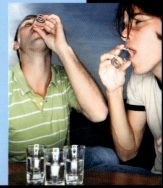

が不足した脳はわずかに収縮し、これが頭蓋骨内部から脳表面へつながる血管を緊張させると考えられている。脳自体は侵害受容器をもたないが、引っぱられた血管が強烈な痛覚を生み、二日酔いの頭痛を発生させる。さらに、大量のアルコールを処理したことによってつくられた有害な代謝の副産物や、アルコール飲料に含まれる化合物などが体内に残っている場合もある。

アルコール依存

アルコールへの依存は、耐性の形成によって徐々に悪化する。本人が望むだけの効果を得るためには、より大

長期の健康被害

薬物と脳

コーヒーとタバコ

カフェイン（コーヒーに含まれる）とニコチン（タバコに含まれる）は、一般に広く使われている「日常の薬物」だ。適度なカフェイン摂取は安全だが、喫煙は命にかかわるさまざまな危険をはらんでいる。

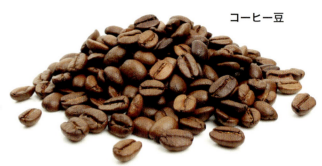

コーヒー豆

カフェインはコーヒーだけでなく、紅茶、ソフトドリンク（とくにコーラ類）、チョコレートなど、多くの食品に含まれている。人間の精神や代謝にさまざまな影響を及ぼすが、その原因は脳のアデノシン受容体を阻害することだと考えられる。アデノシン受容体は通常、脳の活動をわずかに弱める働きをするため、これを阻害すると覚醒感や思考が明晰になった感覚が強くなる。しかしカフェインの過剰な摂取は精神の錯乱や動揺を招き、また心循環系にストレスをかける原因となる。

カフェインの作用は長期間持続する。カフェインの体内半減期は5時間超であり、つまりは摂取した量の半分はそれだけの時間が経ってもまだ効力を保っているということだ。だから午後にコーヒーを飲めば、何時間も経ったあとでも睡眠が阻害されることがある。

ニコチン習慣を断つ

ニコチンは報酬系に直接作用するため、きわめて嗜癖性が高い。喫煙をやめることはとてもむずかしく、これは喫煙行動が、論理的かつ理性的な思考よりも、ずっと深いレベルにある優先順位の決定機構によってひき起こされているためだ。継続的に低量のニコチンを摂取したり（ニコチンパッチ）、健康被害が少ない方法で摂取する（ニコチンガム）など、禁断症状を抑える治療法はいくつもあるが、これらはどれもニコチンの摂取をやめることにともなう不快感を一時的に和らげるにすぎず、喫煙習慣におけるはるかに複雑な問題が解決されるわけではない。報酬系は必要に応じて行動を形成するため、長年ニコチンで人為的な刺激を与えつづけていると、喫煙に関係する行動が喫煙者にとって変えがたい、重要なものとなってくる。脳内にはニコチンを求める回路が事実上形成され、禁断症状が収まってから長い時間が経っても、喫煙をしないことが間違ったことのように感じられたり、タバコを吸いたい気持ちが消えずに残ってしまうことがある。

「チャンピックス」はニコチン受容体を阻害する作用をもち、禁煙を補助するために使われる薬だが、脳と自律神経系のアセチルコリンの作用を減弱させることによるさまざまな副作用があるとされる。

→ アメリカ大陸原産の植物であるタバコを吸う習慣は、世界中に広まっている。世界の成人のうち、10人に1人の死因はタバコだ。

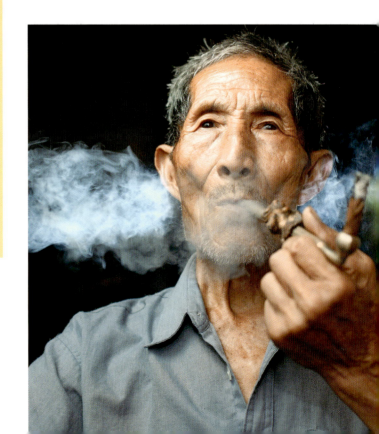

コーヒーとタバコ

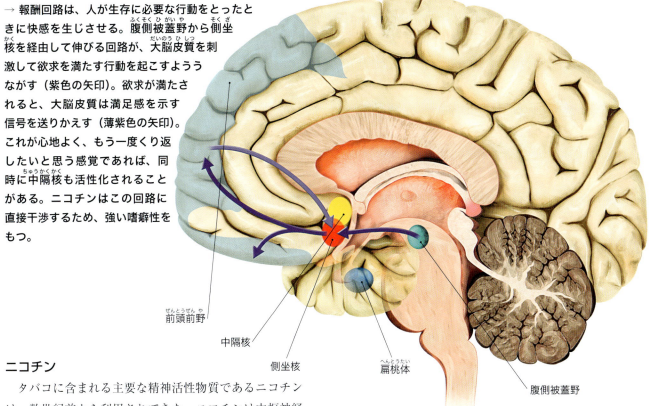

→ 報酬回路は、人が生存に必要な行動をとったときに快感を生じさせる。腹側被蓋野から側坐核を経由して伸びる回路が、大脳皮質を刺激して欲求を満たす行動を起こすようながす（紫色の矢印）。欲求が満たされると、大脳皮質は満足感を示す信号を送りかえす（薄紫色の矢印）。これが心地よく、もう一度くり返したいと思う感覚であれば、同時に中隔核も活性化されることがある。ニコチンはこの回路に直接干渉するため、強い嗜癖性をもつ。

前頭前野　中隔核　側坐核　扁桃体　腹側被蓋野

ニコチン

タバコに含まれる主要な精神活性物質であるニコチンは、数世紀前から利用されてきた。ニコチンは中枢神経を刺激するが、習慣的に喫煙をする人間に対しては心を落ち着かせる効果をもつ。ニコチンによって活性化されるのはアセチルコリン受容体だ。これは覚醒の度合いや、筋肉や内臓器官の統制を担当する受容体で、神経系における主要な報酬回路の神経細胞を直接刺激する。タバコに含まれるニコチン以外の化合物は、ドーパミンやセロトニンなどの神経伝達物質の分解作用に干渉し、これが快感を生じさせて、中毒性をいっそう高める。

長年タバコを吸いつづけ、依存症になった喫煙者のドーパミン系は中毒状態にひじょうに適応しており、ニコチンの作用にとても敏感だ。ニコチンを摂取すると、脳内のドーパミン神経終末が活性化されるが、ニコチンが結合する受容体の感度は、タバコを吸っているあいだ、ほぼずっと低下した状態になる。やがて受容体の感度が回復すると、喫煙者はこの回復によって生みだされた不快な感覚（禁断症状）を遮断するために、もう1本タバコを吸いたくなる。タバコを吸うとドーパミンが放出されてまた快感が生まれ、これがさらに喫煙習慣を強化する。1回に摂取するニコチンだけで、この適応プロセスを発動させるには十分な量であり、ニコチン受容体の感度の変化は数週間持続される。

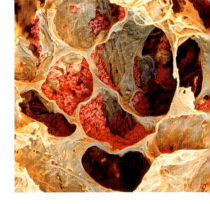

→ ニコチンはタバコ嗜癖の原因物質だ。タバコに含まれるその他の有害化合物は、がんや深刻な肺の損傷（写真）をひき起こし、喫煙者を死に至らしめる。

ニコチン受容体は、運動神経系や自律神経系による内臓制御といった、体内の主要な制御系で使われている。これらの系は体内に摂取したニコチンからは厳重に遮断されているが、副交感神経系の神経細胞の集合体（神経節）には、喫煙の影響が及ぶことがあり、身体の各器官にさまざまな鎮静作用をもたらす。

喫煙はみずからの健康を害する行為のなかでも、最悪の部類に入る。喫煙による一般的な健康被害としては、口腔、喉頭、肺のがんのほか、心循環系の深刻な損傷が挙げられる。

薬物と脳

依存性薬物：
オピオイド誘導体とバルビツール酸誘導体

痛みや快楽の経路に作用するアヘンアルカロイド類とその関連薬物は、快感をもたらす効能にひかれた大勢の乱用者を生みだしている。アヘンアルカロイド類を大量に摂取すると、脳幹にある重要な生命維持システムの活動が抑制されるため、簡単に命を落とす危険がある。バルビツール酸誘導体はアヘンアルカロイドとは別種の中枢神経系抑制薬であり、アルコールに似た作用で脳の抑制系に影響を及ぼす。

エンドルフィン、エンケファリン、ダイノルフィンなどの神経伝達物質は、まとめて内因性オピオイドと呼ばれ、中枢神経系で損傷や痛みの知覚の制御に使われている。オピオイドには侵害受容によって生じるシナプス信号を阻止する働きがあり、侵害受容の結果として生じる痛みの知覚に対して強い影響力をもつ。この働きはたとえば、ストレスのかかる状況に置かれているあいだ、痛みを抑制するなど、通常の機能において有益な効果をもたらす。こうした作用はふだん神経系によって制御されているが、薬物を使って人為的に作動させることもできる。

依存性の高いオピオイド誘導体

前述のような働きをもつ薬物のなかでもとくに有名なのが、ケシの乳液から抽出されたアヘンアルカロイド類と、アヘンアルカロイドを化学的に改良したオピオイド誘導体だ。オピオイド類のなかにはまた、メサドン、ペチジン（商標名「デメロール」）、フェンタニルなど、完

↓ アヘンを収穫するアフガニスタンの農民。アヘンはケシから出る乳液を乾燥させたもので、数千年前から医療に利用されてきた。

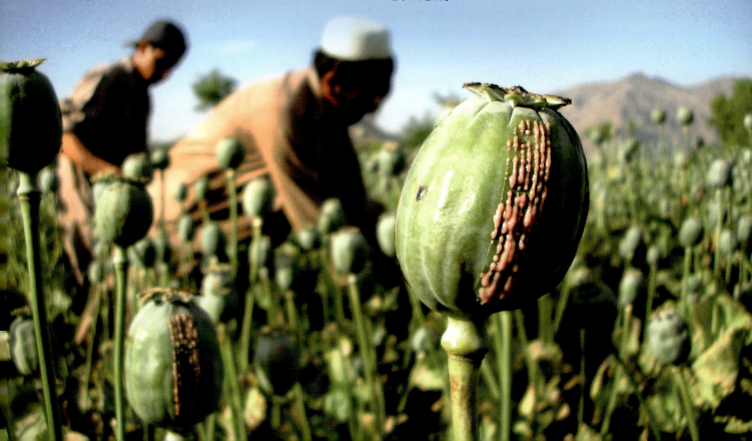

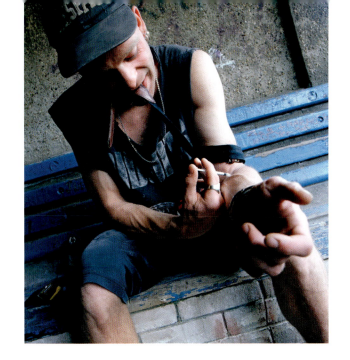

依存性薬物：オピオイド誘導体とバルビツール酸誘導体

← アヘンアルカロイド類の多くはきわめて強い嗜癖性をもち、常用者は健康、道徳心、人間関係をひどく害してもなお薬を使い続ける。

全に人工的に製造したものも含まれる。もっとも広く乱用されているアヘンアルカロイド類はモルヒネ（商標名「MSコンチン」）とコデイン、そしてオピオイド誘導体であるヘロイン、オキシコドン（商標名「オキシコンチン」）、ヒドロコドンなどだ。これらの薬物は経口で摂取でき、大半は肝臓で修飾を受ける（ヘロインをモルヒネに変換するなど）か、あるいは肝臓が介在しないさまざまな方法で修飾を受ける。皮下注射、あるいは静脈注射で投与できるものも多く、またヘロインのように、気化させて吸入したり、鼻から吸引して粘膜を通して摂取するものもある。

内因性オピオイドと同じく、アヘンアルカロイド類は神経系における損傷報告の伝達を鈍らせることによって鎮痛作用を発揮するため、痛みの感覚が和らいだり、消失したりする。オピオイド誘導体は医療においては鎮痛薬として用いられているが、その多くは多幸感や満足感をもたらす作用をもつゆえに強い嗜癖性を有する。オピオイド誘導体はまた、オピオイド受容体の発現を変化させて耐性を形成するため、同等の作用を得るためにより大量の薬が必要になる。過剰摂取は呼吸を阻害するので、使用量の増加は危険をともなう。

痛みを抑えて、かつ多幸感や耐性をつくらず、嗜癖性もないオピオイド誘導体を発見することは、製薬業界にとって大きな目標であり、もし実現すれば痛みの治療において多大な意義をもつ。現在、強力なオピオイド誘導体の処方と販売は厳重に規制されている。

バルビツール酸誘導体

バルビツール酸誘導体もまたよく使われる抑制薬だが、現在ではオピオイド誘導体に比べてあまり一般的ではなくなっている。「ネンブタール」や「セコナール」といった薬は、注射あるいは経口で摂取され、アルコールと同じくGABA受容体を活性化して、気分や神経系の機能にアルコールに似た作用をもたらす。たいていは1回分の定量を錠剤か注射で摂取するため、アルコールを飲むのに比べて個人向けに量を調整することがむずかしく、これが過剰摂取による呼吸抑制の危険を増大させている。

ナルコティクとは何か

違法薬物全般を指して「ナルコティク」という呼称が使われることがあるが、厳密には「眠気をもよおすもの」という意味であり、その定義に従えばオピオイド誘導体やバルビツール酸誘導体はナルコティクだが、アンフェタミン（中枢興奮薬）は違うことになる。薬物関連の法律においては、昔から「ナルコティク」はさまざまに定義されてきた。たとえば1970年の米国の規制物質法が起草された際には、コカインの麻酔作用は感覚麻痺を生じさせるもので、これはナルコティクの作用であるとされた。しかしコカインの主作用は興奮薬としてのものであり、こうした定義とは正反対である。このように「ナルコティク」という言葉は意味があやふやなため、薬物に言及する際には特定の薬品名を使ったほうが確実だ。

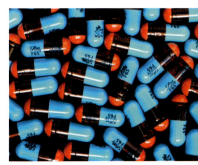

→ バルビツール酸誘導体はかつて不眠症や不安症に広く処方されていたが、習慣性があり、大量に摂取すると命にかかわることから、あまり使われなくなった。

薬物と脳

依存性薬物：中枢興奮薬

薬物の種類や強さにもよるが、中枢興奮薬は一般に人をより活動的に、かつ意識をはっきりとさせ、眠らずにいられるようにし、空腹感を減らし、気分を高揚させる。

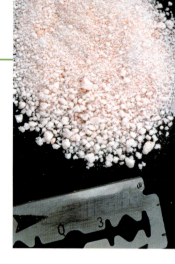

↗ 不純物が混ざっているためピンク色をしている違法アンフェタミン系薬物。薬の粒はカミソリの刃で粉状に砕かれる。

　合法的な中枢興奮薬には、カフェインやニコチン、そして呼吸器系の治療薬の成分として使われるエフェドリンなどがある。違法な中枢興奮薬はコカイン、クラックのほか、エクスタシー、「アイス」、メタンフェタミンといったアンフェタミン類など。

コカイン

　コカインは脳のドーパミン、アドレナリン、セロトニン系に強く働きかけて強烈な興奮と快感を生みだし、同時に心循環系に多大なストレスを与える。コカインの効力はきわめて強く、上記の神経伝達物質系を異常なレベルの刺激に強制的に順応させてしまうため、常習的に摂取すると脳の定常（ていじょう）状態が変質し、間断なく薬を使っていないと不調を感じるようになる。

　コカインを摂取する際には一般に鼻から吸引し、薬は鼻腔粘膜（びくうねんまく）から血流に直接吸収される。水に溶かして注射することも可能で、コカインのみ、あるいはほかの薬物の効果を変えるために混合させて用いる。薬物を混ぜて使った場合、ある薬物の効果が別の薬物の効果によって隠されてしまうと（たとえばコカインはヘロインの催眠効果を抑制する）、過剰摂取の危険性がひじょうに高くなる。

　クラックはコカインを化学的に修飾した薬物で、気化させて吸入できるため、肺にすばやく吸収され、コカインと似た効果がきわめて早く発現する。ヘロインの場合と同じく、発現の早さがクラックの中毒性を高めている。

アンフェタミン類

　アンフェタミンとその関連薬物（「アイス」、エクスタシー、メタンフェタミン）は、気分や報酬系に影響を与える複数の修飾性神経伝達物質に強く働きかける。注意力、覚醒感、集中力を高める効果があることから、軍隊やトラックの運転手などに利用されてきたが、快感を生みだす効果が知られると広く乱用されるようになり、やがて禁止されるに至った。

　アンフェタミンの派生薬物のなかには「クリスタル・メス（通称「アイス」）」のように、熱を加えると気化するよう化学的に処理されたものもある。気化した薬物は肺からじかに取りこむことができるため薬効がすばやく発現し、そのせいで中毒性が大幅に増大する。摂取法と

← 薬物を鼻から吸引すると、鼻腔内の血管が多く通っている粘膜に薬がじかに接触し、脳にすばやく到達する。

ADHD治療薬：処方による使用と、増える乱用

注意欠陥・多動性障害（ADHD）と診断される子供は珍しくなく、（米国においては）多くのケースでメチルフェニデート（商標名「リタリン」）や、デキセドリンとアンフェタミンの混合薬（商標名「アデラル」）などの興奮薬が、子供の注意力を向上させる目的で処方される。多動の子供に興奮薬を与えるという考えは一見、矛盾に思えるが、学説によれば、妨害行動は注意力の欠如によって起こるもので、こうした興奮薬によって改善される場合が多いのだという。神経系は、成長期を通じて神経伝達物質系の順応、適応を促していくが、継続的に興奮薬を摂取することによって、こうした成熟の過程に影響が出ることが懸念されている。成人後にどのような影響が出るかについても、分かっていないことが多い。

これらの薬はまた、広く入手できるせいで、とくに精神面の力を高めたいと考える学生を中心に乱用が広がっているが、気晴らし用として使われることもある。こうした目的で使用した場合、薬物の負の効果が強く現れるようになり、心血管へのストレスや深刻な睡眠障害によって妄想がひき起こされることもある。

しては、ガラスパイプのなかで熱して気化させたものを吸引するのが一般的だ。アンフェタミン類にはこのほか、錠剤として飲んだり、水に溶かしたものを注射で摂取するものもある。アンフェタミン類の化合物は、乱用すると強い耐性を生じ、精神病に似た状態におちいる危険性がある。体温調節にも影響するので、クラブのような温度が高い場所でエクスタシーを摂取すると脱水症状を起こし、場合によっては失命する。またアンフェタミン類の薬物を常用すると、心臓や、妊婦の胎盤血管などの循環系が損なわれる恐れがある。

→ ドーパミンは、重要度や興奮の強さを伝える、脳内の強力な信号として働き、シナプスを通じて神経細胞から神経細胞へと送られる。アンフェタミン類やコカインは、ドーパミンの放出を活性化させたり（アンフェタミン類）、再取りこみによる不活性化を阻害したり（コカイン）することによってシナプスにあるドーパミン量を変化させ、使用者の精神や感情の状態に強い作用を及ぼす。

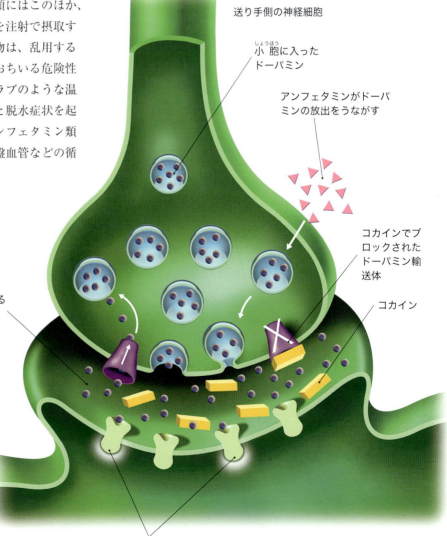

その他のおもな依存性薬物

大麻とLSDは、多様な快感を生む効果を目当てに乱用されている化学物質の仲間だ。麻酔薬や咳止め薬といった医薬品もまた、医療以外の目的で使いたい人にとって魅力的な作用をもっている。

数多くの化学物質が——合法的に広く手に入るものも含めて——娯楽目的で使用されている。その多くが心と身体に深刻な影響を及ぼすもので、長期間、大量に摂取した場合はとくに危険だ。

大麻

「大麻」という言葉はアサ科の植物カンナビス・サティバの葉、あるいはその抽出物を指す。活性成分はデルタ-9-テトラヒドロカンナビノール（THC）とカンナビジオールだ。乾燥させた葉と花のつぼみ（マリファナ）は、タバコのように吸うか食べて摂取する。いっぽう大麻から抽出した樹脂であるハシシは、気化させて吸引したり、タバコに混ぜて吸ったり、あるいは食物に混ぜて食べることもある。大麻製剤には、カンナビノイド系のさまざまな化学物質が含まれている。

カンナビノイド類のおもな作用は、多幸感、くつろぎ、痛みの緩和だが、記憶と運動協調も著しく阻害される。大麻の喫煙は、タバコと同様の深刻な健康リスクをひき起こす。

幻覚剤

リゼルグ酸ジエチルアミド（LSD）は大脳皮質のセロトニン神経伝達に強く作用し、鮮明な幻覚と情動反応をもたらす。LSDの有効量はきわめて少なく（数マイクログラム）、摂取方法としてはLSD溶液を直接口に入れるか目に垂らす、あるいは液体を紙に吸わせて乾燥させたものを口に入れるなどがある。LSDの効果は個人差が大きく、人によっては「バッドトリップ」——激しいパニックや誇大妄想的反応——を経験する。いっぽうでLSDはきわめて強力なため、ほかの薬物が混入されることによる危険（ほかの違法薬物においては一般的なリスク）がひじょうに低い。

シロシビン、メスカリン、ジメチルトリプタミン（DMT）は幻覚剤で、それぞれキノコ、サボテン、植物に高濃度で含まれる。どれも複数の神経伝達物質系に作用するが、セロトニン系との相互作用がある点は3つとも共通している。

ケタミン

全身麻酔薬であるケタミンが最

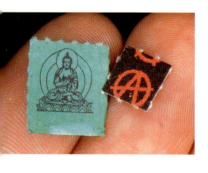

← LSDの有効量はわずか数マイクログラムで、写真のような、紙片に染みこませたものを使って摂取する方法もある。

医療に役立つ大麻

大麻の2種類の有効成分のうち、向精神（精神に変化をもたらす）作用、鎮痛作用はおもにデルタ-9-テトラヒドロカンナビノール（THC）によるもので、いっぽうのカンナビジオールは吐き気、不眠、不安、炎症に対して高い効果を示し、これら諸症状の治療に役立つ。このため、医療大麻（医療マリファナとも呼ばれる）は世界数ヶ国と米国の一部地域において処罰の対象から外されている。また治療に役立つ効果を向精神効果からより明確に分離することをめざして、合成カンナビノイド薬の開発と評価が進められている。

その他のおもな依存性薬物

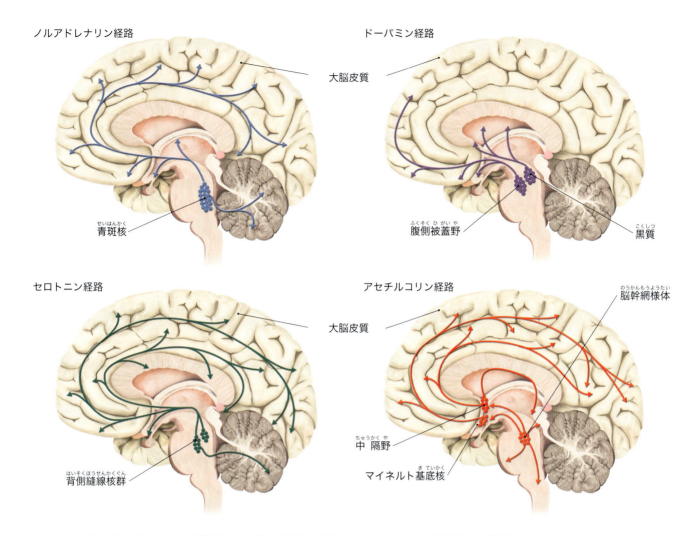

↑ 多くの向精神薬が、情緒にかかわるセロトニン、ノルアドレナリン、ドーパミン、アセチルコリンなどの神経伝達物質系に作用する。これらの神経伝達物質系は、大脳皮質の広範囲に影響を及ぼす。

初に作用するのはNMDA受容体で、脳の興奮性伝達を阻害して現実の知覚を著しく変え、解離と呼ばれる状態におちいらせる。この作用があるため、通常は筋肉注射によって乱用されるが、そうした乱用が薬物依存につながるかどうかについては議論がある。

デキストロメトルファン

一部の咳どめ薬に含まれているデキストロメトルファン（商標名「ロビタシンDM」）は、喉から伝わる刺激感をブロックすることで咳を鎮める。用量をはるかに越えて摂取すると、解離や幻覚（その他の副作用）をひき起こすため、それを目当てに広く乱用されている。デキストロメトルファンは合成オピオイドの化学派生物だが、作用はオピオイドよりもケタミンに似ている。

アナボリックステロイド

アナボリックステロイドは身体に筋肉をつくらせる作用をもつ合成ホルモンで、そのためアスリートによる乱用が多い。こうした身体への作用（および深刻な副作用）があるうえに、この薬剤は、脂溶性が高く血液-脳関門を通り抜けられるという特徴をもっている。一般の性ホルモンと同様、行動に影響を及ぼし、大量に摂取するとひじょうに激しく顕著な効果を表す。常習的な使用は攻撃性、暴力的な行動や抑うつにつながるが、その相関関係の一要因として、この薬を乱用したくなる人たちの性格も挙げられる。

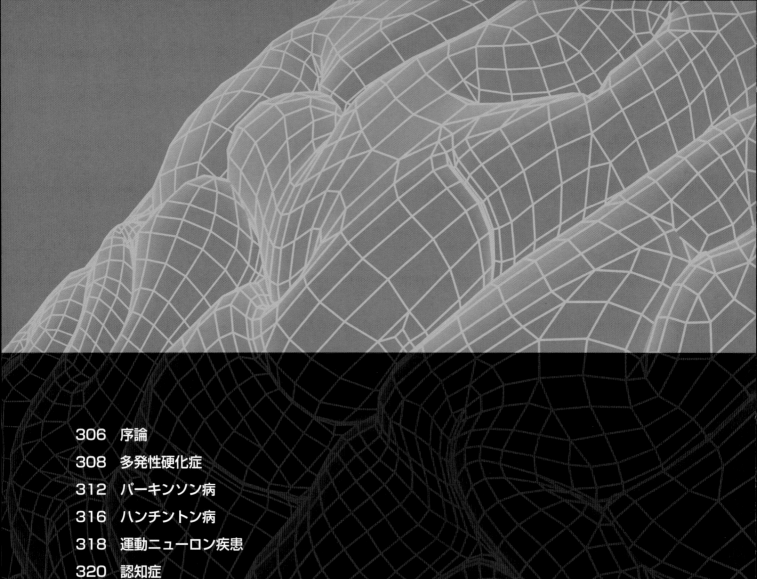

- 306　序論
- 308　多発性硬化症
- 312　パーキンソン病
- 316　ハンチントン病
- 318　運動ニューロン疾患
- 320　認知症

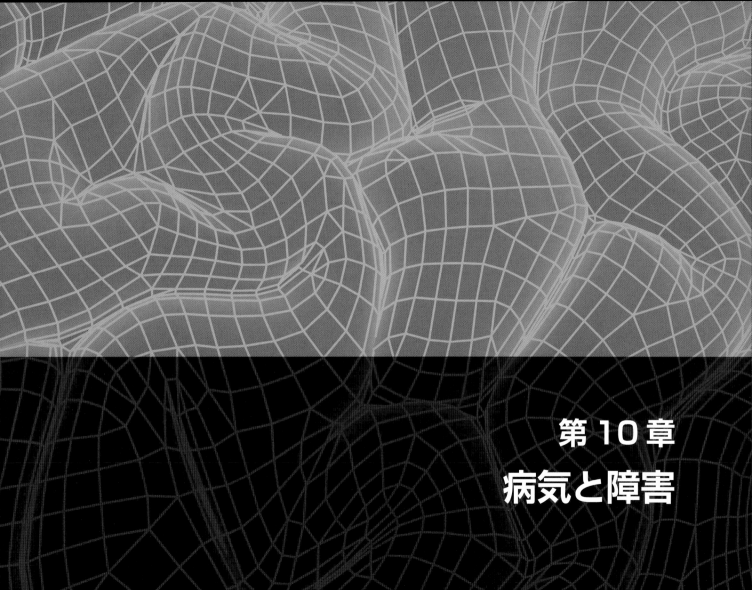

第 10 章
病気と障害

病気と障害

序論

脳の病気や異常が原因となって起こる問題は、軽度の知的障害から、数年かけて徐々に進行する機能喪失や突然死までさまざまだ。脳と脳血管の変性や炎症によって起こるこうした病気は、加齢とともに悪化し、医療費の増加と障害をひき起こす一大要因となっている。

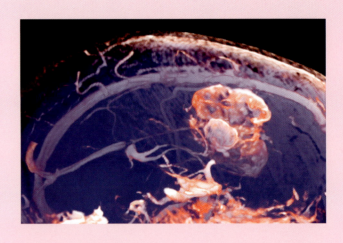

↑ 大きな神経膠腫（オレンジ色）をとらえたカラー立体MRI画像。神経膠腫は中枢神経系の腫瘍の一種で、グリア細胞に由来する。原発性脳腫瘍の約半数は神経膠腫だ。

脳の病気には発達性疾患と後天性疾患とがある。発達性疾患の原因は、発達過程の異常や、胎児期および出産直後期の環境に存在する有害因子で、後天性疾患の原因は成長してから起こる有害事象だ。実際には、脳疾患の大多数は遺伝子、ライフスタイル、環境といった複数の要因が組みあわさって発生する。

感染症と自己免疫疾患

脳と脊髄は内部構造がきわめてデリケートなため、血液脳関門に守られた特権的な場所に鎮座しており、そのせいで免疫系の細胞や分子は簡単には脳内に入りこめない。まれに体外からの侵入微生物（ウイルス、細菌、菌類、寄生生物）や、異常に活性化した体内の免疫細胞が、この関門を突破することがある。海綿状脳症（「狂牛病」、クロイツフェルト・ヤコブ病など）と呼ばれるひじょうに深刻な脳感染症群の原因は、異常タンパク質の一種（プリオン）であり、病気に感染した動物の肉を食べることによって体内に入ったり、あるいは脳神経外科手術で使われる器具の消毒が不十分だった場合に脳内に持ちこまれる。自身の免疫防御が脳と脊髄の白質を傷つけはじめると、多発性硬化症と呼ばれる、身体障害をひき起こす病を発症する。

脳卒中

脳への血液供給に生じる変化のせいで突如として機能を喪失することを脳卒中という。先進国の場合、脳卒中は毎年10万人に110〜250人の割合で起こり、また全死因の12〜14パーセントを占めている。発症の可能性は加齢とともに急速に上昇し、55歳を超えると10年ごとに倍増していく。患者の4分の3以上を65歳以上が占める。脳卒中は、1度生じるだけでも緊急の治療を必要とする重大な病気だ。脳卒中に見舞われた人の約3分の

譫妄

脳機能異常の大半は脳内部に生じた異常が原因だが、脳は酸素、栄養、ホルモンの供給を身体のほかの部分に大きく依存しているため、循環器系、呼吸器系、内分泌系、泌尿器系の機能に作用を及ぼすものは、なんであれ脳の機能にも多大な影響を与えうる。この関係がとくに顕著に現れるのが、譫妄と呼ばれる、錯乱、感覚異常、失見当識、恐怖、幻覚、興奮、情動不安をともなう乱れた精神状態だ。譫妄のおもな原因は、発熱、アルコールや薬物の禁断症状、頭部の外傷などで、心肺の不調がある高齢者などにもみられる。

1が死亡し、5分の1が一生涯、施設内で介護生活を送ることになる。

変性脳疾患

変性脳疾患の症状は、数ヶ月から数年かけてゆっくりと進行を続ける。この種の病気は、病変がどの部位を中心に起こるかによっておおまかに分類される。大脳皮質に影響があるもの（おもにアルツハイマー病や前頭側頭型認知症などの認知症）、大脳基底核と中脳の両方あるいはそのどちらかに影響があるもの（ハンチントン病、進行性核上性麻痺、パーキンソン病）、そして脳幹と脊髄の運動神経細胞に影響があるもの（運動ニューロン疾患）だ。

腫瘍

腫瘍とは単純にいえば細胞の集まりのことだが、良性腫瘍あるいは悪性がんを指す言葉として使われることが多い。脳にできる悪性腫瘍（原発性脳腫瘍）はおもに、グリア細胞が無制御に増殖して周囲の脳組織を侵食することに起因する。こうした神経膠腫を発生させる要因については、あまりよく分かっていない。脳には血液が豊富に供給されており、それはつまり、ほかの器官で発生したがんから循環してきた腫瘍細胞が脳にとどまり、あらたながんを形成しやすいということでもある。

↓ 加齢に関係する変性脳疾患の特徴は、神経細胞内部に神経原線維変化が蓄積することだ。同時に神経細胞の外側では、アミロイド斑が原因で神経細胞死、軸索の変性、軸索をおおう髄鞘の崩壊がひき起こされる。

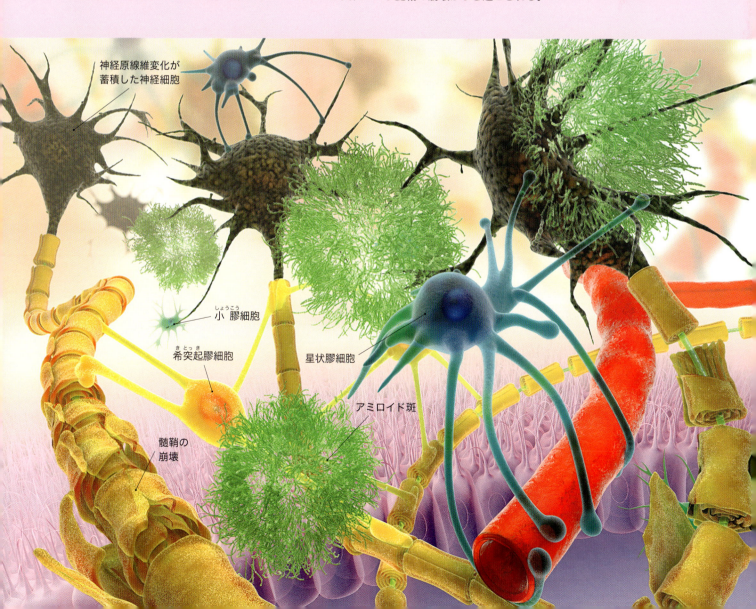

病気と障害

多発性硬化症

多発性硬化症は、身体が有する自己の防御系が中枢神経系組織を攻撃する自己免疫疾患だ。この病気になると、組織細胞を包む髄鞘が壊れて斑が形成される。これがさまたげとなり、神経細胞が発する神経インパルスの伝達や、中枢神経系全体を行き交う信号が阻害される。

多発性硬化症の初期症状は通常、視力に現れ、斑が視神経にできると片眼の視力を失い（球後視神経炎）、斑が視交叉にできると両目の視力を失う。場合によっては、最初に無色の背景に赤い点が見えるという症状が出た後に、ほかの色が見えなくなることもある。片方の手や足の疲労感とだるさもまた、よくみられる主症状だ。身体が異常な動きをしたり、うまく制御できないために患者はエネルギーを消耗し、深部腱反射回路の活動が増大するせいで手足の硬直がひき起こされる。

脊髄の白質に斑ができると、手足に針で刺されるような異常な感覚が生じ、随意筋や膀胱の制御に問題が起こる。脳幹の白質に斑ができると、眼球運動を調整する指令信号が妨害され、またその場所が小脳の白質であれば、体幹、四肢、頭部の協調のとれた筋活動がむずかしくなって、物を取ろうとしたときに身体が震えたり、手を必

↓ 多発性硬化症に侵された脊髄をとらえた蛍光写真。反応性星状膠細胞とグリア前駆細胞が、損傷を修復するためにタンパク質（赤と緑）を生成している。

→ 小膠細胞（円形の細胞）が希突起膠細胞（枝を伸ばした細胞）を取りこもうとしている様子をとらえた顕微鏡写真。小膠細胞は通常、免疫応答の一部として細胞残屑を取りこむ。多発性硬化症の患者の小膠細胞は、希突起膠細胞や軸索の髄鞘を攻撃する。

要以上に遠くへ伸ばしてしまうようになる。また大脳半球の白質に斑ができることもあり、この場合はいずれかの感覚に問題が生じたり、理由もなく多幸感を感じるなど、行動面での変化さえ生じたりする。後者の症状が現れるのは通常、前頭葉下部の白質に斑が形成され、前頭眼窩野からの出力を阻害するようになるためだ。

発作と寛解

多発性硬化症の特徴は、発作、寛解、再発という段階をくり返しながら、症状が現れたり消えたりすることだ。髄鞘の消失で生じる現症を元に戻すことはできないが、最初の発作から2〜6週間後に周辺組織の腫れがひいてくると、症状がやわらいで寛解の時期が訪れる。再発はおもに風邪や悪寒、怪我、過労、悪天候にさらされることが原因で起こるため、患者はこうした要因から身を守ることが重要だ。発作が起こるたびに、寛解の時期に症状が完全には消失しにくくなり、総体的な症状が悪化していく。

多発性硬化症の原因

現在の理論が、多発性硬化症のおもな原因として注目しているのは、ウイルスとビタミンDの欠乏とがもつ潜在的な役割だ。過去に伝染性単核球症をひき起こすエプスタイン-バー・ウイルスに感染したことがある人た

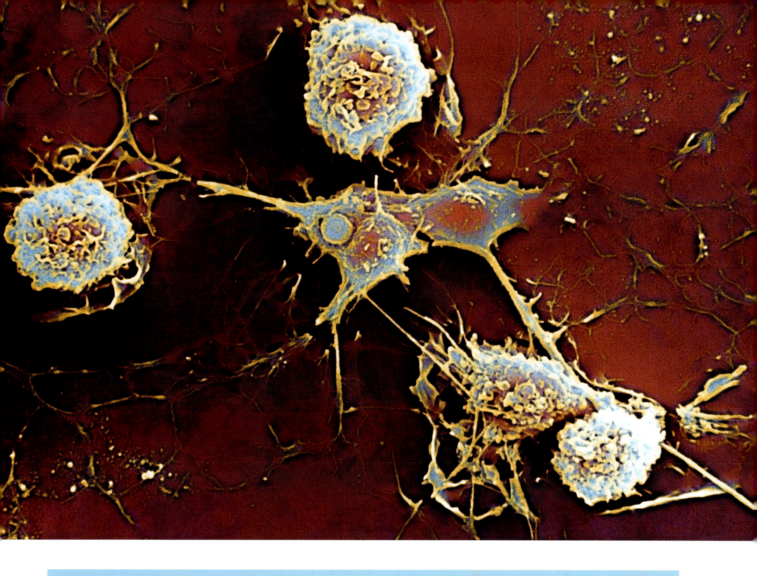

自己免疫疾患

多発性硬化症は脳の白質に生じる病気で、白質のところどころが炎症を起こしてミエリンを失い、硬化して斑を形成する（硬化症という名称はここからきている）。こうした作用がなぜ起こるのかといえば、Ｔリンパ球と呼ばれる白血球の一種が、中枢神経系のミエリンを異質タンパクと誤認して免疫系による攻撃をひき起こすためだ。この過程により軸索を包むミエリンが破壊され、神経インパルスの伝達の異常や、損傷を受けた軸索同士の「混信」が起こり、感覚異常が生じる。希突起膠細胞が損傷を修復しようとする結果、瘢痕（はんこん）組織が形成されることが多い。

→ 多発性硬化症がもたらすもっとも重要な変化は、軸索の髄鞘が損傷を受けることだ。これによって信号の伝達が遅く、異常になり、近接した軸索同士の混信がひき起こされる。

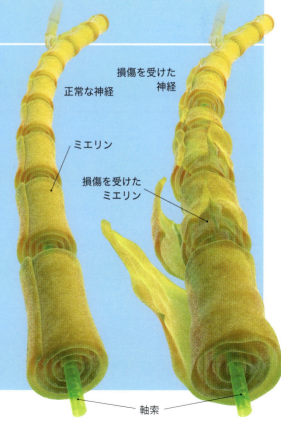

病気と障害

多発性硬化症の地理的、人種的分布

多発性硬化症を発症するのは、人口の大半をコーカソイド（白色人種）が占める場所ではおよそ10万人に100人だが、この数値には地理的な要因が大きく影響している。多発性硬化症の患者数は赤道から遠ざかるにつれて増加し、熱帯の国々よりも温帯の国々のほうがはるかに多い。いっぽうで、遺伝因子もまた主要な病因であることは間違いない。親が多発性硬化症を発症した場合、子の発症リスクは30倍であり、また一卵性双生児のいっぽうが発症した場合、もう一方の発症リスクは300倍にもなる。

ほかの人種と比べて、はるかに発症リスクが高い人種も存在する。発症リスクがとくに低いのはアフリカ系黒人とアジア人（相対的危険率はそれぞれ0.001以下と約0.06）で、もっとも高いのは北欧の人びと（相対的危険率は1.3）だ。また世界には数ヶ所、多発性硬化症の患者が驚くほど多い場所がある。発症リスクが高い場所に住むひとびとがリスクの低い場所へ移り住んだ場合、相対的危険率は低下するため、病気の発症には遺伝因子と環境因子の両方がかかわっていると考えられる。

→ スコットランド北岸沖に浮かぶオークニー諸島とシェトランド諸島は、世界でもっとも多発性硬化症の発生率が高いといわれている。年間を通じて日光があまりあたらないことに加え、ケルト系、スカンディナビア系の住民がもつ遺伝因子が原因ではないかと考えられる。

ちは、後年になって多発性硬化症を発症する確率が23倍に増加する。その原因は、エプスタイン-バー・ウイルス感染中に活性化されるTリンパ球が、血液から脳と脊髄に入り込み、誤って免疫応答を活性化させることがあるためだと考えられている。これによってBリンパ球や脳由来の小膠細胞（しょうこう）などの免疫系細胞が招集され、これらが軸索（じくさく）とその周囲をおおう髄鞘に炎症を起こし、破壊してしまうのだ。過去におけるヘルペスウイルスへの感染もまた、この病気の発症に関連すると考える研究者もいる。

ビタミンDは免疫系の調整に大きな役割を担っていることが知られている。ビタミンDには自身の体内組織を攻撃するTリンパ球の活動や細胞分裂を抑制する働きがあるため、胎児期から幼児期のあいだに日光が足りなかったり、食事からの摂取量が少ないせいでビタミンDが不足すると、異常な自己免疫による攻撃が誘発されるおそれがある。緯度とこの疾患の有病率とのあいだに相関関係がみられるのも、こうした働きに関係があるのかもしれない。

多発性硬化症の治療

多発性硬化症の治療は、症状を軽減すること、あるいは免疫系の過剰反応を抑えることを目的として行われる（右ページ表を参照）。

インターフェロン、グラチラマー、モノクローナル抗体、スフィンゴシン-1-リン酸受容体調節薬などの薬剤

多発性硬化症

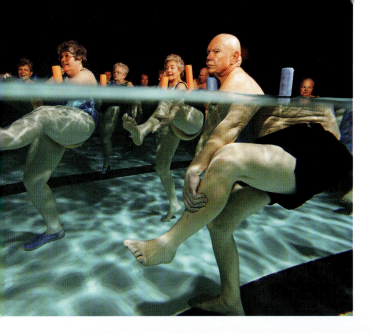

↑ 多発性硬化症の患者が神経系機能を維持するためには、アクアビクスのような身体に無理のかからない運動が効果的だ。こうした運動は痛みを軽減したり、筋肉の硬直をやわらげたり、バランス感覚を改善するのに役立つ。

症状と治療法

症状	治療法
痛み	理学療法（運動、温熱治療、水治療法）
痙縮(けいしゅく)（筋肉の硬化）	ストレッチ、筋肉を強化する運動、筋弛緩薬、手術。
疲労感	体力を温存する、無理なく動けるよう住居の環境を整える。
膀胱障害	抗コリン薬、カテーテルの使用、骨盤底(こつばんてい)の運動。
腸管障害	水分、食物繊維を適切に摂取する。
バランス障害	理学療法、運動、抗けいれん薬。
心血管機能障害	医師の管理のもとでの運動。
振戦(しんせん)と歩行不安定	プロプラノロール、クロナゼパム、イソニアジドなどの薬剤。振戦を抑えるための神経外科手術、運動、四肢の冷却。

は、多様な作用を通じて免疫系を抑制する。こうした薬剤は有害なTリンパ球の増殖を抑えたり、白質(はくしつ)を傷つける腫瘍壊死因子(しゅようえしいんし)の生成を抑制したり、抑制細胞であるTヘルパー2細胞の働きを回復させて炎症をやわらげたり、あるいは血液脳関門(のうかんもん)の安定を助けて、白血球が容易に脳内に入り込んで害を及ぼすのを防いだりする。こうした疾患修飾薬を複数併用することにより、発作の頻度を最大70パーセント減少させることができる。しかし副作用として、インフルエンザ様症状、肝機能異常、心悸亢進(きこうしん)（動悸(どうき)）、胸痛、呼吸器感染症、注射部位における局所反応などが起こる可能性がある。

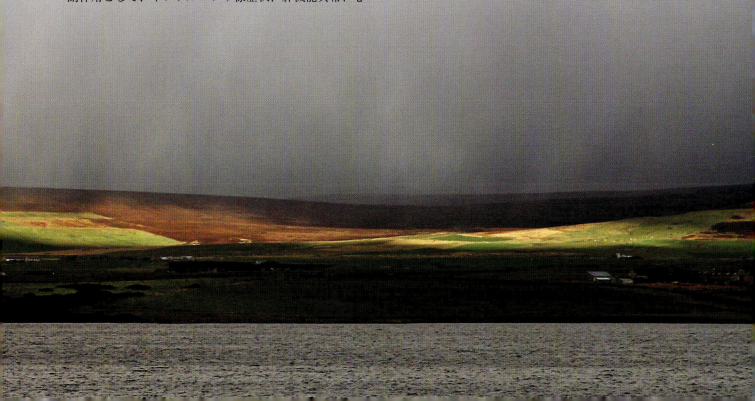

病気と障害

パーキンソン病

1817年に英国人医師ジェームズ・パーキンソンによってはじめて報告されたパーキンソン病は、不治の中枢神経系疾患で、徐々に進行する筋固縮、仮面のような無表情、小刻み歩行、振戦、ぎこちない動作などを特徴とする。

パーキンソン病は通常、50～60代で発症し、65歳以上の約1～2パーセント、85歳以上の約6パーセントが罹患する。

パーキンソン病によってもたらされる異常のなかでもとくに顕著なものは、脳幹（黒質など）にあるドーパミンを使う神経細胞の変性だ。この神経細胞から伸びる軸索は線条体にある神経細胞に投射している、そうした神経細胞が失われると大脳基底核ループ回路の活動が減少し、そのせいで動きの自由が制限されるようになる。

パーキンソン病の原因

パーキンソン病の症状は、遺伝因子と環境因子の相互作用に起因すると考えられるが、近年の研究においては、異常遺伝子の重要性がとくに強く指摘されている。パーキンソン病の遺伝があるとみられる家系を対象とした研究により、これまでに10種にも及ぶ原因遺伝子が特定された。最初に特定されたのは、α-シヌクレインと呼ばれるタンパク質の生成に関連する遺伝子だ。正常なα-シヌクレインは、神経終末のドーパミン量を調整する働きをもつ。このタンパク質をつくる遺伝子が異常なものだった場合、神経細胞内部に異常なタンパク質が蓄積してレビー小体と呼ばれる塊をつくり、最終的には神経細胞の変性をひき起こす。さらには、α-シヌクレインが1つの神経細胞から周辺の神経細胞やグリア細胞に拡がって汚染することもある。この作用はあらたに入ってきた細胞を殺してしまうため、パーキンソン病患者の脳に幹細胞を移植する治療の際、とくに大きな障害となる。

パーキンソン病にかかわるそのほかの遺伝子は、正常な状態では、マンガンなどの重金属や酸化ストレスによって神経細胞が傷つけられるのを防ぐ働きをする。こうした遺伝子に変異があると、神経細胞は環境中のフリーラジカルや金属の破壊作用に対して無防備な状態になってしまう。

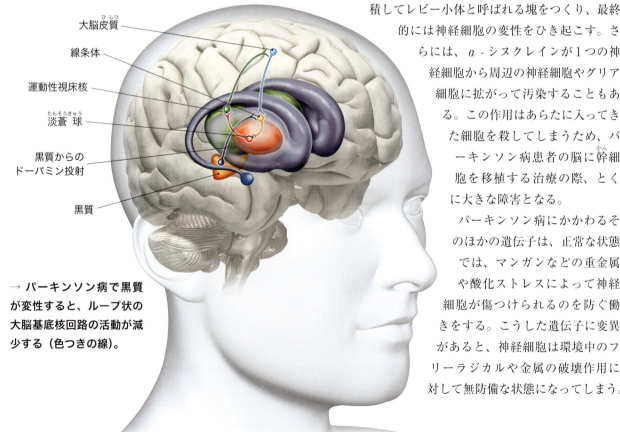

→ パーキンソン病で黒質が変性すると、ループ状の大脳基底核回路の活動が減少する（色つきの線）。

大脳皮質
線条体
運動性視床核
淡蒼球
黒質からのドーパミン投射
黒質

パーキンソン病

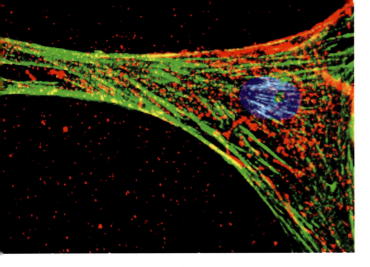

↑ グリア細胞をとらえた蛍光顕微鏡画像。核は青く、タンパク質のα-シヌクレインは赤く見えている。パーキンソン病で起こる神経の変性は、このα-シヌクレインの蓄積が原因ではないかと考えられている。

進行性核上麻痺

この病気は初期症状がパーキンソン病と似ていることがあるため、パーキンソン病と間違われることも多い。40〜65歳で発症し、男性のほうが女性より罹患率が高い（2対1）。発症からの生存期間は5〜10年。症状としては、眼球の動きが徐々に失われる、発話困難、頸部を中心とした筋固縮など。異常が確認されるのはおもに中脳の黒質と間脳の視床下核だが、前頭葉に現れる場合もある。

パーキンソン病の治療

パーキンソン病の治療は、運動症状の緩和だけでなく、

パーキンソン病の非運動症状

パーキンソン病の主要な症状や徴候は運動の異常をともなうものだが、このほか、行動や気分の変化をひき起こす場合もある。パーキンソン病患者の40パーセントが多様な抑うつ状態を、また20〜50パーセントが不安障害を経験する。とくに深刻な問題は無気力で、患者全体の60パーセントもの人びとが悩まされる。幻覚（視覚が中心だが、聴覚も含まれる）もまた一般的な症状で、患者全体の半数にみられる。

パーキンソン病患者の多くが自律神経系の制御に問題を抱え、これにより血圧や消化管活動の維持に支障をきたす。パーキンソン病患者は寝床から起きあがるときにめまいを感じることがあるが、これは自律神経系があらたな姿勢に応じて血圧をうまく調整することができないためだ。

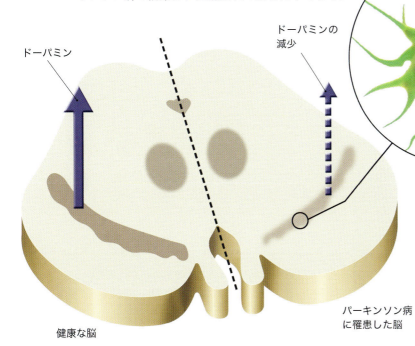

← パーキンソン病では、タンパク質のα-シヌクレインが神経細胞体内に蓄積してレビー小体を形成し、これによって神経細胞が変性してドーパミン依存性の線条体との結合が失われる。

313

病気と障害

パーキンソン病の治療法

治療法	治療の作用
ドーパミン作動薬	黒質のドーパミン産生細胞の変性によって失われたドーパミンを、薬によって補う治療法。ドーパミン自体は血液脳関門を越えられないため、血液脳関門を越えて脳内でドーパミンに変換されるエルドーパなどの薬剤を使った経口薬が用いられる。ドーパミン作動薬は患者の気分や動機づけを改善する。
抗コリン薬	抗コリン薬は、とくに振戦の緩和に役立つ重要な薬剤だ。脳内のアセチルコリン受容体をブロックする働きがあり、また脳内のドーパミン経路とアセチルコリン経路のバランスの調整にも役立つと考えられている。
抗うつ薬	三環系抗うつ薬、選択的セロトニン再取りこみ阻害薬、選択的ノルアドレナリン再取りこみ阻害薬は、どれも気分を改善するために使われる。気分を制御する神経経路においてより多くのセロトニンとノルアドレナリン、あるいはそのどちらかを利用可能にする効果がある。
認知行動療法	認知行動療法は、患者への働きかけや訓練を通じて、うつ症状と否定的思考を抑え、社会的支援に対する患者の理解を改善することをめざしている。
経頭蓋磁気刺激法	頭蓋骨の外から強い磁場をあてて、脳内の神経細胞を刺激する治療法。磁場の有効範囲はひじょうに狭いため、刺激の対象となるのは大脳皮質にある運動野の表面だ。この刺激が線条体のドーパミン量を増やし、運動症状および精神症状を改善する。
脳深部電気刺激法（DBS）	DBSでは脳の深部に埋めこんだ電極を用いて視床下核を刺激する。視床下核の神経細胞が活発になると、大脳基底核を通るループ回路が活性化され、患者はより自由に身体を動かせるようになる。淡蒼球内節への電気刺激もまた、パーキンソン病患者の運動症状改善に効果がある。

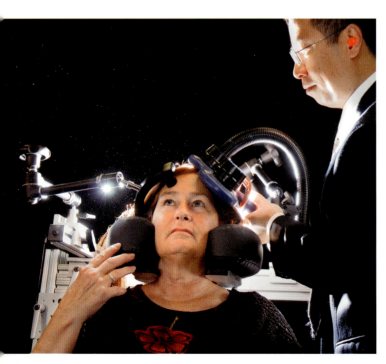

自律神経系、行動、精神症状の改善を目的として行われる。脳内のドーパミン量を増やす作用のある薬物は、症状の軽減や制御に役立つ。こまめに休息をとったり、ストレスを避けることにより、振戦などの症状が緩和される。理学療法、言語療法、作業療法、ソーシャルワーク、カウンセリング・サービスなどは、患者が可能なかぎり正常な機能を保つための一助となる。

幹細胞と成長因子による治療

　パーキンソン病の今後の治療法としておおいに期待されているのが、失われた黒質のドーパミン細胞を、幹細

← パーキンソン病の治療法の1つに、表層の運動皮質に磁気刺激を与える方法がある。この治療は大脳基底核回路の全般的な活動を増大し、運動機能の回復や精神症状の軽減に効果を発揮する。

胞からつくられた神経細胞で補う方法だ。幹細胞とは多様な成熟細胞に成長できる細胞のことで、骨髄幹細胞、ヒト胚性幹細胞、皮膚由来幹細胞などの種類がある。実験室内の適切な環境下において、幹細胞がドーパミン産生神経細胞へと分化することは、多くの研究で確かめられている。治療の成功には、幹細胞が患者の脳に注射で移植された後、生きのびて線条体の神経細胞へ軸索を伸ばすことが必須となる。こうした治療法において考えられる副作用としては、制御がきかなくなった幹細胞の腫瘍化、移植片に対する免疫系の拒絶反応、移植片への別種の神経細胞の混入による異常運動などが挙げられる。

現在研究されているもうひとつの治療法として、グリア細胞株由来神経栄養因子（GDNF）などの、神経細胞の生存と成長を促進する成長因子を使う方法がある。この治療法の問題点は、GDNFがほかの伝達系の成長を促進して、異常運動の原因となる可能性があることだ。

↓ 脳深部電気刺激法（DBS）は脳に挿入した電極（X線写真に見えている黒い線）を介して行う治療法だ。電極から脳内の特定の運動関連領域に電気インパルスを送り、運動回路の活動全般を向上させる。

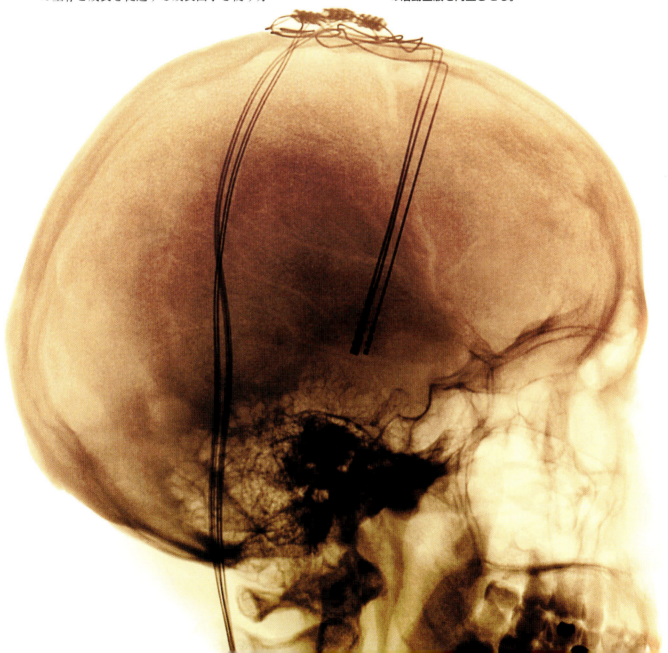

病気と障害

ハンチントン病

変性脳疾患のなかでは珍しく、ハンチントン病は遺伝性の病気であり、変性脳疾患としては珍しく環境因子が発病にまったく関係しない。もしいっぽうの親がハンチントン病の患者であれば、その息子や娘はそれぞれ、2分の1の確率で病気を受け継ぐ。ハンチントン病の患者は発病から約15年以内で死に至る。

ハンチントン病は、発現率が10万人に5人というまれな病気で、女性も男性も等しく罹患する。通常は30～50歳に発病し、患者は自分の意志とは無関係に生ずる、ぎこちない、身をよじるような四肢の動きを自覚するようになる。こうした踊るような動きは舞踏運動（英語で「chorea」。「踊り」を意味するギリシャ語に由来）と呼ばれる。そのほかの症状や兆候としては、明確な発話ができない（構音障害）、眼球運動異常、深部腱反射の亢進などがある。症状が進むと、知能の低下や深刻な人格変化が起こる。患者によっては不安、強迫性障害的な行動、妄想、抑うつが現れる場合もある。

病理変化は症状や徴候よりも遅れて現れ、患者の1パーセントにおいては、死亡の時点でも何の病変もみられない。脳の体積は、死亡するときには平均で20パーセント減少しており、失われた体積の大半は線条体だ。大脳皮質にも大きな影響があり、層によっては神経細胞の70パーセントが失われることもある。

ハンチントン病のあらたな治療法

ハンチントン病治療の研究において主眼となるのは、ハンチンチンと呼ばれるタンパク質による有害な作用から、線条体の神経細胞を守る方法の発見だ（右ページの「ハンチントン病の原因」を参照）。有望な方法としてはまず、成長因子を使って、生存のために必要な栄養やサポートを神経細胞に与えて強化する方法が挙げられる。あるいは遺伝子治療によって変異したハンチンチンタンパク質を減らしたり、とり除くという方法もあるが、この治療に必要となる、遺伝子を患者のDNAに導入する技術はまだ初期段階にある。

成長因子療法で用いられるのは、脳由来神経栄養因子（BDNF）、毛様体神経栄養因子（CNTF）、グリア細胞株由来神経栄養因子（GDNF）などだ。大脳皮質のBDNFは、線条体の神経細胞の生存を助けることが確認されている。ハンチントン病では変異ハンチンチンタンパク質が脳内のBDNF量を減少させるため、ハンチンチンを産生する変異遺伝子をもつ人たちのBDNF量は、通常よりも少なくなる。理論上は、この治療によって栄養因子の供給を回復させれば、神経細胞の生存につながる可能性があるとされているが、BDNFを適切な場所に十分な濃度で届けることが現実的な課題となる。栄養因子の輸送には、血液脳関門を通過できるウイルスが使われることが多い。

ハンチントン病の遺伝子治療は、改変された特殊なウイルスを使って、あらたな遺伝子を患者の神経細胞の遺

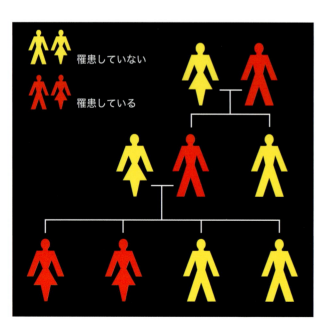

↑ ハンチントン病の発病率は男女とも同等で、原因遺伝子のコピーを1つでももっていれば誰でも罹患する。ハンチントン病患者の子供も、平均で約半数が発症する。

ハンチントン病

ハンチントン病の原因

ハンチントン病は欠陥遺伝子によってひき起こされる病気で、神経細胞が徐々に破壊されていく。原因遺伝子がある場所は第4染色体だ。変異の内容は、C（シトシン）、A（アデニン）、G（グアニン）の塩基配列が幾度も（38〜121回）くり返されることで、患者のDNAにはCAGCAGCAGCAG……と続く長い鎖がある。この反復回数が多いほど発症時期が早くなる。罹患していない人間のDNAにもCAGの反復はあるが（8〜27回）、その回数が35回を超えた場合に、ハンチントン病の症状と兆候が現れるようになる。

こうした異常な遺伝子はハンチンチンと呼ばれる異常タンパク質をコードしており、これが神経細胞に蓄積して細胞の変性をひき起こす。

→ ハンチントン病は、第4染色体にCAG塩基が通常よりも多くくり返されるという遺伝子の変異によって発病する。こうした過剰な反復が、ハンチンチンと呼ばれる有害なタンパク質を作りだす。

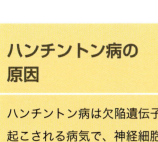

第4染色体／CAG反復／ハンチンチンタンパク質封入体／変性していく神経細胞

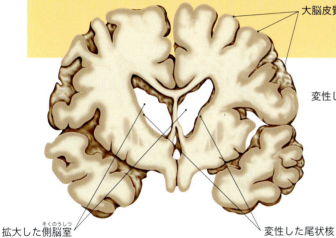

変性した脳／大脳皮質の変性／変性した尾状核／拡大した側脳室

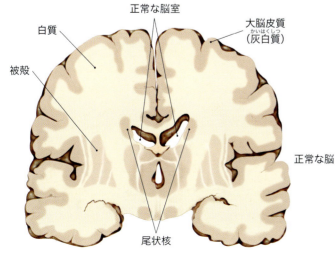

正常な脳／正常な脳室／大脳皮質（灰白質）／白質／被殻／尾状核

伝子コードに組みこむというものだ。改変されたアデノウイルスは、実験動物の血流に注射されると、血液脳関門を通過して神経細胞に取りこまれるが、こうしたウイルスを人間の体で効果的に使用するためにはさらなる研究が必要となる。

現在研究されている治療法の最後の1つは、短いRNA鎖を使って、ハンチンチンタンパク質の産生に干渉するというものだ。RNA分子は、線条体に直接注入するか、血液脳関門を突破して効果を発現できるウイルスに組みこんで用いられる。

← ハンチントン病の後期には、線条体（尾状核および被殻）と大脳皮質の神経細胞に、広範な変性がみられるようになる。

運動ニューロン疾患

運動ニューロン疾患の原発部位は、脊髄、脳幹、あるいは大脳皮質にある運動神経細胞だ。深刻な認知機能障害は起こらず、運動制御の喪失によって徐々に麻痺が進行する。おもな死因は肺炎と呼吸筋の麻痺だ。

運動ニューロン疾患は通常、55〜60歳で発症し、女性より男性に多くみられる。各症例は、次に挙げる3つのパターンのいずれかに当てはまる。おもに脊髄の運動神経細胞に影響があるもの（進行性筋萎縮症）。おもに大脳皮質から脊髄へつながる下行性運動経路に影響があるもの（筋萎縮性側索硬化症）。おもに脳幹の運動神経細胞に影響があるもの（進行性球麻痺）。

臨床的な特徴は、疾患がどのパターンをたどるかによって変わってくる。進行性筋萎縮症では、四肢と体幹の筋肉が徐々に衰弱する。この症状は数年間かけて進行する場合もあり、進行性筋萎縮症の患者は筋萎縮性側索硬化症の患者よりもはるかに長い余命をもちうる。

筋萎縮性側索硬化症の患者は通常、初期には疲労感や筋肉の痛みを感じ、やがて四肢の筋肉が衰弱していく。筋肉がぴくぴくと動くこともあり、また深部腱反射が亢進する。病気が進行すると、最終的には脳幹で制御されている筋肉が侵され、嚥下に影響が出るため、患者にと

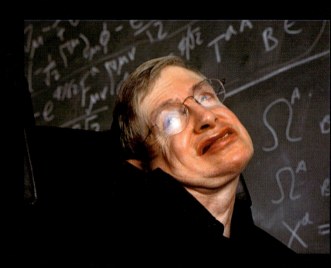

↑ 運動ニューロン疾患は手足の自由を奪うが、人格や知性には影響を及ぼさない。すぐれた知性をもつ物理学者のスティーブン・ホーキングも患者のひとりだ。

って唾液を制御したり、唾液が気管に入るのを防ぐことがむずかしくなる。この病は容赦ない速さで進行し、発症から4〜5年で肺炎によって死亡する例が多い。

進行性球麻痺の初期症状は、舌筋、咀嚼筋、顔面筋、嚥下筋の衰弱だ。この病気に罹患すると、診断から1〜2年以内に肺炎で死ぬ場合が多い。これは患者が唾液の流れを制御して、気管や肺に入るのを防ぐことができないためだ。

原因

運動ニューロン疾患の多くは孤発性、つまり非遺伝性だが、症例の5〜10パーセントは親族内でくりかえし発症が見られる。こうした例から同疾患の原因となる欠陥遺伝子が18種以上特定されている。またこれらの遺伝

将来の治療法

現在研究が進められている有望な治療法としては、たとえば神経細胞を酸化ストレスから保護する、神経成長因子を供給して運動神経細胞の生存維持を助ける、遺伝子治療によって神経細胞を長く生存させて症状の進行を遅らせる、幹細胞を注入して失われた運動神経細胞を補塡するなどの方法がある。遺伝子治療がめざすのは、病気に関連する異常遺伝子のスイッチをオフにすること、あるいは成長因子を届けて残された神経細胞の生存を促進することだ。

運動ニューロン疾患

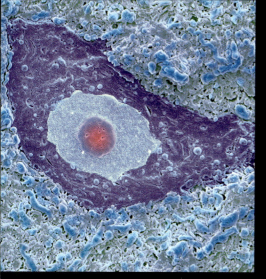

↑ 健康な運動神経細胞をとらえた顕微鏡写真。運動ニューロン疾患では、脳や脊髄にあるこうした細胞が徐々に変性する。

→ 運動神経細胞の細胞体は脊髄の前角にあり（赤が本来の細胞、緑が孤立した細胞）、筋肉とつながっている。運動ニューロン疾患では、運動神経細胞が変性して星状膠細胞に囲まれ、前角が萎縮して、筋肉が衰弱する。

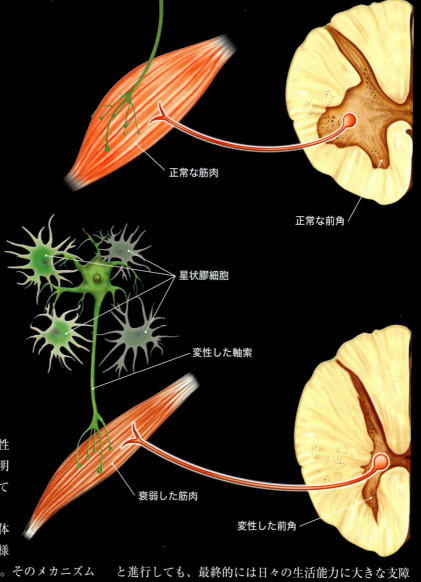

子の研究により、運動神経細胞の変性につながる、共通する疾病過程を解明するための手がかりも明らかになってきている。

運動神経細胞の死は、神経細胞自体と周辺のグリア細胞が関連する、多様なメカニズムによってひき起こされる。そのメカニズムとはたとえば、星状膠細胞と小膠細胞の活動による炎症、神経細胞にエネルギーを供給するミトコンドリアの異常な働き、神経細胞が生きているあいだに生成したフリーラジカル分子による酸化ストレス、細胞の老化にともなって蓄積される有害なタンパク質、軸索に沿った物質輸送の阻害、死にかけている近隣細胞からの興奮毒性物質グルタミン酸の放出などだ。神経細胞は補充がきかないため、たとえ運動神経細胞の喪失がひじょうにゆっくりと進行しても、最終的には日々の生活能力に大きな支障をきたすようになる。

病気と障害

認知症

認知症とは、脳組織が変性したり死ぬことにより、知的機能、論理的思考力、記憶力の低下や喪失が起こる病気だ。認知症の患者は、5～15年かけて徐々に混乱や失見当識が進行し、最終的には完全に介護に頼って生きる状態になる。

認知症は一般に高齢者に発症する。認知症の型としては前頭側頭型認知症のほか、微小血管障害が広範に存在することが原因で前脳にいくつもの小さな梗塞ができて発症する脳血管性認知症、そして慢性的なアルコール依存症や変性疾患、代謝異常による認知症などがある。しかし各種疫学的調査ではほぼ例外なく、アルツハイマー病が皮質性認知症の原因として突出して多いことが示唆されている。アルツハイマー病が単独で原因となる症例は全体の55パーセントにのぼり、このほか20パーセントの症例において、別の大脳疾患とともに発症をひき起こしている。

アルツハイマー病

アルツハイマー病の発症年齢は30歳以上だが、もっとも多いのは65歳以上であり、男性よりも女性に多くみられる。患者のなかにはごく一部、アミロイド前駆体タンパク質をコード化する遺伝子（21番染色体にある）に突然変異がある遺伝子型をもつ者もいるが、遺伝性アルツハイマーの症例のほとんどは、14番染色体と1番染色体の突然変異に原因がある。アルツハイマーがいくつもの異なる遺伝的および非遺伝的因子によってひき起こされていることは明らかであり、その多くは解明されていないものの、患者には共通した病理学的特徴が見られるため、たとえ原因が1つでなくとも、そこにはある決まった病態メカニズムが働いていると考えられる。

アルツハイマー病患者の症状としてもっとも多いのは、健忘、空間認知力の欠如、言語障害（失語症）などだが、後期になると筋固縮や運動の減少がみられる。通常、もっとも遠い過去の記憶が比較的保たれるいっぽう、宣言的記憶（事実、できごと、言葉の意味などの記憶）はしだいに失われていく。

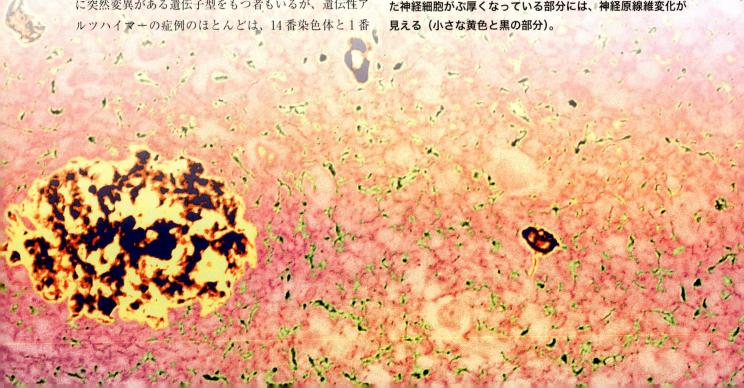

↓ アルツハイマー病患者の脳をとらえた着色顕微鏡写真。大きな老人斑（左下の黄色と黒の部分）が確認できる。この老人斑には異常なアミロイドタンパク質が含まれている。また神経細胞がぶ厚くなっている部分には、神経原線維変化が見える（小さな黄色と黒の部分）。

認知症

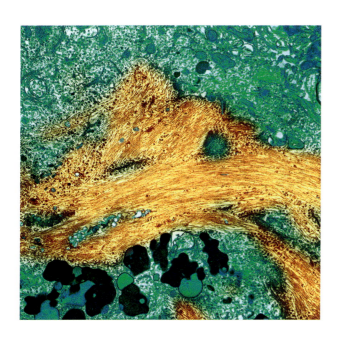

↑ この顕微鏡写真に写っている黄色い塊は、脳細胞（緑）のなかにある神経原線維変化だ。神経原線維変化は、異常に凝集したタウタンパク質からできている。

アルツハイマー病による脳の変化

　アルツハイマー病への罹患は、死後、神経細胞内外にいくつもの神経原線維変化と「老人斑」が存在することで改めて確認できる。認知症患者の脳は通常、大脳皮質の体積の減少が分かる外見的な特徴を示す。神経細胞が変性して死滅するにつれ、脳表面を覆う隆起部分（回）の幅が狭くなっていくのだ。こうした変性変化は、おもに大脳皮質と海馬にみられる。変性作用は神経細胞を傷つけ、異常な細胞機能をひき起こし、最終的には細胞自体を死に追いやる。老人斑を構成する非細胞性要素はおもにアミロイドβ（Aβ）と呼ばれる短いタンパク質で、これがたくさん集まって大きな板状の塊を形成する。神経原線維変化は異常な線維状物質が塊になったもので、細胞体のなかで形成、蓄積され、多くの場合は樹状突起にまで入りこむ。神経原線維変化のおもな成分は、タウと呼ばれる微小管結合タンパク質だ。細胞体内部にタウタンパク質が過剰に集まると、確実に有害な作用をもたらす。脳に多くの老人斑や神経原線維変化が見られることはアルツハイマー病の特徴だが、これは症状として現れる機能障害の重さとは相関関係がない。臨床的変化の程度を示す指標としてもっとも適切なのはおそらく、皮質にある神経細胞とシナプスの密度だろう。神経細胞やシナプスがより多く失われるほど、症状は重くなる。

　40歳まで生存したダウン症の人びとは、ほぼ例外なくアルツハイマー病に罹患する。これはアミロイドβ前駆体タンパク質を産生する遺伝子をコード化する染色体（21番）が、ダウン症の患者に余分なコピーが存在する染色体と同じものであるという事実とも符合する。

アルツハイマー病の神経血管仮説

　脳血管疾患とアルツハイマー病の危険因子が明らかに

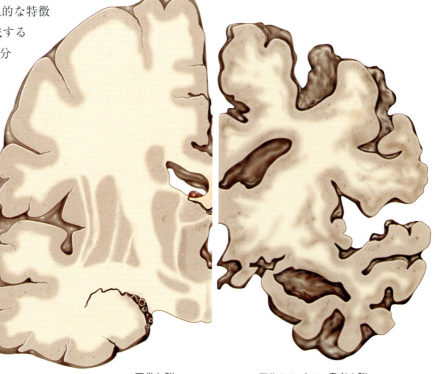

→ アルツハイマー病の後期には、大脳皮質の灰白質がきわめて広範に変性して、脳組織が萎縮し、脳室が拡大する。もっとも大きな影響を受けるのが海馬と前頭葉だ。

正常な脳　　　アルツハイマー患者の脳

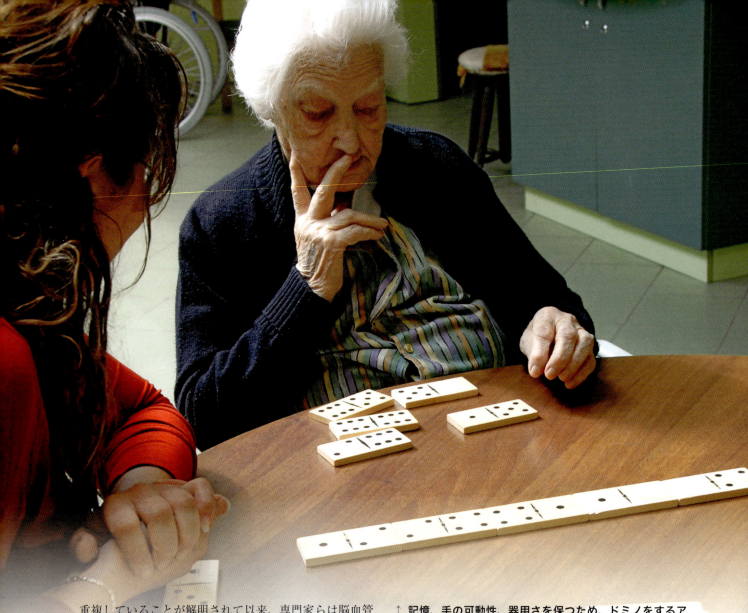

↑ 記憶、手の可動性、器用さを保つため、ドミノをするアルツハイマー病の高齢患者。アルツハイマー症の進行は、こうした方法でも確認できる。

重複していることが解明されて以来、専門家らは脳血管への損傷がアルツハイマー病をひき起こす重大な原因となっているのではないかと考えるようになった。中年期の糖尿病、高血圧、肥満は、アルツハイマー病と脳血管性認知症のどちらの原因にもなりうる。さらには血流不足、潜在性脳梗塞、低酸素血症の発作などは、どれもアルツハイマー病のリスクを増大させる。

アルツハイマー病の2ヒット血管仮説によると、この病気のそもそもの素因（第1の衝撃）となるのは、血管因子（高血圧、糖尿病、心臓病、脳卒中などによる、血液—脳関門の損傷や血流不足）であるとされる。血液—脳関門が傷つけられると、脳から除去されるアミロイドβの量が減り、脳内に毒素が蓄積する。これに加え血管損傷も、脳組織内における、自然分泌の前駆体タンパクからのアミロイドβの生成を増加させる（第2の衝撃）。蓄積した毒素、アミロイドβの増加、脳内の血流不足。これらすべてが神経細胞死の原因となり、認知力の低下をひき起こし、ついには認知症を発症させる。

この血管仮説は、先進国に暮らす人びとの耳には重大な警告として響くはずだ。現在の西欧諸国における肥満の急増は、将来、肥満世代が認知症を起こしやすい年齢に達したとき、多くの深刻な公衆衛生問題をもたらすだろう。

前頭側頭型認知症

前頭側頭型認知症は、若年性認知症としては、アルツハイマー病についで2番目に多くみられるものだ。気づきやすい初期の兆候は、社会的に不適切な行動で、これは前頭葉が損傷を受けていることを示唆している。筋固

縮や身体の動きの衰えといった症状は、比較的後期に現れる。脳波には異常が見られない場合もあり、おもな病理学的特徴としては、前頭葉と側頭葉の著しい変性が挙げられる。症例によっては、ピック細胞と呼ばれるふくらんだ神経細胞が見られることもあるが、そのほかのケースにおける唯一の変化は、大脳皮質組織に小さな空間（空胞）が蓄積することだ。前頭側頭型認知症の症例のうち50パーセントには、明らかな家族歴がある。多くの家族において17番染色体にある遺伝子との関連がみつかっているが、このほか3番染色体にある異常な遺伝子が原因と見られるケースもあった。

認知症の治療

アルツハイマー病や類似の認知症患者に対する現在の薬物治療は、神経伝達物質であるアセチルコリンの作用に関係したものが中心となっている。こうした病気の特徴の1つは、前脳基底部にあるアセチルコリンをつくる細胞が変性することだ。これらの細胞は大脳皮質と海馬に投射し、記憶機能の保持に重要な役割を果たしていると考えられている。一部の認知症薬は、アセチルコリンを分解する酵素のコリンエステラーゼを抑制する。これによって大脳皮質と海馬のシナプスのアセチルコリン濃度を上昇させれば、認知力の低下速度を若干、遅くすることができる。

このほか、神経伝達物質であるグルタミン酸受容体の一種に作用する薬物（NMDA拮抗薬）もある。残念ながら、コリンエステラーゼ抑制薬もNMDA拮抗薬も、症状を軽減するだけで、病気の進行に変化をもたらすことはできない。

薬以外にも重要な治療法がある。認知機能は、訓練と刺激によって保持したり、高めたりすることができる。こうした治療法ではコンピューターを使ったデバイスが用いられる場合もあるが、もっとも効果が大きいのは、専門の療法士とともに、多くの人手をかけて行う治療だ。

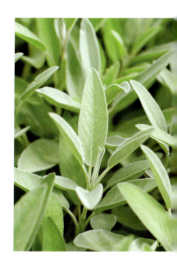

→ 認知症の有効な治療法の研究は今も続けられており、たとえば植物のセージ（写真）などの天然素材を用いた方法も検討されている。めざすゴールは、神経細胞とそのつながりを病気の進行から守り、生きながらえさせることだ。

アルツハイマー病の新治療法

現在研究されているアルツハイマー病の新治療法には、大きく分けて、幹細胞移植とワクチン療法の2種類がある。

幹細胞移植とは、多様な種類の細胞に成長できる若い細胞を脳に導入する治療法で、その目的は病気の進行で失われた細胞の一部あるいはすべてを補充することだ。移植する場所としてもっとも効果が大きいと考えられるのは、脳内でもとくに重要な機能をもつ脆弱な神経細胞が失われた部分で、たとえば前脳基底部にあるアセチルコリン産生細胞や海馬がこれにあたる。移植片は脳の深い部分に注入された後、病気の進行であまり条件がよくないはずの脳環境内で生きのび、増殖していかなけれらない。

ワクチン療法は、動物での実験は行われてきたものの、人間の患者に対してはまだ実践例がない。実験に用いられたのは、遺伝子操作によって、アミロイドβを老人斑のかたちで蓄積して若い時期に学習障害を生じるよう誘導された動物だ。こうした動物がまだ若いうちに、異常なタンパク質を含むワクチンを接種しておくと、ワクチンを打っていない兄弟や姉妹に比べて学習能力が長く保持され、年をとっても脳に形成される老人斑が少なかった。

病気と障害

脳血管性疾患

脳は血管からの豊富な血液供給に依存しているため、血管に害を及ぼす疾患過程からとくに大きな影響を受けやすい。脳血管性疾患の症状としては、疼痛、認知力の低下、脳機能の急激な喪失などがある。

脳内や、脳をとりまく髄膜の血管が破れたり、そこから血液が漏れたりすることを脳出血と呼ぶ。その原因は外圧（268〜271ページ「脳損傷」を参照）や脳内血管系の疾患だ。脳に血液を送る血管が極端に狭くなったり、完全に詰まってしまう状態は脳梗塞——より一般的には脳卒中と呼ばれる。

クモ膜下出血

クモ膜下出血の患者のなかには、大脳動脈の壁、とくに脳底部周辺の動脈（ウィリス動脈輪）の壁が、もともと弱い人たちが存在する。こうした弱い箇所が、動脈内の圧に反応して伸ばされると、動脈瘤と呼ばれる風船のような膨らみを形成する。動脈瘤は周囲の神経細胞を圧迫して傷つけたり、あるいは破裂してクモ膜下出血をひき起こしたりすることがある。クモ膜下出血が起こると、血液が脳の周囲のクモ膜下腔にすばやく流れこみ、神経組織と髄膜に炎症を起こす。クモ膜下出血を起こした人は突然の激しい頭痛に襲われ、血液が脳脊髄液や頭蓋内圧に与える影響により死に至ることもある。クモ膜下出血は、動脈瘤が破裂する前にクリッピング手術を行うことで予防することができる。

脳内出血

脳自体の内部で起こる出血は、脳組織を通っている細くて壁の薄い動脈の破裂が原因となる場合が多い。脳内の動脈は、前脳深部の大脳基底核や白質経路の周辺では、とくに薄くて傷つきやすくなっている。この種の出血のもっとも大きな要因は高血圧だ。血管が破れると、圧力で押しだされた血液が繊細な脳組織のあいだを無理矢理に通りぬけるため、きわめて深刻な被害を及ぼす。

脳卒中

ある臓器への血液供給が減る、あるいはなくなることを虚血という。こうした血液供給障害のせいで臓器の組織が死にはじめた場合、それは梗塞と呼ばれる。脳梗塞（一般には脳卒中として知られる）は通常、脳へ血液を

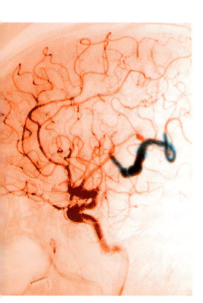

← 造影剤を投与した後に脳動脈写を行い、中大脳動脈にある、蛇のように曲がりくねった動脈瘤（灰色）をとらえた画像。

→ 脳内出血を起こした人の脳と頭蓋骨を撮影した3次元カラーCT画像。血液（赤）が脳室にもれだし、血腫と呼ばれる固い塊をつくっている。

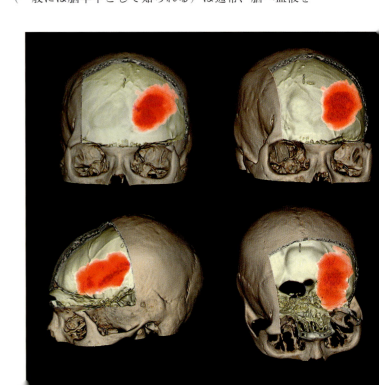

脳血管性疾患

脳卒中の予防と管理

脳卒中に対する医学的アプローチにおいて、もっとも重要なのは予防だ。喫煙をやめる、血圧を適正範囲内に維持する、糖尿病を予防あるいは適切に治療する、体重と血中脂質量を管理する、定期的な運動を実施するといった努力が、脳卒中のリスクを減らすうえで大きな意味をもつ。脳卒中の兆候（突然の麻痺、視覚の喪失、四肢の動きの障害など）を少しでも感じたら、ただちに病院に行くことが肝要だ。そうすれば脳卒中によるダメージを最小限に抑えることができる。脳卒中の危険があると診断された人には、血管の内側で血液が凝固する危険性を軽減するため、アスピリンが処方されることもある。

↓ 脳につながる大脳動脈の閉塞（へいそく）は、アテローム性動脈硬化が起きている動脈壁に血液が凝固する（血栓（けっせん）をつくる）ことで起こる場合が多い。ただちに閉塞を除去しないと、脳組織は酸素の欠乏により死んでいく。

血栓　　アテローム性動脈硬化

脳梗塞（脳卒中）

運ぶ動脈がふさがれることによって起こるが、脳から出ていく静脈がふさがれることもあり、この場合は脳の毛細血管床を通る血流が阻害されて組織死をひき起こす。

先進国に住む成人の多くが、アテローム性動脈硬化と呼ばれる症状を有している。アテローム性動脈硬化では、動脈壁の内側に脂質や、繊維状物質あるいは石灰化（せっかいか）物質が蓄積してプラークを形成する。こうして血管内部の空間が狭くなることで脳への血流が阻害され、血管の壁が硬くなっていく（硬化）。脳の動脈が突然ふさがれるのは、アテロームプラークが破裂したり、硬化が起きている血管の内壁に血液が凝固したときだ。健康的な生活を送り、アテローム性動脈硬化を起こす可能性を最小限に留めることが、脳卒中を避ける一番の方法といえる。

脳卒中による細胞、分子の損傷

脳にはブドウ糖と酸素を絶え間なく供給することが不可欠で、虚血（きょけつ）状態が数分間続くだけで、神経細胞を傷つ

325

病気と障害

ける連鎖的な作用がひき起こされかねない。酸素が届かなくなった脳組織は、すぐに非効率的な嫌気性（酸素を必要としない）代謝に移行する。消費できるエネルギーがなくなると、神経細胞内外の荷電粒子のバランスを制御している細胞ポンプが機能しなくなる。これが神経細胞の激しく散発的な発火をひき起こし、自身の細胞膜の電気バランスをさらに悪化させる。神経細胞とグリア細胞の代謝障害はまた、周辺を満たす組織液内の、アミノ酸の一種であるグルタミン酸の濃度を上昇させる。神経伝達物質のグルタミン酸が放出されると、周辺細胞が興奮し、細胞内にカルシウムが流入してついには細胞死に至るため、組織損傷の領域は、最初にダメージがあった範囲よりもはるかに大きく広がっていく。カルシウムが神経細胞に流れこむと、替わりにほかの活性分子（一酸化窒素など）の生成と放出が起こり、さらには細胞内の酵素が活性化して、細胞の内部構造を破壊する。

　以上のように、虚血によって最初に損傷を受け

> **脳卒中による損傷の連鎖を止める**
>
> 脳卒中の管理において大きな目標となるのが、まるで階段状の滝のように次々とひき起こされる損傷の連鎖を抑えることだ。このためにはまず、出血がある場合は血圧を制御すること、動脈が詰まってからあまり時間が経っていない場合は障害物をとりのぞくことが肝要となる。興奮毒性のあるグルタミン酸を阻害する薬（NMDA あるいは AMPA 受容体遮断薬）を虚血が起きてから数時間以内に投与すれば、神経細胞の損傷を減らしたり、防止できる。

↓ グルタミン酸が過剰に放出されると、周辺細胞へカルシウムが流入し、それによって分解酵素の活性化や細胞膜の破壊といった、内部損傷作用がひき起こされる。

活性化された酵素
細胞膜の破壊
酸素が欠乏した細胞
過剰なカルシウム

過剰なグルタミン酸の放出
酸素が欠乏した神経細胞
傷つき、過度に興奮した神経細胞

↑ 1つの神経細胞が傷つくと、興奮性化学物質であるグルタミン酸がほかの神経細胞に向かって過剰に放出され、周辺細胞に連鎖的に損傷が広がるおそれがある。

脳血管性疾患

→ 理学療法は、脳卒中患者の動きの回復を助ける。脳がいつしか麻痺した部分の制御をとり戻す場合もあるが、患者は失われた動きを埋めあわせる技術を学ぶこともできる。

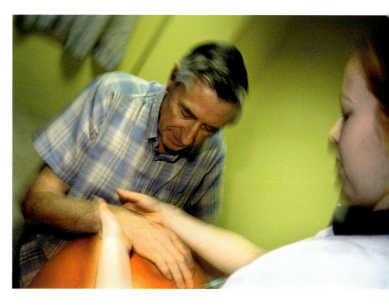

る範囲（虚血中心部）がごく狭かったとしても、グルタミン酸、一酸化窒素、水と酸素からできる高活性分子（フリーラジカル）などの放出によってひき起こされる二次的な損傷の連鎖は、最初の損傷部分よりもずっと大きな損傷帯（ペナンブラ）を形成する。

脳卒中からの回復

　脳卒中を起こした後には通常、急速な回復期が数日から数週間続く初期段階がある。次にやってくるのは、よりゆっくりとした回復がみられる第2段階で、これはおよそ数ヶ月から数年間続く。最初に損傷が及ぶ組織は中心部だが、やがて第2の変化が周辺組織（ペナンブラ）に起こってくる。ペナンブラの変化をひき起こす原因は、組織の浮腫と、脳内で一番細い血管の血流が阻害されることだ。こうした浮腫と血管系の障害が、脳卒中の後すぐに収まれば、機能はすみやかに回復する（回復の第1段階）。回復の第2段階でどれだけ効果があがるかは、脳がその機能を再分配し、つながりを調整する力（可塑性）をどれだけもっているかで左右され、その力は高齢者よりも若い人のほうがはるかに大きい。

↓ 脳卒中を起こした後の小脳をとらえた顕微鏡写真。左側に大きな梗塞部位（死滅組織）、右側に正常な組織が見えている。これは組織が死んだ後に毛細血管に血流が再開した状態で、出血性梗塞と呼ばれる。

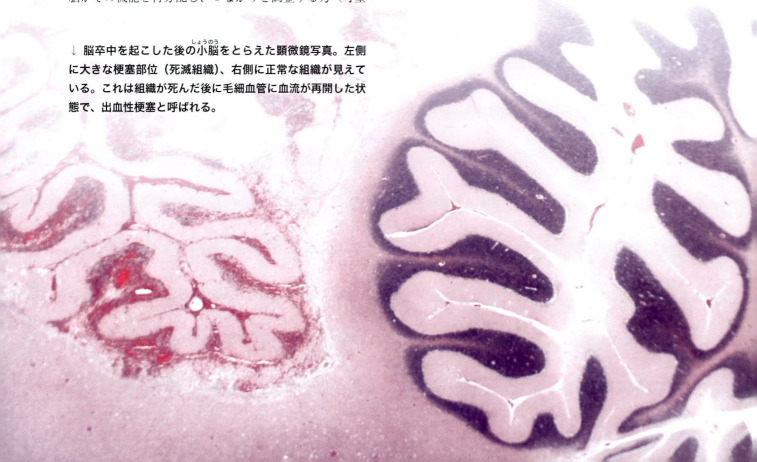

病気と障害

神経系腫瘍

腫瘍は脳や脊髄自体にできる場合もあれば（原発腫瘍）、身体のほかの部分から血流を通じて脳や脊髄に入りこむ場合もある（二次性腫瘍）。

徐々に大きくなる腫瘍の存在は、たとえば腫瘍が頭蓋腔内の圧を高めて、激しい頭痛、吐き気、嘔吐をひき起こしたときに判明する。あるいは腫瘍が神経を圧迫したり、脳の特定の部位を傷つけることによって、発話、視覚、聴覚が変化する、気分や人格が変わる、バランスをとることや歩くことに不自由を感じる、四肢がしびれるといった症状が現れることもある。

脳腫瘍の形成に寄与する因子は、神経線維腫症などの遺伝病、加齢、頭部の放射線被曝歴、職場での塩化ビニル曝露、衰弱した免疫系（エプスタイン・バール・ウイルスやHIVへの感染による）などだが、脳腫瘍の大半は明らかな原因もなく発生する。

神経膠腫

原発腫瘍の大半は神経膠腫であり、グリア細胞あるいはその前駆体から発生する。神経膠腫のなかでももっとも多く見られるのは星状膠細胞由来のもので（星細胞腫）、その悪性度は種類によってさまざまだ。比較的高分化で、正常な星状膠細胞とほぼ同じ見た目をした悪性度の低いものもあれば、まるで胚細胞のような見た目の

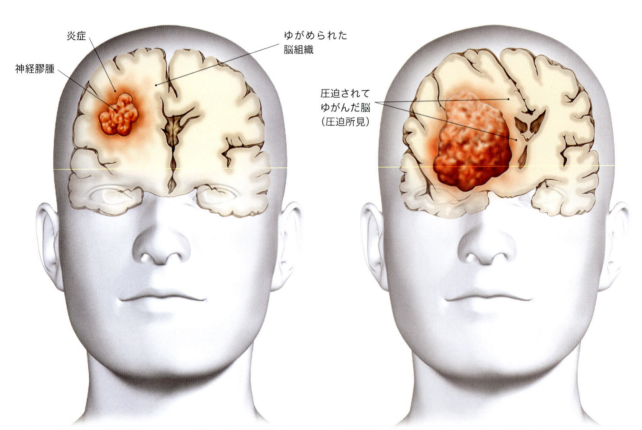

↑ 上に図示した神経膠腫のような悪性の脳腫瘍が拡大すると、周辺領域に炎症が起こり（左図）、付近にある脳組織が圧迫され、周囲へ押しつけられる（左図と右図）。頭蓋骨内部の圧の高まりは頭痛や嘔吐をひき起こし、移動した脳組織によって繊細な神経細胞が傷つけられるおそれがある。

神経系腫瘍

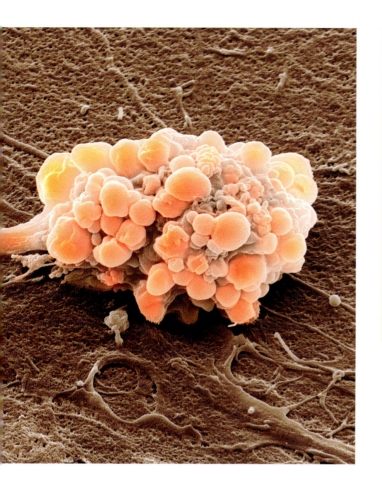

携帯電話で脳腫瘍ができる？

この問題にかんしては、実にさまざまな議論がある。これまで行われてきた研究のなかには、携帯電話から発せられる電磁放射が原発腫瘍の原因になると結論づけているものはほとんどない。とはいえ、成長途中にある子供や10代の若者の脳が、長期間こうした電磁放射にさらされることによる影響を明らかにするには、まだ十分な時間が経っていないというのが現状だ。安全を期するなら、携帯電話を使う人は皆、イヤホンと柔軟性のあるコードを使って、携帯電話と脳のあいだの距離を約50センチはあけるようにするといいだろう。

← 神経膠腫は、中枢神経系のグリア細胞から発生する腫瘍の一種。神経膠腫は種類によってはきわめて悪性が高く、周辺の健康な脳組織に急速に広がる。

細胞からなる、きわめて侵襲性が高い腫瘍（膠芽腫）もある。膠芽腫は急速に拡大し、周辺組織をきわめて広範囲に侵すため、腫瘍の正確な境界が見つからない場合もあり、これが手術による腫瘍の摘出をきわめて困難にしている。急速に大きくなる腫瘍に血液を供給しているのはもつれあった毛細血管で、これは簡単に破裂して患者の容態を急変させるおそれがある。悪性神経膠腫の症状としては、頭痛（朝に悪化する場合が多い）、記憶喪失、眠気、けいれん、数週間かけて徐々に進行する脳機能の喪失などが挙げられる。

このほか、さほど一般的でない神経膠腫としては、希突起膠細胞に由来するもの（希突起膠腫）、脳室の内壁をおおう上衣細胞に由来するもの（上衣細胞腫）などがある。とくに深刻なのは上衣細胞腫で、脳内の脳脊髄液の流れが阻害される危険をはらんでいる。

髄芽腫

髄芽腫は子供に見られる脳腫瘍で、未分化の神経細胞をつくる能力を有している点で、一般の神経膠腫とは異なる。小脳の正中線沿いに見つかることが多く、小脳が傷つけられると筋肉連携がうまくいかず、足を大きく広げた歩き方になる。放射線治療の効果が上がりやすいが、脊髄に沿って広がる場合もある。

髄膜腫

脳の周囲を囲む皮膜を形成している結合組織にも、腫瘍ができることがある。大半はゆっくりと成長するが、大脳皮質の機能領域を圧迫すると深刻な被害をもたらす。髄膜腫の多くは、左右の大脳のあいだを分けている膜にできるため、その症状や兆候はおもに、正中線近くの皮質領域が圧迫されることが原因で起こる。一般的な症状としては、足の制御をつかさどる一次運動野と体性感覚野が圧迫されることによって、足が徐々に衰弱する、足の感覚が喪失するといったものが挙げられる。嗅神経周辺に髄膜腫ができると、片方あるいは両方の鼻孔の臭覚が喪失したり、多幸感を生じる（前頭眼窩野の損傷によ

病気と障害

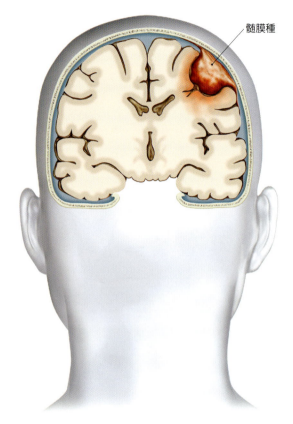

↑ 髄膜腫は脳をとりまく膜組織に発生する。神経膠腫よりも悪性度は低いが、大脳皮質の機能領域を圧迫して深刻なダメージを与える。

る）。視神経と動眼神経の周辺にできた髄膜腫は、視覚の喪失、まぶたの下垂、複視などの症状をひき起こす。

聴神経腫

聴神経腫は内耳神経のシュワン細胞から発生する。まれに三叉神経に似たような腫瘍ができる場合もある。このタイプの腫瘍は脳に侵入することはないが、周辺組織を圧迫することでさまざま症状や兆候をひき起こす。患者は最初、聴覚とバランス感覚の喪失を感じ、やがて腫瘍が成長して小脳や脳幹を圧迫すると、吐き気やめまいを感じたり、目の協調に支障が起こる。

下垂体腫瘍

下垂体腫瘍は悪性度がとくに高いというわけではないが、きわめて重要な機能を担う場所に発生するため、深刻な作用を及ぼす。一般的な症例では、下垂体の内分泌細胞から発生し、頭蓋骨内部で広がって周囲の下垂体を破壊する。症状はゆっくりと進み、性欲の喪失、体毛の減少、体重の増加、寒さに対して過敏になる、女性の場合は月経周期の停止などをともなう。下垂体は、視覚伝導路が脳に入る前に交差する視交叉の下に位置するため、腫瘍が大きくなると視神経を切断してしまうことが多い。患者は、視覚が両目の視野の端から失われていくことには気づかないまま、頭痛や視野の中心がぼやけるといった症状を訴える場合もある。視覚の回復には手術が必要になる。

下垂体腫瘍がホルモンを過剰に生成することもあり（通常は成長ホルモン）、これは子供と青年の巨人症および成人の先端巨大症をひき起こす。先端巨大症になると頭蓋、顎、手、足の骨が過剰に大きくなり、顔や舌のやわらかい組織が厚みを増す。このタイプの腫瘍が視野を損なうことはめったになく、たいていは放射線による治療が行われる。

頭蓋咽頭腫

頭蓋咽頭腫は子供の病気で、下垂体の前部を形成する、胎生期の構造物の残りから発生する。腫瘍が拡大すると、下垂体と視床下部が破壊される。この腫瘍ができた子供は、頭痛と視力の低下を訴える場合が多い。周囲には内頸動脈や目からつながる視神経といった重要な構造物があるため、手術による摘出はきわめてむずかしい作業となる。

二次性脳腫瘍

脳は、身体のほかの部分からやってくる腫瘍細胞がとどまって成長する例が多い場所だ。肺、乳房、腸、皮膚の色素細胞（黒色腫）からの転移がよく見られる。二次性脳腫瘍は通常多発性で、それはこの腫瘍が、脳全体の血管床に同時にたくさんの腫瘍細胞がまかれることで発生するためだ。

神経系腫瘍

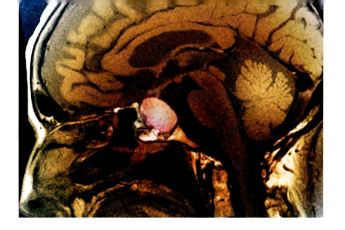

↑ 下垂体腫瘍（中央のピンク色）は大半が良性（がんではない）で、身体のほかの部分には広がらないが、視覚や身体の成長が阻害されたり、ホルモンバランスが変わることがある。

脳腫瘍の治療

ゆっくりと成長し、何の症状もひき起こさない腫瘍であれば、治療が必要ない場合もある。腫瘍が狭い範囲に固まっていて、周囲の重要な構造物を傷つけずにとり除けるなら、手術をするのが最善の治療法だ。腫瘍が拡散して周辺の脳組織に広がっている場合、最良の選択は放射線治療だろう。放射線治療では、一連のX線照射が毎日、2〜6週間にわたって続けられる。脳腫瘍の治療に適した薬はごくわずかしかない。薬物治療の大きな障害は、薬に血液─脳関門（のう）（かんもん）を通過させるのがむずかしいことだ。

↓ 脳腫瘍の摘出手術は、細心の注意を要する作業だ。現代の脳神経外科技術では、高度な3次元画像、繊維光学機器、さらにはロボットまで利用して、頭蓋骨や脳内部の小さな空間に入りこんで腫瘍を取りのぞく。

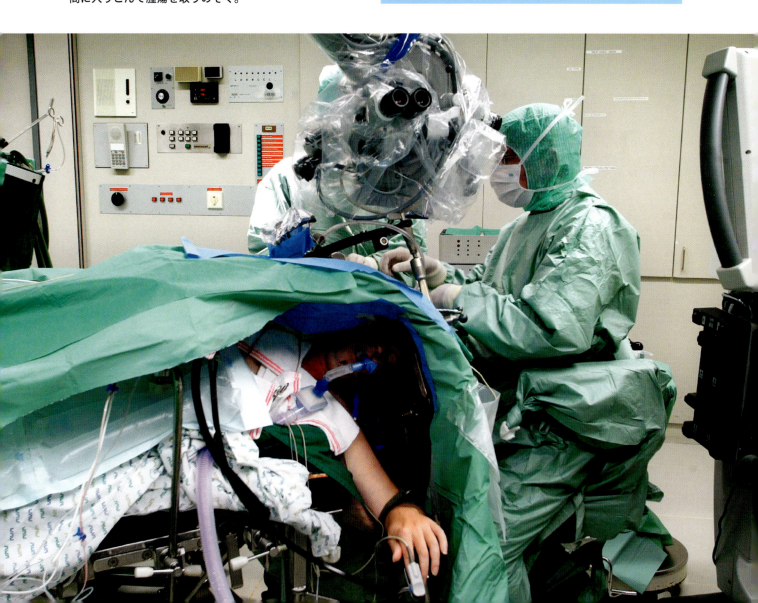

脳の発達障害

脳の異常な発達の原因となるのは、遺伝子異常（カルマン症候群）、異常な、あるいは余分な染色体（ダウン症候群、脆弱X症候群）、有害な環境からの影響などだ。

脳の成長における各段階——胎児期の神経管の形成、細胞分裂による神経細胞の生成、神経細胞の移動、軸索と樹状突起の成長、適切な接合の形成——では、つねに発達障害が起こる可能性がある。

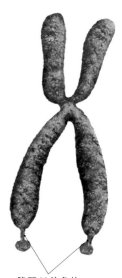

→ 脆弱X症候群は、男性の知的障害における一般的な原因だ。X染色体にある異常遺伝子が原因で発症する。

脆弱X染色体

神経管欠損症

胚子期の脳は、胎生19〜25日目に、平たい板（神経板）が2つに折れて管（神経管）を形成することで発達を始める。このとき、神経管の頭端が完全に閉じないと脳は発達しない（無脳症）。神経管の尾端が完全に閉じなかった場合は、脊髄が適切に形成されない（二分脊椎症）。無脳症であれば出生後、長くは生きられず、いっぽう重症の二分脊椎の子供は手術をすれば成人まで生きられるが、下肢の麻痺と腸や膀胱の制御の問題は残される。もし再生産年齢の女性全員が、妊娠する「前」に適量の葉酸を食事から摂取するようになれば、神経管欠損症の数は少なくとも30パーセント減らすことができる。

染色体異常

ダウン症の人びとは、通常は2本であるはずの21番染色体を3本もっている。さまざまな身体的異常がみられるが、もっとも特徴的なのは精神発達の遅れだ。ダウン症の成人の精神年齢は、平均8歳といわれる。成人はほぼ例外なくアルツハイマー病を発症し、早い時期に認知症になる。

脆弱X症候群は、遺伝性知的障害の原因としてもっとも一般的なもので、FMR1と呼ばれる遺伝子の異常によってひき起こされる。異常が起こる場所はX染色体だ。X染色体は女性には2つあるが、男性には1つしかない。欠陥がある染色体をもった男児は、知的障害をもつ。欠陥があるX染色体を1つだけもつ女性は保因者となる。

有害な環境要因

神経細胞が生成される部位は、さまざまな物理的、化学的、感染性の因子の影響をとくに受けやすい。因子とは具体的には、電離放射線（広島、長崎で原爆の被害にあった胎児など）、妊婦の高体温、毒素（アルコール、抗がん剤、メチル水銀）、ウイルス（麻疹、サイトメガロウイルス）などだ。神経細胞の生成が阻害されると、成熟脳の神経細胞の数が減り、脳が小さくなる（小頭症）。

水頭症

発達過程の途中で、脳室系の一部が塞がれてしまうことがある。この閉塞が起こりやすい場所は、側脳室と第3脳室のあいだの室間孔や、第3脳室と第4脳室のあいだの細い中脳水道といった狭い部分だ。通常、脳脊髄液の生成は継続されるため、結果として閉塞部分よりも上流にある脳室が拡張され、脳壁の神経組織がひき伸ばされて薄くなる。発達途中の脳組織がひき伸ばされると、成長中の繊細な軸索がひき裂かれ、大脳皮質の神経細胞は成熟形態になる前に死んでしまう。このように脳室系が拡大する症状は内水頭症と呼ばれ、適切な処置をしなければ知的障害の原因となる。出生前に発症すると、頭が大きすぎて母体の骨盤を通れず、出産に支障をきたすこともある。出生後の発症の場合は、赤ん坊の頭部の大きさの測定時などに発見される。余分な脳脊髄液を、脳室系から右心房あるいは腹腔へ流せば、圧迫がなくなり、有害な影響はほぼ緩和される。

胎児性アルコール・スペクトラム障害

発達中の脳と網膜は、子宮内でアルコールにさらされるとさまざまな影響を受け、子供の将来の知的能力に深刻な結果をもたらす。胎児性アルコール障害の子供は、顔に異常があり（平たい鼻梁、薄い上唇、上向きの鼻、人中と呼ばれる鼻と上唇のあいだの溝が平坦で長い）、正中前頭部の構造（中隔と前頭葉）が縮小し、目が小さく、視神経に欠陥がある。

→ 胎児性アルコール・スペクトラム障害の子供の脳は、とくに大脳皮質の正中前頭部が、小さく未発達となる場合がある。脳梁と小脳も小さい。

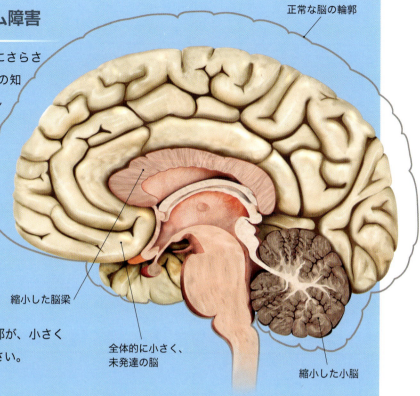

正常な脳の輪郭

縮小した脳梁

全体的に小さく、未発達の脳

縮小した小脳

カルマン症候群

カルマン症候群の発症にかかわる遺伝子は、嗅神経軸索の脳に向けての成長の制御や、発生初期の鼻から視床下部への細胞移動の制御を担当している。視床下部は、性ホルモン調節因子を生成する部位だ。この病気の患者は嗅覚をもたず、睾丸あるいは卵巣が小さく、生殖能力をもたない。

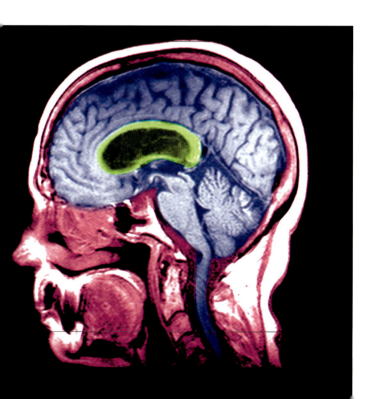

← このMRI画像に写っている暗緑色に着色した部分は大きくなった側脳室で、このような症状は水頭症と呼ばれる。水頭症は、脳室にたまった液体を心臓か腹腔に流して治療する。

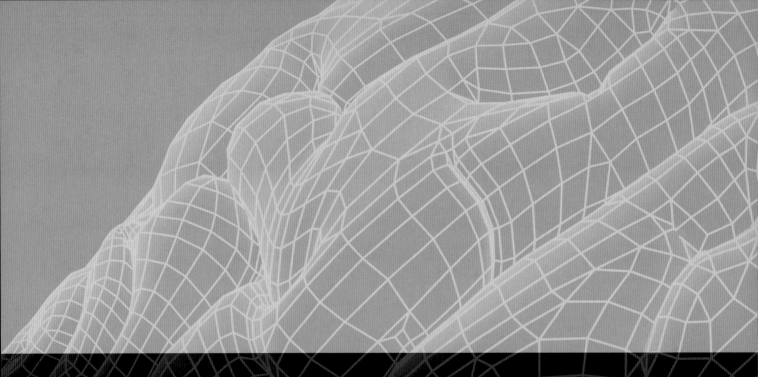

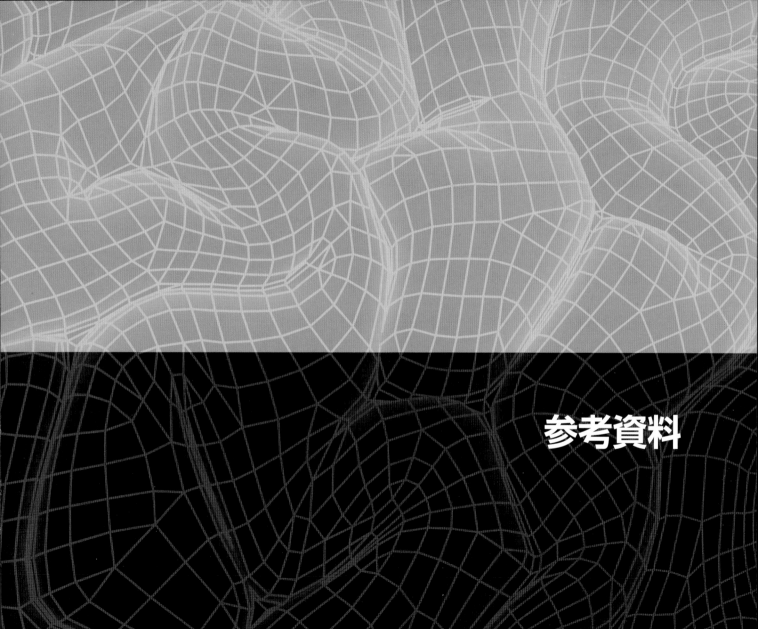
参考資料

用語解説

【あ行】

アセチルコリン 脳や自律神経系、および神経筋接合部で使われる神経伝達物質。

アテローム性動脈硬化 脂質や繊維質、さらには石灰質などが、大動脈や中動脈の血管壁に蓄積する疾患。

アドレナリン 副腎内部の副腎髄質でつくられるホルモン。神経伝達物質の一種でもある。緊急事態になると血流に放出されて、心拍および心筋の収縮力を上昇させ、肺気道を通る空気の量を増やし、骨格筋への血流も増やす。別名エピネフリン。

アヘンアルカロイド コデイン、モルヒネ、ヘロインなど、ケシの樹脂から精製したオピオイド薬。

アルツハイマー病 進行性の脳変性疾患。大脳皮質と脳幹から神経細胞が失われていき、患者は、推論したり、物事を記憶したり、日々の作業をこなしたりする能力を徐々に失っていく。

イオン 荷電した原子。神経細胞が機能するために重要なのは、ナトリウムイオン、カリウムイオン、塩化物イオン、カルシウムイオンである。

イオンチャネル 神経細胞の膜上に埋めこまれ、特定のイオンを選択的に膜通過させる特殊なタンパク質。

意識 自己および自己をとり巻く外界を認識していること。

一次視覚野 外側膝状体から直接の結合を受ける視覚野領域。

ウェルニッケ野 左側頭葉の上面後部から頭頂葉にかけて広がる言語野。言語を理解し、文法規則を適用するうえで重要な役割を果たす。

うまみ 甘い、塩辛い、すっぱい、苦いと並ぶ、5つの基本味の1つ。アミノ酸のグルタミン酸が味をひき立てる効果から生まれる、「おいしさ」の知覚。

運動失調 身体の協調運動ができなくなること。通常は小脳損傷が原因で起きる。

運動神経細胞 筋肉に直接に接合する神経細胞、あるいはそのような神経細胞を直接に制御する神経細胞。

運動前野 複雑な運動活動を指令する運動野領域。

運動麻痺 身体の一部、半身、あるいは全身を動かすことができなくなること。

運動野 身体の運動を、直接的もしくは間接的に制御する大脳皮質領域。

延髄 脳幹の下位部位で、橋と脊髄の間に位置する。

オピオイド オピオイド受容体を活性化する神経伝達物質や薬剤の総称。通常は鎮痛効果があり、快感をもたらすこともある。

【か行】

回 大脳皮質表面の盛りあがった部分。回は溝によって区切られる。

介在ニューロン 長い神経路を構成する神経細胞同士を仲介する、短い軸索をもつ神経細胞。介在ニューロン群は局所的な情報処理を行う。

概日リズム 「おおよそ1日からなるリズム」という意味。自然な1日のサイクルにしたがって睡眠と覚醒を制御する神経系の活動。

外側 頭部や身体の外方。

外側膝状体 視覚情報を、視覚野に送る前段階で処理する視床の神経細胞群。

灰白質 脳脊髄組織のなかで、数多くの神経細胞体が集まった部分。神経細胞体が集まっているので、新鮮な状態では灰色をしている。

海馬 側頭葉内に折りたたまれた構造。新たな記憶を植えつける際に決定的な枠割を果たす。

化学物質依存性チャネル 特定の化学物質に反応して開く、軸索被膜上のイオン・チャネル。

下垂体 内分泌系を統括する腺であり、さまざまなホルモンを分泌することによって、全身の多様な機能と多くの腺を制御する。視床下部から直接の影響下にある。

可塑性 神経系が、環境の変化に対応して結合を変化させる能力。可塑性は乳幼児の脳でとりわけ高い。

活動電位 通常、神経細胞体から軸索終末へと伝わる電気活動の波。

感覚軸索 触覚、痛覚、熱、振動などの感覚機能を担う軸索。

感覚麻痺 感覚が失われること。感覚麻痺が全身に及ぶと、患者は意識不明の状態になる。身体の特定部位にかぎられる場合もある。

感覚野 触覚、視覚、聴覚などの感覚機能を担う大脳皮質領域。

幹細胞 成長するとさまざまな種類の細胞に変化できる原始的な細胞。

間脳 従来、視床、視床下部、視床腹部、(松果体を含む) 視床上部からなると考えられてきた、脳の中心を占める部位。

関連痛 疾患を起こした器官がひき起こす痛みが、その器官とは別の身体部位で感じられること。

眼窩回 眼窩の上にある、前頭葉の領域。

顔面神経核 橋にある神経細胞群の1つで、顔の表情筋を制御する。

機械刺激受容チャネル 内耳の受容体細胞の毛状突起がリンパ液の動きで曲げられたときに開くイオンチャネル。

希突起膠細胞 中枢神経系の軸索を覆う髄鞘をつくるグリア細胞の一種。

嗅覚 匂いの感覚。

弓状束 ウェルニッケ野とブローカ野を弓状に結ぶ、神経軸索の束。言語の知覚的側面と運動的側面とを協調させて、言語の制御を可能にしている。

橋 脳幹を構成する橋のような部位で、左右の小脳半球に投射する神経細胞が含まれている。

強迫性障害 細菌に感染しているのではないかなどの強迫観念にとりつかれ、手をくり返し洗うなどの強迫的行動を起こすことが特徴の精神障害。

恐怖症 見慣れた物やありふれた状況に対して根拠のない恐怖を感じること。

屈曲反射 「逃避反射」を参照。

クモ膜 髄膜の中間層にあるデリケートな膜。硬膜の内側に堅く貼りついている。

グリア細胞 中枢神経系を支持し、守る細胞。星状膠細胞、希突起膠細胞、小膠細胞が含まれる。

グルタミン酸 アミノ酸の一種で、脳内で興奮性の神経伝達物質としても使われている。

血液‐脳関門 脳の特別な環境内に大きな分子が侵入するのを防ぐ、脳血管壁に備わった関門。

ゲノム 身体を構成する細胞の発達と機能を調節する遺伝子コードの全体。

幻覚 （実際には存在しないのに）どこからともなく声が聞こえたり、匂いを感じたりするなど、複雑な誤った感覚知覚。

溝 脳表面の盛りあがった部分（回）の間に走る溝。

交感神経系 さし迫った状況のなかで活発に活動（闘争か逃走）する自律神経系の一部。

後側 身体の後面側。

後頭葉 脳の後部に広がる大脳皮質領域。

後分極 活動電位過程の最後に起きる軸索膜内外の電位変化のことで、これを経て膜電位が元の状態に戻っていく。

興奮毒性 損傷を受けた神経細胞がグルタミン酸を放出して、周囲の神経細胞に異常な興奮をひき起こし、損傷を与えること。

硬膜 一番外側にある丈夫な髄膜。

黒質 「黒い物」の意。中脳にあって、ドーパミンを使って運動活動を制御する神経細胞群。

こころ 意識をもった人がもつ、ものごとを理解し、推論する、知的な能力の総称。

孤束核 味覚情報および胸部と腹部の内臓からもたらされる入力を受ける、脳幹内の神経細胞群。食欲を調整するうえで重要な役割を果たす。

固有受容感覚 関節の位置および筋肉の伸縮度と張力に関する感覚。筋肉を協調させる際に使われる。

ゴルジ体 輸送する物質をまとめて収納する細胞内構造。

【さ行】

再取り込み 神経インパルスの発生後、特定のシナプスが神経伝達物質を軸索内に再び吸収することによって、神経伝達物質を再利用するプロセス。

細胞核 DNAを含む細胞内の構造で、細胞機能の調節を担う。

細胞質 細胞核の周囲にあって細胞内を満たす物質。細胞質には、ミトコンドリアなど、細胞内小器官と呼ばれる細胞機能を担う構造が含まれている。

作業記憶 行っている最中の運動課題を達成するために使われる、数分間持続する短期記憶。

視覚野 網膜から伝わった視覚情報を処理する大脳皮質領域。

軸索 神経細胞から伸びる長い突起。これを通じて活動電位が、他の神経細胞の樹状突起や軸索に伝えられる。

軸索反射 虫にかまれたり、皮膚をすりむいたりした際、痛みに感受性のある軸索を通じて神経インパルスが傷を負った部位の周囲に広がり、炎症を起こすメカニズム。

視交叉 左右の網膜の内側部にある網膜神経節細胞から伸びる軸索が交叉する部位で、交叉した軸索は反対側の脳へと向かう。

視床 脳の中心部に位置し、大脳皮質と脳幹や脊髄の間で情報を中継する、大きな神経細胞群。

視床下核 大脳基底核に属する神経細胞群の1つ。淡蒼球との結合を介して、運動活動を制御する。

視床下部 視床の下、下垂体の上に位置する脳領域。自律神経系と下垂体を制御する。

失行 個々の筋肉の制御には問題がないのに、絵を描いたりするような、複雑な運動作業をする能力が失われること。

矢状面 身体を左右に分ける面。

視神経 網膜から脳へ視覚情報を伝える脳神経。

失語症 身体の運動制御には問題がないのに、話し言葉を理解したり、表現したりする能力を失う症状。

シナプス 1つの神経細胞の軸索と、別の神経細胞の樹状突起や軸索との接点。

シナプス間隙 神経伝達物質が、シナプス前膜から放出されるとともにシナプス後膜上の受容体分子に結合する、狭い空間。

終末ボタン 軸索がほかの神経細胞と接合する個所にある、ボタン状の終末。

樹状突起 神経細胞の持つ枝分かれした突起で、ほかの神経細胞の軸索とシナプス結合する。

参考資料

シュワン細胞 末梢神経系の軸索を包む髄鞘を形成する細胞。

松果体 間脳の後ろ側にある腺。メラトニンを分泌し、概日リズムにかかわる。

上側 身体の上面側。

小脳 脳幹の後ろに付随する脳部位。運動の協調にかかわる。

小胞体 細胞内部にあってタンパク質を生成する、複雑に折りたたまれた膜構造。

侵害受容器 痛みに感受性のある神経線維。

神経 中枢神経系と筋肉、皮膚、関節、内臓を結ぶ軸索束とそれを包む結合組織をまとめた名称。

神経栄養因子 発達中や修復の際に、軸索を誘導したり支持したりするために分泌される化学因子。

神経回路 特定の機能を果たすための、互いにシナプスで結合した神経細胞のまとまり。

神経系 感覚情報の処理、意思決定、運動活動の実行にかかわる神経細胞とその支持組織をまとめた全体。

神経細胞 情報の処理と伝達に機能を特化させた細胞。ニューロンとも呼ばれる。

神経節 中枢神経系の外部にある神経細胞体の集まり。感覚機能や自律機能にかかわる。

神経節細胞 神経節内部にある細胞。感覚機能や自律機能にかかわる。

神経線維 一本の軸索およびそれを包む結合組織。

神経伝達物質 シナプスで放出され、別の神経細胞の膜上にある受容体に作用する化学物質。

神経変性疾患 アルツハイマー病、パーキンソン病、ハンチントン病など、神経細胞が徐々に死滅し、備わっていた機能が失われていく脳疾患の総称。

神経路 並行して走り、類似の機能を担う軸索の集まり。

心血管系 全身に血液を供給する身体システム。心臓、動脈、毛細血管、静脈からなる。

自律神経系 血圧や心拍、腸の運動など、自動的な身体機能の制御にかかわる神経系。

振戦 異常な身体の震え。休息時に起きる振戦もあれば、活動時に起きる振戦もある。

髄鞘 軸索を包む脂質で、神経インパルスの伝導のスピードと信頼性を高める役割をもつ。

髄膜 脳を包み、保護している膜。硬膜、クモ膜、軟膜からなる。

星状膠細胞 星形をしたグリア細胞。神経細胞を支持し、脳内の環境を一定に保つ働きをする。

成長因子 神経細胞と軸索の成長を調節する、生体由来の化学物質。通常は、神経細胞間の結合がさかんに形成される発達期にもっとも活発にはたらく。

青斑核 脳幹にある神経細胞群で、脳の大半の領域と結合し、神経伝達物質ノルアドレナリンを使っている。

脊髄 中枢神経系の下位部分。脊柱によって保護され、31対の脊髄神経が付随している。

脊髄神経 31対からなる脊髄に付随した神経。うち8対が頸髄に、12対が胸髄に、5対が腰髄に、5対が仙髄に、1対が尾髄に付随している。

脊髄背角 皮膚や関節、筋肉、内臓からもたらされる感覚情報を処理する脊髄の灰白質部分。

節後線維 自律神経系において2つ連なるうちの2つ目の神経細胞の軸索。

節前線維 自律神経系において2つ連なるうちの1つ目の神経細胞の軸索。

筋分節 各脊髄神経と結合する筋群のまとまり。

セロトニン 睡眠と覚醒のサイクル、気分、痛みの知覚を制御する脳幹の縫線核群を構成する神経細胞が使用する神経伝達物質。

宣言的記憶 意識化でき、言葉で再生できる記憶。

線条体 大脳基底核の一部。背側線条体（尾状核と被殻）と腹側線条体（側坐核）に分けられる。

染色体 固くらせん構造に巻かれたDNAと付随タンパク質の集合体。ヒトには23対の染色体がある。

前側 身体の正面側。

前庭蝸牛神経 音や身体のバランス、加速度に関する情報を内耳から脳幹に伝える脳神経。

前庭器官 身体のバランスと加速感を検知する内耳にある感覚構造。

前頭前野 計画の立案や社会的行動に重要な働きをする前頭葉の領域。

前頭葉 大脳皮質の前部。計画の立案や運動機能にかかわる領域が含まれる。

前脳 大脳半球と間脳からなる、脳の前部。

双極細胞 突起が2本しかない神経細胞。例えば、網膜の双極細胞や、内耳の神経節細胞などがある。

双極性障害 うつ状態になったり、軽躁状態や躁状態（気分や心的活動が異常に高揚）になったりする精神疾患。

僧帽細胞 嗅球にあって、嗅覚情報を脳の嗅覚野に送る神経細胞。

側頭葉 耳の上部から前部にかけて広がる大脳皮質領域。

【た行】

代謝 細胞がエネルギーを産生し、ひじょうに重要な化学物質を製造する、生化学的プロセス。

帯状回 左右それぞれの大脳半球の内側面にあり、脳梁を囲むよ

うに帯状に広がる大脳皮質領域。

体性感覚野 身体の表面や筋肉、関節からもたらされる感覚情報を処理する大脳皮質領域。

大脳 左右の大脳半球をまとめて呼ぶときの名称。「大脳半球」を参照。

大脳基底核 脳内の深いところにあって、運動機能の制御にかかわる神経細胞の集まり。尾状核、被殻、淡蒼球、視床下核などから構成される。

大脳半球 前脳が左右半分ずつに分かれた顕著な脳部位。左右の半球はいずれも大脳皮質で覆われ、その奥深くには大脳基底核がある。

大脳皮質 大脳半球の外層で、多くの溝が走っている。外側を覆う灰白質と、その内部の白質からなる。

脱同期化 睡眠中、明瞭な脳波が現れず、視床と大脳皮質が独立に活動しているときの脳波フェーズ。

脱分極 活動電位の発生中に起きる、軸索の膜内外の電位変化。

多発性硬化症 脳と脊髄の軸索を包む髄鞘が、自身の免疫システムによって攻撃される疾患。

短期記憶 短期的な課題を行うために使われる、わずか数分しか持続しない記憶。

淡蒼球 大脳基底核の一部。

中枢神経系 脳および脊髄。反対に、脳と脊髄を除くすべての神経と神経核は、末梢神経系に含まれる。

中毒 意志による制御がきかなくなるまで薬物に依存すること。

中脳 脳幹の上位部位。眼球の内部や周辺にある筋肉を制御する神経細胞を含んでいる。

聴覚 音の知覚過程。内耳、脳幹、視床、大脳皮質聴覚野がかかわっている。

聴覚野 音声情報の処理にかかわる大脳皮質領域。側頭葉の上面にある。

長期記憶 数分以上にわたって保持される記憶。大脳皮質のさまざまな領域に記憶情報として蓄える必要がある。

腸神経系 腸壁内にはりめぐらされた神経細胞のネットワーク。腸の動きと腺分泌を制御する。

電位依存性イオンチャネル 近傍の電場に反応して開口するイオンチャネル。

てんかん 大脳皮質で起きる異常な放電現象。意識の喪失や身体のけいれんをひき起こす場合もある。

島 前頭葉と側頭葉のあいだに隠れた大脳皮質領域。

統合失調症 妄想や幻覚、情動反応の鈍麻を特徴とする精神疾患。

頭頂葉 前頭葉と後頭葉の間にある大脳皮質領域。

逃避反射 危険なほど熱いもしくは痛みをもたらす物に触れた身体の一部をひっ込める脊髄反射。

突起 神経細胞からのび出た部分。軸索と樹状突起がある。

ドーパミン 中脳の黒質にある神経細胞が、運動活動を調節するのに使う神経伝達物質。

トランスダクション エネルギーや化学刺激をある形式から別の形式に変換するプロセス。

【な行】

内側 身体の正中線側。

内分泌系 導管をもたない腺から血中にホルモンを分泌し、身体の内部機能を調節するシステム。

認知 思考過程。

認知症 アルツハイマー症などの脳変性疾患にともなって、知的機能が徐々に失われていく症状。

脳幹 視床と脊髄のあいだの脳部位。中脳、橋、延髄に分けられる。

脳弓 側頭葉の諸構造を中隔野や視床下部とつなぐ弓なりの神経線維束。

脳室 脳内の、液体に満たされたスペース。胚子期において脳が管状であった名残であり、脳脊髄液に満たされている。

脳室下帯 胚子期の脳において、細胞分裂によって微小な神経細胞や特定のグリア細胞を産生する領域。

脳神経 脳につながっている神経で、おもに頭部と頸部の感覚機能や運動機能にかかわる。ヒトには12対の脳神経が知られている。

脳脊髄液 脳内の脳室や、脳と脊髄の周囲のクモ膜下腔を満たす透明な液体。

脳卒中 脳への血液供給が妨げられたり、脳出血が起きたりしたことが原因で、脳の機能が突如として失われること。

脳軟膜 髄膜の一番内側にあり、一番繊細な層。脳表面にじかに接している。

脳波 大脳皮質の表面で生じる電気活動の波。脳波計（EEG）で計測できる。

脳梁 左右の大脳半球をつなぐ大きな軸索束。左右の大脳半球間の情報伝達を担う。

【は行】

背根神経節 脊髄に沿って並ぶ感覚神経節細胞。痛みや触覚、温度、関節の位置に関する情報を脊髄背角に伝える。

背側 脳幹と脊髄においては後ろ側のこと。

パーキンソン病 黒質のドーパミン作動性神経細胞の変性によって生じる疾患。

白質　ほとんど軸索とその髄鞘のみからなる中枢神経系組織。

パペッツ回路　辺縁系を構成する各部位を結合する脳内の神経回路。新たな宣言的記憶を植えつけるうえで重要な役割を果たす。

斑　「斑点」の意。網膜では、青い光の拡散を抑える色素をもつ黄斑を指す場合に使われる。また、内耳の2つの感覚領域（卵形嚢斑と球形嚢斑）を指す場合にも使われる。

反射　感覚刺激に対して自動的に起こる、決まりきった反応。

ハンチントン病　尾状核と大脳皮質の神経細胞が変性し、身体の異常運動や進行性の認知症をひき起こす遺伝性疾患。

尾側　動物の尻尾側の意。ヒト（の脳）の場合、脳幹もしくは脊髄側を意味する。

皮膚分節（デルマトーム）　各脊髄神経が分担する縞状の皮膚領域。

副交感神経系　蓄積エネルギーの補給と身体の休息にかかわる自律神経系の一部。

腹側　（中枢神経系においては）脊髄と脳幹の前面側、前脳の下面側のこと。

舞踏病　大脳基底核に障害がある患者に生じることのある、急激で目的のない、踊るような運動。

プラーク　疾病の進行により、硬化した組織。アルツハイマー病の場合は脳の灰白質に、多発性硬化症の場合は白質に、アテローム性動脈硬化の場合は血管壁内にプラークが形成される。

プルキンエ細胞　小脳皮質にあって、そこから小脳深部核への唯一の出力を送る大型の神経細胞。

ブローカ野　大脳皮質にある言語野の1つ。ほとんどの人で左前頭葉に位置し、話し言葉による表現にかかわっている。

ブロードマンの脳地図　神経細胞構築の違いをもとに神経科学者のコルビニアン・ブロードマンが同定した大脳皮質の各領域。ブロードマンの各領域はそのほとんどが、特異的な機能を担っている。

並列処理　色、テクスチャー、動き、コントラストなど、感覚情報のさまざまな側面を同時に処理すること。

辺縁系　前脳の一部で、情動と記憶にかかわる領域。大脳皮質内側の辺縁部にある。

扁桃体　側頭葉内にあるアーモンド型の領域。怒りや恐れなどの感情にかかわっている。

縫線核群　脳幹の正中線に沿って並ぶ神経細胞群。その多くはセロトニンを神経伝達物質として使用する。

ホメオスタシス　自律神経系が身体の内部環境を一定の状態に保つプロセス。

ホルモン　内分泌腺から血流に分泌され、離れた場所にある器官に作用する化学物質。

【ま行】

末梢神経系　脳と脊髄の外にある神経と神経節。

味覚　味の感覚。舌と軟口蓋の表面にある味覚受容体（味蕾）によって検知される。

ミクログリア　侵入してくる異物から脳を防御するグリア細胞の一種。

脈絡叢　脳室にある特殊な構造で、脳脊髄液のほとんどを産生する。

無視症候群　右頭頂葉の損傷によって生じる臨床症状で、左側の身体を無視するようになる。

迷走神経　脳神経の1つで、頸部、胸部、腹部上部に複雑に張りめぐらされ、多くの内臓の制御にかかわる。

メラトニン　松果体が産生するホルモンで、概日リズムを調節している。

網膜　眼球の裏側にある神経系の一部で、射しこんでくる光から視覚情報を処理する。

網様体　さまざまな自動的機能を起こす脳幹内の神経細胞ネットワーク。

【や行】

夢睡眠　急速眼動運動をともなう睡眠（レム睡眠）と、通常は同義。生々しい夢を経験する睡眠で、身体を動かす筋肉のうち、眼球を動かす筋肉以外はすべて不活性化している。

葉　大脳皮質を区分した領域。前頭葉、頭頂葉、側頭葉、後頭葉、島の5つが知られている。

【ら行】

ランビエ絞輪　軸索を包む髄鞘間で軸索が露出した狭い隙間。活動電位は絞輪から絞輪へとジャンプして伝わっていく。

リガンド依存性チャネル　チャネルの受容体部分に、特定の神経伝達物質が結合したときにのみきわめて特異的に開口するイオンチャネル。

レム睡眠　急速眼動運動をともなう睡眠。この睡眠中には、生々しい夢を見る。

連合野　特定の運動課題や感覚課題を行うのではなく、計画立案、社会的行動、記憶、言語のような、大脳皮質のより高次な機能過程を担っている。

【英字】

CTスキャン コンピューター断層撮影。身体組織のX線吸収量をもとに、身体の2次元もしくは3次元の画像をコンピュータによって作成する撮像システム。

EEG 脳波測定。大脳皮質が発する電気活動を記録する技術。この技術を使って脳波図（これもEEGと呼ばれる）を作成する。

GABA 抑制シナプスで使われる神経伝達物質、γアミノ酪酸の略号。

MRIスキャン 磁気共鳴画像法。強力な磁場を利用して、脳内の水素原子の分布と状態をマップする脳画像法。

PETスキャン ポジトロン断層法。放射活性によってラベルづけされた脳内の化学物質の分布をマップする画像法。

T細胞 特定の感染やガンに身体が攻撃するのを助ける白血球の一種。

参考資料

索引

太字は主要な言及を表す。

【あ行】

アウエルバッハ神経叢　62
赤ちゃんの脳　**98-101**
あくび　167
足底反射　177
アシドフィル（好酸性細胞）　37
アスペルガー症候群　258
アセトアミノフェン（パラセタモール）　283, 286
アテトーゼ　100, 179
アテローム性動脈硬化　90, 112-13, 119, 325
アデロール　217
アドレナリン（エピネフリン）　248, 283, 285
アナボリックステロイド　303
アヘンアルカロイド類　298-9
アミロイドタンパク質　320
アルコール　**294-5**
　安全な摂取量　295
　依存　295
　一気飲み　108-9
　影響　294
　青年期の　108-9
　胎児性アルコール・スペクトラム障害　333
　長期の健康被害　295
　二日酔い　294-5
アルコール中毒　47
アルツハイマー型認知症　35, 48, 114, 117, 307, **320-3**
　後期　321
　神経血管仮説　322
　神経原線維変化　321
　新治療法　323
　ダウン症と　321, 332
　——における脳の変化　321
　発症　320
　斑　320
α-シヌクレインタンパク質　312, 313
アロディニア（異通症）　155
アンフェタミン　217, 300-1
生き延びようとする欲求　244-5
意識
　維持　238
　感覚の集中力　227
　持続しているかどうか　225-6

序論　**222-3**
精神と世界の関係　222
全身麻酔　284-5
デカルトの主張　222
統一感と内容　224-5
統一された領域　227
　——とは何か　**224-7**
　——に必要な脳の部位　225
　——の研究　227
　——の状態　227
　——の変容　223, 240
　——の本質　**224-7**
　幼児　226
　——を生みだす　226-7
EEG　227
いじめ　109
痛み　**152-5**
　局所麻酔　154
　警告としての　153
　宗教的感情の高揚と　155
　侵害受容器　152-3
　神経経路　152, 153
　信号　287
　鋭い——　154
　組織の損傷に対する反応　154
　損傷個所の炎症と腫れ　154-5
　長時間の運動　152
　調整　50-1
　鎮痛薬　**286-7**
　鈍痛　154
　——の経験　286
　不快感と　155
　麻酔薬　284
　慢性痛と炎症　155
　むずがゆさとかゆみ　154
　薬物を使わない緩和　287
　——を感じない　153
1型ヒト免疫不全ウイルス（エイズ）　79
遺伝子
　——異常　332
　人類の言語　88
　脳と　**92-3**
　ハンチントン病　316, 317
インスリン　33
咽頭（喉頭）　198
咽頭反射　175
ウィリス動脈輪　68, 69
飢え　245, 293
ウェルニッケ, カール　26, 192
ウェルニッケ失語　27
ウェルニッケ野　26-7, 192, 193, 197, 201, 202, 229
嘘と嘘つき　211
嘘発見器　211
歌　199
うつ病　232, **250-3**
　軽度の　251
　原因　251-2

症状　251
　双極性——　252
　大うつ性障害　250
　治療　253
　——の原因となる脳の領域　251
　類型　250-1
　若者と　109
運動　311
　加齢による脳の衰えを防ぐ　110, 111, 112, 118
　ストレスと　104
運動亢進症候群　28
運動失調症　100
運動障害　28, 32
運動制御　20, 21, 162
　階層性　162
運動低減症候群　28
運動と活動　→運動制御も見よ
　異常運動　**178-9**
　運動神経系に対する損傷　178
　運動神経細胞　168
　運動制御　164
　運動制御の階層性　162
　眼球運動　165
　眼球の自動的な運動　170-1
　緩慢で、くねるような異常運動　179
　筋繊維　169
　筋肉の協調と運動の強化　**170-3**
　細かい運動活動　162
　四肢の運動　172
　姿勢にかかわる運動　171-2
　熟達した運動のための神経路　166
　熟達した運動を実現する回路　172
　序論　**162-3**
　身体内部の制御システム　163, **180-3**
　身体を大きく動かす活動　163
　随意運動の中枢と経路　**164-9**
　赤核脊髄路　168
　脊髄反射　**176-7**
　前庭脊髄路　168
　大脳基底核の神経回路　173
　頭部と頸部の反射　**174-5**
　激しく暴れるような異常運動　179
　半自動的な運動活動　162
　反射活動　163
　皮質脊髄路　168
　表情の制御　166
　複雑な運動　167
　補足運動野　164
　無目的に、慌ただしく踊るような異常運動　179
　網様体脊髄路　168
　薬物誘発性運動障害　179
　幼児の運動能力の発達　173
　ルーチンの運動　166-7
運動ニューロン疾患　307, **318-19**
　運動神経細胞　319
　原因　319

342

原発部位　318
　　将来の治療法　318
　　パターン　318
　　発症時期　318
エイズ認知症　79
笑顔　166
X線　24
エクマン，ポール　242
エストロゲン　86
エディンガー―ウェストファル核　174-5
エデルマン，ジェラルド　222
エプスタイン・バー・ウイルス　310, 328
MRI（磁気共鳴画像法）スキャン　12, 20, 24, 25, 35, 68, 105, 227, 265, 267, 201
　　安全性　25
　　fMRI　24
エンケファリン　51
延髄　38, 39
オキシトシン　37
オバーマン，リンゼイ　243
オピオイド誘導体　287, **298-9**
オレキシン　235, 236, 237
音楽と脳　**218-19**
　　音楽を愛し，奏でる心　218-19
　　人間の親近感　218
音響反射　175
音素（フォニーム）　196, 197, 198

【か行】

回　18
　　中心後回　23
　　中心前回　23
介在ニューロン　124
概日リズム　32, 127, 237
外側溝　18
外側膝状体　30
海馬　18, 35
　　記憶と　35, 229, 232
　　嗅覚神経経路　144
　　――における脳由来神経栄養因子（BDNF）　104, 316
灰白質　15, 16, 21, 53, 54, 76, 106
海綿状脳症　306
書くこと　**200-3**
　　プロセス　201-2
覚醒　**234-7**
下垂体　32, **36-7**, 330
　　――後葉　37
　　腫瘍　37, 330, 331
　　――前葉　36-7
　　――の疾患　37
加速 →前庭覚を見よ
可塑性
　　学習と記憶　262

　　定義　262
片側バリスム　28, 32, 179
カタプレキシー　237
滑車神経　43
カニッツァの三角形　158
カフェイン　**296**
カルマン症候群　332, 333
ガレーゼ，ヴィットリオ　187
感覚　13
　　痛み →痛みを見よ
　　感覚受容体の喪失　90, 116
　　感覚神経細胞　116, 124-5
　　感覚性インパルスからの感覚の生成　125
　　感覚の孤立性　125
　　嗅覚 →嗅覚を見よ
　　呼吸感覚　150
　　錯覚と幻覚　158-9
　　視覚 →視覚を見よ
　　触覚 →触覚を見よ
　　序論　124-5
　　心循環系の監視　150
　　前庭 →前庭覚を見よ
　　大脳皮質内の　156-7
　　聴覚 →聴覚を見よ
　　毒物の感知　150
　　トランスダクション（変換）と　124-5
　　内部――　**150-1**
　　人間にはまねのできない　125
　　膀胱の膨満感　150-1
　　味覚 →味覚；味蕾；舌も見よ
感覚神経細胞　124
感覚の世界　13
感覚無視症候群　19, 27, 224
幹細胞治療　315, 323
感情と欲求　**242-5**
　　生き延びようとする　244-5
　　広告の利用　245
感染症と自己免疫疾患　306
　　多発性硬化症 →多発性硬化症を見よ
肝臓　295
間脳　16, 17, 28, **30-3**
　　視床　30-1
　　視床下部　30, 32-3
　　視床上部　30, 32
　　視床腹部　30, 32
顔面神経　42, 43
外転神経　43
記憶　21, **230-3**
　　海馬と　35
　　気分と　222-3
　　計画立案と先見性　**214-17**
　　作業――　215
　　視覚体験との結びつき　231
　　嗅覚神経経路　144
　　習得　232
　　種類　230-1
　　情動（感情）と　231
　　宣言的記憶（顕在記憶）　230, 233

　　蓄える　232-3
　　長期――　230
　　手続き――　233
　　――の基礎となる神経細胞の変化　232
　　非宣言的記憶（潜在記憶）　230-1
　　扁桃体の役割　231
機械刺激受容　77
喫煙　**296-7**
気道の保護　175
企図振戦　47
希突起膠細胞　72, 73, 79, 271
気分
　　うつ病　232, **250-3**
　　記憶と　222-3
　　――障害　48, 223
　　序論　**222-3**
嗅覚　21, 125, **142-5**
　　イヌ　145
　　記憶や情動とつながる嗅覚神経経路　144
　　軸索　143
　　嗅覚受容細胞　142-3, 144
　　嗅球　142, 143, 144
　　情動（感情）と記憶　144, 145
　　線毛　142, 143
　　――の神経経路　144
　　――の喪失　145
　　フェロモン　145
　　味覚と　144-5
嗅覚受容細胞　142-3
嗅覚野　18, 23
弓状束　21, 27, 193
嗅神経　42, 43
嗅神経鞘細胞（OEC）　143
嗅内皮質　35
橋　38, 39, 235
共感　187, **208-11**
強迫神経障害（OCD）　256, 316
　　治療　256
恐怖症　246
恐怖と不安　**246-9**, 313
　　条件づけされた恐怖　246-7
　　ストレスをもたらすできごととホルモン　248
　　扁桃体と　246-7
　　――を表す　247-8
虚血　325, 326
筋萎縮性側索硬化症　318
筋伸展反射　54-5
筋繊維　169
空間の認識　26, 27, 121
鎖状の核酸　74
屈曲逃避反射　55, 177
クッシング症　37
クモ膜　65
クモ膜下出血　324
グラスゴー・コーマ・スケール（GCS）　239
グリア細胞　**78-9**, 96
グリア細胞株由来神経栄養因子（GDNF）

315, 316
脳腫瘍　79
グルタミン酸　326
計画立案と先見性　214-17
　　ロンドン塔のテスト　216
計算　200-3
痙性　100
経皮電気神経刺激（TENS）　287
ゲージ，フィネアス　213
ケタミン　303
血圧　180, 181, 324
血中酸素と二酸化炭素濃度の制御　180-2
ゲルストマン症候群　202
幻覚　159, 313 →錯覚も見よ
幻嗅　159
言語的知性　106-7, 120
現実からの知覚分離　205
幻聴　159
健忘症　35, 232
溝　18
抗うつ剤　253, 290
抗炎症薬　286-7
構音障害　316
膠芽腫　79, 329
交感神経系　58-61
攻撃か逃避か　246, 247
交渉と協力　208-11
　　共感　187, 208-11
　　行動要因　208
　　さまざまな集団がつくる複雑な行動パターン　210
　　前頭眼窩野　209, 212
　　前頭前野の機能　209, 212
　　他者の心を読みとる　208-10
抗精神病薬　290
行動障害　256-9
　　強迫性障害（OCD）　256
　　自閉症　258
　　精神病質者（サイコパス）　259
　　トゥレット症候群（TS）　257
後頭葉　18
　　一次視覚野　23
更年期（閉経期）　86, 111
抗ヒスタミン薬　289
抗不安薬　289
硬膜　65, 68
抗利尿ホルモン（ADH）　37
コカイン　300
呼吸感覚　150
黒質　28, 29, 40, 178, 312
コデイン　287
言葉　13, 20, 21, 186, **188-91**
　　インド・ヨーロッパ祖語　189
　　歌　199
　　書き言葉　194
　　聞くこと　195, **196-9**
　　サイン言語　194
　　「舌打ち」言語　189-90

生産性　191
大脳皮質以外の領域がかかわる機能　194-5
断綴性言語　47
置換　191
動物のコミュニケーション　190-1
脳の言語機能の左右分化　193
脳の病気／損傷と発話　192-3, 194
脳の領域　192-5
　　――の歴史　188, 189
発話における感情　27
話すことと聞くこと　**196-9**
左半球の機能　26, 193
ブローカ野とウェルニッケ野　26-7, 229
プロソディー（韻律）　27, 193, 197
読み書きと計算　**200-3**
子供の脳　102-5
　　言葉と　188
コーヒー　296
コミュニケーション　190-1
固有感覚受容器　30, 81
ゴルジ体　74, 87
グラスゴー・コーマ・スケール　239
昏睡　238, 239-40

【さ行】

サイトカイン　79
サイン言語　194
錯覚　**158-9**
　　視覚の――　158
　　触覚の――　158
　　盲点　159
サール，ジョン　224
三叉神経　41, 43, 140
自意識の発達　105
ジェネット，ブライアン　239
ジェンダー、性と脳　120-1
視覚　21, **126-9** →眼も見よ
　　視覚喪失　226
　　色覚　128-9
　　錐体光受容体　128
　　双極細胞　128
　　網膜神経節細胞　128
　　網膜における視覚処理　128
　　視覚の錯覚　158
　　視覚野　18, 23, 30, 156, 158
　　　　生まれつき眼の見えない人　267
　　　　並列情報処理装置としての　156
色覚異常　129
軸索　12, 15, 26, 72, 73, 74, 75, 143
視交叉　129
視交叉上核　32
視索　28
自殺　109

視床　16, 28, 30-1, 152, 194, 225
　　運動中継核　31
　　感覚情報を中継する神経核　30
　　甲状腺ホルモン　99
　　視床中継核　30-1
　　視床連合核　31
　　髄板内核および正中核　31
　　損傷　228
　　中継システム　30-1
　　辺縁系からの中継　30, 31
視床核　31
視床下核　29
視床下部　16, 30, 32-3
　　下垂体と　36
　　嗅覚神経路　144
　　嗜癖　292
　　情動（感情）と　242, 247
　　食欲の制御　33
　　身体内システムと　33
　　睡眠と　235-6, 237
　　性差　33, 120-1
　　損傷　227
　　役割　32-3
視床下部－下垂体門脈系　36
視床上部　30, 32
視床腹部　30, 32
視神経　42, 43, 126
舌　138
　　受容体　138
　　乳頭　138, 141
　　味蕾　124, 125, 138, 139
失音楽症　218
膝蓋腱反射　55
失血に対する反応　180
失行　19
失語症　27, 192, 202, 218
失算　202
失読症　201, 202
失認　19
　　手指　202
　　触覚　149
CT スキャン（コンピューター断層撮影）　24, 79, 213, 229, 324
シナプス　75, 80, 82-3, 117, 232
自閉症　243, 258
嗜癖　**292-3**
　　ジャンクフード　293
　　治療と原因　293
　　――とは何か　292-3
シモンズ，ダニエル・J　226
社会と関わり、考える脳
　　音楽　218-19
　　計画立案と先見性　214-17
　　現代人の社会的な心の発生　186
　　交渉と協力　208-11
　　心の理論　186, 209
　　言葉　188-91
　　社会に受け入れられる行動の限界　212-

13
　　序論　186-7
　　創造的思考　204-7
　　脳の言語野　192-5
　　話し言葉と書き言葉、思考　186, 196-207
　　話すことと聞くこと　196-9
　　読み書きと計算　200-3
社会病質　211
シャブリス，クリストファー・F　226
樹状突起　12, 19, 74
腫瘍　328-31
　　下垂体　330, 331
　　携帯電話が原因か　329
　　原発　328
　　症状　329
　　神経膠腫　328-9
　　髄芽腫　329
　　髄膜腫　329-30
　　聴神経腫　330
　　治療　331
　　摘出　331
　　二次性　328, 330
　　──の形成に寄与する因子　328
シュワン細胞　56, 95, 271
瞬目反射　175
松果体　30, 32, 222
小膠細胞　72, 73, 79
情動（感情）　22, 29
　　基本的な　242
　　共感　187, 208-11
　　恐怖 →恐怖と不安を見よ
　　共有　210-11
　　青年期　108
　　前頭前野　242
　　──の形成　242-3
　　表情の制御　166
　　辺縁系　31, 34-5
　　扁桃体と　34, 108
　　ミラーニューロン　243-4
　　様相　242
　　欲求と　242-5
小脳　17, 44-7, 243
　　運動以外の機能　45
　　解剖　44
　　機能　17
　　言葉　195
　　情報処理能力　17
　　身体の巧みな動きの学習と協調　47
　　脊髄小脳　45, 46
　　前庭小脳　45, 46
　　層　44-5
　　損傷　47, 228
　　大脳小脳　45, 46, 47, 164
　　虫部　171
　　虫部旁部皮質　172
　　内部　44-5
　　──の機能区分　45-6
　　話すこと　196

小発作（プチマル）　105
生薬　291
食作用　79
食事
　　ストレスと　104
　　脳の健康維持に適した──　118
触覚の錯覚　158
触覚失認　149
触覚　19, 146-9
　　意識されない感覚　149
　　一次体性感覚野　148
　　機械受容器　146-7, 148
　　軸索　148-9
　　質感の感知　149
　　触覚と振動を検知する受容器　146-7
　　神経経路　148-9
　　パチニ小体　147, 149
　　微細な触覚の感知　147-8
　　皮膚　146, 147, 149
　　指先　147
自律神経系（ANS）　58-61, 313
　　交感神経系　58, 59
　　交感神経系と副交感神経系の役割　60-1
　　神経細胞　58
　　神経伝達物質　61
　　脊髄損傷と　275
　　臓性感覚系　61
　　体温の調節　60
　　副交感神経系　58, 60
侵害受容器　152-3, 284
人格
　　損傷の影響　228-9
神経インパルス　12, 80-1, 124
　　記憶と　232
　　局所麻酔　284
　　伝達　15
神経科学者　187, 222, 223
　　意識の研究　227
　　ロンドン塔のテスト　216
神経芽細胞　96
神経管　94-5, 96
　　欠損　94, 332
神経系　12, 14-17
　　加齢と　114, 116
　　加齢にともなう構造と機能の変化　114
　　機能　13
　　構成要素　15
　　自律神経系（ANS）　58-61
　　身体の内部環境の調節　151, 180-3
　　大脳皮質　15 →大脳皮質も見よ
　　中枢神経系（CNS）　14, 16, 151
　　──の腫瘍　328-31
　　発達　94
　　末梢神経系　14, 16
神経孔　94, 95
神経膠腫　306, 328-9
神経細胞　12, 18-19, 50, 72-3, 74-7, 95, 96
　　イオンチャネル　84, 85-6

　　運動──　168
　　外界からの刺激　77
　　灰白質と白質　76
　　概要　72-3
　　化学シナプス　82-3
　　核　74
　　核小体　74
　　活動電位　80-1
　　活動電位の発生　81
　　加齢と　116
　　感覚の →感覚神経細胞を見よ
　　ゴルジ体　74, 87
　　細胞質　74
　　細胞膜　84, 86
　　軸索　74, 75-6, 80-1, 92, 99
　　支持細胞　72
　　シナプス　75, 80, 82-3, 117, 232
　　シナプスの清掃　83
　　樹状突起　74, 75, 76, 80, 82, 85
　　種類　76
　　情報処理機能　74, 75, 80-3
　　神経回路　12
　　神経原線維変化　117, 307, 321
　　神経細管　75
　　神経細胞内部の化学メッセンジャーシステム　86
　　神経信号　77
　　神経伝達物質　72, 74, 75, 82-3, 85, 86-7
　　髄鞘　74, 75, 76, 81, 83
　　性行動と　86
　　生後の生成　98
　　星状細胞　19
　　大脳基底核 →大脳基底核を見よ
　　大脳皮質　18, 22
　　タンパク質　84
　　電気シナプス　83
　　電気信号と化学信号　72
　　電気信号の受動的な広がり　80
　　独自の特徴　75
　　ニューロフィラメント　75
　　──の移動　97
　　能動的な電気信号の広がり　80-1
　　脳の化学　84-7
　　──の化学　84-7
　　──の骨格と輸送システム　75-6
　　働くしくみ　80-3
　　ピラミッド型　19
　　プルキンエ細胞　12, 45, 76, 77
　　ミラーニューロン　187, 243-4
神経節　14, 58
神経線維　15
　　脳幹　41
神経堤細胞　95
神経伝達物質　48-9, 61, 72, 74, 75, 82-3, 85, 86-7
　　ガンマアミノ酪酸（GABA）　86, 288
　　──の生成と運搬　86-7
　　薬物　282-3

神経板　94
神経分泌細胞　36
神経変性疾患　182
　脳震盪のくり返し　269
進行性核上麻痺　313
進行性球麻痺　318
進行性筋萎縮症　318
心循環系の監視　150
新生児甲状腺機能低下症　99
振戦　178
身体の感覚　21
心的外傷後ストレス障害（PTSD）　248-9
伸展反射　176
神秘的な幻視　159
深部腱反射　176-7, 316
心理的なストレス　249
髄芽腫　329
遂行機能障害症候群　212, 213
髄鞘　15, 56, 74, 76, 79, 81, 83
　多発性硬化症と　75, 309
水頭症　67, 332-3
髄膜　65
髄膜腫　329-30
睡眠　223, 234-7
　——サイクルの調節　237
　概日リズム　237
　種類　234
　——中の脳の電気活動　234
　ナルコレプシー　237
　乳幼児の睡眠サイクル　235
　脳の健康と　119
　——の状態　235
　不眠症　236-7
　夢　234, 235, 236
　——を制御する脳の神経回路　235-6
睡眠薬　288-9
数学的思考　202-3
ストレス　248-9
　子供の頃の　103, 104
　——の克服　249
　病気と　249
スーパーテイスター　141
すばやく収縮する白筋繊維　169
スポーツ能力　110
性　120-1
脆弱X症候群　332
星状膠細胞　72-3, 78-9, 264, 271
精神
　序論　222-3
　——とは何か　229
　脳と　228-9
精神医学者　229
　精神の病
　　序論　222-3
精神病質　211, 259
　進化と　259
青斑核　48, 49
性ホルモン　86

赤筋繊維　169
脊髄　17, 52-5
　外見　52
　灰白質　53, 54
　機能　52
　上行性伝導路と下行性伝導路　55
　序論　12-13
　損傷　228 →脊髄損傷を見よ
　中枢神経系と　15
　白質　53, 54
　反射　13, 54-5
　分節　52
脊髄神経　53, 56-7
　デルマトームとミオトーム　57
　末梢神経の機能　56
脊髄反射　13, 54-5, 176-7
　屈曲逃避　177
　深部腱　176-7
　足底　177
脊髄小脳　45, 46
脊髄損傷　272-5
　患者の数　272
　嗅細胞を使った治療　279
　胸髄上部の　274
　グリア性瘢痕形成　277-8
　原因　272, 273
　興奮毒性　272
　細胞への影響　272-4
　軸索の再生　277, 278
　修復への展望　278
　自律神経系と　275
　神経路損傷の再生　277
　身体機能への影響　274-5
　脊髄性ショック　275
　ダメージを抑制する　276-7
　治療と修復　276-9
脊柱　15, 53, 272
　骨折　275, 276
舌咽神経　43
舌下神経　43
セロトニン　48, 50
線条体　29, 242
染色糸　92
染色体　92, 93
　——異常　332
前庭覚　134-7
　頭の回転の感覚　136
　位置を知覚する器官　134, 135
　球形嚢斑　134, 136
　重力と直線的な加速度の感覚　134-6
　前庭動眼反射　136-7
　直立状態の維持　137
　動物と人間の比較　136
　平衡感覚の意識　137
　目印　134
　メニエール病　137
　めまい　136
　卵形嚢斑　134, 135, 136

前庭小脳　45, 46
前庭動眼反射　136-7
前頭前野と情動（感情）　187, 212-13, 242
　機能区分　217
　計画立案と先見性　214-17
　初期の人類の祖先　214
　注意欠陥・多動性障害（ADHD）　217
前頭葉　18
　運動および計画　21, 22
　運動の制御　164
譫妄　306
双極性うつ病　252
　症状と兆候　253
創造的思考　204-7
　研究　204
　集団思考　206-7
　脳の損傷と芸術の創造性　204, 207
　右半球の機能　205-6
　夢想　205
相貌失認　157
側坐核　28
側頭葉　18
嗅覚　21
視覚　21
　損傷　35
聴覚　21

【た行】

第1色盲　129
第2色盲　129
第3色盲　129
体温の制御　182-3
大後頭孔　52
胎児性アルコール・スペクトラム障害　333
帯状回前部　21
体性感覚　13, 30
体性感覚野　22, 157
体内時計　32
大脳　17
大脳基底核　16, 28-9, 194
　回路　29, 173
　機能　29
　細かい運動活動　162
　疾患　173
　損傷　28, 29
　話し言葉　196
大脳小脳　45, 46, 47
大脳半球　26-7
大脳皮質　13, 15, 16, 17, 18-23, 229
　異常な放電活動　104
　遺伝子　92
　運動機能　23
　灰白質　15, 16, 21, 106, 243
　感覚機能　23

346

感覚神経路　156
感覚野と運動野　22
機能のありか　20
機能の組織化　18-19
機能領野どうしの結びつき　21-2
嗅覚野　156
　言葉と　194, 197
視覚野　23, 30, 156, 158
　成長　98
　損傷　19
体性感覚野　22, 157
大脳基底核　16
聴覚野　157
等皮質　18
　――内の感覚　156-7
白質　15, 21
ブロードマン領域　21
　――への入口　30-3
葉　18
連合野　23
大脳皮質機能
　運動　42
　感覚　42
　嗅神経と視神経　42
　コルチゾール　104, 249, 252
　男女の違い　121
　脳神経　39, 40, 42-3
　迷走神経　42
大発作（グランマル）　105
大麻　302
　医療――　302
ダ・ヴィンチ，レオナルド　228
ダウン症　321, 332
唾液の制御　183
多系統萎縮症　182
手綱核　32
タバコ　296-7
多発性硬化症　75, 306, 308-11
　原因　308
　自己免疫疾患　309
　症状　311
　脊髄　308
　地理的、人種的分布　310
　治療　310-11
　斑　308
　発作と寛解　308
ダマシオ，アントニオ　222
淡蒼球　16, 28
遅延性植物状態　239-40
チック　257
知的活動やパズル　119
遅発性ジスキネジア　179
注意欠陥・多動性障害（ADHD）　217, 257
　薬物　301
中心溝　18
中枢興奮薬　217, 300-1
中枢神経系　14
　外傷と　16

末梢神経系、細胞の違い　16
中脳　38, 39
聴覚　21, 130-3 →耳も見よ
　圧力波から神経インパルスへ　131-2
　音情報のコーディングと伝達　132-3
　音の方向の検知　133
　音波　130
　蝸牛　131
　コルチ器　132
　――の神経経路　132
　不動毛　132
　耳の構造　130
聴覚野　157
長期増強（LTP）　232
聴神経腫　330
腸神経系　58, 62-3
　働き　63
　交感神経系と副交感神経系と　63
　消化管内で食物を移動させる　62
　神経細胞のネットワーク　62-3
跳躍伝導　81
チョムスキー，ノーム　190
鎮痛薬　286-7
　アセトアミノフェン（パラセタモール）
　　283, 286
　抗炎症薬　286-7
対麻痺　100
痛覚過敏　155
DNA　74, 87, 92
ディスチミア（気分変調症）　250
ティースデール，グラハム　239
デカルト，ルネ　222
デキストロメトルファン　303
てんかん　105, 204, 290-1
電気けいれん療法　252
伝導性失語　27
島　18, 141
　味覚　21
頭蓋骨　64-5
　弱点　65
動眼神経　43
統合失調症　254-5
　――患者の脳の変化　255
　原因　254-5
　症状　254
瞳孔反射　174
頭頂葉　18
　身体の感覚　21
　損傷　19, 224
　等皮質　18
頭部と頸部の反射　174-5
　気道の保護　175
　反射経路　174
　耳の保護　175
　眼球の保護　174-5
動脈瘤　324
トゥレット症候群（TS）　257
閉じ込め症候群　241

ドーパミン　49, 50, 178, 255, 297, 301, 312, 313
トランスダクション（変換）　124

【な行】

内視鏡検査　25
内耳前庭蝸牛神経　41, 43
内臓感覚　13
内部感覚　150-1
内分泌系　33, 36
ナルコティク　299
ナルコレプシー　237
におい　142-3
ニコチン　296-7
二分脊椎症　94, 332
"ニム・チンプスキー"　190
乳酸　152
ニューロン →神経細胞を見よ
認知症　320-3
　アルツハイマー病　320-3 →アルツハイマー病も見よ
　前頭側頭型――　323
　治療　323
熱性痙攣　104
脳　17
　アルコールの影響　294
　イメージング　24-5, 205
　うつ病　250-3
　大きさ　13, 15, 115
　重さ　13, 98, 114, 266
　音楽　218-19
　可塑性 →脳の可塑性を見よ
　かたち　96-7, 102
　感覚の世界　13
　機能と加齢　114-16
　血液の供給　68-9 →脳への血液の供給も見よ
　健康維持のためのヒント　113
　言語野　192-5
　ジェンダーと　120-1
　社会と関わり、考える脳 →社会と関わり、考える脳を見よ
　出血　269
　腫瘍　306, 307
　序論　12-13
　性と　120-1
　損傷 脳の病気／損傷を見よ
　体積の縮小　110, 115, 116-17, 316
　妊娠後8週目の　95
　妊娠後20週目の　95
　脳室系　66, 68, 332
　脳内の精神　228-9
　発達 →脳の発達を見よ
　反射、意志決定、高次機能　13

参考資料

表面 18
保護 64-5 →脳の保護も見よ
哺乳類との比較 15, 20
薬物の影響 →薬物を見よ
有害な環境 332
脳幹 17, 38-41
　運動神経核 40, 41
　感覚神経核 40, 41
　機能 38-40
　司令塔 38
　神経線維束 41
　水平に切断した断面図 40
　睡眠と 235-6
　損傷 228
　伝導路機能 38
　――における神経細胞 38, 40
　脳神経 39, 40, 42-3
　発達 40
　発話 195
　網様体 38-40, 48-51
脳血管性疾患 324-7
　出血 324
　脳卒中 325-7 →脳卒中も見よ
脳死 238-41
　定義 223, 241
脳室 66-7, 228, 255
　脳脊髄液と 66-7
　――を裏打ちする細胞 72, 73
脳出血 324
脳震盪 269
脳深部電気刺激法（DBS） 315
脳性麻痺 100
脳脊髄液 52, 65, 66-7
　――とは何か 66-7
　流れの阻害 67
　――の抜き取り 67
脳卒中 119, 306-7, 325
　――からの回復 327
　グルタミン酸の過剰な放出 326
　梗塞 324, 327
　言葉と 194
　脳卒中による細胞、分子の損傷 326-7
　脳卒中による損傷の連鎖 326
　予防と管理 325
脳内出血 324
脳内の動脈 68-9
　脳に向かう動脈の血流調整 69
脳軟膜 65
脳のイメージング 24-5
　コンピューター断層撮影（CTスキャン） 24
　磁気共鳴画像法（MRI） 24
　脳脊髄液の内視鏡検査 25
　脳のスキャン検査の安全性 25
　脳波検査法（EEG） → EEG（脳波検査法）を見よ
　陽電子放射断層撮影法（PET） 25
脳の化学 84-7

脳の可塑性 264-7
　生まれつき眼の見えない人 267
　学習と記憶 262
　活性化 266
　加齢と 116, 263, 266
　言語の習得 266
　子供の脳 99
　軸索の再生 263, 271
　柔軟な大脳皮質 265
　修復 263
　序論 262-3
　神経接続 264
　脳と脊髄損傷 263, 268-75
　脳の訓練 265
　発達中の神経系に備わる 264
　臨界期 264-5
脳の発達
　赤ちゃんの脳 98-101
　遺伝子 92-3
　老いていく脳 90, 114-17
　環境要因 91
　経験と脳 110
　健康維持のためのヒント 113
　子供の脳 102-5
　ジェンダー、性と脳 120-1
　軸索同士の競合 99
　障害 332-3
　序論 90-1
　神経細胞 90, 97, 98
　神経細胞の移動 97
　神経細胞の移動障害 96
　成長のスピード 102
　青年期（若者） 106-9
　誕生から生後18カ月までの発達基準 100
　誕生前 94-7
　中高年 110-13
　乳幼児の発達検査 101
　妊娠後期 97
　脳の健康の維持 90, 118-19
　幼児の発達基準 103
　幼少時のストレス 103
脳の病気／損傷 213, 268-71, 306-7
　運動ニューロン疾患 318-19 →運動ニューロン疾患も見よ
　幹細胞と 271
　感染症と自己免疫疾患 306
　グラスゴー・コーマ・スケール（GCS） 239
　考察 228-9
　軸索の再生 270
　修復をはばむ障害 271
　腫瘍 306, 307, 328-31 →腫瘍も見よ
　譫妄 306
　創造性と 204, 207
　速度変化による損傷 268-9
　多発性硬化症 308-11 →多発性硬化症も見よ

　認知症 320-3 →アルツハイマー病も見よ
　脳幹の圧迫 270
　脳血管性疾患 324-7 →脳卒中；脳血管性疾患も見よ
　脳震盪 269
　脳卒中 119, 194, 306-7, 325-7 →脳卒中も見よ
　脳の出血 269-70
　パーキンソン病 312-15 →パーキンソン病も見よ
　話すことと 192-3
　発達性疾患、後天性疾患 306, 332-3
　ハンチントン病 316-17 →ハンチントン病も見よ
　変性疾患 307
脳の保護 64-5
　髄膜 65
　頭蓋骨 64-5
　頭蓋骨の弱点 65
　脳脊髄液 65, 66-7
　骨 64
脳への血液の供給 68-9
　ウィリス動脈輪 68-69, 324
　血液―脳関門 68
　遮断 68
　動脈の血流調整 69
　脳血管障害の抑制 113
　脳血管の健康管理 112-13, 119
　脳卒中 →脳卒中を見よ
　脳内の動脈 68-9
脳梁 16, 22
ノルアドレナリン（ノレピネフリン） 49, 50, 86, 144, 217, 248, 303
ノンレム睡眠 234

【は行】

胚
　脳の発達 94-6
背根 52, 53, 56
排尿反射の制御 150
パーキンソン，ジェームズ 312
パーキンソン病 28, 114, 178, 182, 307, 312-15
　遺伝子 312
　幹細胞と成長因子による治療 315
　原因 312
　進行性核上麻痺 313
　中枢神経系疾患 312
　治療 314
　治療法 314
　脳深部電気刺激法（DBS） 315
　パーキンソン病の非運動症状 313
　表層の運動皮質の磁気刺激 314

白質　15, 21, 53, 54, 76, 106
バソフィル（好塩基性細胞）　37
パチニ小体　146-7
パペッツ, ジェームズ　34
鼻　142
話し言葉 →言葉も見よ
　咽頭（喉頭）　198
　音素（フォニーム）　196, 197, 198
　セラピー　198
　単語とセンテンス　196-7
　──と歌　199
　脳の損傷と　198
　──の理解　197-8
　話すことと聞くこと　**196-9**
馬尾　52
パペッツ回路　34, 35, 233
バランス →平衡感覚を見よ
バルビツール酸誘導体　**298-9**
バロン＝コーエン, サイモン　208
斑
　アルツハイマー病　320
　多発性硬化症　308
半球、左と右の　**26-7**
　空間の認識　27
　言葉　26-7
　左右の半球の機能　26
半自動的な運動活動　162
反射　13, 54-5, 98, 140, 163
　咽頭──　175
　音響──　175
　筋伸展──　54-5
　屈曲逃避──　55, 177
　膝蓋腱──　55
　瞬目──　175
　伸展　176
　深部腱──　176-7
　脊髄──　13, 54-5, **176-7**
　前庭動眼反射　136-7
　足底──　177
　瞳孔──　174
　頭部と頸部の　**174-5**
ハンチントン病　179, 307, **316-17**
　遺伝子　316
　遺伝子治療　317
　遺伝性の変性疾患　316
　原因　317
　治療　316-17
　発症時期　316
バンディ, テッド　259
被殻　16, 28
光受容体　77, 127-8
　杵体──　127-8
　錐体──　128
光反応過程　77
尾状核　16, 28
微小血管性認知症　119
ヒストン　92, 93
ビタミンD　310

左半球と右半球　**26-7**
　空間の認識　27
　言葉　26-7
　左右の半球の機能　26
ピック細胞　323
PTO 連合野　31
人びとと交わることと脳の健康　119
皮膚
　受容器　146, 147
　敏感な領域　147
　指先　147, 149
皮膚分節（デルマトーム）　57
表情と筋肉　166
不安 →恐怖と不安を見よ
ファン・ゴッホ, フィンセント　204
不安障害　313
フェロモン　145
副交感神経系　42, 58-61
腹根　52, 53, 56
副神経　43
副腎皮質　37
副腎皮質ホルモン　37
吻側延髄腹外側野（RVLM）　180
二日酔い　294-5
舞踏病　28, 100, 179, 316
不眠症　236-7
プラセボ効果　289
フリードライヒ運動失調症　149
プルキンエ細胞　12, 45, 76, 77
フロイト, ジグムント　229
ブローカ失語　27
ブローカ, ポール　26, 192
ブローカ野　26-7, 107, 192, 193, 196, 198, 202, 229
プロソディー（韻律）　27, 193, 197
プロソディー障害　193
ブロードマン, コルビニアン　21
ブロードマン領域　21
プロラクチン　37
ベータ遮断薬　285
辺縁系　31, **34-5**, 242
　各部位　34
　情動（感情）と扁桃体　34
　損傷　35
偏頭痛　159
ベンゾジアゼピン誘導体　288, 289
扁桃体
　回路　34
　感情と　242, 244, 246-7
　記憶における役割　231
　嗅覚神経経路　144
　思春期　108
　損傷　231
片麻痺　100
報酬回路　297
ボウマン腺　142
ホーキング, スティーブン　318
ホケット, チャールズ　190

発作　290-1
　子供の　104-5
ボビー, ジャン＝ドミニック　241
ホメオスタシス　33, 39
ホルモン　36, 37, 86
　更年期と脳機能　111
　ストレスをもたらすできごとと　248
　脳の発達と　99

【ま行】

マイスナー神経叢　62
麻酔薬　**284-5**
　局所麻酔　154, 284
　全身麻酔　284-5
末梢神経系（PNS）　14
　神経節　14
　損傷と　16
　中枢神経系（CNS）、神経細胞の性質の違い　16
ミオトーム　57
味覚　21, 125, 139, **138**-41 →味蕾；舌も見よ
　機能　139
　嗅覚と　144-5
　舌の受容器　138
　情動的経験　141
　スーパーテイスター　141
　その他の口内の感覚　139-40
　知覚と神経経路　140-1
　毒性と　139
　脳幹の神経細胞　141
　反射　140
ミトコンドリア　74
耳　130 →聴覚も見よ
　音波　130
　外耳と内耳　131
　蝸牛　131
　構造　130
　コルチ器　131, 132
　振動　131
　前庭覚器官　134, 135
　増幅　131
　聴覚の神経経路　132
　──の保護　175
耳鳴り　137
ミュラー・リヤー錯視　158
味蕾　124, 125, 138
　構造と機能　139
ミラーニューロン　187, 243-4
無意識　225, **238-41**
　意識の変容の原因　240
　グラスゴー・コーマ・スケール（GCS）　239
　昏睡　238, 239-40

遅延性植物状態　239-40
閉じ込め症候群　241
脳への血流がせき止められる　238
夢想　205
無脳症　94, 332
夢遊病　163
眼　12, 77, 126 →視覚も見よ
　アイコンタクト　208
　黄斑　127
　角膜　126
　筋肉　126
　構造　126
　視交叉　129
　視野　129
　中心窩　127
　　──の動き　165
　　──の保護　174-5
　光受容体　77, 127
　網膜　126-7, 128
　レンズ　126
迷走神経　42, 43
メタ認知　205
メタンフェタミン　109
メッセンジャーRNA　74, 87
メニエール病　137
めまい　136
メラトニン　32
メラノプシン　127
網様体　38-40, 48-51, 137
　意識　225
　痛みの調整　50-1
　運動の制御　49
　お決まりの習慣的活動の制御　162
　外側領域　48
　化学的標識　48-9
　覚醒と意識　51
　構成要素　48
　自動機能の調節　51
　神経伝達物質　48-9
　内側領域　48, 49
　　──における神経細胞　50
　縫線核群　48, 235
　領域　48

【や行】

薬物
　アゴニスト（刺激薬）　283
　アルコール　294-5
　アンタゴニスト（遮断薬）　283
　依存　298-303
　痛みと鎮痛薬　286-7
　一般的な薬と脳　288-91
　オピオイド誘導体　298-9
　化学物質　282-3

　風邪と鼻腔の薬　290
　偶然が産んだ　283
　血液─脳関門　285
　抗うつ薬　290
　抗精神病薬　290
　抗ヒスタミン薬　289
　抗不安薬　287
　コーヒー　296
　嗜癖　292-3
　脂溶性　285
　生薬　291
　序論　282-3
　神経伝達物質　252-3
　睡眠薬　288-9
　青年期と　108-9
　タバコ　296-7
　中枢興奮薬　300-1
　てんかんなどに対する抗痙攣薬　290-1
　ニコチン　296-7
　バルビツール酸誘導体　298-9
　プラセボ効果　289
　ベンゾジアゼピン誘導体　288
　麻酔薬　284-5
　薬学研究　282
有糸分裂　96
夢　234, 235, 236
腰椎穿刺　52, 67
読むこと　105, 200-3
　プロセス　200-1

【ら行】

ラマチャンドラン, ヴィラヤヌール　243
ランヴィエ絞輪　81
リスク・テイク
　青年期と　107-9
リタリン　217
立体認知不能　149
リボゾーム　74, 87
良性発作性頭位めまい症　136
リン脂質　84
レビー小体　312, 313
レプチン　33
レム睡眠　234

【わ行】

若者の脳　106-9
　いじめ　109
　うつ病と自殺　109
　社会　108
　試す　108

複雑な運動能力　109
リスク・テイク　107-9

【英字】

EEG（脳波検査法）　25, 104, 203, 227, 234, 290-1
NDMA 拮抗薬　323
PET（陽電子放射断層撮影法）
　──スキャン　20, 25, 196, 152, 201, 227, 244, 258
SSRI（選択的セロトニン再取り込み阻害薬）　253

翻訳協力者担当箇所
第4章　感覚（飯島和樹）
第6章　社会と関わり、考える脳
　　　　（出馬圭世）
第7章　精神、意識、気分および精神の病
　　　　（逢田幸人）
第8章　脳の可塑性、損傷、修復（青木隆太）
第9章　薬物と脳（松元まどか）
第10章　病気と障害（飯島和樹・逢田幸人）

図版クレジット

b = bottom, c = center, l = left, r = right, t = top

AL = Alamy
CB = Corbis Images
DT = Dreamstime
GI = Getty Images
IS = iStockphoto
MEPL = Mary Evans Picture Library
SPL = Science Photo Library
SS = Shutterstock

1, 2–3 (background) CB, 6 IS, 10–11 CB, 12t GI/SPL, 12b GI/SPL, 13 GI/SPL, 15 GI/SPL, 17 GI, 19 SPL, 22 GI/SPL, 24 CB, 25t GI/SPL, 25c CB, 27 GI/SPL, 28 SPL, 31 GI/SPL, 35t GI/SPL, 35b GI/SPL, 37 GI/SPL, 38 GI, 41 GI/SPL, 44–5 GI/SPL, 47t IS, 47b GI/SPL, 49 IS, 51 GI/SPL, 52 GI/SPL, 54 GI/SPL, 55 CB, 60 GI/SPL, 61 DT, 63 GI/SPL, 67 GI/SPL, 68 GI/SPL, 70–1 CB, 75 GI/SPL, 76 SPL, 77t GI/SPL, 77b GI/SPL, 78 GI/SPL, 79t GI/SPL, 79b GI/SPL, 81 GI/SPL, 85 GI/SPL, 86 GI/SPL, 88–9 CB, 91 GI/SPL, 95 CB, 97 SPL, 98 GI/SPL, 100 GI/SPL, 101 DT, 102l GI/SPL, 102–3t IS, 104 GI/SPL, 105t DT, 105b GI/SPL, 107 DT, 108 GI, 109 IS, 110 CB, 111 IS, 112 IS, 115 IS, 116 GI/SPL, 118 IS, 119 IS, 121tl GI/SPL, 121tr IS, 122–3 CB, 124 GI/SPL , 125t GI, 125b GI, 129 IS, 132 GI/SPL, 134 GI, 136 GI, 139 GI/SPL, 143t GI/SPL, 143b GI/SPL, 145t GI, 145b IS, 147t GI/SPL, 147b IS, 149 CB, 152t DT, 152b GI/SPL, 155t GI, 155b GI, 159 Public Domain, 160–1 CB, 162 IS, 163 IS, 165 IS, 166l GI, 166r GI, 167t IS, 167b IS, 169 IS, 171 GI, 172t GI/SPL, 172–3b GI, 174 GI, 175t CB, 175t GI, 178 GI, 179 MEPL, 182l GI/SPL, 182r GI/SPL, 183 GI, 184–5 GI, 186–7t GI, 186b GI/SPL, 188 GI, 190t GI, 190–1 GI, 193t AL, 193c GI, 194t GI, 194b IS, 195 CB, 196t GI, 196c GI/SPL, 196b GI/SPL, 198t GI, 199 IS, 200 GI, 201l SPL, 201r GI, 202 GI, 203t GI/SPL, 203b DT, 204l GI, 204r GI, 205 GI, 206–7 GI, 207b GI, 208 DT, 210t IS, 210b CB, 211 GI, 213t GI/SPL, 213b GI/SPL, 214cl GI/SPL, 214b CB,
215 GI, 216t GI, 217 GI/SPL, 218 GI, 219b IS, 220–1 CB, 222 GI/SPL, 223l GI, 223r IS, 224–5 CB, 226t Figure provided by Daniel Simons. Simons, D.J., & Chabris, C.F. (1999). "Gorillas in our midst: Sustained inattentional blindness for dynamic events." Perception, 28, 1059–1074, 226b IS, 227 GI/SPL, 228 CB, 229t GI/SPL, 229b GI, 230–1t GI, 231br GI, 234t IS, 234b GI, 236b GI, 239 GI/SPL, 240 GI, 241l CB, 241r SPL,
243 Gross, L. (2006). "Evolution of neonatal imitation." PLoS Biol 4(9): e311 © 2006 Public Library of Science. doi:10.1371/journal.pbio.0040311, 245 CB, 246t IS, 246b SS, 247 CB, 248 CB, 249 CB, 250 GI/SPL, 252 GI, 253 GI, 254 GI/SPL, 254–5t CB, 255cr Image provided by Dr. Daniel R. Weinberger, Clinical Brain Disorders Branch, National Institute of Mental Health, 256 IS, 258t GI, 258b SPL, 259 CB, 260–1 CB, 262 GI, 263 IS, 265 CB, 266 GI, 269 CB, 271t GI/SPL, 271b GI/SPL, 273t AL, 273b GI, 275 GI, 276 GI, 278 GI/SPL, 280–1 CB, 282 CB, 283 CB, 284 GI, 286 GI, 287 CB, 288 GI, 289 IS, 290t SS, 290–1b SPL, 291 IS, 293t GI, 293b IS, 294–5t SS, 295c CB, 295bl GI/SPL, 295br GI/SPL, 296t SS, 296b GI, 297 GI/SPL, 298 DT, 299t GI, 299b GI, 300t GI, 300b GI, 302t GI, 302r GI, 304–5 GI, 306 GI, 308 GI, 309 GI, 310–11b GI, 311t GI, 313 GI/SPL, 314 GI, 315 GI/SPL, 318 CB, 319 GI/SPL, 320 GI/SPL, 321 GI/SPL, 322 GI/SPL 323 IS, 324l GI, 324r GI,
327t GI/SPL, 327b GI/SPL, 329 GI/SPL, 331t GI, 331b GI/SPL, 333 GI

監訳者あとがき

　脳という器官は、複雑な生物の身体の中でも、最も複雑な構造をしている。専門の脳科学者であってさえも、詳細な脳部位の名称を全て覚えている人は多くはないであろう。原著者のアシュウェル教授は、比較神経解剖学や発達神経科学がご専門で、解剖学者ならではの、生きた知識の幅広さとバランスの良さが、本書にも遺憾なく発揮されている。自律神経系の働きについて、交感神経系全体と副交感神経系全体が単純に交替してモードが切り替わっているわけではない、とするあたりは、専門性に基づいたリアリティが感じられ、私自身、眼から鱗が落ちる思いだった。また、つい頬が緩んでしまうような事例がところどころに紹介されている本書からは、彼のユーモアに富んだお人柄まで感じられる。

　本書は、専門の脳科学研究者を目指し始めた学部生や他分野から脳科学への参入を考えている大学院生が、脳科学の全体を俯瞰するのに適した、初学者の一歩先を見据えた貴重な教科書である。最新の研究成果もさらりと取り込んであったりする。こうした進んだ解説も含みながら、参考文献リストがないのはやや残念にも感じられるが、PubMedなどの文献検索サイトを利用すれば、出典を探し出すことは、現在では比較的容易な作業である。脳科学を志す気概に満ちた読者諸氏には、ぜひとも出典を探し当てることも楽しんで、本書に取り組まれることを期待したい。

　翻訳者の尾澤和幸氏は脳科学の専門家ではないながら、平易な訳出に随分とご努力頂いたことと思う。監訳にあたっては、上述のような脳科学者の卵を読者として想定したこともあり、学問的な正確さを心掛けた。初訳の内容の正否を原文と突き合わせながら確認する作業の一部を、最先端の研究を担っている共同研究者である蓬田幸人（玉川大学研究員）、飯島和樹（日本学術振興会特別研究員）、青木隆太（高知工科大学助教）、出馬圭世（英国ヨーク大学講師）、松元まどか（東京大学医学部附属病院特任助教）の各氏に手伝って頂いた。彼（女）らの協力なしには、この訳書を世に出す日は訪れなかったかもしれない。ここに翻訳協力者としてお名前を挙げさせて頂き、感謝申し上げたい。翻訳者や翻訳協力者のご尽力が本訳書の実現に不可欠であったとはいえ、訳に思わぬ間違いが含まれていたならば、その責の一切は監訳者たる私に負わされるべきである。読者の皆様からのご批判を仰ぎたい。最後に、この場を借りて、本書の監訳のお話を私ごときにお声掛けくださり、私自身のこだわりもあってなかなか進まなかった監訳作業の遅れに苦言も呈さず、根気強く励まし続けてくださった柊風舎の飯浜利之氏に対して、心よりの感謝を申し述べさせて頂きたい。

2015年4月2日

桜満開の玉川の丘にて
松元健二

【編者】

ケン・アシュウェル　Ken Ashwell
ニューサウスウェールズ大学教授。専門は比較神経解剖学・発達神経科学。

【監訳者】

松元健二（まつもと・けんじ）
1966年、愛知県生まれ。1996年、京都大学大学院理学研究科霊長類学専攻博士後期課程修了。博士（理学）。理化学研究所研究員等を経て、現在、玉川大学脳科学研究所教授。fMRIを使い、目標指向行動・意思決定・動機づけなど、主に「人の主体性」を支える脳機能を研究している。

【訳者】

尾澤和幸（おざわ・かずゆき）
英語・フランス語翻訳者。1953年東京都生まれ。1976年、早稲田大学政治経済学部卒。日経ナショナル ジオグラフィック社編集部に勤務後、翻訳者・編集者として活動。訳書に『ビジュアル歴史図鑑 20世紀』（日経ナショナル ジオグラフィック社）、『捏造される歴史』（原書房）など。

ビジュアル版
脳と心と身体の図鑑

2015年8月20日　第1刷

編　　者　ケン・アシュウェル
監訳者　松元健二
訳　　者　尾澤和幸
装　　丁　古村奈々
発行者　伊藤甫律
発行所　株式会社　柊風舎

〒161-0034 東京都新宿区上落合 1-29-7 ムサシヤビル 5F
TEL 03-5337-3299／FAX 03-5337-3290

日本語版組版／シナノ印刷株式会社

ISBN978-4-86498-027-2

Japanese Text © Kenji Matsumoto

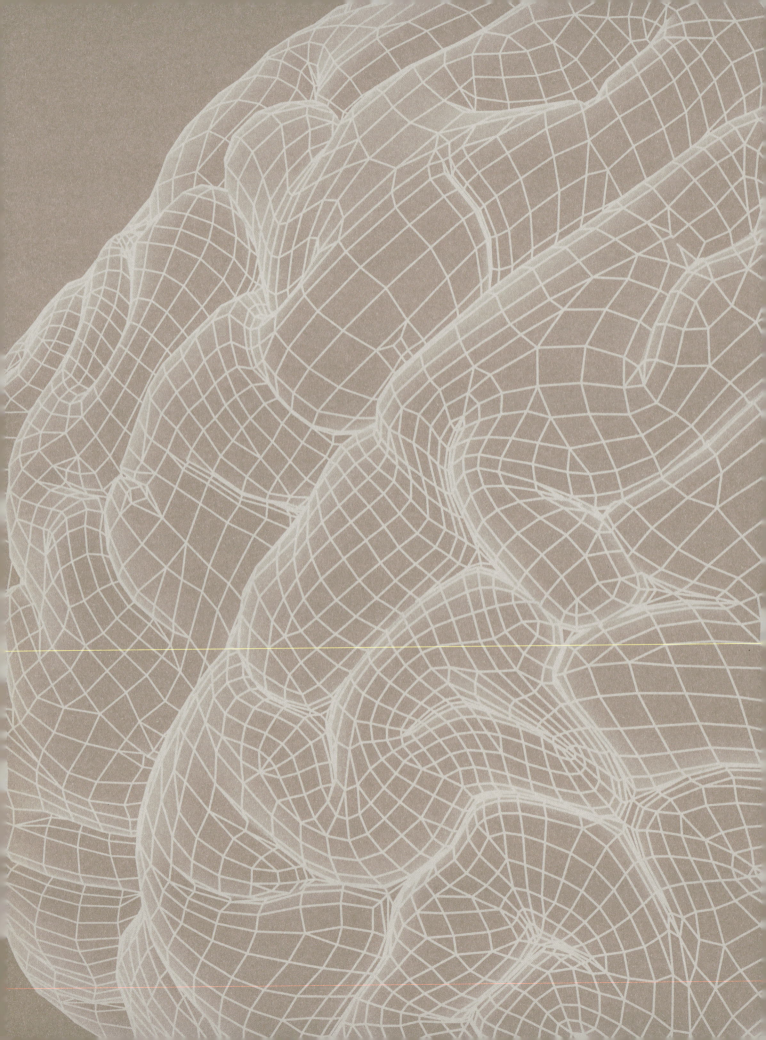